Theodor Puschmann

Geschichte des medizinischen Unterrichts

von den ältesten Zeiten bis zur Gegenwart

Verlag
der
Wissenschaften

Theodor Puschmann

Geschichte des medizinischen Unterrichts

von den ältesten Zeiten bis zur Gegenwart

ISBN/EAN: 9783957008879

Auflage: 1

Erscheinungsjahr: 2016

Erscheinungsort: Norderstedt, Deutschland

Hergestellt in Europa, USA, Kanada, Australien, Japan
Verlag der Wissenschaften in Hansebooks GmbH, Norderstedt

GESCHICHTE

DES

MEDICINISCHEN UNTERRICHTS.

Geschichte
des
gelehrten Unterrichts
auf den deutschen Schulen und Universitäten
vom Ausgang des Mittelalters bis zur Gegenwart.
Mit besonderer Rücksicht
auf den klassischen Unterricht.
Von
Friedrich Paulsen.
Professor an der Universität Berlin.
gr. 8. 1885. geh. 16 *M*.

„Dieser Utraquismus unserer Gymnasien, die mit dem hergebrachten Unterricht in den alten Sprachen den Unterricht in den neuen Wissenschaften und in den modernen Sprachen verbinden wollen, ist auf die Dauer nicht zu halten. Eine Rückbildung in der Richtung der alten Lateinschule hat sich als unmöglich erwiesen, und so bleibt nur die Umbildung auf Kosten der alten Sprachen. Lateinisch zu verstehen wird zwar unentbehrlich bleiben, aber das, was man gegenwärtig „klassische Bildung" nennt, wird einmal für die Mehrzahl unserer Gelehrten aufhören, die Grundlage ihrer wissenschaftlichen Bildung zu sein."

Der Verfasser gelangt zu dem Resultat: „Die geschichtliche Entwickelung in den letzten drei Jahrhunderten läßt sich als allmähliche Loslösung einer selbständigen und eigentümlichen modernen Kultur von der antiken Kultur beschreiben; wie die reifende Frucht von dem Stamme sich löst, auf dem sie gewachsen ist, so ist die geistige Bildung der abendländischen Völker in stetigem Fortschritt aus dem Altertum hervor- und herausgewachsen. Der gelehrte Unterricht ist der allgemeinen Kulturentwickelung beständig, wenn auch in einigem Abstande gefolgt. Wenn diese Deutung der historischen Thatsachen nicht gänzlich fehlgeht, so wäre hieraus für die Zukunft zu folgern. daß der gelehrte Unterricht bei den modernen Völkern sich immer mehr einem Zustande annähern wird, in welchem er aus den Mitteln der eigenen Erkenntnis und Bildung dieser Völker bestritten werden wird."

Berger, Hugo, Geschichte der wissenschaftlichen Erdkunde bei den Griechen. Erste Abtheilung. Die Geographie der Jonier. gr. 8. 1887. geh. 4 *M*.

Hirschberg, J., Professor a. d. Univ. Berlin, **Wörterbuch der Augenheilkunde.** gr. 8. 1887. geh. 5 *M*.

Dieses Wörterbuch ist für alle Diejenigen, welche sich für die Geschichte der Medicin interessieren, sowie für Philologen von ebensolcher Wichtigkeit, wie für Augenärzte.

Magnus, Hugo, Professor a. d. Univ. Breslau. **Die Anatomie des Auges** bei den Griechen und Römern. gr. 8. 1878. geh. 2 *M* 40 *Pf*.

— — **Die geschichtliche Entwickelung des Farbensinnes.** gr. 8. 1877. geh. 1 *M* 40 *Pf*.

— — — **Geschichte des grauen Staares.** Mit 1 lithographirten Tafel. gr. 8. 1876. geh. 8 *M*.

Meyer, Ernst von, Professor a. d. Univ. Leipzig, **Geschichte der Chemie** von den ältesten Zeiten bis zur Gegenwart. *Zugleich Einführung in das Studium der Chemie.* gr. 8. 1889. geh. 9 *M*.

GESCHICHTE

DES

MEDICINISCHEN UNTERRICHTS

VON DEN ÄLTESTEN ZEITEN BIS ZUR GEGENWART.

VON

Dr. med. THEODOR PUSCHMANN,

O. Ö. PROFESSOR AN DER UNIVERSITÄT ZU WIEN.

LEIPZIG,

VERLAG VON VEIT & COMP.

1889.

Vorwort.

Die vorliegende Arbeit ist der erste Versuch einer zusammenhängenden Darstellung der Geschichte des medicinischen Unterrichts.
In der Literatur wurden bisher nur Bruchstücke derselben niedergelegt.
welche die Entstehung und Entwickelung einzelner medicinischer Schulen
und Anstalten, die Lehr-Meinungen und Unterrichts-Methoden, die
dabei wirkenden Personen und ihre Leistungen behandeln. Diese Nachrichten mussten gesammelt, geprüft und mit einander verglichen werden,
wenn sie als haltbare Stützen des Werkes verwendet werden sollten.
An einzelnen Stellen fehlten verlässliche und ausführliche Mittheilungen;
die Documente, welche darüber Aufschluss geben, liegen vielleicht noch
unerschlossen in den Archiven und Bibliotheken. Ich muss mich beschränken, darauf hinzuweisen, wo die Quellen spärlich fliessen oder
gänzlich versiegen, und es späteren Forschungen überlassen, hier den
Boden aufzugraben und das Material für die Lösung der Fragen zu-
sammenzutragen, welche nicht beantwortet werden konnten.

Die Geschichte des medicinischen Unterrichts hat nicht blos für
die Geschichte der Heilkunde und des Erziehungswesens, sondern für
die Culturgeschichte überhaupt eine grosse Bedeutung; denn sie ergänzt
sie und bildet eigentlich einen zugehörigen Theil derselben. Aus diesem
Grunde habe ich mich für verpflichtet und berechtigt gehalten, die
Beziehungen, welche mein Thema zur allgemeinen Cultur-Entwickelung
hat, sorgfältig zu verfolgen und darzulegen; manche Thatsache, welche
losgelöst von den Bestrebungen ihrer Zeit räthselhaft und wunderbar
erscheint, erhält dadurch eine klärende Beleuchtung.

Wenn ich diese Gelegenheit benutzt habe, um mehrere Irrthümer,
welche sich in den Lehrbüchern der Geschichte der Medicin eingebürgert

haben, zu berichtigen, und einige Thatsachen hervorzuheben, die bisher unbeachtet geblieben sind, so wird der wissenschaftliche Werth meines Buches dadurch sicherlich nicht beeinträchtigt.

Eine angenehme Pflicht erfülle ich, indem ich den Herren Ministerial-Rath Dr. B. VON DAVID und Sektionsrath Dr. VON KLEEMANN in Wien, Geh. Ober-Med.-Rath Dr. KERSANDT und Geh. Ober-Regierungs-Rath Dr. ALTHOFF in Berlin, Medicinal-Rath Dr. GEISSLER in Dresden, Regierungs-Rath Dr. BUMM in München, Dr. VON RIEDEL, Leibarzt I. M. der Königin von Spanien in Madrid, Prof. Dr. SERRA DE MIRABEAU in Lissabon, Prof. Dr. A. CORRADI in Pavia, Prof. Dr. Albini in Neapel, Prof. Dr. ANAGNOSTAKIS in Athen, Prof. Dr. FELIX in Bukarest, Prof. Dr. VON WINIWARTER in Lüttich, Dr. DANIELS in Amsterdam, Prof. Dr. PETERSEN in Kopenhagen, Prof. Dr. H. HEIBERG in Christiania, Prof. Dr. HEDENIUS in Upsala, Prof. Dr. RAUBER in Dorpat, Prof. Dr. KOLLMANN in Basel, Geh. Rath Prof. Dr. HEGAR in Freiburg i/Br., Geh. Rath Prof. Dr. SCHULTZE in Jena, Prof. Dr. ECKHARD in Giessen, Prof. Dr. OESTERLEN in Tübingen, Prof. Dr. W. KRAUSE in Göttingen, Prof. Dr. UFFELMANN in Rostock, Prof. Dr. G. EBERS in Leipzig, Prof. Dr. BÜHLER und HEINZEL in Wien, sowie den Vorständen und Beamten der Bibliotheken zu Paris, London, München und Wien meinen ergebensten Dank ausspreche für die wohlwollende Förderung meines Unternehmens.

Wien, im April 1889. **Der Verfasser.**

Inhalts-Übersicht.

Einleitung.

*Quis nescit, primam esse historiae legem, ne quid
falsi dicere audeat, deinde ne quid veri non audeat,
ne qua suspicio gratiae sit in scribendo, ne qua
simultatis.*

Cicero, de oratore II, 15.

Die historische Entwickelung des medicinischen Unterrichts zeigt
den gleichen Charakter wie die Geschichte der Heilkunde überhaupt.

Die Noth, die erfinderische Lehrerin der Menschen, gab, wie schon
Hippokrates[1] sagt, die Veranlassung, dass die ersten Heilversuche angestellt wurden. Die kampfeslustige Lebensweise der rohen Naturvölker,
deren Lieblingsbeschäftigung die Jagd und der Krieg waren, führte
Verletzungen herbei, gegen welche Hilfe gesucht wurde. Mitleidige
Freunde und Kampfesgenossen brachten Linderung der Schmerzen, indem
sie die Wunden auswuschen und mit kühlenden Kräutern bedeckten.

Bald begannen Einzelne, die Heilkräfte der Pflanzen zu erforschen
und ihre Erfahrungen auf diesem Gebiet zum Besten der Angehörigen
ihres Volkes zu verwerthen. Waren sie mit der Gabe ausgestattet, die
Natur zu beobachten, und bot sich ihnen die Gelegenheit dazu, so
werden sie vielleicht den Versuch gemacht haben, das Wesen der Verletzungen, die sie zu behandeln wagten, zu ergründen. Auf diese Weise
bildete sich allmälig eine Art von Ärzten, welche sich auf empirischem
Wege eine bemerkenswerthe Gewandtheit in der Heilung äusserer Schäden
aneigneten.

Bei inneren Leiden, namentlich aber bei Epidemien, deren Ursachen
nicht so deutlich zu erkennen sind, wie die der äusseren Verletzungen,
wandte man sich an Diejenigen um Rath, die in jener frühen Culturperiode als die Vertreter alles Wissens[2] galten, an die Priester. Von

---

[1] Hippokrates, Ed. Littré. Paris 1839. T. I, p. 574.

[2] „Das Sanskritische *vaidja* von *vid*, wissen, und das Lateinische *medicus*
von *medh*, weise sein, zeigen an, dass der Arzt seine Benennung von seiner
Einsicht erhalten hat," Ch. Lassen: Indische Alterthumskunde, London und
Leipzig 1874, Bd. II, S. 517. — Vergl. Ad. Pictet: Etymologische Forschungen
über die älteste Arzneikunst bei den Indogermanen in der Zeitschrift für vergleichende Sprachforschung, Bd. V, S. 24 u. ff., Berlin 1856.

ihnen erwartete man um so eher Hilfe, als die Entstehung dieser Krankheiten, weil sie dunkel und räthselhaft war, den überirdischen Gewalten zugeschrieben wurde.

Die Priester bemühten sich, durch Gebete und Opferungen den Zorn der Götter zu versöhnen und ihr Wohlgefallen zu erringen. Sie flössten dadurch den Kranken Hoffnung und Vertrauen ein und wendeten im Übrigen eine exspectative Behandlungsmethode an. Dabei konnte ihnen nicht entgehen, dass die Erfolge nicht immer den Erwartungen entsprachen und häufig gerade dann ausblieben, wenn, wie bei verheerenden Seuchen, die öffentliche Aufmerksamkeit darauf gerichtet war. Wollten sie die Schwächung ihres Ansehens, die dadurch herbeigeführt wurde, vermeiden, so mussten sie trachten, durch diätetische und medicamentöse Verordnungen einen grösseren Einfluss auf den Verlauf der Krankheiten zu gewinnen. Dazu bedurften sie medicinischer Kenntnisse, die sie sich durch die sorgfältige Beobachtung der Krankheitserscheinungen und durch die Erforschung ihrer Ursachen und Heilmittel zu erwerben suchten. Im Verlauf der Zeit sammelten sie eine Summe von Erfahrungen, die in mündlicher oder schriftlicher Überlieferung auf die späteren Geschlechter gelangten und von ihnen mehr und mehr vervollständigt wurden.

Die Ausübung der Heilkunst geschah nun nach bestimmten Regeln, und ihre Erlernung erfolgte in systematischer Weise. Die Medicin wurde eingereiht in die Zahl der Unterrichtsgegenstände, welche in den Tempelschulen gelehrt wurden, und die Priester sorgten dafür, dass das errungene ärztliche Wissen mit den religiösen Vorstellungen, welche den Volksglauben beherrschten, derartig verbunden wurde, dass die letzteren als massgebend für die Behandlung der Krankheiten erschienen. Dieselben wurden aber zurückgedrängt, als die fortschreitende Erkenntniss dazu aufforderte, sie ohne jede Voreingenommenheit kritisch zu prüfen. Mit ihrer Beseitigung vollzog sich die Emancipation vom religiösen Einfluss und die Entstehung eines selbstständigen ärztlichen Standes.

Die Vertreter desselben vereinigten die aus den Tempelschulen übernommenen medicinischen Kenntnisse mit den ärztlichen Erfahrungen der Empiriker. Sie beschränkten sich nicht, wie die Priester, vorzugsweise auf die Behandlung der inneren Leiden, sondern befassten sich auch mit der Chirurgie und Geburtshilfe.

Diese Verschmelzung der inneren und äusseren Medicin, wie sie von den Hippokratikern und überhaupt von den Ärzten der griechischrömischen Culturperiode zum Ausdruck gebracht wurde, wirkte auf beide Richtungen der Heilkunde anregend und fördernd und führte zu hervorragenden Leistungen. Die bewunderungswürdigen Fortschritte, welche die Heilkunde, namentlich die Chirurgie, in Alexandria und Rom machte, gewähren einen Ausblick auf Das, was noch erreicht worden wäre, wenn die politischen Umwälzungen, die mit dem Zerfall des römischen Reiches zusammenhingen, die weitere Entwickelung der Medicin wie aller übrigen Wissenschaften und Künste nicht gehemmt hätten.

Die auf einer niedrigen Culturstufe stehenden Völker, welche damals die Weltbühne betraten, mussten das in den vorangegangenen Zeiten errungene Wissen erst in sich aufnehmen, bevor sie daran denken durften, dasselbe durch eigene Entdeckungen und Erfindungen zu vermehren. Während des nächsten Jahrtausends erfolgte die geistige Entwickelung nicht in der Höhendimension, sondern in der Breitendimension: die Summe des Wissens wurde nicht wesentlich vermehrt, aber es verbreitete sich über eine grössere Fläche der bewohnten Erde.

Selbst im Orient, wo sich die Traditionen verschiedener Culturperioden mit dem Thatendrang eines die höchsten Ziele anstrebenden jugendfrischen Volkes verbanden, hat man wenigstens in der Heilkunde keine Schöpfungen hinterlassen, welche dauernd waren und auf die weitere Gestaltung dieser Wissenschaft einen tiefgreifenden Einfluss ausübten. Die arabische Medicin ist daher nichts weiter als eine freilich grossartige Episode in der Geschichte der Heilkunde.

Im Abendlande übernahmen die Priester wiederum das Lehramt der Medicin. Die romanischen und germanischen Völker wurden zu dem Glauben bekehrt, dass die christliche Kirche nicht blos die Wahrheiten des himmlischen Lebens, sondern auch das Wissen dieser Welt besitze und bewahre. Der Klerus vereinigte in sich alle Gelehrsamkeit der damaligen Zeit, und die Klöster wurden die Schulen der Menschheit. Die Ausübung der Heilkunst hatte für die Geistlichen jedoch manche Unzuträglichkeiten im Gefolge; die Rücksichten auf ihren Stand verboten ihnen die Ausführung chirurgischer Operationen, weil durch deren Misslingen der Tod der Patienten herbeigeführt werden konnte, und hielten sie zurück von der Behandlung der Frauenkrankheiten.

Es war daher begreiflich, dass sich neben ihnen eine Kategorie von Ärzten erhielt und weiter entwickelte, welche nicht dem geistlichen Stande angehörten. Hierzu zählte man auch die zahlreichen jüdischen Ärzte, welche sich in den christlichen Ländern niederliessen und wegen ihrer mit gründlichem Wissen verbundenen praktischen Tüchtigkeit sehr geschätzt waren, ebenso wie jene Elemente, welche im europäischen Süden mit der arabischen Heilkunde bekannt geworden waren. Die letzteren spielten bei der ersten Gründung selbstständiger ärztlicher Schulen, zu Salerno und Montpellier, eine hervorragende Rolle, während der christliche Klerus auf die Entstehung der ältesten Universitäten und ihre Einrichtungen einen massgebenden Einfluss ausübte.

Die Universitäten, welche fortan als Sammelpunkte der gelehrten Bildung dienten, rechneten auch die ärztliche Erziehung zu ihren Aufgaben; aber sie berücksichtigten dabei nur die theoretisch-wissenschaftliche Seite derselben und vernachlässigten ihre praktischen Ziele. Diese Lücke der ärztlichen Bildung musste durch den Besuch der Spitäler oder durch die persönliche Unterweisung eines erfahrenen Praktikers ergänzt werden, wenn die jungen Doktoren das Vertrauen ihrer Kranken erlangen wollten.

Ausser diesem Umstande hatte der geistliche Ursprung der Universitäten die Folge, dass der dort ertheilte medicinische Unterricht vorzugsweise die inneren Krankheiten in den Kreis der Betrachtung zog. Daraus ergab sich die Nothwendigkeit, dass neben den gelehrten Ärzten ein Heilpersonal bestand, welches sich der Chirurgie und der Behandlung der äusseren Schäden widmete. Die Ausbildung dieser Wundärzte war eine handwerksmässige und nahm in der Barbierstube ihren Anfang; aber sie schuf Ärzte, welche mit den Bedürfnissen der Praxis vertraut waren und den Kranken zu helfen verstanden.

Die Chirurgen und Ärzte trennte Anfangs eine tiefe sociale Kluft, welche jedoch ihre Berechtigung verlor, je mehr die ersteren bestrebt waren, ihre Allgemeinbildung zu erhöhen, und durch originelle Leistungen zur wissenschaftlichen Entwickelung der Heilkunde beitrugen. Einige derselben haben bahnbrechende Arbeiten geliefert, welche ihren Namen in der Geschichte der Chirurgie verewigt haben. Vorurtheilsfreie, klar denkende Ärzte erkannten die Vorzüge, welche die chirurgische Bildung bot, und suchten dieselbe mit ihrer eigenen zu vereinigen. Aber sie waren in früheren Jahrhunderten nur vereinzelte Ausnahmen; denn die Scheidung der Ärzte in Chirurgen und Mediciner erhielt sich bis in die neueste Zeit, wenn auch die socialen Unterschiede früher ausgeglichen wurden.

Dagegen entwickelte sich allmälig eine höhere und eine niedere Kategorie des Heilpersonals, von denen die erstere die graduirten Ärzte und Chirurgen, die letztere die sogenannten Landärzte und niederen Wundärzte umfasste. Dieselben bestehen in manchen Ländern noch jetzt, während in anderen, z. B. in Deutschland und Österreich, nur noch eine einzige, die verschiedenen Zweige gleichmässig berücksichtigende, die höchste medicinische Bildung besitzende Klasse von Ärzten existirt.

Die Schicksale des ärztlichen Standes haben eine grosse Bedeutung für den Inhalt und die Formen des medicinischen Unterrichts. Die sociale Stellung der Ärzte bestimmt das Maass von Allgemeinbildung, welche von ihnen verlangt wird.

Die Ansprüche, welche an ihr fachmännisches Wissen und Können gestellt werden, sind abhängig von der Summe der Thatsachen und Lehren, die den Inhalt der Heilkunde darstellen. Sie legen ein unzweideutiges Zeugniss ab für die letzteren und berichtigen, bestätigen und ergänzen dadurch die Geschichte dieser Wissenschaft.

Die Form und Methode des medicinischen Unterrichts richtet sich eben so sehr nach den allgemeinen Culturverhältnissen, als nach dem Zustande der Heilkunde. Das Zeitalter der Scholastik verlangte, dass die medicinischen Theorien, welche in den Hörsälen vorgetragen wurden, durch die Aussprüche der herrschenden Autoritäten gerechtfertigt würden; auch die darauf folgende Periode begnügte sich mit historischen und theoretischen Auseinandersetzungen, und erst im 17. Jahrhundert trat die Beobachtung der Natur und die eigene Untersuchung in den Vordergrund. Mit dem Aufschwunge der Naturwissenschaften, besonders der Chemie und Physik, mit der Gründung anatomischer Lehranstalten, in denen die Schüler Gelegenheit zur Zergliederung menschlicher Leichname erhielten, mit der Einführung des klinischen Unterrichts in den dazu bestimmten Krankenhäusern und der Anleitung der Studierenden zu eigenem selbstständigen Arbeiten erfuhr die ärztliche Erziehung eine vollständige Umgestaltung. Die praktischen Demonstrationen und Versuche, welche früher gänzlich gefehlt oder doch nur ausnahmsweise stattgefunden hatten, bildeten nun einen wesentlichen Theil des medicinischen Unterrichts. Dadurch erhielt er jene breite Grundlage, welche zu einer harmonischen Ausbildung der Ärzte nothwendig ist, damit dieselben sowohl zur Ausübung der Heilkunst, als zur wissenschaftlichen Erforschung derselben befähigt werden.

I. Der medicinische Unterricht im Alterthum.

Indien.

Die Wurzeln unserer Cultur liegen im Osten. An den Ufern des Ganges, in der Nil-Ebene und im meerumflossenen Griechenland blühten schon vor Jahrtausenden Künste und Wissenschaften und erreichten eine bemerkenswerthe Entwickelung. Auch die Heilkunst feierte dort ihre frühesten Triumphe.

Sie wurde in Indien Anfangs von den Priestern ausgeübt, welche hier wie überall als die Schatzhüter alles menschlichen und göttlichen Wissens galten.

In den ältesten Schriften der Indier, den Veden, deren Entstehung in die Zeit vor 600 v. Chr. fällt, erscheinen die Krankheiten als Strafen erzürnter Gottheiten und Geister oder als Folgen der Zauberkünste böser Menschen. Zu ihrer Beseitigung wurden Gebete, Opfer und Beschwörungen angewendet. Aber schon im Rigveda[1] wird auf die Heilkraft einiger diätetischer und medicamentöser Mittel hingewiesen.

Je mehr die Summe der medicinischen Kenntnisse und Erfahrungen wuchs, desto mehr stellte sich das Bedürfniss heraus, die ärztliche Thätigkeit nicht blos den Priestern, sondern auch den Mitgliedern anderer Kasten zu gestatten, wenn sie durch ihr Wissen und Können dazu befähigt erschienen. So entwickelte sich allmälig ein besonderer ärztlicher Stand, welcher sich aus den drei höheren Klassen der Gesellschaft ergänzte; nur die verachteten Sudra, die sich durch ihre Rasse-Eigenthümlichkeiten von den eingewanderten Ariern unterschieden, blieben davon ausgeschlossen. Später bewirkte der nivellirende Einfluss des Buddhismus, dass auch diese Schranke einigermassen gelockert wurde.

Ausführliche Angaben über die Erziehung der Ärzte finden sich in den beiden Erklärungsschriften zum Ayur-Veda, welche von CHARAKA

---

[1] ROTH in der Zeitschrift der deutschen morgenländischen Gesellschaft, Bd. 24, S. 301 u. ff. und Bd. 25, S. 645 u. ff.

und SUSRUTA verfasst sind und die ältesten medicinischen Werke der Sanskrit-Literatur bilden.

CHARAKA[1] giebt den Jünglingen, welche die Heilkunde erlernen wollen, den Rath, sich einen Lehrer zu suchen, „dessen Lehre lauter und dessen praktisches Geschick erprobt ist, der gescheidt, gewandt, rechtlich und unbescholten ist, seine Hand zu regieren weiss, die nöthigen Hilfsmittel und alle Sinne hat, vertraut mit den normalen Zuständen und dem Verfahren bei abnormen Verhältnissen, von ächtem Wissen, ungeziert, nicht unfreundlich und aufbrausend, geduldig und liebreich gegen die Schüler ist.“

Für sehr tauglich zum Studium der Heilkunde werden diejenigen Schüler erklärt, „welche aus einer Familie von Ärzten stammen oder mit Ärzten verkehren und kein Glied und keinen Sinn zu wenig haben.“

Bei der Aufnahme ermahnte der Lehrer den Schüler, „keusch und enthaltsam zu sein, die Wahrheit zu reden, ihm in allen Dingen zu gehorchen und einen Bart zu tragen.“

Als die drei wichtigsten Mittel, um medicinische Kenntnisse zu erwerben, werden genannt: die Lektüre ärztlicher Schriften, die persönliche Unterweisung des Schülers durch den Lehrer und der Verkehr mit anderen Ärzten.

„Wenn der Arzt“, sagt CHARAKA, „von einem bekannten und zum Eintritt berechtigten Mann begleitet, die Wohnung des Kranken betritt, soll er wohl gekleidet, gesenkten Hauptes, nachdenklich, in fester Haltung und mit Beobachtung aller möglichen Rücksichten auftreten. Ist er drinnen, so darf Wort, Gedanke und Sinn auf nichts anderes gerichtet sein, als auf die Behandlung des Patienten und was mit dessen Lage zusammenhängt.“ „Niemals darf selbst der Kenntnissreichste“, fährt er fort, „mit seinem Wissen gross thun. Viele ziehen sich auch von einem Fähigen zurück, wenn er zu prahlen liebt. Und die Medicin ist wahrlich nicht so leicht zu erlernen. Darum übe sich Jeder darin sorgfältig und unaufhörlich! Über das Verfahren und die Vollkommenheiten des Praktikers kann man auch bei Andern zu lernen suchen; denn die ganze Welt kann eine Lehrerin des Verständigen heissen, und nur dem Thoren ist sie feind. Mit Rücksicht darauf darf er sogar vom Rath des Feindes Wohlstand, Ehre und Leben erwarten und darnach handeln.“

Dringend empfiehlt er den Umgang mit anderen Ärzten. „Denn die Unterredung mit einem Fachgenossen vermehrt die Kenntnisse,

---

[1] Samhita III, 8, nach R. ROTH's Übers. in der Zeitschr. der deutschen morgenländ. Ges. 1872, Bd. 26, S. 445 u. ff.

macht Vergnügen, fördert die Erfahrung, giebt Redegewandtheit und verschafft Ansehen. Wer über Erlerntes unsicher ist, dessen Zweifel werden durch die wiederholte Belehrung gehoben, wer jene Unsicherheit und Zweifel nicht hat, dessen Urtheil wird befestigt. Auch bekommt man oft etwas zu hören, was man bisher nicht wusste. Mancher Lehrer kann sich hinreissen lassen, ein zurückgehaltenes Wissen, das er sonst dem Zögling nur allmälig mittheilt, bei Gelegenheit eines solchen Redeaustausches mit einem Male preiszugeben."

Bei SUSRUTA[1] (Cap. 2) heisst es, dass der Arzt als Schüler den Sohn eines Brahmanen, sowie eines Ksatrya oder Vaisya (Adeligen oder Bürgers) von guter Familie annehmen dürfe, wenn derselbe 16 Jahr alt sei, ein anständiges Betragen zeige, Reinlichkeitsliebe, körperliche Kraft und Stärke, Verstand, ein tüchtiges Gedächtniss und den Wunsch, zu lernen und sein Ziel zu erreichen, besitze. „Er muss eine feine Zunge, schmale Lippen, regelmässige Zähne, ein edles Antlitz, wohlgeformte Nase und Augen, ein heiteres Gemüth und feinen Anstand haben und fähig sein, Mühen und Schmerzen zu ertragen. Wer andere Eigenschaften besitzt, soll nicht zum ärztlichen Beruf zugelassen werden." —

Die Aufnahme des Schülers erfolgte an einem Glückstage, und die damit verbundene Feierlichkeit wurde am Abend, wenn der Mond und die Sterne am Himmel standen, vollzogen. Sie begann damit, dass die Götter auf einem Altar, der aus einem 4 Ellen nach jeder Seite messenden, nach Osten oder Norden gelegenen Erdwall bestand und mit Kuhdünger[2] und Kusa-Gras (Poa cynosuroides) bedeckt wurde, durch Opfer von Reis, Blumen und Edelsteinen verehrt wurden, während die Brahmanen und Ärzte Geschenke empfingen. Hierauf zeichnete der die Ceremonie leitende Brahmane eine Linie auf der Erde, besprengte die Stelle mit Wasser und liess den Adepten der Heilkunde an seiner rechten Seite sitzen. Vor ihnen wurde ein Feuer angemacht, in welchem nach den religiösen Vorschriften das Holz von Khadira (Acacia catechu), Palasa (Butea frondosa), Devadaru (Cedrus deodara) und Vilva (Aegle marmelos), oder von Vata (Ficus Bengalensis), Jaina dumbara (Ficus glomerata), Asvattha (Ficus religiosa) und Madhuka (Bassia latifolia) verbrannt wurde, nachdem es in geronnene Milch, Honig und abgeklärte Butter getaucht worden war.

Nach der Beendigung des Opfers führte der Lehrer seinen Schüler dreimal um das Feuer herum und sprach zu ihm, indem er die Gott-

---

[1] The Susruta Samhita ed. by UDOY CHAND DUTT, Calcutta 1883 (Bibliotheca Indica, fasc. 490. 500).

[2] Die Kuh galt als heilig.

heit des Feuers zum Zeugen anrief: „Lege nun ab alle Begierden, den Zorn, die Habsucht, Thorheit, Eitelkeit, den Stolz und Neid, die Rohheit, Betrügerei, Falschheit, Trägheit und alles tadelnswerthe Verhalten. Deine Haare und Deine Nägel wirst Du jederzeit kurz geschnitten tragen, ein rothes Kleid anlegen, ein reines Leben führen, wollüstigen Verkehr vermeiden und Deinem Vorgesetzten gehorchen. Du sollst dableiben, umhergehen, Dich niederlegen oder niedersetzen, essen und studieren, wenn ich es befehle, und immer bereit sein, mein Wohlergehen zu fördern. Wenn **Du** dies versäumst, wirst Du eine Sünde begehen, und alles Wissen ist Dir unnütz und werthlos. Wenn aber ich schlecht gegen Dich handele, während Du Deine Pflicht erfüllst, so begehe ich eine Sünde, und meine Kenntnisse werden keine Früchte tragen.“ — Ferner ermahnte er ihn, als Arzt später die Brahmanen, die Lehrer, die Armen, seine Freunde und Nachbarn, die Frommen, die Waisen und die fremden Leute, welche fern von ihrer Heimath sind, unentgeltlich zu behandeln und ihnen Arzneien zu reichen. Dagegen soll er Denen, welche auf der Jagd Thiere tödten und Vögel fangen, sowie den Verbannten und Verbrechern seinen ärztlichen Rath verweigern. „Wer so handelt, macht sich bekannt als gelehrt und erwirbt Freunde, Ruf, Tugend, Reichthum und andere wünschenswerthe Dinge.“

An bestimmten Tagen durfte der Schüler nicht studieren, z. B. am 8., 14. und 15. Tage des Neu- und Vollmondes; desgleichen war es ihm verboten, den Studien obzuliegen „in der Dämmerung des Morgens oder im Zwielicht des Abends, bei Donner und Blitz, wenn dies zu einer ungewöhnlichen Jahreszeit geschah, zu der Zeit, während der König des Landes krank darnieder lag, nach dem Besuch einer Brandstätte, nach der Theilnahme an einem Begräbniss, während des Krieges, bei grossen Festen, bei unglücklichen Naturereignissen, z. B. bei Erdbeben, beim Fall von Meteoren, sowie an solchen Tagen, an denen die Brahmanen sich des Studiums enthielten, oder er aus irgend welchem Grunde für befleckt gelten konnte.“ —

Diesen bisweilen seltsamen Verordnungen lag offenbar der vernünftige Gedanke zu Grunde, den Studierenden die bei ihrer Beschäftigung nothwendige Erholung und Musse zu verschaffen und sie davor zu bewahren, dass sie die Unterrichtsgegenstände, wenn ihre Aufmerksamkeit durch andere Dinge in Anspruch genommen wurde, in oberflächlicher oder unvollständiger Weise in sich aufnahmen.

Susruta verlangt ferner (Cap. 3), dass die Studierenden der Heilkunde sowohl eine theoretische als praktische Bildung erhalten; zuerst sollen sie die medicinischen Schriften lesen und dann die Ausübung der Heilkunst erlernen.

„Wer nur theoretisch gebildet ist," sagt er, „aber unerfahren in den Einzelheiten der praktischen Behandlung, weiss nicht, was er thun soll, wenn er einen Patienten bekommt, und benimmt sich so thöricht, wie ein Feigling auf dem Schlachtfelde. Andererseits wird ein Arzt, der nur praktisch, nicht aber theoretisch ausgebildet ist, nicht die Achtung der besseren Männer erringen." „Diese beiden Klassen ungenügend vorbereiteter Ärzte sind nicht geeignet zur Praxis, ebensowenig wie ein Brahmane, der die Veden nur zur Hälfte gelesen hat, die kirchlichen Ceremonien verrichten, oder ein Vogel, der nur einen Flügel hat, in der Luft fliegen kann. Denn wenn die Arzneien von unwissenden Ärzten gereicht werden, so wirken sie — mögen sie auch dem Nektar gleichen — wie Gifte oder andere Mittel der Zerstörung."

Derartige Ärzte erlangen, wie Susruta bemerkt, nur dann die Erlaubniss zur Praxis, wenn die Regierung sorglos und nachlässig ist.

Der Unterricht bestand darin, dass der Lehrer dem Schüler die einzelnen Abschnitte aus den medicinischen Schriften so oft vorlas und von ihm wiederholen liess, bis derselbe sie auswendig wusste. Der Vortrag sollte „mit lauter und klarer Stimme und deutlicher Betonung der gesprochenen Worte, die nicht verschluckt oder durch einen nasalen Ton entstellt werden durften, geschehen."

Der Schüler musste trachten, Das, was ihm gelehrt wurde, nicht blos mit dem Gehör, sondern auch mit dem Verstande zu erfassen: denn sonst „gleicht er dem Esel, der eine Ladung Sandelholz trägt und nur deren Gewicht, nicht aber deren Werth kennt" (Cap. 4). —

Dem Lehrer wurde aufgetragen (Cap. 9), den Schüler auch in der Ausführung chirurgischer Operationen, in der Anwendung von Salben, sowie überhaupt in praktischen Dingen zu unterrichten, da „ohne praktische Ausbildung durch das Anhören der Vorlesungen und die Wiederholung der Vorträge allein Niemand zur ärztlichen Praxis befähigt werde."

Einzelne chirurgische Operationen wurden an Früchten, z. B. an Melonen, die Punktion an Blasen oder ledernen Beuteln, die mit Wasser, Schlamm oder Lehm gefüllt waren, die Skarifikation an behaarten Lederthcilen, welche aufgespannt wurden, der Aderlass an den Blutgefässen todter Thiere oder am Stengel der Wasserlilie, die Untersuchung mit der Sonde an wurmstichigem Holz, Bambus, Rohr und getrockneten Kürbissen, das Ausziehen der Zähne an todten Thieren, das Öffnen von Abscessen an einem Wachsklumpen, welcher auf ein Stück Salmali (Holz von Bombax malabaricum) aufgestrichen wurde, das Nähen der Wunden an dicken Kleidern oder an dem Rande zweier

weicher Lederstückchen, das Anlegen von Verbänden an menschlichen
Figuren, die aus Holz oder Thon angefertigt wurden, die Anwendung
der Ätzmittel und des Glüheisens an weichen Fleischtheilen, und die
Herausbeförderung des Urins aus der Harnblase oder die Entfernung
von Eiter aus dem Becken mittelst Röhren an einem irdenen Topf,
der mit einer Rinne versehen und mit Wasser gefüllt war, oder an
einem Kürbiss gelehrt und geübt.

Der Chirurgie wurde in Indien eine hervorragende Beachtung geschenkt. Als Dhanvantari (Cap. 1) seine Schüler fragte, welche Theile
der Heilkunde er ihnen vortragen solle, antworteten sie: Lehre uns
alle, aber nimm die Chirurgie zur Grundlage Deiner Erörterungen! —
Die indische Medicin hat auf diesem Gebiet bewundernswerthe
Erfolge errungen. Die indischen Ärzte kannten die Amputation, die
Paracentese des Unterleibs, die Laparatomie und Darmnaht, entfernten
den Blasenstein auf operativem Wege, beseitigten den Staar des Auges
durch Niederdrücken der Linse, unternahmen plastische Operationen
und führten die Wendung und Extraktion bei anomaler Kindslage,
sowie den Kaiserschnitt an schwangeren Todten aus.[1]

Die grosse Anzahl verschiedenartiger Instrumente[2] zeigt, wie er-
fahren sie in der chirurgischen Technik waren; man findet darunter
Messer von verschiedener Form, Lanzetten, Schröpfköpfe, Trocarts,
Sonden, röhrenförmige Katheter, Scheeren, Knochensägen, Polypen-
Zangen, Specula u. a. m.

Die Untersuchung des kranken Körpers geschah mit grosser Sorgfalt. Susruta (Cap. 10) ermahnte die jungen Ärzte, dabei alle fünf
Sinne zu Rath zu ziehen. „Durch das Gehör kann man z. B. feststellen," schreibt er, „ob der Inhalt eines Abscesses schäumt und Luft
enthält, da die Entleerung desselben in diesem Falle mit Geräusch
verbunden ist, durch das Gefühl erkennen, ob die Haut heiss oder kalt,
rauh oder glatt, dick oder dünn ist, mit dem Gesicht die Corpulenz
oder Magerkeit, die Lebenskraft, Energie und den Wechsel der Farbe
wahrnehmen, durch den Geschmack sich über die Eigenschaften des
Urins beim Diabetes und anderen Leiden der Harnorgane vergewissern,
und durch den Geruch die manchen Krankheiten eigenthümliche Aus-
dünstung, welche eine verhängnissvolle Bedeutung hat, bestimmen."
„Zu gleicher Zeit muss man den Kranken über den Charakter der
Gegend, in welcher er lebte, über die Jahreszeit, seinen Stand, seine

---

[1] Vullers im Janus, Bd. I, S. 242 u. ff., Breslau 1846.
[2] Sehr gut zusammengestellt in T. A. Wise: Review of the History of medicine among the Asiatics, London 1867, Vol. I, p. 354 u. ff.

Befürchtungen, die Art seiner Schmerzen, seine Kräfte, seinen Appetit und die Dauer seiner Krankheit befragen, hierauf zur Untersuchung des Urins, der Blähungen und Abgänge, sowie des Menstrualflusses übergehen und sich auch bei der Umgebung des Patienten nach der Art seines Leidens erkundigen."

Die indischen Ärzte waren feine Beobachter der Natur. So wussten sie, dass die Crepitation bei Knochen-Frakturen die Diagnose erleichtere, und der Urin in manchen Krankheitsfällen *(Diabetes mellitus)* süss schmecke,[1] längst bevor diese Thatsachen in Europa bekannt wurden.

Die hohe Entwickelung der indischen Heilkunde, besonders der Chirurgie, erregt umsomehr Erstaunen, als das Studium der Anatomie und Physiologie gänzlich fehlte oder wenigstens auf falschen Wegen war. Aus den geringen anatomischen Kenntnissen der indischen Ärzte geht hervor, dass sie sicherlich niemals Sektionen menschlicher Leichname vorgenommen haben; übrigens wurden ihnen derartige Untersuchungen durch die Vorschriften der Religion verboten oder mindestens erschwert. Gleichwohl würdigten sie die Bedeutung der Anatomie für die praktische Heilkunde und erklärten, dass sich der Arzt eine vollständige Kenntniss des menschlichen Körpers verschaffen müsse, ehe er die Behandlung der Krankheiten unternehme.

Zur Ausübung der ärztlichen Praxis bedurfte es der Erlaubniss der Obrigkeit. Bei Susruta (Cap. 10) heisst es, dass der Schüler der Heilkunde nach der Beendigung seiner Studien den König bitten müsse, dass er ihm gestattet, als selbstständiger Arzt aufzutreten. Dabei ertheilt ihm Susruta noch einige Lebensregeln, welche auf die sociale Stellung der indischen Ärzte ein merkwürdiges Licht werfen. „Lass Dir die Haare und Nägel kurz schneiden," schreibt er, „halte Deinen Körper rein, trage weisse Kleider, ziehe Schuhe an und nimm einen Stock oder Schirm in die Hand. Dein Äusseres sei demüthig und Dein Gemüth rein und ohne Arglist. Zeige Dich höflich in der Rede und freundlich zu allen lebenden Wesen und achte darauf, dass Dein Diener einen guten Charakter besitzt."

Besondere Vorsicht empfiehlt er ihm, wenn seine Patienten „gelehrte Brahmanen, Fürsten, Weiber, Kinder, alte Männer, furchtsame Personen, Diener des Königs, schlaue und schwache Personen, Verläumder von Ärzten, arme, elende oder reizbare Menschen, Waisenkinder oder Personen sind, welche ihre Krankheiten verheimlichen oder bei ihren Handlungen nicht beaufsichtigt werden." Sehr ernstlich

---

[1] Vielleicht führte sie die Beobachtung, dass die Ameisen diesen Harn aufsuchten und genossen, zu dieser Entdeckung?

warnt er ihn aber davor, „mit Weibern zu klatschen oder zu scherzen und von ihnen Geschenke anzunehmen ausser etwa Esswaaren."

Ferner giebt er ihm den klugen, wenn auch keineswegs menschenfreundlichen Rath, „nur solche Personen in Behandlung zu nehmen, deren Krankheit heilbar ist, alle unheilbaren Krankheitsfälle dagegen aufzugeben und überhaupt jeden Patienten, der nach Jahresfrist nicht gesund geworden sei, zu verlassen, weil auch heilbare Leiden nach einem Jahre gewöhnlich unheilbar würden." —

CHARAKA[1] trieb die Vorsicht noch weiter, wenn er den Ärzten befiehlt, „Leuten, welche beim König oder beim Volk missliebig und ihrerseits gegen jene verbittert sind, keine Arznei zu verordnen, ebensowenig ausserordentlich missgestalteten, verdorbenen, schwierigen, wilden und intractabeln Personen, denen nicht zu rathen und zu helfen ist, und Sterbenden, desgleichen nicht Frauen, ohne dass ihr Herr oder Aufseher anwesend ist."

Mit Verachtung erfüllt CHARAKA[2] seine Schüler vor jenen Leuten, „welche, im Aufzug eines gelehrten Arztes prunkend, begierig den Gelegenheiten zur Praxis nachstreichen. Haben sie von einem Kranken gehört, so eilen sie herbei, empfehlen vor seinen Ohren ihre ärztlichen Fähigkeiten und sind unermüdlich in der Aufzählung der Fehler des behandelnden Arztes. Die Freunde des Patienten suchen sie durch kleine Aufmerksamkeiten, Schmeicheleien und Einflüsterungen zu gewinnen und rühmen ihre eigene Anspruchslosigkeit. Haben sie sich an eine Kur gemacht, so kommen sie alle Augenblicke zum Besuch. Um ihre Unwissenheit zu verstecken und weil sie die Krankheit nicht zu heben vermögen, so schieben sie den Misserfolg darauf, dass der Kranke nicht die nöthigen Mittel und Pflege habe und sich nicht gehörig halte. Merken sie, dass es mit ihm zu Ende geht, so machen sie sich davon. Treffen sie mit Leuten vom Volk zusammen, so verleugnen sie sich und wissen als Unbetheiligte ihre Geschicklichkeit herauszustreichen, als Laien die Wissenschaft der wirklich Unterrichteten herabzusetzen. Das Zusammenkommen mit Gebildeten aber meiden sie, wie der Wanderer die Gefahren des dichten Waldes." Ein lebensfrisches Bild, dessen drastische Züge viele Ähnlichkeit mit manchen Erscheinungen der Gegenwart zeigen! —

Die Ärzte nahmen in Indien eine angesehene Stellung ein. Niemals ist der erhabene Beruf des Arztes schöner und treffender geschildert worden, als in dem indischen Spruch: „Ist man krank, so ist der Arzt ein Vater; ist man genesen, so ist er ein Freund; ist die

---

[1] a. a. O. S. 448.   [2] I, 29 bei Roth a. a. O. S. 452.

Krankheit vorüber und die Gesundheit wiederhergestellt, so ist er ein Hüter."[1]

Die indischen Ärzte waren gleich den übrigen Gelehrten von Steuern und anderen Lasten befreit und wurden für die Dienste, welche sie den Kranken leisteten, durch Geschenke belohnt. Es scheint, dass ihre Ansprüche in solchen Fällen nicht gering waren, wie sich aus den Mittheilungen über die seltsamen Kuren des Arztes Givaka Komarabhakka, der zu Buddha's Zeit lebte, ergiebt.[2]

Er war das Kind einer Hetäre, wurde auf Kosten eines Fürsten, der sich seiner annahm, erzogen und bildete sich dann bei einem Lehrer, dessen Unterricht er sieben Jahre genoss, zum berühmten Arzt aus. Hat diese Erzählung vielleicht eine allegorische Bedeutung, indem sie die niedere käufliche Thätigkeit des Arztes, welche durch die höheren idealen Zwecke geadelt wird, veranschaulichen wollte? —

In den Schulen der Bikkhus, der buddhistischen Mönche, welche nach dem Muster der Brahmanenschulen entstanden, wurden die Wissenschaften vernachlässigt und hauptsächlich die Bildung des Charakters durch die Entsagung der Welt und ihrer Genüsse angestrebt. Da die Bikkhus das Leben als werthlos betrachteten, so achteten sie auch nicht auf die Mittel, es zu erhalten. Ihre Vorschrift, nur zu essen, was Andere übrig gelassen haben, und den Urin der Kühe als Heilmittel zu gebrauchen,[3] zeigt, wie geringen Werth sie auf die Pflege und Gesundheit des Körpers legten.

Und doch war es gerade ein buddhistischer König, Asoka oder Pryadarsin genannt, welcher zur Errichtung von Hospitälern anregte, und zwar nicht blos für Menschen, sondern auch für die Thiere; in diesen Anstalten wurden ärztliche Consultationen ertheilt und Arzneien verabreicht, ähnlich wie in unseren poliklinischen Instituten.[4] Allerdings war es nicht die Liebe zur Wissenschaft, sondern das Mitleid, welches Asoka dabei beseelte; aber die medicinische Wissenschaft hat daraus jedenfalls Vortheile gezogen.

Auch auf Ceylon gab es Krankenhäuser. Der König Pandukabhayo soll schon im 5. Jahrhundert v. Chr. ein Hospital in seiner Residenz Anaradhapura gegründet haben, und einer seiner Nachfolger, Duttha-

---

[1] Böhtlingk: Indische Sprüche, Petersburg 1870.

[2] The sacred books of the east transl. by Max Müller, Oxford 1881, T. XIII, p. 191, XVII, p. 173 u. ff., XX, p. 102 u. ff.

[3] Köppen: Religion des Buddha, S. 338.

[4] G. Bühler: Beiträge zur Erklärung der Asoka-Inschriften in d. Zeitschr. d. deutschen morgenl. Ges. 1883, Bd. 37, S. 98 u. ff. (2. Edikt des Königs Asoka, der von 263—226 v. Chr. regierte).

gamini, der im 2. Jahrhundert v. Chr. regierte, durfte sich bei seinem
Tode rühmen, dass er an achtzehn Orten Krankenhäuser errichtet, mit
ausreichenden Mitteln versehen und dafür gesorgt habe, dass die Leidenden ärztlich behandelt wurden und Arzneien erhielten.

Vom König Budhadaso, dessen Lebenszeit ins 4. Jahrhundert n. Chr.
fällt, wird erzählt, dass er selbst die Heilkunst ausgeübt und ein viel-
benutztes Werk über die Medicin verfasst habe. Er schuf eine das
ganze Land umfassende Sanitätsorganisation, stellte für je 10 Dörfer
einen Arzt an, errichtete überall Hospitäler und überwies für deren
Unterhalt die Erträgnisse von 20 Dörfern. Ferner gründete er Anstalten zur Aufnahme von Krüppeln, Verwachsenen und armen Verlassenen und sorgte dafür, dass auch das Heer, und zwar sowohl die
Soldaten, als auch die Elephanten und Pferde, Ärzte hatten.[1]

In Kaschmir existirten schon unter dem König Meghavana (im
1. Jahrhundert n. Chr.) Spitäler.[2]

Die Beziehungen, welche die Indier seit dem Feldzuge Alexanders
von Macedonien zu den Griechen unterhielten, ihr reger Verkehr mit
den benachbarten Persern, der sich später auch auf das wissenschaftliche Gebiet erstreckte, und ihre Unterwerfung durch die Araber übten
auf die Entwickelung der indischen Heilkunde einen grossen Einfluss
aus, während in neuester Zeit die europäische Medicin, namentlich die
ärztlichen Theorien und Einrichtungen der Engländer, dort massgebend
geworden sind.

Ägypten.

Bei weitem älter als die medicinischen Urkunden der Indier sind
diejenigen, welche über die Heilkunde der Ägypter Aufschluss geben.
Sie stammen aus jener frühen Culturperiode, von welcher uns die Pyramiden wie gewaltige Zeugen einer sagenhaften Vorzeit erzählen und
bestehen in bildlichen Darstellungen auf den Wänden der Tempel und
Gräber, in Gebrauchsgegenständen, z. B. chirurgischen Instrumenten,
die sich zufällig erhalten haben, und in den Papyros-Rollen, von denen
die wichtigeren erst in den letzten Jahrzehnten aufgefunden und ent-
räthselt wurden.

---

[1] The Mahawanso edit. by G. Turnour, Ceylon 1837, p. 67. 196. 243. 245.
[2] Heusinger hat darüber im Janus (II, 393) nach den Annales de Caschmir
von Kalhana einige Mittheilungen gemacht.

In Ägypten herrschte, wie in Babylon, die Sitte, die Kranken vor
den Häusern auf die Strassen und Wege zu legen, damit ihnen die
Vorübergehenden ihre Rathschläge zur Beseitigung ihrer Leiden ertheilen konnten. Das Interesse für medicinische Dinge erfüllte das
ganze Volk, und „Jeder war in diesem Lande, dessen fruchtbarer Boden
eine Menge von Heilmitteln hervorbrachte. gleichsam ein Arzt, ein Ab-
kömmling Paeons, und wusste mit dem Menschen Bescheid."[1]

Doch gab es auch Personen, welche die ärztliche Thätigkeit berufsmässig ausübten und dazu durch systematischen Unterricht vorgebildet
wurden. Die ägyptischen Ärzte gelangten wegen ihrer glücklichen
Heilerfolge zu grossem Ansehen und wurden sogar an die Höfe fremder
Fürsten berufen. Der Perser-König Cyrus liess zur Behandlung seiner
kranken Mutter einen Augenarzt aus Ägypten kommen, und auch Darius
hatte Leibärzte, welche von dort stammten.[2]

Der ärztliche Stand gehörte in Ägypten gleich den Vertretern der
übrigen gelehrten Beschäftigungen zu der mit manchen Vorrechten
ausgestatteten Klasse der Priester. In den mit den Tempeln verbundenen Schulen wurden nicht blos Priester, sondern auch Richter, Ärzte.
Astronomen, Mathematiker und andere Gelehrte erzogen. Diese Lehranstalten vereinigten, wie unsere Universitäten, alle höhere Bildung in
sich und dienten nicht blos dem Unterricht, sondern auch der Forschung.
Die berühmtesten dieser Schulen befanden sich zu Heliopolis, Memphis,
Theben, Saïs und Chennu.

Die Schüler erwarben hier neben einer entsprechenden Allgemeinbildung die für ihren künftigen Beruf erforderlichen fachmännischen
Kenntnisse. Sie wohnten in den zur Schule gehörigen Häusern und
standen unter der Aufsicht und Zucht ihrer Lehrer. „Überlass Dich
nicht der Trägheit," ermahnt der Lehrer in einer von CHABAS übersetzten Stelle seinen Schüler, „denn sonst wirst Du streng bestraft.
Hänge Dein Herz nicht an Vergnügungen und sorge dafür. dass die
Bücher nicht Deiner Hand entsinken. Übe Dich in der Rede und
sprich mit Denen, die Dir an Wissen überlegen sind. Wenn Du älter
sein wirst, wirst Du erkennen, wie nützlich dies ist; denn wer in seinem
Fach tüchtig ist, erlangt Macht und Ansehen."[3]

Das ägyptische Studentenleben scheint in manchen Beziehungen
demjenigen der heutigen Zeit geglichen zu haben. So rügt der Lehrer
das Verhalten seines leichtsinnigen Schülers Ennana mit den Worten:
„Es ist mir berichtet worden, dass Du die Studien vernachlässigst. Dich

---

[1] HOMER: Odyssee IV, 229—232.   [2] HERODOT III, 1. 129.
[3] CHABAS: Mélanges égyptologiques, Paris 1862, p. 117.

nach Lustbarkeiten sehnst und von Kneipe zu Kneipe wanderst. Wohin führt aber der Biergeruch? Meide ihn; denn er treibt die Leute von Dir weg, bringt Deinen Geist zurück und macht Dich zu einem Ruder, das zerbrochen auf dem Schiff liegt."[1]

Die Studien waren nicht den Söhnen der bevorzugten Klassen vorbehalten, sondern allen Ständen zugänglich. Fleiss und Begabung galten als die einzigen Bedingungen, welche an die Zulassung zum Studium geknüpft wurden.

Der Unterricht stützte sich auf die „heiligen Bücher", in welchen alles Wissen der Ägypter enthalten war. Als ihr Verfasser wurde Toth betrachtet, der Gott der Weisheit, „der auch den Ärzten giebt die Erleuchtung".

Die heiligen oder hermetischen[2] Bücher bildeten eine Art von Encyklopädie und bestanden aus 42 Abtheilungen. Sie behandelten die Vorschriften der Religion, die kirchlichen Ceremonien, Rechtspflege, Philosophie, Schreibekunst, Geographie und Kosmogenie, Astronomie, die Lehre von den Massen und Gewichten, die Medicin u. a. m. Mit der letzteren beschäftigten sich die sechs letzten Bücher, die „Ambres", und zwar enthielt das erste die Beschreibung der einzelnen Theile des Körpers, das zweite die Lehre von den Krankheiten, das dritte Erörterungen über die chirurgischen Werkzeuge, wahrscheinlich auch über die Operationen, das vierte die Arzneimittellehre, das fünfte die Schilderung der Augenleiden, die in Ägypten bekanntlich sehr verbreitet sind, und das sechste die Lehre von den Frauenkrankheiten.[3] Der Verfasser beginnt mit der Anatomie, als der Grundlage der Heilkunde, geht dann zur Pathologie über und bespricht am Schluss die Specialitäten, welche die Kenntniss der übrigen Disciplinen der Medicin zur Voraussetzung haben; er ordnet den Stoff also in derselben Weise, wie es der rationellen Systematik unserer heutigen Wissenschaft entspricht.

Leider ist dieses Lehrbuch der gesammten Heilkunde verloren gegangen; nur einzelne Bruchstücke desselben sollen sich erhalten haben, welche vielleicht in dem von Lepsius herausgegebenen Todtenbuche und im Papyros Ebers zu finden sind. G. Ebers glaubt, dass der nach ihm genannte Papyros das vierte der medicinischen hermetischen Bücher, also die Arzneimittellehre enthält.[4] Da derselbe im 17. Jahr-

---

[1] Lauth: Die alt-ägyptische Hochschule zu Chennu in d. Sitzungsber. d. k. bayr. Akad. d. Wiss., Histor. Kl. 1872, S. 67.

[2] Toth ist der Hermes der Griechen. S. Guigniaut: de Ἑρμοῦ seu Mercurii mythologia, Paris 1835.

[3] Vergl. Clemens Alexandrinus: Stromata, lib. VI, cap. 4, Edit. Dindorf.

[4] G. Ebers: Papyros Ebers, Leipzig 1875, T. I, S. 9.

hundert v. Chr. geschrieben wurde, so dürfte er eine spätere Bearbeitung des ursprünglichen Textes darstellen. Auch Galen führt mehrere Stellen daraus an. obwohl er bekanntlich von dem wissenschaftlichen Werth dieser Schriften keine hohe Meinung hatte.[1]

Ob die 6 medicinischen Bücher gleich den übrigen 36 hermetischen Büchern allen Studierenden der ägyptischen Tempelschulen vorgetragen wurden oder nur denen, welche die Heilkunst auszuüben beabsichtigten, ist nicht bekannt. Die letzteren mussten jedenfalls den Inhalt der medicinischen Schriften in sich aufnehmen und auswendig lernen; denn sie waren verpflichtet, sich in ihrer späteren ärztlichen Berufsthätigkeit genau nach den dort niedergelegten Vorschriften zu richten, und setzten sich einer Strafe aus, wenn sie anders handelten.[2]

Es ist nicht wahrscheinlich, dass sich der ärztliche Unterricht auf das theoretische Studium der zu den hermetischen Schriften gehörigen medicinischen Bücher und der dieselben erklärenden Werke, an denen die mit den Tempelschulen verbundenen Bibliotheken ohne Zweifel sehr reich waren. beschränkt hat. Man darf annehmen, dass die Schüler ausserdem eine praktische Anleitung zur Untersuchung und Behandlung der Kranken erhalten haben.

Es bestand in Ägypten die Einrichtung, dass die Patienten in die Tempel gebracht wurden. wo sie von den Priestern Hilfe und Rettung von ihren Leiden erwarteten. Auch wurden die letzteren in die Wohnungen der Kranken gerufen, wenn dieselben nicht in den Tempel gebracht werden konnten. Wie nahe liegt da der Gedanke, dass die Lehrer der Heilkunde diese Gelegenheiten dazu benutzten, um ihren Schülern die praktische Ausführung der Theorien. die sie ihnen gelehrt hatten, zu zeigen? — Auch ist es sehr wahrscheinlich. dass die letzteren als Zöglinge der Priester der Krankenbehandlung in den Tempeln, welche als eine Art von Gottesdienst, als ein religiöser Akt, betrachtet werden kann. beigewohnt haben.

Übrigens berechtigt auch der Zustand der ägyptischen Heilkunst zu der Vermuthung. dass ihre Erlernung durch praktischen Unterricht erleichtert wurde. Aus bildlichen Darstellungen, welche sich auf Tempelwänden erhalten haben, geht hervor. dass man mit der Beschneidung und Castration Bescheid wusste.[3] Im Papyros Ebers ist von der

---

[1] Galen: Ed. Kühn, T. XI, p. 798. [2] Diodor. I, cap. 82.

[3] In Rosenbaum's Ausgabe von K. Sprengel's Gesch. d. Arzneikunde (Leipzig 1846) Bd. I, S. 73 Anm., wie in H. Haeser's Lehrbuch der Geschichte der Medicin (Jena 1875) Bd. I, S. 57, findet sich die Notiz, dass die alten Ägypter auch die Amputation gekannt haben. Diese Angabe stützt sich auf Larrey, welcher in seiner Rélation historique et chirurgicale de l'expedition de l'armée

„Öffnung des Gesichts in den Pupillen hinter den Augen" die Rede:
eine Stelle, welche sein Herausgeber auf die Staaroperation bezogen hat.
Der Kaiserschnitt wurde an Verstorbenen in Ägypten vielleicht zuerst
ausgeführt.[1] Lassen sich diese Dinge aus dem Buch erlernen? — Die
zur Ausführung solcher Operationen erforderliche Geschicklichkeit kann
nur erworben werden, wenn man die dazu gehörigen Handgriffe öfter
sieht und selbst übt.

Auch wurden an Mumien geheilte Knochenbrüche und in ihren
Kiefern künstliche Zähne beobachtet und in Gräbern verschiedene chi-
rurgische Instrumente, wie Messer, Scheeren, Lanzetten, Pinzetten,
Sonden, Schröpfköpfe aus Rindshorn u. a. m. gefunden.

Der anatomische Unterricht war keinesfalls mit praktischen Demonstrationen menschlicher Leichentheile verbunden. Da nach den
religiösen Vorstellungen der Ägypter die Wohlfahrt der Seele von der
möglichst guten Erhaltung des Körpers abhängig erschien, so war an
die Zergliederung menschlicher Leichname nicht zu denken. Die Verletzung derselben wurde so sehr verabscheut, dass selbst die Operationen,
welche vor der Einbalsamirung an der Leiche vorgenommen wurden,
dem Paraschisten, der sie vollzog, Hass und Verachtung eintrugen.
Derselbe musste sich sofort, nachdem er den Einschnitt in die linke
Seite des Unterleibs, durch welchen die Eingeweide entfernt wurden,

d'orient (Paris 1805) p. 45 Anmerk. schreibt: „*Le général Desaix poursuivit
l'ennemi jusqu'au-delà des cataractes et donna ainsi à la commission des arts
la facilité de visiter les monuments de la fameuse Thèbes aux cent portes, les
temples renommés de Tentyra, de Carnak et de Luxor, dont les restes attestent
encore l'antique magnificence. C'est dans les plafonds et les parois de ces temples,
qu'on voit des bas-reliefs répresentant des membres coupés avec des instruments
très-analogues à ceux dont la chirurgie se sert aujourd'hui pour les amputations.
On rétrouve ces mêmes instruments dans les hiéroglyphes et l'on reconnaît les
traces d'autres opérations chirurgicales, qui prouvent que la chirurgie dans ces
temps reculés marchait de front avec les autres arts, dont la perfection paraît
avoir été portée à un très-haut degré*". Aber weder Lepsius (Denkmäler aus
Ägypten und Äthiopien, Berlin, 24 Bände), noch J. Rosellini (I monumenti dell'
Egitto e della Nubia, Pisa 1832, 4 Voll.) bringen ein Bild, das sich mit Sicherheit auf die Amputation beziehen lässt. Vielleicht deutet der fehlende linke Arm
des Gottes Chem oder Min (S. Champollion: Panthéon égyptien, Paris 1824,
pl. 4) darauf hin; doch lassen sich aus den seltsamen Formen der ägyptischen
Götterfiguren keine derartigen Schlüsse ziehen. Der Beweis, dass die Ägypter
die Amputation gekannt haben, ist somit noch nicht geliefert worden. Die
flüchtige, vielleicht auf einem Missverständniss beruhende Angabe Larrey's muss
erst von den Ägyptologen geprüft und anerkannt werden, bevor sie als historische Thatsache gelten darf.

[1] S. Rosenbaum: Analecta quaedam ad sectionis caesareae antiquitates,
Halle 1836.

gemacht hatte, flüchten, weil er von den Verwandten und Freunden des Todten mit Steinen beworfen wurde: eine Sitte, welche offenbar die Vertheidigung des letzteren veranschaulichen sollte.

Die Paraschisten, denen jene Verrichtungen oblagen, nahmen in der socialen Rangordnung eine Stellung ein ähnlich derjenigen unserer Leichendiener. Sie besassen weder anatomische Kenntnisse, noch irgendwelche wissenschaftliche Interessen und wurden durch die herrschenden Vorurtheile von Untersuchungen abgehalten, zu denen sie nicht ihre Berufsthätigkeit nöthigte.

Auf die Entwickelung der anatomischen Wissenschaft hat daher das Einbalsamiren der Leichen keinen fördernden Einfluss ausgeübt. Dies geht auch aus den seltsamen und rohen Vorstellungen über den Bau und die Zusammensetzung des menschlichen Körpers hervor, welche sich in den Papyros-Rollen finden.[1] Darnach war das anatomische Wissen der ägyptischen Ärzte allerdings sehr gering; doch wussten sie schon, dass das Herz der Ausgangspunkt der Blutgefässe sei, welche sich von dort aus in allen Gliedern des Körpers verbreiten: eine Thatsache, welche selbst einige tausend Jahre später noch nicht allgemein verstanden und anerkannt wurde.

Bei der Untersuchung des kranken Körpers waren die ägyptischen Ärzte bemüht, „den Schlag des Herzens zu erforschen"[2] und die Eigenschaften des Harns zu prüfen. So bemerkten sie bereits, dass der Urin der Schwangeren trüb und reich an Niederschlägen sei,[3] und führten diese Erscheinung unter den diagnostischen Mitteln an, um die Schwangerschaft zu erkennen.

Grossen Werth legten sie auf die Diätetik und eine vernünftige Lebensweise;[4] sie empfahlen Reinlichkeit und Mässigkeit, Bäder, Abreibungen und Körperübungen, um die Gesundheit zu erhalten. Auch die Heilkraft der Seebäder soll ihnen bereits bekannt gewesen und von ihnen bei der Behandlung des Dichters Euripides benutzt worden sein.[5]

Von Brechmitteln, Abführmitteln und Klystieren wurde sehr häufig Gebrauch gemacht. Im Pap. Berol. med. I finden sich 28 Recepte zur

---

[1] S. z. B. Pap. Berol. med. I, welcher von CHABAS: Mélanges égypt. p. 55—79 und von BRUGSCH: Recueil des monuments égyptiens, Leipzig 1863, Partie II, p. 101 u. ff. beschrieben wurde.

[2] Pap. Ebers a. a. O. I, p. 27, T. 45.

[3] Pap. Berol. med. I bei CHABAS a. a. O. p. 69.

[4] HERODOT II, 37. 38.

[5] DIOGENES LAERT. III, 6. Man glaubte deshalb, dass der Vers des EURIPIDES (Iphig. auf Tauris v. 1193): θάλλασσα κλύζει πάντα τ' ἀνθρώπων κακά (Das Meer spült alle Menschenleiden fort) dadurch hervorgerufen worden sei.

Bereitung von Klystieren, die von den Alten überhaupt für eine ägyptische Erfindung gehalten wurden.[1]

Mit der ärztlichen Behandlung der Kranken wurden die Gebete verbunden, welche für den betreffenden Fall vorgeschrieben waren. Dem geistlichen Charakter der Ärzte entsprach es, dass sie diese Gebete selbst verrichteten und ihnen mindestens die gleiche Bedeutung beilegten, wie ihren medicamentösen Verordnungen. Nur selten dürften zu jener Zeit solche aufgeklärte Anschauungen gewesen sein, wie sie der Arzt Nebsecht in dem von G. EBERS, dem gründlichen Kenner des altägyptischen Lebens, verfassten Roman Uarda bekundet, wenn er das Absingen der Gebete dem alten blinden Pastophoren Teta überlässt.

Die Pastophoren bildeten eine Klasse der Priester, die übrigens, wie mir G. EBERS zu erklären die Güte hatte, keineswegs einen so niedrigen Rang einnahm, wie es in den historischen Werken angegeben wird. Die Ärzte waren verpflichtet, einen geistlichen Charakter zu besitzen und liessen sich deshalb zu den Pastophoren rechnen, wenn ihnen auch die höheren Priesterwürden wahrscheinlich nicht verschlossen blieben.[2] Dagegen waren die Pastophoren keineswegs auch zugleich Ärzte, wie Manche glauben, sondern hatten in ihrer Mehrzahl ganz andere Funktionen, wie schon ihr Name besagt. Das Verhältniss der Pastophoren zu den Ärzten war ungefähr das nämliche, wie dasjenige des Klerus zu den Gelehrten im christlichen Mittelalter; auch damals gehörten alle Gelehrten zum Klerus, ohne dass alle Geistliche zu den Gelehrten gezählt werden konnten.

Viele Ärzte waren Mitglieder der grossen Priester-Collegien und wohnten in den zu den Tempeln gehörigen Lehranstalten. Sie ertheilten dort medicinischen Unterricht und übten die ärztliche Thätigkeit aus. Dass man für diese Stellungen die tüchtigsten und hervorragendsten Vertreter ihrer Kunst wählte, lag im Interesse der Priester-Collegien, deren Macht durch die Anzahl der Schüler, deren Ruhm durch die glücklichen Heilerfolge, die sie in ihren Tempeln erzielten, vermehrt wurde.

Die Ärzte nahmen Theil an den Vorrechten und Vortheilen, welche der Priesterstand in Ägypten genoss. Sie waren von Abgaben befreit und wurden auf öffentliche Kosten erhalten.

Von den Kranken erhielten sie für ihre ärztlichen Bemühungen zwar keine Bezahlung, wohl aber Geschenke; jedenfalls erwarteten sie,

------

[1] S. PLINIUS: hist. nat. VIII, c. 41, wo sie dem ägyptischen Ibis zugeschrieben wird.

[2] Der Oberpriester von Sais führte den Titel „Oberster der Ärzte“.

dass dem Tempel, an welchem sie angestellt waren, nach der Beendigung der Kur Opfer dargebracht wurden. Auch wurden nach der Heilung zuweilen Modelle der geheilten Körpertheile im Tempel aufgehängt, wie deren das British Museum in London mehrere besitzt. Während des Krieges oder wenn Jemand unterwegs auf einer Reise erkrankte, waren die Ärzte jedoch verpflichtet, unentgeltlich Hilfe zu leisten.[1]

Ob es neben den Ärzten, welche den priesterlichen Character besassen, noch andere Heilkünstler gab, die ihre Thätigkeit auf empirischem Wege erlernten und ausübten, ist nicht bekannt, wohl aber wahrscheinlich. Man gebrauchte für „Arzt“ auch die Bezeichnung „Sunnu“, „Wissender“. Übrigens dürfte die Zahl der priesterlichen Ärzte kaum allen Bedürfnissen genügt haben.

Wenn erzählt wird,[2] dass die ägyptischen Ärzte sich auf die Ausübung einzelner Theile der Heilkunde, auf die Behandlung bestimmter Krankheiten beschränkt haben, so dass „der eine nur die Leiden des Auges, der andere diejenigen des Kopfes, der Zähne, des Unterleibs oder der inneren Organe behandelt habe“, so war ein so ausgeprägtes Specialistenwesen doch nur an grösseren Orten möglich, wo der Kranke unter einer Menge von Ärzten die Wahl treffen konnte. An den grossen Tempeln, deren Priester-Collegien mehrere Ärzte zu ihren Mitgliedern zählten, wird allerdings der eine sich vorzugsweise dieser, der andere jener Specialität gewidmet haben; aber im Allgemeinen war eine derartige strenge Trennung der einzelnen Theile der Heilkunst undurchführbar.

Die ägyptische Medicin hat einen grossen Einfluss auf die griechische Heilkunde ausgeübt. Ihr Ruhm überdauerte die politischen Umwälzungen der späteren Zeit und bildete einen historischen Hintergrund für die medicinischen Schulen, welche Alexandria zu einer hervorragenden Pflegestätte des wissenschaftlichen Lebens im Alterthum machten.

Bei den Israeliten.

Die israelitische Cultur ist eine Tochter der ägyptischen. Moses, der grosse Gesetzgeber und Lehrer des jüdischen Volkes, war ein Zögling der ägyptischen Priesterschulen und hatte dort ausser anderen Künsten und Wissenschaften auch die Heilkunde studiert.[3]

---

[1] Diodor I, 73. 82. — Herodot II, 37. [2] Herodot II. 84.
[3] Clemens Alexandrinus: Stromat. lib. I. cap. 153.

Nach ägyptischem Vorbild begründete er bei den Israeliten einen Priesterstand, welcher die Vertreter der Intelligenz und Gelehrsamkeit in sich vereinigte. Seine Mitglieder erhielten vom Volk ihren Unterhalt und dienten demselben als Geistliche, Lehrer, Richter und Ärzte.

Die mosaische Gesetzgebung regelte das bürgerliche Leben durch Vorschriften, welche die Sittlichkeit, die Gesundheit und das Wohlbefinden zu fördern geeignet waren. Als die wesentlichen Vorbedingungen dafür wurden die Vermeidung von Krankheiten und eine vernunftgemässe Diätetik betrachtet. Dazu dienten die Gesetze, welche die Pflege des Neugeborenen, die Ernährung des Kindes, das Verhalten der Mutter oder der Amme, die Beziehungen der beiden Geschlechter, z. B. den Beischlaf mit menstruirenden Frauen, und die Ehe zwischen Blutsverwandten, die Reinlichkeit, Kleidung, Nahrung, Wohnung und den Begräbnissplatz betreffen, ebenso wie die Anleitung, um Krankheiten, wie den Aussatz oder gewisse Geschlechtsleiden, zu erkennen und deren Weiterverbreitung zu verhüten.[1]

Die Heilung von Krankheiten erhoffte man von Gebeten und Opfern, wie es dem theurgischen Charakter der jüdischen Medicin entsprach, nach welchem alle Leiden als Strafen Gottes angesehen wurden. Ausserdem wurden auch diätetische und medicamentöse Mittel angewendet.[2]

Gegen Hautausschläge[3] empfahlen die Priester-Ärzte vor Allem die Absonderung der Kranken von den Gesunden, sorgfältigste Reinlichkeit und öftere Bäder. Auch von Heilquellen wusste man Gebrauch zu machen. Ebenso erkannte man die günstige Wirkung, welche die Musik auf manche Geisteskranke ausübt.[4]

Bei Knochen-Frakturen legte man einen Verband an,[5] und den Eunuchismus erzeugte man auf zwei Arten, nämlich durch Zerquetschen oder durch Ausschneiden der Hoden. Auch die Ausführung der Beschneidung zeugt davon, dass die israelitischen Priester-Ärzte eine gewisse Geschicklichkeit in chirurgischen Operationen besassen.

Von Hebammen ist schon die Rede, als sich die Juden noch in

---

[1] Moses II, 15, 26. 19, 6. 22, 31. III, 7, 23. 11. 12. 13. 14. 15. 16. 18. 19. 20, 18. IV, 12, 15. 16, 41. V, 14, 21. 28, 27, 58—61. — Ezech. 16, 4 u. a. m.

[2] Vgl. Trusen: Darstellung der biblischen Krankheiten, Posen 1843, S. 1. — J. B. Friedreich: Zur Bibel, Nürnberg 1848, I, S. 41 u. ff., 193 u. ff. — R. J. Wunderbar: Biblisch-talmudische Medicin, Riga und Leipzig 1850, H. 1, S. 8 u. ff., S. 73 u. ff.

[3] Durch diesen allgemeinen Ausdruck wird *Zaraat* richtiger übersetzt, als durch Aussatz, wie es gewöhnlich geschieht.

[4] Samuel Buch I, c. 16, 23.   [5] Ezech. c. 30, 21.

der ägyptischen Gefangenschaft befanden. Ihre Thätigkeit wird an einigen Stellen mit naturalistischer Ausführlichkeit beschrieben.[1]

Grosses Interesse für die Naturwissenschaften, besonders für die Heilkunde, bekundete König Salomon, welcher selbst darüber ein Buch verfasst haben soll.[2] Unter seiner Regierung machte sich bereits der Einfluss der Fremden, namentlich der benachbarten Phönizier. geltend.

Noch mehr trat dies hervor, als das israelitische Volk seine staatliche Selbstständigkeit verlor. Seine politischen Schicksale brachten es in eine enge Verbindung mit den Assyriern, Babyloniern, Chaldäern und Persern und boten seinen Gelehrten die Gelegenheit, die Culturerrungenschaften dieser Völker kennen zu lernen und in sich aufzunehmen. Dadurch gewannen dieselben eine weite Anschauung über die geistige Entwickelung des Menschen und wurden von den engherzigen Vorurtheilen befreit, welche eine Folge der kleinlichen Verhältnisse ihrer politischen Zustände waren.

Die Heilkunde zog daraus den Vortheil, dass die ärztliche Praxis aufhörte, ein Privilegium der Priester zu sein.[3] Neben ihnen übten fortan nicht nur Laien die Heilkunst aus, sondern man wandte sich sogar an Ärzte, welche nicht dem jüdischen Glauben angehörten. In späteren Zeiten ging man in dieser Beziehung so weit, dass man sogar die Beschneidung von einem nichtjüdischen Arzt vollziehen liess, wenn kein israelitischer Operateur anwesend war.[4]

Ebenso war es auch den israelitischen Ärzten gestattet, den Andersgläubigen Hilfe zu leisten. Sie durften für ihre Dienste Bezahlung[5] fordern und wurden von ihren Mitbürgern geachtet und verehrt.[6]

Von den Behörden wurden sie in Fragen der Sanitätspolizei und gerichtlichen Medicin zu Rathe gezogen. Später musste jede Stadt ihren Arzt haben und ausserdem bisweilen noch einen Chirurgen. Sie hatten ausser anderen Obliegenheiten die Pflicht. die Beschneidung auszuführen.

Für die Priester, welche bei ihren Ceremonien im Tempel durch die kalten Bäder, die leichte Kleidung, das Barfussgehen auf den kühlen Steinen und das Fasten häufigen Unterleibserkrankungen ausgesetzt waren, wurden besondere Ärzte angestellt.[7]

---

[1] Moses I. 25, 24—26. 38, 27—30. II, 1. 15—21.
[2] Suidas: Ezechias.
[3] Sydrand: Diss. hist. med. de necessitate quae fuit apud veteres inter religionem et medicinam. Amstel. 1841, p. 28 u. ff.
[4] Talmud Tr. Menachoth 42ᵃ.   [5] Moses II. 21, 19.
[6] Jesus Sirach 38, 3.   [7] Talmud Tr. Schekalim V. 1. 2.

Wenn der ärztliche Beruf Jedem offen stand, so scheinen sich ihm doch vorzugsweise die Angehörigen des Priesterstandes gewidmet zu haben, wie aus den Mittheilungen hervorgeht. In den Priester-Schulen ebenso wie in den Propheten-Schulen, welche von erwachsenen Jünglingen besucht wurden, wurde die Heilkunde wegen ihrer innigen Beziehungen zur religiösen und bürgerlichen Gesetzgebung der Juden sicherlich in den Bereich des Unterrichts gezogen. Einige Propheten. wie z. B. Elisa, waren wegen ihrer glücklichen Heilerfolge berühmt.

Wer als gelehrter Mann gelten wollte, musste einige medicinische Kenntnisse besitzen. Sie gehörten zur Allgemeinbildung und wurden von Denen verlangt, welche im öffentlichen Leben eine hervorragende Stellung einnehmen wollten.

Die eigentliche fachmännische Ausbildung der Ärzte geschah wohl durch die persönliche Unterweisung des Schülers durch einen Lehrer, der in der Heilkunst geübt und erfahren war. Über die Art des Unterrichts und die dabei gebrauchten Hilfsmittel besitzen wir leider keine Nachrichten aus der älteren Zeit, sondern nur aus der späteren, der talmudischen Periode.

Der Talmud, dessen Entstehung in die ersten Jahrhunderte n. Chr. fällt. enthält eine Menge von Ausdrücken, welche dem Wortschatz der griechischen Sprache, besonders ihrer medicinischen Terminologie, entlehnt sind, und sogar direkte Hinweise auf die Beziehungen zur Heilkunde der Griechen. Die talmudische Medicin entbehrt der Originalität und stützt sich hauptsächlich auf die Lehren der griechischen Ärzte.[1]

Die anatomischen Kenntnisse der Talmudisten, von denen Einige sich als Ärzte auszeichneten, erheben sich nicht über Das, was GALEN vorgetragen hatte. Beachtung verdienen ihre Beobachtungen über die Entwickelung des Fötus, besonders die Bildung der Knochen. Sie nahmen zu diesem Zweck bereits Zergliederungen menschlicher Leichen vor. So wird im Talmud erzählt, dass die Schüler des Rabbi Ismael ben Elisa an dem Leichnam eines liederlichen Weibes, welches die Todesstrafe erlitten hatte, die einzelnen Knochen studierten, und dass Rabbi Ismael die Früchte schwangerer Sklavinnen, die zu diesem Zweck während ihrer Schwangerschaft getödtet wurden, untersuchte, um die Entwickelung des menschlichen Körpers kennen zu lernen.[2] Zu gleicher Zeit suchten die talmudischen Gelehrten durch Sektionen

---

[1] J. BERGEL (Die Medicin der Talmudisten, Berlin u. Leipzig 1885) bestreitet diese Abhängigkeit, vermag aber für seine Ansicht keine Thatsachen anzuführen.

[2] J. M. RABBINOWICZ: La médecine du Thalmud, Paris 1880, p. 75. — RABBINOWICZ: Einleitung in die Gesetzgebung und Medicin des Talmuds. deutsche Übers. 1883, S. 250. — Talmud Tr. Bechoroth 45ᵃ.

von Thieren ihr anatomisches Wissen zu erweitern und zu vervollständigen.

Sie erkannten, welche Bedeutung die Beobachtungen und Versuche an Thieren für die medicinische Wissenschaft haben, und bauten darauf Schlüsse und Folgerungen. Auf diese Weise fanden sie, dass Verletzungen der Niere nicht immer tödtlich sind, und die Milz entfernt, sogar der Uterus herausgeschnitten werden kann, ohne dass dadurch der Tod des Thieres herbeigeführt wird.[1]

Die Ärzte führten Amputationen aus und kannten den Gebrauch künstlicher Füsse und Beine,[2] wussten mit Frakturen und Luxationen Bescheid, sollen den Nabelbruch der Neugeborenen durch einen Druckverband geheilt und bei Verschluss des Afters eine künstliche Öffnung gemacht haben, operirten Harnfisteln. beobachteten den Hermaphroditismus, wiesen auf die Thatsache hin, dass der Descensus testiculorum zuweilen unterbleibt, und veröffentlichten einige werthvolle Erfahrungen über die Verletzungen innerer Organe.[3] So machten sie z. B. darauf aufmerksam, dass nach der Verletzung des Rückenmarks bei Thieren die hinteren Extremitäten gelähmt werden.

Sie besassen eine grosse Anzahl chirurgischer Instrumente und Apparate[4] und zeigten sich auch in der operativen Geburtshilfe gewandt und erfahren; denn sie kannten mehrere Ursachen des Abortus, unternahmen die Embryotomie[5] und führten den Kaiserschnitt an Todten, wie auch an Lebenden aus.[6]

Die talmudischen Gelehrten widmeten den medicinischen Schriften der Griechen ein eifriges Studium und machten deren wissenschaftliche Errungenschaften den Ärzten des jüdischen Volkes zugänglich. Die griechische Heilkunde war damals bereits Gemeingut der ganzen gebildeten Welt geworden.

Die Juden besassen in jener Zeit berühmte Hochschulen in Tiberias, Sura und Pumbeditha, an denen, wie einst in den Propheten-Schulen, wahrscheinlich auch die Medicin wenigstens in ihren allge-

---

[1] Rabbinowicz a. a. O. — Talmud Tr. Sanhedrin 21, 33ᵃ u. 93ᵃ, Bechoroth 28ᵇ.

[2] Wunderbar a. a. O. IV, S. 66—68.

[3] Rabbinowicz a. a. O. S. 258 u. ff.

[4] Wunderbar (a. a. O. I, S. 50—56) zählt 56 verschiedene Arten auf, darunter Messer, Scheeren, Sonden, Lanzetten, Schröpfhörner, Bohrer, Tripperbeutel, Löffel, Siebe u. a. m.

[5] Talmud Tr. Bechoroth 46ᵃ, Nidah 19.

[6] Über die Bedeutung von *Joze dophan* s. auch Virchow's Archiv Bd. 80, H. 3, S. 494. Bd. 84, H. 1, S. 164. Bd. 86, H. 2, S. 240. Bd. 89, H. 3. S. 377. Bd. 95, H. 3, S. 485. — A. H. Israëls in d. Ned. Tijdschr. v. Geneesk 1882, p. 121 u. ff.

meinen Grundzügen gelehrt wurde. Der Unterricht währte nur einen Theil des Jahres; in der übrigen Zeit gingen die Studierenden ihren Geschäften nach, um sich den nothwendigen Lebensunterhalt zu erwerben.[1] Es befanden sich darunter Handwerker, Kaufleute, vielleicht auch Ärzte, welche von den Lehrern der Hochschule die wissenschaftliche Begründung ihrer Beobachtungen zu erfahren bemüht waren. Umgekehrt erbaten sich auch die Gelehrten, welche nur in der Theorie heimisch waren, in zweifelhaften schwierigen Fällen der Praxis von erfahrenen Ärzten Auskunft.[2]

Manche Ärzte scheinen sowohl die Behandlung der inneren als der äusseren Leiden unternommen zu haben, während sie sich in anderen Fällen nur der einen oder der anderen Richtung der Heilkunde zuwandten.

Wer die ärztliche Praxis ausüben wollte, bedurfte dazu der Erlaubniss der Obrigkeit des Ortes, an welchem er sich niederzulassen wünschte. „Niemand darf die Heilkunst ausüben, er sei denn dieser Kunst auch völlig kundig, und wer sich ohne Erlaubniss des Beth-Din (des Rathes der Stadt) mit der Ausübung derselben beschäftigt, ist strafbar, selbst wenn er deren auch völlig kundig ist.“[3] Ob diese Approbation auf Grund von Prüfungen ertheilt wurde, und welcher Art dieselben waren, ist mir nicht bekannt.

In den folgenden Jahrhunderten verschmolz die jüdische Medicin vollständig mit derjenigen der übrigen Völker. Die jüdischen Ärzte und Gelehrten übten einen fördernden Einfluss auf die wissenschaftliche Entwickelung der Heilkunde aus, namentlich im Mittelalter, und haben zu jeder Zeit eine hervorragende Stelle auf diesem Gebiet behauptet.

Bei den Parsen.

Über die Medicin der alten Perser sind uns nur spärliche Nachrichten überliefert worden. Auch hier stand die Heilkunst Anfangs in innigen Beziehungen zum Cultus, und die Priester, die Magier, übten dieselbe aus. Sie bestand im Allgemeinen darin, dass die Krankheiten, welche von bösen Geistern hervorgerufen wurden, durch Beschwörungen

---

[1] P. BEER: Skizze einer Geschichte der Erziehung und des Unterrichts bei den Israeliten, Prag 1832, S. 55.
[2] Talmud Tr. Nidah 21ᵇ.　　[3] WUNDERBAR a. a. O. I, S. 36.

weggebetet wurden. Damit verbanden sich manche abergläubische Ceremonien; die Magie feierte hier ihre Vermählung mit der Medicin.[1]

Thrita, ein von der Sage gefeierter Held, welcher später unter die Geister des Himmels versetzt wurde, galt als der erste Arzt, dem es gelang, die Krankheiten zu beseitigen und die Dämonen, welche sie sandten, zu besiegen. Er wurde daher als der Schutzpatron der Ärzte und gleichsam als Gott der Heilkunst verehrt.

Die religiösen Gesetzbücher der alten Perser empfahlen die Reinheit der Seele und des Körpers als das beste Mittel, um Krankheiten zu verhüten. Mit strengen Strafen wurden geschlechtliche Ausschweifungen bedroht. Ebenso war auch das Abtreiben der menschlichen Frucht verboten.

Über die Behandlung der Krankheiten erfahren wir, dass ausser dem Gebet auch Medicamente, deren sie eine grosse Anzahl aus dem Pflanzenreiche kannten, sowie das Messer zur Anwendung kamen. Als die vorzüglichsten Ärzte wurden diejenigen betrachtet, welche die Leiden durch das Gebet allein heilten; sie waren gleichsam „die Ärzte der Ärzte". Ihnen folgten Diejenigen, welche Arzneikräuter verordneten, und die letzte Stelle nahmen Jene ein, welche zum Messer griffen.[2]

Wer als Arzt auftreten wollte, musste sich zuerst an den niederen verachteten Kasten üben. Erst wenn er an Mitgliedern dieser Stände drei erfolgreiche Kuren ausgeführt hatte, durfte er auch in den höheren Klassen der Gesellschaft prakticiren. Starben jedoch die drei Probe-Patienten, so konnte er niemals Arzt werden.

Wie im alten Ägypten, so übten auch hier die Ärzte zugleich die Thierheilkunde aus.

Man hatte eine Art Medicinal-Taxe, deren Höhe sich nach dem Stande und dem Reichthum des Kranken richtete. Von einem Priester durfte der Arzt für seine Dienste nichts weiter fordern, als seinen Segen; dagegen erhielt er von dem Oberhaupt einer Landschaft vier Ochsen, von dessen Frau ein weibliches Kameel, vom Oberhaupt einer Stadt ein grosses Zugthier, von dessen Frau eine Stute, vom Oberhaupt eines Dorfes ein mittleres Zugthier, von dessen Frau eine Kuh, vom Besitzer eines Hauses ein kleines Zugthier und von dessen Frau eine Eselin. Desgleichen war auch vorgeschrieben, wie viel er für die Heilung der verschiedenen Hausthiere verlangen durfte.[3]

Diese wenigen Bruchstücke geben keine Aufschlüsse über die medicinischen Kenntnisse und den ärztlichen Unterricht bei den alten

---

[1] Plinius: hist. nat. XXX, 1.
[2] Vendidad VII, 118—121.   [3] Ebenda VII, 105. 117.

Persern und gestatten kein Urtheil über den Zustand ihrer Heilkunde.
Jedenfalls wurden ihre Ärzte später von den ägyptischen und griechischen
Fachgenossen an Wissen übertroffen, da sich die persischen Könige
Ärzte aus diesen Ländern an ihren Hof kommen liessen.

Bei den Griechen vor Hippokrates.

Die ältesten Nachrichten über die griechische Heilkunde hüllen
sich in das Gewand der Mythe. In ihnen erscheint Apollon als der
Gott, welcher Krankheiten und Seuchen sendet, aber auch die Mittel
gewährt, um sie zu heilen und die Übel abzuwehren.

Als später die einzelnen Thätigkeitsäusserungen dieses Lichtgottes,
der in dem Cultus des Naturvolkes offenbar an die Stelle des Helios
getreten war, personificirt wurden und besondere Vertreter erhielten,
übernahm Asklepios die Rolle des Gottes der Heilkunst. Die Sage
nannte ihn den Sohn Apollons, um dem innigen Verhältniss der Beiden
Ausdruck zu geben. Aufgeklärte Griechen der späteren Zeit erklärten
dasselbe in allegorischer Weise, wenn sie sagten: „Asklepios sei die
dem Menschengeschlecht und allen Thieren zur Gesundheit unentbehrliche Luft, Apollon aber die Sonne, und mit Recht nenne man ihn
den Vater des Asklepios, weil die Sonne durch ihren Jahreslauf die
Luft gesund mache."[1]

HOMER und PINDAR rühmen die Heilerfolge des Asklepios; aber
weder sie noch HESIOD nennen ihn einen Gott. Wie der Ruhm seiner
Kuren, von der Legende aufbewahrt und von der Nachwelt vergrössert,
allmälig zu seiner Apotheose führte, darüber ist uns leider keine Kunde
überliefert worden. Später wurden ihm Tempel errichtet und von
enthusiastischen Verehrern eine Machtfülle zugeschrieben, gleich derjenigen des Zeus, des Schöpfers und Erhalters aller Dinge.

Die Dichter, welche, wie schon HERODOT[2] schreibt, in der Mythologie einen dankbaren Stoff fanden, schmückten die Erzählungen von
der Geburt und dem Leben des Asklepios mit ihrer reichen Phantasie.
PINDAR berichtet, dass er von dem Centauren Cheiron in der Heilkunde
unterrichtet worden sei.

> „um zu lehren des krankheitsvollen Weh's Heillinderung
> Jedem, wem einwohnend die Wund' an dem Leib

---

[1] PAUSANIAS VII. 23.　　[2] HERODOT II, 53.

selbst erwuchs, auch welche, die Glieder verletzt durch dunkles Erz annahten und
durch ferngeschleuderten Stein;
Denen von Gluthen des Sommers, von Kälte der Leib hinschwand,
erlöst allesamt er aus vielfältiger Qual
führend, hier einschläfernd das Weh mit der Kraft anmuthiger
Sprüch' und erquicklichem Trank oder sanft Heilsalben auf ihre Leiden hin
fügend und Andere durch Ausschnitt stellt er aufwärts."[1]

Dem Asklepios standen seine Gemahlin Epione, „die Schmerzlinderin",
und seine Töchter Hygieia, Jaso und Panakeia, deren allegorische Bedeutung man schon aus ihren Namen erkennt, helfend zur Seite.
Mehr historische Wahrheit besitzt vielleicht die Angabe, dass er zwei
Söhne, Machaon und Podalirios, hatte, auf welche er seine Kenntnisse
in der Heilkunst vererbte.

Dieselben werden unter den Freiern der Helena aufgeführt und
zogen als Führer der thessalischen Krieger von Trikka, Ithome und
Oichalia mit dem griechischen Heere nach Troja. Sie galten als
ebenso erfahren in der Kriegskunst als in der Heilkunde und wurden
von ihren Kampfesgenossen bei verschiedenen Gelegenheiten um ärztlichen Rath und Hilfe gebeten.[2]

Machaon that sich vorzugsweise als Chirurg hervor, während Podalirios sich durch die Behandlung der inneren Krankheiten auszeichnete.
Wie in der Ilias, so wurde auch in der Aethiopis des Dichters Arktinos,
welche bald nach jener verfasst wurde, aber nur noch zum Theil vorhanden ist, auf diese Trennung der beiden Hauptrichtungen der Heilkunde hingewiesen, wenn es heisst:

„Denn (Asklepios) selber verlieh Heilmittel den Söhnen
Beiden, jedoch ruhmwürdiger macht' er den einen von Beiden;
Jenem gewährt' er die leichtere Hand, aus dem Fleisch die Geschosse
Auszuzieh'n und zu schneiden und jegliche Wunde zu heilen,
Diesem dafür legt alle Genauigkeit er in die Seele,
Unsichtbares zu kennen und Unheilbares zu heilen."[3]

Es ist bemerkenswerth, dass hier der inneren Medicin der Vorzug
vor der Chirurgie eingeräumt wurde. Diese Meinung erhielt sich bis
in unsere Tage und dürfte darin ihren Grund haben, dass das Erkennen
und Heilen der inneren Krankheiten dem Laien schwieriger und wunderbarer erscheint, als die Behandlung der äusseren Leiden, deren Ursachen und Beseitigung in den meisten Fällen Jedem wahrnehmbar sind.

Die Heilkunst jener frühen Periode der griechischen Geschichte

[1] Pindar's Werke übers. von Friedr. Thiersch, Leipzig 1820, I. S. 199.
[2] Diodor IV, c. 71.
[3] F. G. Welcker: Kleine Schriften, Bonn 1850, Bd. III, S. 47.

beschränkte sich im Wesentlichen darauf, Pfeile und Lanzenspitzen auszuziehen, das Blut zu stillen, die Schmerzen zu lindern und Verbände anzulegen. In der Ilias werden eine grosse Anzahl von Verletzungen verschiedener Art beschrieben und das Heilverfahren geschildert, welches dabei angewendet wurde.[1]

Machaon und Podalirios sind nicht die einzigen Ärzte, welche in den Homerischen Heldengedichten genannt werden.[2] Auch Achilleus, Patroklos und andere Heerführer und Krieger werden als heilkundig gerühmt. Viele derselben verdankten ihre Kenntnisse auf diesem Gebiet dem Cheiron,[3] „dem Manne der Hand.“ Sie verwertheten dieselben zum Wohl und Nutzen der Menschen, gleich wie andere Helden durch ihren Gesang die Gemüther erfreuten; aber sie übten die Heilkunst nicht berufsmässig gegen Entlohnung aus.

Der Unterricht in der Heilkunde geschah durch die persönliche Unterweisung eines Lehrers, welcher darin Kenntnisse und Erfahrungen gesammelt hatte. Der Vater theilte sein medicinisches Wissen den Söhnen mit, und diese vererbten ihre Kunst wiederum auf ihre Nachkommenschaft.[4] Diese Thatsache scheint den Legenden zu Grunde zu liegen, welche erzählen, dass sich die medicinischen Kenntnisse in den Geschlechtern des Cheiron und des Asklepios erhalten haben und von ihnen als theures Familien-Vermächtniss bewahrt wurden.

Als der ärztliche Ruhm der Nachkommen des Asklepios immer heller erglänzte, und die dankbare Menschheit anfing, ihrem Ahn göttliche Ehren zu erweisen, da mögen wohl auch andere Heilkünstler begonnen haben, sich für Mitglieder dieser Familie auszugeben, deren Geheimnisse ihnen überliefert worden seien. So entwickelte sich allmälig ein ärztlicher Stand, der seine Herkunft von Asklepios ableitete.

Die Asklepiaden, die vermeintlichen Nachkommen dieses mythischen Stammvaters der griechischen Ärzte, vereinigten sich später zu Genossenschaften, welche bei gemeinsamen Opfern und religiösen Festen ihre Zusammengehörigkeit zeigten. Eine in den Ruinen des Asklepios-Tempels zu Athen gefundene und von Girard[5] veröffentlichte Inschrift,

---

[1] Ilias IV, 190. V, 73—75. 112. 694. XI, 349—60. 397. 846. XIII, 488—445. XIV, 409—439. XV, 394. — Vergl. a. Daremberg: La médecine dans Homère, Paris 1865. — H. Dunbar: The medicine and surgery of Homer, Brit. med. Journal, London 1880, 10. Jan.

[2] Ilias XIII, 213. XVI, 28.

[3] Ilias IV, 219. XI, 831. — Panofka in den Sitzungsber. d. Akad. d. Wiss. zu Berlin, Philos.-hist. Kl. 1843, S. 269 u. ff.

[4] Platon: de republ. X, c. 3.

[5] P. Girard: L'Asclépieion d'Athènes d'après de récentes découvertes in der Bibliothèque des écoles françaises d'Athènes et de Rome, T. 23, p. 85, Paris 1881.

welche Köhler der ersten Hälfte des 3. Jahrhunderts zuschreibt, erklärt dies für eine alte Sitte.

Die Asklepiaden waren also die zu einer Zunft verbundenen Ärzte und keineswegs mit den Priestern, die an den Asklepios-Tempeln angestellt waren, identisch, wie K. Sprengel und andere medicinische Geschichtsforscher irriger Weise geglaubt haben.

Die ältesten Heiligthümer des Asklepios befanden sich zu Trikka in Thessalien, in Titane, Tithorea, Epidauros, auf der Insel Kos, zu Megalopolis, in Knidos, Pergamon, Athen[1] und anderen Orten. Hier wurde der Gott der Heilkunst verehrt und von Kranken aufgesucht, welche von ihm die Erlösung von ihren Leiden erflehten. Mit den Tempeln, in denen der religiöse Cultus stattfand, waren Wohnungen für die Priester und Diener des Tempels, sowie weite gedeckte Säulenhallen verbunden, welche den frommen Pilgern und hilfebedürftigen Kranken als Aufenthaltsort dienten.[2] Die meisten Asklepieien zeichneten sich durch ihre gesunde Lage und anmuthige Umgebung aus. Sie wurden in einer fruchtbaren Gegend auf Bergen und Hügeln, in der Nähe von Wäldern und Hainen, welche vor schädlichen Winden und bösartigen epidemischen Einflüssen schützten, und an Flüssen und Quellen, die ein erfrischendes wohlschmeckendes Trinkwasser boten, errichtet;[3] einige hatten heilbringende Thermen und Mineralquellen, welche gegen Krankheiten einen grossen Ruf genossen. Diese Gesundheitstempel waren mit lieblichen, wohlgepflegten Gärten umgeben, in denen stets frisches Wasser floss, und enthielten in ihrem Innern Statuen, Wandgemälde und Weihgeschenke aller Art. Neben den Bildsäulen des Asklepios und anderer Gottheiten gab es Gedenksteine, welche an berühmte Ärzte als Lieblinge der Götter erinnerten.[4]

Strenge Vorschriften wachten darüber, dass diese Heiligthümer rein gehalten und vor Schädlichkeiten, die ihre günstigen hygienischen Zustände gefährden konnten, bewahrt wurden. An der Pforte des Tempels zu Epidauros standen die Worte: „Wer hier eintreten will, muss ein keusches Gemüth besitzen!"[5]

Dort durfte ebensowenig wie in Delos eine Frau gebären oder ein Todter begraben oder verbrannt werden; selbst wenn ein Kranker starb,

---

[1] Joh. Heinr. Schulze zählt in seiner Historia medicinae (Lips. 1728) S. 118—125 eine grosse Anzahl von Asklepicien auf und nennt dabei die Autoren, von denen sie erwähnt werden.

[2] Pausanias II, c. 11. 27 u. ff. X, 32 und Girard a. a. O. p. 5.

[3] Pausanias III, 24. VIII, 32. — Vitruv de archit. I, c. 2.

[4] Anagnostakis im Bull. de corr. hellén. I, p. 212, pl. IX.

[5] Clemens Alexand.: Stromat. V, c. 1, 13.

so galt das Heiligthum als entweiht. Die Personen, welche hier Hilfe suchten, wurden sorgfältigen Reinigungen unterworfen, mussten Bäder im Flusse, im Meere oder in der Quelle nehmen und einige Tage fasten und sich des Weines enthalten, bevor sie den Tempel betreten und der Gottheit Gebete und Opfer darbringen durften.

Wohlriechende Düfte, die aus den Räucherungen aufstiegen, erfüllten die Luft, und der Gesang der Priester, welche die Macht und Güte des Heilgottes priesen, ergriff die Seele. Die Gespräche mit den Leidensgenossen, welche die Kranken in den Hallen des Tempels trafen, und der Anblick der zahlreichen Weihetafeln und Inschriften, die von glücklichen Heilungen berichteten, welche hier stattgefunden hatten, gaben ihnen Vertrauen und Hoffnung. Willig überliessen sie sich daher den Anordnungen der Priester, und mit peinlicher Sorgfalt befolgten sie deren Vorschriften.

Wie in dem berühmten Amphiaraion und anderen alten Orakelstätten, wurden auch in den Tempeln des Asklepios die Heilmittel aus den Träumen gelesen. Die Kranken schliefen während der Nacht in den Hallen des Tempels und erwarteten die Träume, in denen sich ihnen die Gottheit offenbaren sollte. Wenn darin die Behandlung des Leidens nicht klar und deutlich angegeben wurde, so erzählten sie den Inhalt des Traumes den Priestern und deren Gehilfen, welche ihn deuteten und die Heilmittel nannten, welche angewendet werden sollten. Hatte der Kranke in der ersten Nacht keinen Traum, so brachte er zu diesem Zweck eine zweite und dritte Nacht im Asklepieion zu. Blieben die Träume überhaupt aus, so bat er einen der Priester des Tempels oder einen anderen frommgläubigen Mann, für ihn dort zu schlafen und zu träumen.

Diese Stellvertretung war schon bei den Orakeln üblich[1] und führte später zu Betrügereien, indem schlaue Spekulanten, ähnlich manchen spiritistischen Medien der heutigen Tage, den Verkehr mit den überirdischen Wesen zu einem einträglichen Geschäft machten.[2] Noch plumper war der Schwindel, wenn die Priester in der Maske des Gottes Nachts den Besuchern des Tempels erschienen, um dadurch bei ihnen die Vorstellung hervorzurufen, als ob sie träumen; ARISTOPHANES hat dies in seinem Lustspiel Plutos in einer derbkomischen Weise geschildert.[3]

Die Heilmittel, welche verkündet wurden, waren — wenigstens in

[1] HERODOT VIII, c. 134.

[2] Vergl. die Biographie des Apollonios von Tyana von PHILOSTRATOS I, 8, 9. IV, 1.

[3] v. 620 u. ff.

der älteren Zeit — mehr diätetischer und psychischer Natur als medicamentös. Manche der empfohlenen Kurmethoden waren durchaus
rationell[1] und ganz geeignet, einen Heilerfolg herbeizuführen. Dies
erklärt sich dadurch, dass die Traumbilder, den vorherrschenden, zuweilen einzigen Interessen der Schlafenden entsprechend, halb oder ganz
vergessene Erinnerungen an glückliche Kuren aus der Tiefe der Seele
hervorholten. Wo dieselben fehlten, da halfen die Priester, welche
durch die Tradition und die eigene Erfahrung einige ärztliche Kenntnisse erworben hatten, mit ihren Erklärungen und Rathschlägen. Wenn
sie damit keinen oder einen ungünstigen Erfolg hatten, so zogen sie
sich durch sophistische Kunststücke aus der peinlichen Lage heraus.[2]

Die Priester der Asklepios-Tempel waren nicht Ärzte, wie Viele
annehmen. Allerdings gab es unter ihnen sowohl wie unter ihren
Gehilfen, den Zakoren, Manche, welche in der Heilkunde erfahren
waren[3] und dieselbe vielleicht sogar systematisch erlernt hatten. Aber
zwischen der Heilkunst, welche in den Asklepios-Tempeln geübt wurde,
und derjenigen der Berufsärzte bestand der grosse Unterschied, dass
die erstere nicht als eine Frucht der menschlichen Erkenntniss, sondern
als göttliche Offenbarung erscheinen wollte. Das Eingreifen von Ärzten
musste daher hier mindestens überflüssig erscheinen. Aus diesem
Grunde ist es auch nicht wahrscheinlich, dass zwischen den Asklepios-
Priestern und den Ärzten ein gegensätzliches oder feindschaftliches
Verhältniss bestanden hat.[4] Es liegt vielmehr näher, das Gegentheil
anzunehmen, wenn man erfährt, welche demuthvolle Verehrung die
Ärzte, die Asklepiaden, den Heiligthümern des Asklepios zollten, welches
hingebende Vertrauen sie seinen vermeintlichen Aussprüchen in verzweifelten Fällen ihrer Praxis entgegen brachten.

Die Asklepiaden liessen sich mit Vorliebe in der Nähe der Asklepios-
Tempel nieder und gründeten dort ärztliche Schulen. Unter diesen
erlangten diejenigen, welche zu Rhodos, Kroton, Kyrene, Kos und
Knidos entstanden, den bedeutendsten Ruf. Zwischen ihnen entwickelte
sich ein edler Wettstreit, welcher die Entwickelung der medicinischen
Wissenschaft begünstigte.[5] Auch musste der Verkehr der Asklepiaden

---

[1] Vergl. VERCOUTRE: La médecine sacerdotale dans l'antiquité grecque in
der Révue archéolog., Paris 1885, ser. III, T. 6, p. 285 u. ff. — v. WILLAMOWITZ-
MOELLENDORFF: Die Kur des M. J. Apellas in dessen Philol. Untersuchungen,
Berlin 1886, H. 9, S. 116 u. ff.

[2] ARTEMIDOR: Oneirocrit. V, 94.   [3] GIRARD a. a. O. p. 34.

[4] MALGAIGNE im Journal de chirurgie, Paris 1846, IV, p. 340. — CH. DAREM-
BERG in der Révue archéol., Paris 1869, T. 19, p. 261 u. ff.

[5] GALEN: Ed. Kühn, T. X, p. 5.

in den Tempeln, wo sie Leiden aller Art sahen, von erfolgreichen Kuren und den Mitteln, die dabei angewendet wurden, hörten und die Danksagungen der Geheilten lasen, auf sie anregend wirken und ihre ärztlichen Kenntnisse und Erfahrungen vermehren.

Die Asklepiaden-Schulen waren Vereinigungen von Ärzten, welche den gleichen wissenschaftlichen Theorien huldigten, und entsprachen eher unsern Akademien als unsern Facultäten. Die Erziehung der Ärzte geschah nach derselben Methode, wie in der ältesten Zeit, indem der Lehrer einen oder mehrere Schüler in den Kenntnissen und Fertigkeiten unterrichtete, welche die Ausübung der Praxis verlangt.

Bei der Aufnahme der Schüler beschränkte man sich nicht mehr wie ehemals auf die Sprösslinge der Familien, welche ihre Abstammung von Asklepios ableiteten;[1] und wenn die Asklepiaden durch die Führung ihrer Geschlechtsregister diesen Glauben zu erhalten suchten, so wollten sie damit wohl nur darthun, dass die Heilkunst ihres Stammvaters Asklepios von ihnen rein und unverfälscht übermittelt werde.[2] Aus dem gleichen Grunde befahlen sie auch ihren Schülern strenge Geheimhaltung ihrer Lehren und verboten ihnen, dieselben Andern, die nicht der Asklepiaden-Zunft angehörten, mitzutheilen.[3] Derartige Massregeln wurden auch von anderen gelehrten Genossenschaften, namentlich wenn dieselben, wie hier die gemeinsame Verehrung des Asklepios, ein religiöses Band umschlang, angewendet, um die Profanation ihrer Geheimnisse zu verhüten.

Der medicinische Unterricht begann schon in früher Jugend. War der Vater Arzt, so war er auch der erste Lehrer seines Sohnes, der sich der Heilkunde widmete und dann seine spätere fachmännische Ausbildung bei anderen tüchtigen Ärzten suchte und fand.

Der Lehrer theilte den Schülern seine Ansichten über den Bau und die Funktionen des Körpers mit, erklärte ihnen die Ursachen der Krankheiten und führte sie an das Krankenbett, um ihnen dort die Erscheinungen der verschiedenen Leiden und ihre Behandlung zu zeigen.

Die Schüler mussten für den Unterricht ein Honorar zahlen[4] und waren verpflichtet, den Söhnen ihres Lehrers unentgeltlich die Heilkunst zu lehren.

---

[1] Galen a. a. O. T. II, p. 281.

[2] Übrigens stammen die noch vorhandenen Bruchstücke der genealogischen Tafeln der Asklepiaden aus später Zeit und können daher nicht Anspruch auf Authencität erheben. Tzetzes (12. Jahrhundert n. Chr.): Histor. var. chil. ed. Th. Kiessling, Lips. 1826, p. 276, v. 944—989.

[3] Hippokrates: Ed. Littré, T. IV, p. 642.

[4] Platon: Menon c. 27. Protagoras c. 3.

Wenn die Ausbildung des Schülers beendet war, so wurde er in die Genossenschaft der Asklepiaden aufgenommen, wobei er folgenden Eid ablegte:[1]

„Ich schwöre bei Apollon, dem Arzte, bei Asklepios, bei der Hygieia und Panakeia und bei allen Göttern und Göttinnen, und nehme sie zu Zeugen, dass ich diesen meinen Eid nach meinen Kräften und Fähigkeiten halten will. Ich werde Denjenigen, welcher mir die Heilkunst gelehrt hat, wie meine Eltern achten, mit ihm den Lebensunterhalt theilen und für seine Bedürfnisse Sorge tragen. Seine Kinder sollen von mir wie Geschwister betrachtet werden, und seinen Söhnen werde ich, falls sie die Heilkunst zu erlernen wünschen, dieselbe ohne Bezahlung und ohne Verpflichtung lehren. Die ärztlichen Vorschriften und Alles, was ich von der Heilkunst gehört und gelernt habe, will ich meinen eigenen Söhnen sowohl wie denen meines Lehrers und meinen Schülern, die auf das ärztliche Gesetz verpflichtet und vereidet worden sind, mittheilen, sonst aber Niemandem. Die Lebensweise der Kranken werde ich, soweit ich es vermag und verstehe, zu ihrem Vortheil regeln und sie vor Schädlichkeiten und Kränkungen schützen. Niemals will ich ein tödtliches Mittel verabreichen, auch nicht, wenn man mich darum bittet, noch einen darauf hinzielenden Rathschlag ertheilen. Ebensowenig werde ich jemals einem Weibe ein die Frucht abtreibendes Mutterzäpfchen geben. Keusch und heilig will ich mein Leben verbringen und meine Kunst halten. Die Castration werde ich nicht einmal bei Denen, welche an der Steinkrankheit leiden, ausführen,[2]

---

[1] HIPPOKRATES a. a. O. T, IV, p. 628—632.

[2] Die Worte: οὐ τεμέω δὲ οὐδὲ μὴν λιθεῶντας haben den Erklärern und Übersetzern von jeher grosse Schwierigkeiten bereitet. Die Meisten glaubten, dass sich der Schwörende darin verpflichtet, den Blasensteinschnitt nicht auszuführen. Bei dieser Deutung ist aber das οὐδὲ μὴν des Textes überflüssig und sinnstörend, da die Operation des Blasensteinschnitts doch nur an Solchen, welche am Blasenstein leiden, vorgenommen werden konnte. LITTRÉ conjicirte deshalb αἰτίοντας für λιθεῶντας, so dass die Übersetzung lauten würde: „Ich werde den Blasenstein nicht operiren, selbst dann nicht, wenn mich die Kranken darum bitten.“ Aber vielleicht bezieht sich die Stelle überhaupt nicht auf den Blasensteinschnitt; denn die Ärzte jener Zeit scheuten sich keineswegs, andere Operationen auszuführen, und beschäftigten sich auch mit der Untersuchung und Behandlung der Blasenleiden (HIPPOKRATES a. a. O. T. VI, p. 150). — Grössere Berechtigung hat die Ansicht R. MOREAU's, CHARPIGNON's u. A., dass es sich in der obigen Stelle um das Verbot der Castration handelt, da dasselbe im Zusammenhang mit anderen schimpflichen Dingen, z. B. der Verabreichung von Giften, der Kindesabtreibung u. a. m. erscheint. Zudem kommt das Wort τέμνειν in diesem Sinne in der griechischen Literatur vor; freilich werden dafür häufiger die Composita ἐκτέμνειν und ἀποτέμνειν gebraucht. Das darauf folgende οὐδὲ μὴν λιθεῶντας be-

sondern dies den Leuten überlassen, welche daraus ein Geschäft machen. Wenn ich ein Haus betrete, so soll dies zum Heil der Kranken geschehen. Ich will Niemandem absichtlich Unrecht thun und irgend welchen Schaden zufügen und weder Frauen noch Männer, weder Freie noch Sklaven zur Unzucht verführen. Was ich in meiner ärztlichen Praxis und ausserhalb derselben in Bezug auf das Leben der Menschen sehen oder hören werde, darüber will ich, wenn es niemals öffentlich bekannt werden soll, Schweigen beobachten und es als ein Geheimniss bewahren. Möge es mir, wenn ich diesen Eid erfülle und nicht breche, beschieden sein, das Leben und die Kunst zu geniessen und immerwährenden Ruhm zu ernten bei allen Menschen! Wenn ich aber den Eid übertrete und meineidig werde, so soll mich das Gegentheil treffen!" —

Aus dem Wortlaut dieses Eides, welcher ohne Zweifel der Vor-Hippokratischen Zeit angehört, geht hervor, dass die Castration, die zum Zweck der Lieferung von Eunuchen vorgenommen wurde, Leuten überlassen blieb, welche die Ausführung dieser Operation geschäftsmässig betrieben. Vielleicht wurden auch andere Theile der Chirurgie, z. B. der Blasenschnitt, und die Behandlung der Knochenbrüche und Verrenkungen, von Empirikern ausgeübt, die sich darin eine grosse Gewandtheit und Sicherheit erworben hatten?[1]

Jedenfalls lässt sich annehmen, dass es ausser den Asklepiaden noch andere Ärzte gab, welche nicht der Genossenschaft derselben angehörten.[2] Erst später wurden alle Ärzte „Asklepiaden" genannt.

Grossen Einfluss auf die Entwickelung der Heilkunde und besonders auf die Bildung der Ärzte übten die Philosophen aus. Die griechischen Weisen, welche die Ursachen und das Wesen der Dinge zu ergründen

deutet dann, dass die Castration nicht einmal bei Denen, welche am Blasenstein litten, gestattet war, obwohl bei ihnen die Bedenken dagegen geringer sein mussten, da der Steinschnitt bei der damals üblichen Operationsmethode wegen der damit verbundenen Zerstörung der Samenausführungsgänge gewöhnlich Zeugungsunfähigkeit im Gefolge hatte. Übrigens hat λιθιᾶν auch die Bedeutung „an einer steinartigen verhärteten Anschwellung leiden" und wird nach Tu. Gomperz in diesem Sinne von Verhärtungen an den Augenlidern, den Gelenken, der Gebärmutter u. a. m. gebraucht. Vielleicht bezieht es sich hier auf die Hoden und die obige Stelle muss übersetzt werden: „Ich werde die Castration nicht einmal bei denen, deren Hoden verhärtet sind, ausführen"? — Vergl. Charpignon: Etude sur le serment d'Hippocrate, Orleans und Paris 1881. — Tu. Puschmann in Bursian's Jahresber. f. Alterthumswissenschaft 1884, III. p. 55 und in den Jahresber. über d. Fortschr. d. ges. Medicin, herausgeg. v. Virchow u. Hirsch 1883, I, S. 326.

[1] Vergl. H. Haeser: Geschichte der Medicin, 3. Aufl., Jena 1875. I. S. 88.

[2] Welcker a. a. O. S. 103 u. ff.

suchten, zogen vor Allem den Menschen und die ihn umgebende Natur in Betracht. PYTHAGORAS, welcher das Grundprincip alles Seins in der Zahl, in den Massverhältnissen, in der Gesetzmässigkeit sah, war Arzt und beschäftigte sich mit dem Bau des Körpers, der Thätigkeit der Sinne und der Seele, sowie mit der Zeugung und Entwickelung des Menschen.

Nach längerem Aufenthalt in fremden Ländern, namentlich in Ägypten, wo er in das Wissen der gelehrten Priester eingeweiht worden sein soll,[1] liess er sich in der griechischen Pflanzstadt Kroton in Unter-Italien nieder, wo sich die berühmte Asklepiaden-Schule befand. Dort gründete er einen Bund, welcher weniger philosophische, als ethische und politische Ziele anstrebte. Seine Mitglieder waren hauptsächlich Ärzte und fanden hier bald einen Mittelpunkt für ihre gemeinsamen wissenschaftlichen Interessen. Sie widmeten ihre Aufmerksamkeit vorzugsweise der Diätetik und suchten durch einfache Mittel, durch Umschläge, Einreibungen und Salben die Heilung herbeizuführen; die Chirurgie wurde von ihnen vernachlässigt.[2]

Unter den Anhängern des PYTHAGORAS werden die Ärzte PHILOLAOS, ELOLATHES, welcher die Gesundheit von dem Gleichmass der Flüssigkeiten im Körper ableitete und sie mit der musikalischen Harmonie verglich,[3] EPIMARCH, METRODOROS u. A. genannt. Wahrscheinlich gehörten auch ALKMAEON und DEMOKEDES, welche ihre ärztliche Ausbildung in Kroton erhalten hatten, zu seinen Schülern. Der letztere verbreitete durch seine glücklichen Kuren den Ruhm der Heilkunst seiner Heimath in fernen Ländern und erlangte eine hervorragende Stellung am Hofe des Königs Darius,[4] dessen verrenkten Fuss er nach den vergeblichen Versuchen seiner ägyptischen Leibärzte wieder einzurichten vermochte.

ALKMAEON soll der Erste gewesen sein, der anatomische Zergliederungen unternahm und dabei den Ursprung der Sehnerven aus dem Gehirn entdeckt haben.[5] Er erklärte, dass die menschliche Seele unsterblich und gleich den Gestirnen in ewiger Bewegung begriffen sei. Er versuchte, die Entstehung der Sinnesempfindungen zu erklären, und stellte die erste Theorie des Schlafes auf. „Wenn das Blut,“ sagte er, „in die grossen Blutgefässe zurücktritt, so entsteht der Schlaf; wird es

---

[1] DIODOR. I, 69. 98.   [2] JAMBLICH: de vita Pythag. cap. 29, § 163 u. ff.
[3] KÜHN: Opusc. acad., Lips. 1827, I, p. 47—86.
[4] HERODOT III, c. 129—134.
[5] CHALCIDIUS in Platon. Timaeum ed Meursius, Lugd-Bat, 1617, p. 340. —
M. A. UNNA: De Alcmacone Crotoniata ejusque fragmentis quae supersunt in
CH. PETERSEN: Philologisch-historische Studien, 1. H., Hamburg 1832, S. 41—87.

aber wieder in die kleineren zerstreut, so erfolgt das Erwachen."[1]
Weniger Beachtung verdienen seine Ansichten über die Ernährung des
Kindes im Mutterleibe und über die Ursachen, welche der Unfrucht-
barkeit der Bastarde zu Grunde liegen.

Einer der hervorragendsten Naturphilosophen jener Zeit war EM-
PEDOKLES, der, an die Ewigkeit der Welt glaubend, das Entstehen und
Vergehen der Dinge bestritt,[2] und überall nur Veränderungen sah,
welche sich in Vereinigung und Trennung äussern und durch die Liebe
und den Hass hervorgerufen werden. Er stellte, wie ARISTOTELES berichtet,[3] die Lehre von den vier Elementen auf, welche auf die Physiologie und Pathologie der Späteren den weittragendsten Einfluss ausübte, und ahnte bereits den grossen Schöpfungsgedanken, dass die Entwickelung der Organismen von den niederen Formen zu den höheren
fortschreitet, und dass nur das Zweckmässige erhalten bleibt. Er
glaubte, dass nicht blos der Mensch und die Thiere, sondern auch die
Pflanzen beseelt seien, beschäftigte sich mit den Sinnesempfindungen
und der Athmungsthätigkeit, die er auf mechanische Weise zu erklären
versuchte, und betrachtete das Labyrinth im Ohr als den Sitz des
Gehörs.

Seine Zeitgenossen ANAXAGORAS aus Klazomene und DIOGENES
aus Apollonia widmeten vorzugsweise der Anatomie ihre Aufmerksamkeit.
Der Erstere nahm Zergliederungen von Thieren vor[4] und bemerkte
die Seitenventrikel des Gehirns; auch war er der Erste, der die von
den späteren Ärzten zum Dogma[5] erhobene Meinung aussprach, dass
die Galle die Ursache der akuten Krankheiten sei. DIOGENES hinterliess eine Beschreibung des Gefässsystems, die freilich sehr viele Irrthümer enthält.[6]

HERAKLIT sah in der beständigen Umwandlung der Form, in dem
ewigen Wechsel der Dinge, das eigentliche Wesen derselben. Wie
EMPEDOKLES, so schrieb auch er dem Feuer, der inneren Wärme. einen
wichtigen Einfluss auf die Vorgänge im Organismus zu. Seine Ansichten erhielten im Lehrgebäude der Hippokratiker einen Platz und
spielten in der Physiologie und Pathologie lange Zeit eine hervorragende Rolle.

In noch höherem Grade war dies der Fall mit den Theorien des

---

[1] PLUTARCH: de placit. philos. V, c. 24.
[2] HIPPOKRATES a. a. O. T. VI, p. 474.
[3] ARISTOTELES: Metaph. I, 3. 4.   [4] PLUTARCH: Perikles, c. 6.
[5] S. die Nach-Galen'sche Schrift über die kritischen Tage in HIPPOKRATES
a. a. O. T. IX, p. 300 u. ff.
[6] ARISTOTELES: Hist. anim. III, 2.

Leukippos und Demokrit. Der Materialismus, welcher ihre Atomenlehre beherrschte, führte zur Erforschung der Natur, also auf den Weg, der allein Erfolge verspricht. Demokrit[1] widmete sich selbst mit grossem Eifer anatomischen Untersuchungen und scheint darin sehr geschickt gewesen zu sein, da er über den Bau des Chamäleons eine besondere Abhandlung zu verfassen vermochte.[2] Auch soll er über verschiedene Krankheiten, über die Hundswuth, über die Heilwirkungen der Musik[3] u. a. m. geschrieben haben.

Eine aus dem Alterthum[4] stammende Sage erzählt, dass Hippokrates von den Landsleuten des wunderlichen Forschers, die ihn für geistesgestört hielten, nach Abdera berufen wurde, um ihn zu untersuchen. Als er die Fülle von Wissen und Geist, die in Demokrit wohnte, erkannte, mag er sich wohl zu dem Ausspruch gedrängt gefühlt haben, dass er der Weiseste aller Menschen sei. Er verdankte dem Verkehr mit ihm manche Anregung und wahrscheinlich auch manche Kenntnisse.[5]

Die Philosophen rechneten das Studium des Menschen und der Krankheiten zu ihren wichtigsten Aufgaben.[6] Viele unter ihnen gehörten dem ärztlichen Stande an und übten die Heilkunst aus.

Dieses fruchtbare Wechselverhältniss zwischen der Philosophie und der Medicin erhielt sich auch später und hatte für beide Wissenschaften Vortheile; jene zog es von der leeren Spekulation ab und stellte sie auf den Boden der Thatsachen, dieser gab es eine tiefere Auffassung der Dinge und eine allgemeine wissenschaftliche Grundlage für ihre Bestrebungen und Ziele.

Zur Zeit des Hippokrates.

Die medicinische Schule zu Rhodos scheint nur kurze Zeit bestanden zu haben; denn die späteren Autoren gedenken derselben nicht mehr.[7]

---

[1] Aristoteles: de generat. I, 2. — Cicero: Tusc. quaest. V, 39.

[2] Plinius: Hist. nat. XXVIII, c. 29.   [3] Gellius: Noct. Attic. IV, c. 13.

[4] Hippokrates a. a. O. T. IX, p. 320—386. — Soranus: Leben des Hippokrates in Ideler: Physici et medici Graeci minores (Berlin 1841) T. I, p. 253. — Aelianus: var. hist. IV, c. 20.

[5] Celsus: Praef. — Soranus a. a. O. p. 252. — Boethius: de musica I, 1.

[6] Aristoteles: de respir. c. 8. — Celsus: Praef.

[7] Galen a. a. O. T. X, p. 6.

Im 5. Jahrhundert v. Chr. genoss die medicinische Schule zu Kroton den grössten Ruf, was sie vielleicht zum Theil ihren Beziehungen zu den Pythagoreern verdankte. Die zweite Stelle behauptete die Schule von Kyrene,[1] wo auch andere Wissenschaften, besonders die Mathematik und die Philosophie, eifrig gepflegt wurden.[2]

Nicht viel später blühten die Asklepiaden-Schulen zu Knidos und Kos. Leider ist die diesen Gegenstand behandelnde Schrift[3] des Theopompos verloren gegangen; doch besitzen wir in der Hippokratischen Sammlung eine Quelle, die uns über die Leistungen und einzelne Einrichtungen derselben werthvolle Aufschlüsse giebt.

Darnach bestanden zwischen diesen beiden Schulen wesentliche Verschiedenheiten in Bezug auf die medicinischen Theorien und die ärztlichen Untersuchungs- und Behandlungsmethoden. Die Knidischen Ärzte waren gute Beobachter und geschickte Chirurgen, zeigten Interesse für wissenschaftliche Fragen und liebten eine möglichst einfache Behandlung.

Da uns aber das Werk, in welchem ihre Grundsätze niedergelegt waren, nämlich die Knidischen Sentenzen, nicht überliefert worden ist, so sind wir, wenn wir uns eine Ansicht über ihre wissenschaftliche Bedeutung bilden wollen, auf die wenigen darauf bezüglichen Bemerkungen angewiesen, die sich in anderen Schriften des Alterthums erhalten haben. Sie rühren zum Theil von Gegnern der Knidischen Schule her und sind in Folge dessen weder wohlwollend noch gerecht. So wird ihr der Vorwurf gemacht, dass sie sich damit begnüge, die subjectiven Klagen der Kranken zu erforschen, und darüber die genaue objective Untersuchung des Körpers vernachlässige.[4]

Ferner wurden die Knidischen Ärzte getadelt, weil sie die Krankheiten nach den einzelnen Körpertheilen und Organen eintheilten und zu viele Formen derselben unterschieden. Sie stellten z. B. sieben Arten der Erkrankung der Galle, zwölf der Harnblase, vier der Nieren, ebensoviel der Strangurie, drei Formen des Tetanus, vier der Gelbsucht, drei der Schwindsucht und mehrere Formen der Bräune auf, indem sie hauptsächlich die Entstehungsursache als Unterscheidungsmerkmal annahmen.[5] Ihre Schilderung der Krankheitserscheinungen war kurz

---

[1] Herodot III, c. 131.

[2] Vergl. Houdart: Histoire de la médecine grecque depuis Esculape jusqu'à Hippocrate, Paris 1856, p. 128 u. ff.

[3] Photii Bibl. p. 120ᵇ ed. Bekker.

[4] Hippokrates a. a. O. T. II, p. 224.

[5] Hippokrates a. a. O. T. VII. p. 188 u. ff. — Galen a. a. O. T. XV, p. 363—64.

und treffend, wie man aus dem die Nephritis betreffenden Fragment bei Rufus erkennt.[1]

In chronischen Krankheiten verordneten sie hauptsächlich Milch, Molken und Abführmittel, bei der Schwindsucht empfahlen sie ausgedehnte Spaziergänge. Euryphon, einer der bekanntesten Ärzte dieser Schule, der zur Zeit des Hippokrates lebte und sich als medicinischer Schriftsteller auszeichnete,[2] rieth den Schwindsüchtigen, die Milch von Eselinnen zu trinken oder an den Brüsten der Frauen zu saugen;[3] auch soll er bei diesem Leiden Moxen angewendet haben, wie aus einer Scene des Komikers Platon hervorgeht.[4] Ein anderer Vertreter der Knidischen Schule, Ktesias, lebte lange Zeit als Leibarzt am persischen Hofe und verfasste historische Arbeiten über Persien und Indien und einige medicinische Schriften.[5] Von den übrigen Knidischen Ärzten jener Zeit wissen wir wenig mehr als ihre Namen.[6]

Die Nachrichten über die Schule von Knidos sind fast noch spärlicher als die Überreste, welche von der blühenden Cultur dieses Ortes zurückgeblieben sind.

Mehr begünstigt vom Schicksal war die medicinische Schule zu Kos.[7] Ihre Verdienste um die Heilkunde wurden von Hippokrates, ihrem berühmtesten Vertreter, dem Andenken der Nachwelt überliefert. Ihm verdankten es die Ärzte von Kos, dass ihre Schriften von den Späteren zur Grundlage des medicinischen Lehrgebäudes gemacht wurden, und dass ihre Schule noch heute mit Bewunderung und Ehrfurcht genannt wird.

> „Ein Strahl des Ruhmes fiel auf sie,
> Ein Strahl, der ihr Unsterblichkeit verlieh.“

Hippokrates, dessen Lebenszeit ungefähr in d. J. 460—377 v. Chr. fällt, war ein Sprössling einer alten Asklepiaden-Familie, die auf der Insel Kos ihren Sitz hatte und ihren Ursprung bis auf Asklepios und Herakles zurück verfolgte. Sein Grossvater und Vater zeichneten sich durch ihre ärztliche Tüchtigkeit aus. Von dem letzteren erhielt Hippokrates den ersten Unterricht in der Heilkunde. Zu seiner weiteren

---

[1] Oeuvres de Rufus d'Ephèse, ed. p. Daremberg et Ruelle, Paris 1879, p. 159.

[2] Galen a. a. O. T. VI, p. 473. XI, 795. XV. 136. XVII, A. 886. XIX, 721.

[3] Galen a. a. O. T. VII, 701.   [4] Galen a. a. O. T. XVIII, A. 149.

[5] Diodor II, c. 32. — Oeuvres d'Oribase ed. p. Bussemaker et Daremberg, Paris 1851—76, T. II, p. 182. — Galen a. a. O. T. XVIII. A. 731.

[6] Houdart a. a. O. p. 255 u. ff.

[7] Über die im Auftrage der französischen Regierung auf der Insel Kos unternommenen Ausgrabungen und ihre Ergebnisse berichtet M. Dubois: De Co insula, Paris 1884.

ärztlichen Ausbildung begab er sich nach Athen, wo er mannigfache Anregung und Belehrung empfing.

Dort strömte damals Alles zusammen, was Griechenland Grosses, Schönes und Edles besass. Es war das Zeitalter des PERIKLES, jene Periode äusseren Glanzes, bürgerlichen Wohlstandes und künstlerischen Schaffens, in welcher der Geist des Hellenismus unvergängliche Triumphe feierte. Neben den Philosophen SOKRATES und PLATON erschienen die grossen tragischen Dichter EURIPIDES und SOPHOKLES, der Geschichtsschreiber THUKYDIDES, der Bildhauer PHIDIAS und der Architekt MNESIKLES und erfüllten die Welt mit ihrem Ruhm, während der Lustspieldichter ARISTOPHANES und die Lyriker JON von Chios und DIONYSIOS die Gemüther zur Freude und Heiterkeit stimmten. Athen wurde durch grossartige Bauwerke verschönert; es entstanden die Propyläen, der Tempel der Athene mit seinem reichen Schmuck an Statuen und Skulpturen, die prachtvolle breite Treppe, die zur Akropolis führte, und das Odeon; damals schuf PHIDIAS den olympischen Zeus und die beiden Statuen der Pallas Athene.

Derartige Eindrücke mussten auf die geistige Entwickelung des HIPPOKRATES Einfluss ausüben, seinen Ehrgeiz anregen und seine Thatkraft stählen. Im Verkehr mit hervorragenden Ärzten und Philosophen suchte er die Gelegenheit, sich in seinem Fach zu vervollkommnen; und bald gelang es ihm, in diesen Kreisen eine angesehene Stellung zu erringen.

Seine glücklichen Heilerfolge machten ihn zu einem gesuchten Arzt, dessen Ruf die Grenzen seines Vaterlandes überschritt. Er wurde bald in diese, bald in jene Stadt berufen, um in schwierigen Krankheitsfällen seinen ärztlichen Rath zu ertheilen.

Sein Ruhm führte ihm eine Menge von Schülern zu, welche sich unter seiner Leitung zu tüchtigen Ärzten auszubilden hofften.[1] Unter ihnen befanden sich seine Söhne THESSALOS und DRAKON, sowie sein Schwiegersohn POLYBOS. THESSALOS nahm, wenn sich die in den pseudhippokratischen Schriften enthaltene, aus dem Alterthum stammende Rede desselben an die Athener[2] auf Thatsachen stützt, in seiner Jugend als Militärarzt an der Expedition des Alkibiades nach Sicilien Theil, lebte später als Leibarzt am Hofe des Königs Archelaos von Macedonien[3] und galt als der Verfasser mehrerer Schriften der Hippokratischen Sammlung.[4] Dass einige Theile derselben von POLYBOS herrühren, ist

---

[1] HIPPOKRATES a. a. O. T. IX, p. 420. — SORANUS a. a. O. p. 254.
[2] HIPPOKRATES a. a. O. T. IX, 404.
[3] GALEN a. a. O. T. XV, p. 12.
[4] GALEN a. a. O. T. VII, 855. 890. IX, 859. XVII, A. 796. 888.

historisch nachgewiesen; denn ARISTOTELES citirt ein Fragment über die Vertheilung der Blutgefässe aus einem Buch des POLYBOS, welches sich wörtlich in der Hippokratischen Schrift über die menschliche Natur findet.[1] POLYBOS übte in Kos die ärztliche Praxis aus und ertheilte später an der Stelle seines Schwiegervaters den medicinischen Unterricht.[2]

Über das Leben des HIPPOKRATES haben sich eine Menge von Sagen und Legenden gebildet, von denen jedoch nur wenige wahr sein dürften. So ist die Erzählung, dass er die Bibliothek von Knidos[3] oder den Asklepios-Tempel seiner Vaterstadt[4] verbrannt habe, damit er als Erfinder der in den Inschriften desselben niedergelegten medicinischen Weisheit, die er sich angeeignet habe, angesehen werde, ganz sicherlich erdichtet; denn sie widerspricht Allem, was über den Charakter des HIPPOKRATES bekannt ist. Auch würde er, wenn er eine solche Herostratos-That begangen hätte, anstatt der allgemeinen Verehrung, die ihm im Alterthum gezollt wurde, nur Verachtung gefunden haben, mochte er auch noch so bedeutend in seinem Fach sein.

Aus den Schriften, welche ihm zugeschrieben werden, spricht echte Menschenliebe, aufrichtige Religiosität und glühender Patriotismus. Den aufregenden kleinlichen Agitationen der politischen oder socialen Parteien hielt er sich fern und lebte nur seiner Wissenschaft und seinem Beruf. Von ihm konnten die Worte gelten, die EURIPIDES dem Naturforscher zuruft:

> „O selig der Mann,
> Der prüfend des Wissens Gebiete durchmass,
> Den nicht zu der Bürger verderblichen Streit,
> Zu des Unrechts That nicht ziehet der Sinn;
> Er durchforschet der ewigen Mutter Natur
> Nie alterndes Weltall, wie es entstand;
> Nie haftet im Herzen des trefflichen Mannes
> Ein Gedanke an schändliche Thaten.“

Die letzten Lebensjahre verbrachte HIPPOKRATES in Thessalien; er soll auch dort gestorben sein. Noch zur Zeit des SORANUS[5] wurde in der Gegend zwischen Gyrton und Larissa sein Grabmal gezeigt, in dem sich ein Bienenschwarm niedergelassen hatte, dessen Honig als heilsam gegen die Mundgeschwüre der Kinder galt.

---

[1] Vergl. ARISTOTELES: Hist. animal. III, c. 3. — HIPPOKRATES a. a. O. T. VI. p. 58. sowie GALEN a. a. O. T. IV. 653. XV, 108. 175. XVIII, A. 8.

[2] GALEN a. a. O. T. XV, 11.   [3] SORANUS a. a. O. p. 253.

[4] PLINIUS: Hist. nat. XXIX. c. 1.   [5] a. a. O. p. 254.

Die hohe Bedeutung des HIPPOKRATES wurde schon von seinen Zeitgenossen erkannt; PLATON[1] verglich ihn mit POLYKLEITOS und PHIDIAS, und ARISTOTELES[2] nannte ihn den „grossen" HIPPOKRATES.

Seine Schriften wurden mit den Werken anderer Mitglieder seiner Familie von seinen Nachkommen aufbewahrt und dienten ihnen zum medicinischen Unterricht und zur Belehrung, wenn sie in ihrer ärztlichen Thätigkeit des Rathes bedurften. Als die Ptolemäer anfingen, Bibliotheken zu gründen, und zu diesem Zweck die Werke der berühmtesten Schriftsteller ankaufen liessen, gelangten auch Abschriften der Hippokratischen Sammlung nach Alexandria.

Durch die Gewissenlosigkeit gewinnsüchtiger Spekulanten, welche sich die Bücherliebe der ägyptischen Könige zu Nutze machten, geschah es, dass bei dieser Gelegenheit manche Schriften berühmten Autoren fälschlich zugeschrieben wurden, um ihren Kaufpreis zu erhöhen.[3] Die Bibliothekare, welche mit der Durchsicht und Prüfung der erworbenen Bücher beauftragt waren, besassen nicht immer die Kenntnisse und Mittel, um das Echte von dem Falschen zu unterscheiden und die Authenticität der Schriften festzustellen. Daher kam es, dass einige Werke für die Produkte von Autoren erklärt wurden, welche denselben gänzlich fern standen.

Auch die Hippokratischen Schriften hatten dieses Schicksal; schon zu jener Zeit gab es Bearbeitungen derselben, die im Text wesentliche Verschiedenheiten darboten.[4] Darf man sich da wundern, dass in die Sammlung, welche ursprünglich nur die Werke des HIPPOKRATES und seiner nächsten Verwandten umfasste, auch Schriften aufgenommen wurden, die nicht von ihnen herrührten?[5]

Die Abschreiber, welche die in den Bibliotheken vorhandenen Exemplare zur Vorlage nahmen, trugen dazu bei, die irrige Annahme des Hippokratischen Ursprungs einzelner Schriften zu bestätigen und zu verallgemeinern, und kühne Redakteure vergrösserten den Irrthum durch eigenmächtige Zusätze, Ergänzungen und Veränderungen des Textes.[6] Als GALEN seine Commentare zu den Werken des HIPPOKRATES schrieb, hatte er verschiedenartige Recensionen des Wortlauts derselben vor sich; er befolgte dabei, wie er sagt,[7] die Methode, stets diejenige Lesart als die richtige anzuerkennen, welche die älteste war.

---

[1] PROTAGORAS c. 3.   [2] Polit. VII, 4.

[3] GALEN a. a. O. T. XVI, 5.   [4] GALEN a. a. O. T. XVII, A. 606.

[5] Vergl. den Brief des hl. Augustin an Faustus, den Manichäer, L. 33, 6. (T. VI, p. 493. Edit. Froben 1556.)

[6] GALEN a. a. O. T. XV, 21. XVII, A. 795.

[7] GALEN a. a. O. T. XVII, A. 1005.

Unter diesen Umständen ist es begreiflich, dass schon im Alterthum Meinungsverschiedenheiten darüber herrschten, welche Schriften von HIPPOKRATES verfasst seien oder nicht. Diese Frage hat den Scharfsinn der Gelehrten und Kritiker bis in die neueste Zeit beschäftigt, und noch in den letzten Jahren haben LITTRÉ, ERMERINS, KÜHLEWEIN u. A. den Versuch gemacht, dieselbe der Lösung näher zu bringen.

In ihrer heutigen Gestalt enthält die unter dem Namen des HIPPOKRATES bekannte Sammlung medicinischer Schriften neben einer grossen Anzahl von Abhandlungen, die unzweifelhaft von ihm und seinen nächsten Verwandten verfasst sind, eine nicht geringe Menge von Arbeiten, die von anderen Autoren herrühren. Der Zeit des HIPPOKRATES gehören sie fast sämmtlich an; nur wenige Aufsätze stammen aus einer früheren oder späteren Periode.

Sie liefern eine vollständige Übersicht über die medicinischen Kenntnisse, welche man im Zeitalter des HIPPOKRATES besass, und bringen einige wichtige Mittheilungen über die Einrichtungen des medicinischen Unterrichts und die ärztlichen Standesverhältnisse, die wir mit Hilfe anderer literarischer Notizen zu einem abgerundeten Bilde verarbeiten wollen.

Man wusste sehr gut, dass die Heilkunst nicht auf mystischem Wege überliefert, sondern erlernt wird, wie jede andere Kunst, und dass man sich zu diesem Zweck an Lehrer wenden muss, welche dieselbe verstehen und auszuüben wissen.[1]

Der ärztliche Beruf stand Jedem offen. Das medicinische Studium begann schon in früher Jugend.[2] Der Unterricht war wahrscheinlich ähnlich organisirt wie in der Platonischen Akademie und anderen Schulen der Philosophen; ein Lehrer übernahm die gesammte ärztliche Erziehung des Schülers und machte ihn mit allem Wissenswerthen aus den verschiedenen Zweigen der Heilkunst bekannt.

Als Lehrer durfte Jeder auftreten, der die ärztliche Praxis ausübte und Kenntnisse und Erfahrungen in der Heilkunde gesammelt zu haben glaubte. Er forderte von dem Schüler, dessen medicinische Ausbildung er übernahm, für den Unterricht ein Honorar, welches durch einen Vertrag festgestellt wurde und manchmal ziemlich beträchtlich war.

Bei der Aufnahme des Schülers wurde darauf geachtet, dass derselbe gesund war; denn der Arzt muss gesund aussehen, weil die Leute

---

[1] PLATON: Jon. c. 8. Gorgias c. 14. Über die bürgerliche Tüchtigkeit (Anfang).
[2] PLATON: Der Staat, L. III, c. 16. — HIPPOKRATES a. a. O. T. IV, p. 638.

dann glauben, „dass er auch für die Gesundheit Anderer zu sorgen vermag".[1] Der Verfasser der Hippokratischen Schrift über „den Arzt" macht bei dieser Gelegenheit die humoristische Bemerkung, dass es für den Arzt auch vortheilhaft ist, „wohlbeleibt" zu sein; leider unterlässt er eine Erklärung, ob sich das Vertrauen der Kranken in diesem Falle darauf stützte, dass man die Dicken für gutmüthiger hielt als die Mageren oder ihnen grössere Einnahmen, also eine ausgedehntere ärztliche Praxis zuschrieb.

Ferner wurde den Ärzten empfohlen, „sich reinlich zu halten, anständig gekleidet zu sein und Pomaden zu gebrauchen, die einen angenehmen, keinen verdächtigen Geruch verbreiten".[2] Manche scheinen diesem Rath eine zu grosse Wichtigkeit beigelegt zu haben, sodass man sich über die mit „Stirnlocken geschmückten, pomadisirten, mit Ringen überladenen" Heilkünstler lustig machte.[3]

„Als kluger Mann wird der Arzt sich bemühen, schweigsam zu sein und im Verkehr den feinen Anstand zu bewahren. Am meisten wirken gute Sitten auf die öffentliche Meinung." „Wenn er unüberlegt und voreilig handelt, wird er getadelt." „In seinen Gesichtszügen liege Nachdenken ohne Verdriesslichkeit; er darf nicht anmassend und menschenfeindlich erscheinen. Wer ins Lachen ausbricht und sehr ausgelassen ist, wird für ungebildet gehalten. Davor muss man sich in Acht nehmen. Wenn sich der Arzt richtig zu benehmen weiss, so ist dies viel werth; denn seine Beziehungen zu den Kranken sind sehr intim. Nicht blos diese werden den Händen des Arztes übergeben, sondern er trifft bei ihnen auch ihre Frauen und Töchter und Werthgegenstände an. Da gilt es, sich zu beherrschen!"[4] —

In einer anderen Hippokratischen Schrift heisst es, dass sich „der Arzt eine gewisse Höflichkeit aneignen soll; denn ein rauhes Wesen missfällt den Gesunden wie den Kranken". Ferner „soll er mit den Leuten nicht zu viel schwätzen, sondern nur das Nothwendige, was zur Behandlung gehört". Gleich dem echten Philosophen muss er trachten, „frei von Geldgier, zurückhaltend, schamhaft und würdevoll zu sein, sich Meinungen und Urtheile zu bilden, ruhig, umgänglich und sittenrein zu erscheinen, verständig zu reden, Lebensweisheit zu erwerben, sich vor Lastern und Aberglauben zu hüten und durch Frömmigkeit auszuzeichnen."[5]

Dem Glauben an die Macht und Güte Gottes giebt der Verfasser

---

[1] Hippokrates a. a. O. T. IX, 204. [2] Hippokrates a. a. O. T. IX, p. 266.
[3] Aristophanes: Wolken, v. 380. [4] Hippokrates a. a. O. T. IX, 206.
[5] Hippokrates a. a. O. T. IX, 232—234.

des Buches „über die heilige Krankheit" an einer Stelle, wo er von der Meinung spricht, dass die Krankheiten von Gott gesendet würden, mit den schönen Worten Ausdruck: „Ich glaube nicht, dass der Körper des Menschen von Gott, das Niedrigste von dem Erhabensten besudelt werden kann. Sollte ihm von Jemandem ein Schmutz oder ein Leid zugefügt werden, so wird ihn die Gottheit gewiss lieber reinigen und erheben, als erniedrigen; denn Gott ist es, der uns von den schwersten Freveln reinigt und den Schmutz von uns fortnimmt."[1]

Neben der ethischen Erziehung des Arztes wurde seine wissenschaftliche Ausbildung nicht vernachlässigt. Man ging dabei von der richtigen Anschauung aus, dass er zunächst die normalen Verhältnisse des Körpers studieren muss,[2] da die Kenntniss derselben die Grundlage der ganzen medicinischen Wissenschaft bilde.[3]

Die Anatomie wurde hauptsächlich an thierischen Körpern erforscht. Die Zergliederung menschlicher Leichname wurde durch religiöse und sociale Vorurtheile verhindert; nur wenn es sich um Feinde und Verräther des Vaterlandes oder um schwere Verbrecher handelte, war die Untersuchung menschlicher Körper möglich.

Derartige Gelegenheiten wurden sicherlich von wissbegierigen Ärzten in einzelnen Fällen benutzt, um ihre anatomischen Kenntnisse zu festigen und zu erweitern. Auch die Leichen ausgesetzter Kinder dürften ihrer Aufmerksamkeit nicht entgangen sein. Desgleichen mag der Einblick in den Bau des Körpers, welcher bei äusseren Verletzungen gewährt wird, nicht ohne Ergebniss geblieben sein.

Verschiedene Erzählungen deuten darauf hin, dass man vor der Eröffnung und Untersuchung des menschlichen Körpers nicht zurückschreckte.[4] Wenn dabei auch keine wissenschaftlichen Zwecke verfolgt wurden, so wird dadurch doch bewiesen, dass die Möglichkeit, anatomische Untersuchungen vorzunehmen, gegeben war.

Dass dies wirklich geschehen ist, ist eine Annahme, die durch einige Bemerkungen des ARISTOTELES und der Hippokratiker, vor Allem durch den Umfang des anatomischen Wissens jener Zeit grosse Wahrscheinlichkeit erhält. Der Verfasser der Hippokratischen Schrift „über die Gelenke" sagt bei Gelegenheit der Wirbel-Luxation, dass es nur am todten, nicht aber am lebenden Menschen gestattet sei, den Leib aufzuschneiden, um mit der Hand die Verrenkung zu beseitigen, und

---

[1] HIPPOKRATES a. a. O. T. VI, 362.

[2] Vergl. PLATON: Gesetze, L. XII, c. 10.

[3] HIPPOKRATES a. a. O. T. VI, 278. — ARISTOTELES: Eth. Nicom. I, 13.

[4] PLINIUS: Hist. nat. XI, 70. — VALER. MAXIM. I, 8, 15. — PAUSANIAS IV, 9. — HERODOT IX, 83.

in der Abhandlung „über das Herz" ist davon die Rede, dass dieses Organ in der seit alter Zeit üblichen Weise aus dem Körper eines Verstorbenen herausgenommen wird, um es zu untersuchen.[1] Eine Stelle im 5. Buche der Epidemien spricht sogar von einer Sektion, welche vorgenommen wurde, um die Ursache und Ausdehnung einer Krankheit festzustellen.[2]

Man scheint sich im Allgemeinen auf die Eröffnung der Brust- und Bauchhöhle beschränkt zu haben, deren Organe in ihrer Lagerung und Form ziemlich richtig beschrieben werden. ARISTOTELES, welcher bei verschiedenen Gelegenheiten Vergleiche zieht zwischen dem Bau des Körpers des Menschen und der Thiere, erklärt, dass die inneren Organe des Menschen noch wenig bekannt seien.[3]

Allerdings waren die Kenntnisse, welche die Ärzte der Hippokratischen Zeit vom Gehirn, den Nerven, Gefässen und selbst von den Muskeln besassen, dürftig und mangelhaft. Dagegen wurden die Knochen sehr genau beschrieben und dabei sogar jene feinen Details hervorgehoben, welche nur bei einer sorgfältigen Betrachtung auffallen. Dass dabei vorzugsweise menschliche Knochen zur Vorlage dienten, geht aus der Schilderung mit Sicherheit hervor.

Wenn die Untersuchung menschlicher Leichen oder Leichentheile nur einzelnen hervorragenden Forschern überlassen blieb, so war die Zergliederung von Thieren, welche, wie ARISTOTELES mehrmals betont, die hauptsächlichste Quelle der anatomischen Wissenschaft darstellte, Jedem zugänglich. Sie bildete wahrscheinlich ein wesentliches Hilfsmittel des anatomischen Unterrichts. Vielleicht wurden dazu auch künstliche Nachahmungen von Skeletten benutzt nach Art desjenigen, welches in Delphi als Weihegeschenk aufbewahrt wurde und angeblich von HIPPOKRATES herrührte?[4] —

Im Allgemeinen bestand der anatomische Unterricht darin, dass der Lehrer seinen Schülern Das mittheilte, was er selbst von dem Bau und der Zusammensetzung des menschlichen Körpers wusste oder glaubte. Ähnlich stand es mit der Unterweisung in der Physiologie, welche sich als ein lockeres Gewebe von unbegründeten Hypothesen und haltlosen Spekulationen darstellte.

Bei weitem grössere Erfolge versprach die Ausbildung in der Untersuchung und Behandlung der Kranken. In der Kunst, die Erscheinungen der Krankheiten zu beobachten und auf naturgemässe

---

[1] HIPPOKRATES a. a. O. T. IV, 198. VI, 16. IX, 88. — GALEN II, 280.
[2] HIPPOKRATES a. a. O. T. V, 224. — ARISTOTELES: de part. anim. IV, 2.
[3] ARISTOTELES: Hist. anim. I, 16.   [4] PAUSANIAS X, 2, 4.

Weise zu bekämpfen, waren die Ärzte der alten Griechen Meister.
Den Klagen der Kranken, ebenso wie den Träumen derselben, schenkten
sie grosse Aufmerksamkeit; aber das Hauptgewicht legten sie auf die
genaue Untersuchung des leidenden Körpers. Dabei wurde die Farbe
und Beschaffenheit der äusseren Hautbedeckungen und Schleimhäute,
der Zustand des Unterleibs und die Form des Brustkastens beachtet,
die Temperatur mit der aufgelegten Hand geprüft und die Ausscheidungen einer sorgfältigen Untersuchung unterzogen.

Durch die Betastung vermochte man die Grösse der Leber und
Milz, ja sogar die Formveränderungen der letzteren, welche im Verlauf
gewisser Krankheiten vorkommen, zu erkennen.[1] Die Succussion diente
gleichzeitig als diagnostisches und als therapeutisches Mittel, um den
Durchbruch des Eiters in die Bronchien zu veranlassen.

Man kannte das pleuritische Reibungsgeräusch und die klein-
blasigen Rasselgeräusche, die mit dem Knarren des Leders und dem
Kochen des Essigs verglichen werden.[2] Bei dieser Gelegenheit wird
ausdrücklich gesagt, dass das Ohr längere Zeit an die Brustwand gelegt wurde, damit man diese Geräusche hören konnte (πολλὸν χρόνον
προσέχων τὸ οὖς ἀκουάζῃ πρὸς τὰ πλευρά).

Die Schilderungen der einzelnen Krankheiten und ihres Verlaufes,
die sich meistens an Beobachtungen aus der eigenen Praxis anschliessen,
sind vorzüglich. Einzelne Krankheitsbilder, wie diejenigen der Pneumonie, der Pleuritis und der Phthisis, die man für ansteckend hielt,
sind so vollständig, dass ihnen nur wenig hinzugefügt werden kann.

Unter den Krankheitsursachen wurde neben der Erblichkeit und
den Diätfehlern dem Klima, der Bodenbeschaffenheit, dem Trinkwasser,
den Jahreszeiten, den Winden und der Temperatur ein grosser Einfluss
zugeschrieben.

Auf einer hohen Stufe der Entwickelung stand die Prognostik.
In den Hippokratischen Schriften werden eine Menge von Anzeichen
erwähnt, welche einen günstigen oder ungünstigen Ausgang der Krankheiten verkünden. Die Ärzte schätzten die Kunst, „aus dem Vergangenen
und Gegenwärtigen das Zukünftige zu erkennen“, sehr hoch. „Freilich
ist es besser,“ schreibt der Verfasser des Prognostikon, „die Krankheiten
zu heilen, als ihren Verlauf voraus zu sagen; aber dies ist leider nicht
immer möglich.“[3] An anderen Stellen werden die Ärzte zur Vorsicht
bei der Prognose ermahnt und gewarnt, mehr zu behaupten, als sie
verantworten können.[4]

---

[1] Hippokrates a. a. O. T. VII, 244. — Platon: Timaeos, c. 33.

[2] Hippokrates a. a. O. T. VI, 24. VII, 92. 94.

[3] Hippokrates a. a. O. T. II, 110.   [4] Hippokrates a. a. O. T. IX, 6 u. ff.

Unvergänglichen Ruhm haben sich die Hippokratiker durch ihre therapeutischen Grundsätze erworben, welche alle Zeiten überdauert haben. Die hohe Bedeutung der Diätetik wurde von ihnen in einer Weise anerkannt, wie es von den Späteren nur selten geschehen ist. In einer naturgemässen Lebensweise, in Bädern, Leibesübungen und einer gesunden Nahrung sahen sie das beste Mittel, um Krankheiten zu verhüten.

Der Arzt wurde als der Handlanger der Natur betrachtet, dem die Aufgabe zufällt, deren Heilbestreben zu befördern oder nachzuahmen. Zunächst sollte er trachten, wenn möglich die Ursachen des Leidens zu beseitigen, bei der weiteren Behandlung die individuellen Verhältnisse berücksichtigen und überhaupt mehr den Kranken, als die Krankheit ins Auge fassen; er sollte sich bemühen, zu nützen oder wenigstens nicht zu schaden.[1]

Die Heilmittel waren vorzugsweise diätetische; aber auch von den medicamentösen werden die wichtigeren Arzneistoffe erwähnt, welche heut verordnet werden. Sie wurden in der Form von Übergiessungen. Umschlägen, Einspritzungen, Klystieren oder Getränken gebraucht. Zu Blutentziehungen bediente man sich des Aderlasses, der Skarificationen und der Schröpfköpfe.

Alle diese Dinge wurden den Schülern der Heilkunde nicht blos im theoretischen Vortrage gelehrt, sondern auch am Krankenbett gezeigt und erläutert. Sie begleiteten zu diesem Zweck entweder den Lehrer bei seinen ärztlichen Besuchen[2] oder erhielten in dem zur Wohnung desselben gehörigen Iatreion den nothwendigen Unterricht.[3]

Das letztere war eine unseren Privat-Ambulatorien ähnliche Anstalt, in welcher Kranke ärztlichen Rath suchten, Medicamente empfingen, operirt wurden und bisweilen auch längere Zeit wohnten und verpflegt wurden.[4] Sie sollte, wie es in der Hippokratischen Schrift „über den Arzt" heisst, so gelegen sein, dass sie gegen den Wind und das grelle Sonnenlicht geschützt war; denn, „wenn dasselbe für den behandelnden Arzt auch nicht unangenehm ist, so ist es doch für den Kranken lästig und seinen Augen schädlich." „Die Sessel müssen, so viel als möglich, von gleicher Höhe sein. Aus Erz sollen nur die Instrumente gearbeitet sein; denn andere Geräthe aus diesem Metall scheinen ein überflüssiger Luxus zu sein. Das Trinkwasser, welches den Kranken gereicht wird, muss geniessbar und rein sein."

---

[1] Hippokrates a. a. O. T. I, 624. II, 634. V, 314. VI, 92. 490.

[2] Platon: Gorgias, c. 11.

[3] Hippokrates a. a. O. T. IX, 206 u. ff. — Aeschines in Timarch. 124.

[4] Platon: Gesetze I, 14. Staat III, 13. 14. — Hippokrates a. a. O. T. II, 604. III. 272 u. ff. IX. 206 u. ff. — Aristophanes: Acharn. v. 1030.

„Die Handtücher sollen sauber gehalten werden und sich weich anfühlen, desgleichen die Leinwand, welche für die Augen benutzt wird, und die Wundschwämme; denn diese Dinge sind für die Heilung von grosser Bedeutung. Die Instrumente müssen in Bezug auf Grösse, Schwere und Feinheit für den Zweck, zu welchem sie gebraucht werden, geeignet sein.‟

In den Iatreien waren ausser den chirurgischen Instrumenten stets Schwämme, reine weiche Leinwand, Binden, Verbandapparate, Schröpfköpfe, Büchsen, Klystierspritzen, Becken, Badewannen u. a. m. vorhanden. Das Metall, aus welchem diese Gegenstände verfertigt waren, gab dem Ganzen ein sehr glänzendes Aussehen.[1]

Die Zahl der Iatreien, welche ein Ort besass, richtete sich nach dem Bedürfniss. „Wo viele Krankheiten herrschen,‟ schreibt PLATON,[2] „da giebt es auch viele Iatreien.‟

Die Ärzte bereiteten die Arzneien selbst und kauften die dazu erforderlichen Substanzen entweder von den Wurzelsuchern oder sammelten sie wohl auch selbst. Apotheken in unserem Sinne gab es nicht; denn die Pharmakopolen befassten sich nicht blos mit dem Handel von Droguen und Specialitäten, sondern verkauften auch andere Dinge, z. B. Amulette, Brenngläser und allerlei Curiositäten.[3]

Dem Arzt standen bei der Herstellung der Arzneien, bei der Ausführung von Operationen, überhaupt bei der Kranken-Behandlung seine Schüler und Gehilfen zur Seite. Die Assistenten wurden, wie PLATON sagt, ebenfalls Ärzte genannt. Es wurden zu diesen Diensten auch Schüler verwendet, besonders solche, welche bereits einige Kenntnisse in der Heilkunst besassen, „damit sie, wenn es nöthig war, selbst Verordnungen treffen und ohne Bedenken Arzneien anwenden konnten‟. Auch fiel ihnen die Aufgabe zu, das Befinden des Kranken zu überwachen, wenn der Arzt, ihr Lehrer, abwesend war, „damit ihm nichts verborgen blieb, was in der Zwischenzeit geschah‟. Der Hippokratische Autor warnt dringend davor, „derartige Aufträge Unerfahrenen zu ertheilen; denn wenn ein Fehler begangen wird, so trifft den Arzt der Vorwurf‟.

Die Schüler wurden auch in dem Gebrauch der chirurgischen Instrumente und Apparate unterwiesen.[4] „Bei chirurgischen Operationen müssen die Gehilfen, wie in der ‚Werkstätte des Arztes‘ vorgeschrieben wird, theils den Körpertheil, an welchem die Operation vorgenommen

---

[1] ANTIPHANES bei POLLUX: Onom. X, 46.   [2] PLATON: Staat III, 13.
[3] Vergl. W. A. BECKER: Charikles III, S. 52, Leipzig 1854, 2. Aufl.
[4] HIPPOKRATES a. a. O. T. IX, 216.

wird, darreichen, theils den übrigen Körper des Kranken festhalten. Dabei sollen sie schweigen und nur hören, was ihr Meister sagt."

„Die Instrumente müssen so gelegt werden, dass sie bei der Arbeit nicht hinderlich und doch gleich bei der Hand sind, wenn sie gebraucht werden. Wenn einer der Schüler sie dem Operateur reicht, so soll er dieselben schon im Voraus sich zurecht legen und bereit halten und dann thun, was Jener befiehlt."

Dem Operateur werden ausführliche Vorschriften über seine Kleidung, Stellung, und die Haltung seiner Arme und Füsse während der Operation gegeben. „Die Nägel dürfen die Fingerspitzen nicht überragen, aber auch nicht zu kurz sein, weil man die Fingerspitzen braucht. Man muss sich darin üben, indem man den Zeigefinger gegen den Daumen bewegt, die ganze Hand flach neigt und beide Hände gegeneinander drückt. Sehr günstig für den Arzt ist es, wenn die Zwischenräume zwischen den Fingern seiner Hände gross sind und der Daumen dem Zeigefinger entgegensteht." „Er muss sich im Gebrauch beider Hände üben und mit beiden Händen dieselben Arbeiten gleich gut, schön, rasch und ordentlich ausführen, ohne dass es ihm Mühen und Beschwerden macht."[1]

Die Ärzte der Hippokratischen Zeit übten sowohl die Chirurgie als die innere Medicin aus. Specialisten gab es, wie es scheint, noch nicht,[2] wenn sich auch einzelne Ärzte vielleicht vorzugsweise mit irgend einem Theile der Heilkunde. z. B. der Behandlung der Augen oder Zähne, beschäftigten.[3]

Die Chirurgie befand sich in einem sehr unvollkommenen Zustande, was sich durch die Vernachlässigung der Anatomie erklärt. Man kannte die Unterbindung der Gefässe zum Zweck der Blutstillung noch nicht und durfte sich daher nicht an Operationen wagen, die, wie z. B. die Amputation oder die Entfernung grosser Geschwülste. mit starken Blutverlusten verbunden sind.

Dagegen wurden die Trepanation, die Operation des Empyems, die Paracentese des Unterleibs und ähnliche Operationen, bei denen die Blutung unbedeutend ist, ausgeführt. Anerkennung verdient die Beschreibung und Behandlung der Wunden und Fisteln, namentlich aber der Luxationen und Frakturen.

Hier mochten die Erfahrungen, welche man in den Ringschulen machte, wesentlich beitragen, um einer einfachen und naturgemässen Heilmethode die Wege zu ebnen. Knochenbrüche und Verrenkungen,

---

[1] PLATON: Gesetze IV, 10. — HIPPOKRATES a. a. O. III. 278 u. ff. 288. LX, 242.
[2] CICERO: de oratore III, 33.   [3] Vgl. BECKER a. a. O. S. 59.

welche bei den gymnastischen Übungen vorkamen, erforderten sofortige Hilfe, und die Lehrer, welche an den Ringschulen angestellt waren, mussten sich daher einige Kenntnisse in diesen Dingen erwerben, wenn sie zweckmässige Anordnungen treffen wollten. Waren sie mit guter Beobachtungsgabe und praktischer Geschicklichkeit ausgestattet, so wurden sie auch auf andere Leiden aufmerksam, deren Anblick sich ihnen darbot. Durch das Studium medicinischer Schriften und den Verkehr mit Ärzten versuchten sie dann, eine Erklärung und Bestätigung ihrer eigenen Erfahrungen zu erhalten.

Einzelne Gymnasten, wie Ikkos und Herodikos, welcher, wie Platon schreibt, die Heilkunde mit der Gymnastik verband, erwarben sich durch ihre ärztliche Tüchtigkeit grossen Ruf. Sie empfahlen hauptsächlich diätetische Mittel, Dampfbäder, Salbungen, Friktionen und Körperbewegungen, wie den Dauerlauf.[1]

Gleichwohl darf man die Gymnasten nicht für Ärzte halten. Philostratos bestimmt in seinem Buch „über die Gymnastik“ die Stellung der Gymnasten und ihr Verhältniss zur Heilkunst kurz und treffend, wenn er sagt, „dass ihre Thätigkeit darin bestand, die Säfte auszuleeren, die überflüssigen Stoffe zu entfernen, harte Theile weich, andere fett zu machen, umzugestalten oder zu erhitzen“, während man bei schweren organischen Erkrankungen, bei Verletzungen, Augenleiden u. dgl. die Hilfe der Ärzte in Anspruch nahm.[2]

Ziemlich bedeutende Kenntnisse besassen die Hippokratischen Ärzte in der Gynaekologie. Sie kannten verschiedene Formen der Lageveränderung der Gebärmutter, den Prolapsus derselben und eine grosse Anzahl von Krankheiten der weiblichen Geschlechtstheile.

Die Geburtshilfe lag in den Händen der Hebammen, und nur in schwierigen Fällen wurde der Arzt zu Rath gezogen. Man vertraute dem Wirken der Natur und griff nur dann ein, wenn dem Leben der Mutter oder des Kindes Gefahr drohte. Bei ungewöhnlicher Kindeslage nahm man die Wendung vor; vorgefallene Extremitäten wurden reponirt oder, wenn dies nicht möglich war, vom Körper abgetrennt.[3]

Über das Hebammen-Wesen hat Sokrates, der Sohn der „rüstigen und würdevollen Hebamme Phaenarete“, wie er sich mit Stolz nennt, einige Mittheilungen hinterlassen. Frauen, welche sich diesem Beruf widmeten, mussten geboren haben, aber bereits in dem Alter stehen,

---

[1] Platon: Staat III, 14. Protagoras c. 8. Phaedros, c. 1. — Hippokrates a. a. O. T. V. 302.   Plinius: Hist. nat. XXIX, 2.

[2] Philostratos: $\pi\epsilon\rho\grave{\iota}\ \gamma\upsilon\mu\nu\alpha\sigma\tau\tilde{\eta}\varsigma$, Edit. Daremberg, Paris 1858.

[3] Hippokrates a. a. O. T. VIII. 146 u. ff. 460. 512.

dass sie nicht mehr schwanger wurden. Sie gaben Auskunft, ob die Geburt nahe bevorstand, suchten dieselbe durch Arzneien und psychische Mittel zu befördern und zu erleichtern und durchschnitten, nachdem sie erfolgt war, die Nabelschnur.

Wenn sie es für nöthig hielten, führten sie den Abortus herbei. Nebenbei betrieben sie das ohne Zweifel recht einträgliche Geschäft von Heirathsvermittlerinnen, wozu sie sich allerdings aus mehrfachen Gründen eigneten.[1]

Manche Hebammen nahmen, wie es scheint, schwangere Frauen in ihrer Wohnung auf.[2]

Über die berufsmässige Ausbildung der Hebammen sind uns leider keine Nachrichten übermittelt worden. Wahrscheinlich wurden sie von einer älteren Collegin, die auf diesem Felde der Thätigkeit bereits reich an Erfahrungen war, in den Pflichten der Wehmutter unterrichtet. Vielleicht deutet eine auch poetisch bearbeitete Sage, dass die Ausübung der Geburtshilfe Anfangs den Männern vorbehalten war und erst später den Frauen überlassen wurde, nachdem sie von jenen darin unterwiesen worden waren, darauf hin, dass die Hebammen ihre medicinischen Kenntnisse den Ärzten verdankten?[3]

Die ärztliche Praxis war Jedem gestattet, der das dazu erforderliche Wissen zu besitzen glaubte.

Die Ärzte behandelten die Kranken entweder, wie gesagt, im Jatreion oder besuchten sie zu diesem Zweck in ihren Behausungen. In den Hippokratischen Schriften, besonders in den „Epidemien", werden eine Menge von Krankengeschichten erzählt und dabei stets die Wohnungen der Patienten angegeben.

Die Ärzte nahmen bei diesen Besuchen einzelne ihrer Gehilfen und Schüler mit sich und übertrugen ihnen manche der zur Behandlung gehörigen Verrichtungen. Deshalb sollten sie „die Arzneien und ihre Kräfte und Alles was darüber geschrieben worden ist", sowie die Behandlungsmethoden fest im Gedächtniss haben, bevor sie sich zu den Kranken begaben. „Beim Eintritt in das Krankenzimmer setze man sich nieder, zeige ein zurückhaltendes würdiges Benehmen, spreche nicht viel und lasse sich nicht in Verwirrung bringen. Dann nähert man sich dem Kranken, schenkt ihm Aufmerksamkeit, erwidert seine Entgegnungen, bewahrt den Ärgernissen gegenüber seine Ruhe, tadelt Unordnungen und sei zu Diensten bereit."

---

[1] PLATON: Theaetetos, c. 6.
[2] ARISTOPHANES: Lysistratos V, 746 u. ff.
[3] HYGINUS: fabul. 274. — WELCKER a. a. O. S. 195 u. ff.

Diese Besuche sollen öfter wiederholt werden, damit etwaige Irrthümer verbessert werden können. Dabei soll der Arzt darauf achten. wie das Schlafgemach der Kranken gelegen ist, und ob sie durch Lärm oder starke Gerüche gestört werden, und dann in taktvoller, aber entschiedener Weise darauf dringen, dass derartige Zustände geändert werden.[1]

In schwierigen Krankheitsfällen fanden Consultationen mehrerer Ärzte statt; „denn es ist keine Schande“, steht in den Hippokratischen Vorschriften, „wenn ein Arzt, der bei einem Krankheitsfall in Verlegenheit ist und aus Mangel an Erfahrung die denselben betreffenden Verhältnisse nicht durchschaut, andere Ärzte hinzuruft, damit er sich mit ihnen besprechen und Das, was zur Erleichterung des Kranken geschehen soll, feststellen kann.“[2]

Manche Ärzte übten die Praxis nicht blos an ihrem Wohnort aus, sondern unternahmen zu diesem Zweck sogar Reisen. Sie führten in solchen Fällen Instrumente mit sich, welche schlichter gearbeitet und leichter fortzuschaffen waren.[3]

Die Ärzte waren berechtigt, für die Dienste, welche sie den Kranken leisteten, ein Honorar zu fordern.[4] Aber der Hippokratische Autor ermahnt sie, „sich dabei nur von dem Beweggrunde leiten zu lassen, dass sie dadurch die Mittel zu ihrer weiteren Ausbildung gewinnen. Auch sollten sie dabei nicht zu unmenschlich vorgehen, auf das Vermögen und die Verhältnisse des Kranken Rücksicht nehmen, zuweilen auch unentgeltlich Hilfe leisten und dabei denken, dass das Andenken an eine gute That mehr werth ist, als ein augenblicklicher Vortheil. Bietet sich die Gelegenheit, einem Fremdling oder einem Armen zu helfen, so möge man dies nicht versäumen; denn wo Liebe zu den Menschen, dort ist auch Liebe zur Wissenschaft.“[5]

Schon in sehr früher Zeit begann man, Ärzte auf öffentliche Kosten zu besolden, denen die Verpflichtung auferlegt wurde, Kranke unentgeltlich zu behandeln. Diese Einrichtung soll bereits vor Charondas (7. Jahrh. v. Chr.) bestanden haben.[6] Jedenfalls war sie alt, und der im vorigen Kapitel genannte Demokedes, der, bevor er zum König Darius kam, als städtischer Arzt in Aegina mit der Jahresbesoldung von einem Talent, dann in Athen mit dem Gehalt von hundert Minen

[1] Hippokrates a. a. O. T. IX, 238 u. ff.

[2] Hippokrates a. a. O. T. IX, 260. 262.

[3] Hippokrates a. a. O. T. IX, 236.

[4] Platon: Staatsmann, c. 37.   Aristoteles: Staat III. 16. — Xenophon: Memorab. I, 2, 54. — Plinius: Hist. nat. XXIX, 2.

[5] Hippokrates a. a. O. T. IX, 258.   [6] Diodor XII, 13.

angestellt gewesen und hierauf von POLYKRATES nach Samos berufen
worden war, der ihm einen Gehalt von zwei Talenten ausgesetzt hatte,
bietet ein bekanntes Beispiel dafür aus dem 6. Jahrh. v. Chr.[1]

Die δημοσιεύοντες, „die Volksärzte", wurden von den Gemeinden
gewählt. In Athen mussten sich die Candidaten, welche ein derartiges
Amt zu erlangen wünschten, in der öffentlichen Versammlung der
Bürger vorstellen, über ihren Bildungsgang Auskunft geben, und den
Meister nennen, von welchem sie die Heilkunst erlernt hatten. Bei
der Wahl, welche wahrscheinlich in derselben Weise geschah wie die-
jenige der übrigen öffentlichen Beamten, sollte derjenige Bewerber als
Sieger hervorgehen, welcher der Tüchtigste war.[2] Ähnlich wie in
Athen dürfte man auch in anderen griechischen Städten bei der An-
stellung von Gemeindeärzten vorgegangen sein.

Ihre Besoldung wurde gleich den Ausgaben für Musik und andere
öffentliche Angelegenheiten durch städtische Umlagen aufgebracht; in
einer zu Delphi aufgefundenen Inschrift, welche freilich aus einer etwas
späteren Zeit (214—163 v. Chr.) stammt, wird erwähnt, dass Jemand
von dieser Steuer befreit wurde.[3]

Neben dem Gehalt, dessen Höhe von den Leistungen des Arztes
und der Grösse und dem Reichthum der Stadt abhing, erhielten die
Gemeindeärzte wahrscheinlich ein Iatreion, welches auf öffentliche Kosten
eingerichtet und erhalten wurde.[4] Dort empfingen sie die Kranken,
welche bei ihnen ärztliche Hilfe suchten, und ertheilten medicinischen
Unterricht.

Die Gemeindeärzte waren berufen, bei Epidemien die Anordnungen
zu treffen, welche zur Beseitigung derselben erforderlich erschienen,
und dienten den Behörden überhaupt als Sachverständige. Ihre eigentliche Aufgabe bestand jedoch in der unentgeltlichen Behandlung der
Kranken; die Gemeinden wollten sich durch die Anstellung eines Arztes
sichern, dass ihre Bürger im Falle der Noth jederzeit ärztliche Hilfe
am Ort finden. Obwohl aus den überlieferten Nachrichten nicht hervorgeht, dass die unentgeltliche Behandlung sich nur auf die Armen
beschränkte, so lässt sich doch annehmen, dass dies thatsächlich der
Fall war, und die Vermögenderen sich durch Geschenke für die Mühen
des Arztes erkenntlich zeigten.

[1] HERODOT III, 131.

[2] XENOPHON: Memorab. IV, 2, 5. — PLATON: Gorgias, c. 10. 70. Staatsmann.
c. 2. 37. Vgl. auch BÖCKH: Staatshaushalt der Athener I, c. 21.

[3] C. WESCHER u. P. FOUCART: Inscriptions à Delphes, Paris 1863, p. 20, No. 16.

[4] Vergl. VERCOUTRE: La médecine publique dans l'antiquité grecque in der
Révue archéologique. Paris 1880, ser. II, T. 39, p. 332.

Wie die Griechen das Institut der Gemeindeärzte ins Leben riefen, so sorgten sie auch dafür, dass ihre Truppen mit Ärzten versehen wurden. Schon LYKURG hielt dies für nothwendig und stellte bei dem Heere der Spartaner Ärzte an.[1] Bei den „Zehntausend Mann“, welche Xenophon befehligte, befanden sich acht Feldärzte.[2] Des HIPPOKRATES älterer Sohn THESSALOS soll einige Zeit als Militärarzt thätig gewesen sein, und der Verfasser der Hippokratischen Schrift „über den Arzt“ schreibt, „dass sich der Arzt in der Chirurgie am besten ausbildet, wenn er in die Dienste des Heeres tritt“; er bemerkt bei dieser Gelegenheit auch, dass es bereits eine besondere militärärztliche Literatur gab, in welcher die im Kriege vorkommenden Verletzungen besprochen wurden.[3] Das Heer Alexanders von Macedonien wurde von den berühmtesten Ärzten jener Zeit, von PHILIPP von Akarnanien, KALLISTHENES aus Olynth, GLAUKIAS und ALEXIPPOS begleitet.

Der ärztliche Stand genoss hohes Ansehen. Das Wort HOMER's,[4] „dass ein einziger Arzt so viel werth ist, als viele andere Männer zusammen“, galt auch später. Ärzte, welche sich durch selbstlose Opferwilligkeit und hervorragende Leistungen in ihrem Beruf auszeichneten und um den Staat verdient machten, wurden durch Lobreden und Ehren belohnt.

Auf der Bronze-Tafel von Idalion, welche aus dem 5. Jahrhundert v. Chr. stammt, wird der Verdienste des Arztes ONASILOS gedacht, der mit seinen Schülern im Kriege unentgeltlich Dienste leistete und dafür eine Dotation und Steuerfreiheit erhielt.[5] Die Athener sollen den HIPPOKRATES mit Ehren überhäuft, auf Staatskosten in die Eleusinischen Mysterien eingeweiht, mit einer goldenen Krone gekrönt und noch auf andere Weise ausgezeichnet haben.[6]

Der Arzt EUENOR, welcher, wie in einer Inschrift vom Jahre 388 v. Chr. mitgetheilt wird,[7] „vom Volk mit der Überwachung der Bereitung der Arzneien für das öffentliche Iatreion betraut, für diesen Zweck eine grosse Summe aus eigenen Mitteln geopfert und viele Kranke unentgeltlich behandelt hatte,“ wurde dafür öffentlich belobt und durch einen Kranz und die Verleihung des Bürgerrechts geehrt.

---

[1] XENOPHON: Der Lakedämon. Staat, c. 13.

[2] XENOPHON: Cyropaed. 1, 6, 15. Anabasis III, 4, 30.

[3] HIPPOKRATES a. a. O. T. IX, 220.   [4] Ilias XI, 514.

[5] M. SCHMIDT. Die Inschrift von Idalion, Jena 1875, und Sammlung Kyprischer Inschriften, 1876, Taf. 1.

[6] HIPPOKRATES a. a. O. T. IX, 402.

[7] RHANGABÉ: Antiquités hellén.. 1855, T. II, No. 378.   E. CURTIUS in d. Gött. gelehrt. Anz. 1856, No. 196 u. ff.

In der Inschrift von Karpathos, welche Wescher[1] dem Ende des
4. oder Anfang des 3. Jahrhunderts v. Chr. zuschreibt, heisst es, dass
„in Anbetracht, dass Menokritos, der Sohn des Metrodoros aus
Samos, in seiner Stellung als Gemeindearzt sich durch mehr als zwanzig
Jahre mit Eifer und Hingebung der Behandlung der Kranken gewidmet
und sowohl in seinem ärztlichen Beruf als in seinem sonstigen Leben
makellos benommen habe, dass er ferner bei einer Seuche, welche in
der Stadt ausbrach und nicht blos die Einheimischen, sondern auch
die Fremden in grosse Gefahr brachte, durch seine Aufopferung und
Sparsamkeit am meisten dazu beigetragen hat, die Gesundheit wieder
herzustellen, dass er endlich, anstatt Bezahlung zu fordern, lieber in
Dürftigkeit gelebt, viele Bürger aus gefährlichen Krankheiten errettet,
ohne eine Belohnung dafür anzunehmen, wie es recht und billig gewesen wäre, und niemals gezögert hat, die Kranken, welche in der
Umgebung der Stadt wohnten, zu besuchen, das Volk von Brykontion
beschlossen habe, ihn zu beloben und mit einem goldenen Kranze zu
schmücken und diesen Beschluss bei den Asklepios-Spielen öffentlich
verkünden zu lassen, ihm ferner das Recht zu ertheilen, an allen
Festen der Brykontier Theil zu nehmen und ihm im Neptun-Tempel
eine Marmorsäule zu errichten, auf welcher dieser ihn ehrende Volks-
beschluss niedergeschrieben werden soll.“

Einige Autoren[2] haben, gestützt auf einzelne Aussprüche doctri-
närer Philosophen, geglaubt, dass die ärztliche Thätigkeit, weil sie für
Geld ausgeübt und zu den sogenannten „bürgerlichen Gewerben“, wie
man $\delta\eta\mu\iota\upsilon\upsilon\varrho\gamma\iota\alpha$ übersetzen kann, gerechnet wurde, von den Griechen
nicht in gebührender Weise geschätzt wurde. Aber Platon sagt aus-
drücklich, dass „der echte Arzt einen höheren Zweck verfolgt, als Geld
zu erwerben“, und dass die Heilkunst, wenn sie auch für Lohn ausgeübt wird, doch keine lohndienerische sei.[3] Obgleich er in den „Gesetzen“ schreibt, dass die Gesundheit des Körpers nicht zu den Gütern
gehöre, welche für den Staat in erster Linie von Werth sind, so erklärt er es doch für eine Pflicht desselben, dafür zu sorgen, dass tüchtige
Ärzte herangebildet werden.[4]

Das Maass der Achtung, welche dem Arzt gezollt wurde, richtete
sich, wie zu allen Zeiten, nach der Individualität desselben, seinen
Kenntnissen, seiner Geistes- und Herzensbildung und seiner äusseren

---

[1] Revue archéolog., Paris 1863, T. VIII. p. 469.
[2] Vergl. K. F. Hermann: Lehrbuch der griech. Privat-Alterthümer, Heidelberg 1852, III, S. 192.
[3] Platon: Staat I, c. 15. 18.
[4] Platon: Gesetze I, 6. Staat III, 16.

Lebensstellung. Ein Sklave, welcher als Gehilfe eines Arztes bedeutende Kenntnisse erwarb und eine segensreiche Wirksamkeit entfaltete, blieb gleichwohl stets in einer untergeordneten abhängigen Stellung. Es scheint übrigens, dass die aus der Klasse der Sklaven hervorgegangenen Ärzte nicht die gleiche fachmännische Bildung besassen. wie die übrigen Ärzte, sondern ihre Kunst rein empirisch erlernten. „Wollte man mit einem solchen Manne philosophische Reden über den Bau und die Funktionen des Körpers wechseln,“ bemerkt Platon,[1] so würde er gewiss herzlich lachen und ausrufen: Du Thor! Du bist kein Arzt, sondern ein Schulmeister Deiner Kranken.“ —

Bei der Beurtheilung des Arztes diente seine wissenschaftliche Bildung sicherlich als ein wichtiger Gesichtspunkt. Unwissende und ungeschickte Ärzte wurden belacht und verspottet und der öffentlichen Verachtung preisgegeben. Im Hippokratischen „Gesetz“ werden sie mit den Figuranten auf dem Theater verglichen, „welche aussehen, gekleidet sind und Masken tragen, wie die Schauspieler, es aber nur dem Namen nach, nicht in Wirklichkeit sind.“[2] An einer anderen Stelle heisst es, dass es den unfähigen Ärzten wie schlechten Steuermännern geht. „Wenn dieselben bei ruhigem Meere das Steuer lenken und dabei Fehler begehen, so wird es von Niemandem bemerkt; wenn aber widriger Wind und heftige Stürme hausen, und dabei das Schiff zu Grunde gerichtet wird, dann ist Jeder überzeugt, dass ihre Unwissenheit und ihre Fehler daran Schuld sind. Ebenso verhält es sich auch mit den schlechten Ärzten, welche unter ihren Berufsgenossen die Mehrzahl bilden. Wenn sie leichtere Krankheitsfälle behandeln, bei denen man die grössten Fehler begehen kann, ohne dass nachtheilige Folgen eintreten, so wird ihre Unfähigkeit den Laien nicht auffallen; wenn sie dagegen zu einer schweren, heftigen und gefährlichen Krankheit gerufen werden, dann wird es Jedem klar werden. dass sie nichts verstehen und falsche Anordnungen treffen.“[3] „Die Unwissenheit ist ein schlechter Schatz und ein trauriges Kleinod, ein steter Traum, ein Phantasiebild, bietet keine Freude und keine Heiterkeit und ist die Amme der Feigheit und Verwegenheit.“[4]

Die Hippokratischen Ärzte ermahnten ihre Schüler zum Fleiss und angestrengten Studien. „Die Kunst ist lang, das Leben kurz“. sagten sie ihnen,[5] und „die Heilkunst lässt sich nicht rasch erlernen“.[6] Dringend empfahlen sie die Lektüre der medicinischen Schriften und

---

[1] Platon: Gesetze IV, 10. IX. 4.   [2] Hippokrates a. a. O. T. IV, 638.
[3] Hippokrates a. a. O. T. I. 590.   [4] Hippokrates a. a. O. T. IV, 640.
[5] Hippokrates a. a. O. T. IV, 458.   [6] Hippokrates a. a. O. T. VI. 330.

gedachten dabei auch mit rührender Pietät der redlichen, wenn auch nicht immer glücklichen Versuche, welche die Ärzte früherer Zeiten unternommen hatten, um die Heilkunde zu erforschen und zu einer Wissenschaft zu gestalten.[1]

Die innigen Beziehungen der Medicin zur Philosophie, welche vor HIPPOKRATES bestanden, wurden durch ihn und seine Schule noch mehr befestigt und dauerten auch später fort. „Philosophie und Medicin bedürfen sich gegenseitig und sind auf einander angewiesen. Der Arzt, welcher zugleich ein Philosoph ist, steht auf der höchsten Stufe", schreibt ein Hippokratischer Autor.[2] SOKRATES und PLATON hatten unter ihren Schülern viele Ärzte und Studierende der Medicin, wie sich aus den zahlreichen, auf die Heilkunde bezüglichen Hinweisen und Vergleichen folgern lässt, und ARISTOTELES, der Begründer der vergleichenden Anatomie und bahnbrechende Geist auf allen Gebieten der naturwissenschaftlichen Forschung, schrieb:[3] „Die meisten Naturforscher suchen in der Medicin den Abschluss ihrer Studien, und von den Ärzten beginnen Diejenigen, welche ihre Kunst etwas wissenschaftlicher treiben, das Studium der Heilkunde mit den Naturwissenschaften."

In Alexandria.

Im raschen Siegeslauf hatte der jugendliche Alexander von Macedonien einen grossen Theil Europas, Afrikas und Asiens durchmessen. Die thracischen und illyrischen Stämme bis zur Donau, Griechenland, Phönizien, Palästina, Ägypten, Persien, ganz Kleinasien waren seinem Scepter unterworfen; selbst mehrere indische Staaten erkannten seine Oberhoheit an, und aus Italien und von den Kelten kamen Gesandtschaften, welche bei ihm Schutz und Freundschaft suchten. Schon durfte seine von Ruhmbegier geschwellte Brust sich mit dem kühnen Plane einer Weltmonarchie tragen, welche alle Länder der Erde, soweit sie damals bekannt war, umfassen sollte.

Da machte sein plötzlicher Tod allen diesen Hoffnungen ein jähes Ende. Er starb im Alter von 33 Jahren, voll Jugendkraft, im Besitz einer Macht, wie sie vor ihm noch kein Sterblicher ausgeübt hatte. Die Tragik dieses Todes ist fast noch grossartiger als seine beispiellosen

---

[1] HIPPOKRATES a. a. O. T. I, 596.   [2] HIPPOKRATES a. a. O. T. IX, 232.
[3] ARISTOTELES: Über Sinnesempfindung, c. 1.

Siege und Erfolge. Sein Reich zerfiel ebenso rasch als es aufgebaut worden war. Ehrgeizige Generäle theilten sich in seine Erbschaft und machten sich zu Herren der einzelnen Provinzen.

Aber nur seine politischen Schöpfungen wurden zerstört. Was durch ihn oder unter ihm für die Cultur, für die Wissenschaft geschehen war, blieb erhalten und trug reiche Früchte.

Die Berührung, in welche der griechische Geist mit den Völkern des Orients gekommen war, übte nach beiden Seiten eine nachhaltige Wirkung aus. Jene lernten Wissenschaften und Künste kennen, die bei ihnen noch wenig oder gar nicht entwickelt waren, und erhielten die Gelegenheit, sich griechische Bildung und Feinheit der Sitten anzueignen, während die Griechen von den engherzigen Anschauungen befreit wurden, die, als Produkte ihrer kleinen politischen Gemeinwesen erklärlich, zur Selbstüberhebung und Verachtung des Fremden geführt hatten. Der Hellenismus nahm dadurch jene kosmopolitische Färbung an, welche die Bestrebungen der späteren Griechen kennzeichnet.

Kunst und Wissenschaft erfuhr durch die Bekanntschaft mit fremden Völkern manche Anregung und Förderung, namentlich die Naturwissenschaften, die Zoologie, Botanik, vergleichende Anatomie und Arzneimittellehre, denen aus den der Forschung erschlossenen Ländern ein reiches Material zufloss, welches von fachmännischer Hand geordnet und gesichtet, eine systematische Bearbeitung dieser Disciplinen ermöglichte und begünstigte.

Alexanders politische Zukunftsträume wurden bald vergessen. Nur sein Plan, Ägypten zum Centrum, das nach ihm genannte Alexandria zur Hauptstadt des von ihm erstrebten Weltreiches zu machen, trat ins Leben, wenn auch in einer ganz anderen Form, als er es sich gedacht hatte. Ägypten wurde zwar nicht der politische, aber der geistige Mittelpunkt der Völker und übernahm die Rolle des Vermittlers der Cultur, zu welcher es durch seine Lage sowohl als durch seine Jahrtausende alte Geschichte ganz besonders berufen war. Das Fürstengeschlecht der Ptolemäer, welchem nach Alexanders Tode die Herrschaft über das Nilland zufiel, war griechischer Abstammung und blieb auch in seiner neuen Heimath dem griechischen Wesen treu. Während Ägyptens Handel und Industrie blühte, und seine Schiffe bis Madera gegen Westen und bis nach Persien und Indien im Osten fuhren, wurden zu Hause Künste und Wissenschaften gepflegt und griechische Bildung verbreitet.

Die Ptolemäer zogen Künstler und Gelehrte aus Griechenland an ihren Hof, liessen prachtvolle Bauwerke errichten, schmückten ihre Residenz mit den Schenswürdigkeiten der ganzen Welt und unterstützten die Wissenschaften mit königlicher Freigebigkeit. Sie legten botanische und zoologische Gärten an, gründeten Bibliotheken und schufen das Museum und das Serapeum,[1] zwei Anstalten, in denen Gelehrte Wohnung und Unterhalt erhielten, damit sie sich den wissenschaftlichen Studien widmen konnten, ohne für die täglichen Bedürfnisse des Lebens sorgen zu müssen. Sie enthielten ausser den Wohn- und Schlafgemächern grosse Speisesäle und gedeckte, mit Gemälden geschmückte Säulengänge, an welche sich offene Höfe und schattige Gartenanlagen anschlossen.[2] Die grossen Bibliotheken, bei deren Gründung und Vermehrung keine Geldmittel gescheut wurden, standen damit in einem räumlichen und wahrscheinlich auch organischen Zusammenhange. Die oberste Aufsicht über die Anstalten führten hohe Geistliche, die in Gemeinschaft mit den Vorstehern der einzelnen Abtheilungen, in welche sich die Gelehrten nach ihren Wissenschaften schieden, auch die Verwaltung leiteten.

Das Museum lag in unmittelbarer Nähe des königlichen Schlosses und wurde sogar als ein zugehöriger Theil desselben betrachtet. Das Serapeum befand sich in einem entfernteren Theile der Stadt und stand an Bedeutung jenem nach. Auch die Bibliothek des letzteren war nicht so reich, als diejenige des Museums. Die hohen lichten Säle der Bibliotheken, in denen die Bildsäulen berühmter Gelehrten aufgestellt wurden, bargen viele Tausende von Papyros-Rollen, welche die hervorragendsten Werke, namentlich der hellenischen Literatur enthielten. Über die Zahl derselben gehen die Angaben weit auseinander; während z. B. AMMIANUS und GELLIUS die Menge der Papyros-Rollen der Museumsbibliothek auf 700,000 schätzten, berichtet EPIPHANIUS, dass sie nur 54,800 betrug.[3]

Die Gelehrten, welche im Museum und Serapeum wohnten, bildeten Vereinigungen nach der Art unserer Akademien. Im freundschaftlichen Verkehr und in freien Vorträgen erörterten sie die wissenschaftlichen Fragen, zu denen sie durch die Lektüre oder durch die Beobachtung angeregt wurden. Ihre fürstlichen Gönner nahmen an diesen Untersuchungen regen Antheil und ermunterten sie dabei durch hohe Jahresgehälter und reiche Geschenke. Sie beschäftigten sich mit der Grammatik, der Textkritik der in den Bibliotheken aufgenommenen Schriften, der Dichtkunst, Musik, Geschichte, Philosophie, Mathematik, Mechanik, Astronomie, Geographie, den Naturwissenschaften und der Medicin.

---

[1] G. PARTHEY: Das Alexandrinische Museum, Berlin 1838. — FR. RITSCHL: Die Alexandrinischen Bibliotheken. Breslau 1838.

[2] STRABON XVII, 1.

[3] AMMIAN XXII, 16. — A. GELLIUS: Noct. Attic. VI, 17. Vergl. ferner PARTHEY a. a. O. S. 77.

Aber diese „Priester der Musen“, wie sie THEOKRIT nennt,[1] lebten nicht blos der Forschung; sie widmeten ihre Zeit auch dem Unterricht. Schüler aus allen Gegenden, wo Griechen lebten, kamen nach Alexandria, um dort die höchste Ausbildung für ihren künftigen Beruf zu erlangen. Das Museum und das Serapeum waren somit nicht blos Akademien, sondern auch Hochschulen.

Über das Verhältniss derselben zu den Anstalten, welche dem medicinischen Unterricht dienten, fehlen leider die Nachrichten. Es entstanden dort zwei medicinische Schulen, welche nach ihren Stiftern unterschieden wurden, aber in ihren wissenschaftlichen Grundsätzen nur wenig von einander abwichen. Beide fussten auf den Lehren der Schulen von Kos und Knidos und machten deren wissenschaftliche Errungenschaften zur Grundlage ihrer eigenen Forschungen.

An der Spitze der einen stand HEROPHILOS,[2] an derjenigen der anderen ERASISTRATOS.

Der Erstere wurde um das Jahr 300 v. Chr. zu Chalcedon geboren. Seine Lehrer waren CHRYSIPPOS von Knidos, welcher sich dadurch bekannt machte, dass er die zu häufige Anwendung des Aderlasses und der drastischen Arzneien verwarf und durch das Binden der Glieder zu ersetzen suchte, und bei der Wassersucht Bäder im Schwitzkasten empfahl,[3] und PRAXAGORAS von Kos, einer der fruchtbarsten medicinischen Schriftsteller jener Zeit.[4] HEROPHILOS erlangte eine solche Bedeutung, dass nicht weniger als vier Ärzte des Alterthums sich der Aufgabe unterzogen, sein Leben zu schildern.

Seine hervorragendsten Verdienste liegen auf dem Gebiet der Anatomie. Er war bemüht, eine wesentliche Lücke der Hippokratischen Lehren zu ergänzen, indem er das Nervensystem einer sorgfältigen Untersuchung unterzog. Dabei gelang es ihm, einiges Licht auf diesen bis dahin nur wenig erforschten Theil der Anatomie zu werfen. Er beschrieb die Hirnhäute, die Plexus chorioidei, die venösen Sinus, das nach ihm genannte Torcular Herophili, die Hirnhöhlen und die Schreibfeder, welche ihm diese Bezeichnung verdankt, verfolgte den Ursprung der Nerven aus dem Gehirn und Rückenmark und erkannte, dass die Nerven die Empfindung und Bewegung vermitteln.[5] Ferner beschäftigte er sich mit dem Bau des Auges, beschrieb den Glaskörper, die Chorioidea

---

[1] Idyll. XVII, v. 112.

[2] K. F. H. MARX: Herophilus, Karlsruhe und Baden 1838.

[3] GALEN a. a. O. T. IV, 495. XI, 148. 230. 252.

[4] C. G. KÜHN: De Praxagora Coo. progr., Lips. 1823.

[5] GALEN a. a. O. T. II, 712. 731. III, 708. XIX, 330.　　RUFUS a. a. O. p. 153. — PLUTARCH: de placit. philos. IV, 22.

und die netzartige Haut, machte auf die eigenthümliche Form des
Duodenums aufmerksam und beobachtete, dass die Häute der Arterien
dicker sind, als diejenigen der Venen.[1] Wie genau er bei seinen anatomischen Untersuchungen war, zeigt seine Beobachtung, dass die linke
Vena spermatica in einzelnen Fällen aus der Vena renalis entspringt.[2]

Er unterschied verschiedene Formen des Pulses nach der Grösse,
Stärke, Raschheit und Regelmässigkeit desselben und legte damit den
Grund zur wissenschaftlichen Behandlung der Pulslehre.[3] Auch als
Chirurg hatte HEROPHILOS beachtenswerthe Erfahrungen, wie aus seiner
Bemerkung hervorgeht, dass sich die Luxationen des Oberschenkels
wegen der damit verbundenen Zerreissung des Ligamentum teres nach
der Wiedereinrichtung wiederholen.[4] Er kannte den Verschluss des
Muttermundes bei vorhandener Schwangerschaft[5] und verfasste ein
Lehrbuch der Geburtshilfe, in welcher er auch Unterricht ertheilt haben
soll. Im Allgemeinen huldigte er in der praktischen Heilkunde dem
Grundsatz, dass man sich dabei nicht auf theoretische Erklärungen
verlassen dürfe, sondern die Erfahrung allein als massgebend betrachten
soll.[6] STOBAEUS erzählt, dass HEROPHILOS auf die Frage, wer der beste
Arzt sei, geantwortet habe: „Derjenige, welcher das Mögliche von dem
Unmöglichen zu unterscheiden weiss.“[7]

Sein Zeitgenosse ERASISTRATOS, der sich mit ihm in den Ruhm
der Alexandrinischen Schule theilte, stammte von Julis auf der Insel
Keos. Er war ebenfalls von CHRYSIPPOS von Knidos unterrichtet worden; ausserdem wird METRODOROS, der Schwiegersohn des ARISTOTELES,
unter seinen Lehrern genannt. ERASISTRATOS lebte eine Zeitlang am
Hofe des Königs Seleukos Nikator, wo er durch eine merkwürdige
Diagnose Aufsehen erregte. Antiochos, der Sohn des Königs, war
nämlich erkrankt, und ERASISTRATOS erkannte aus der Aufregung, die
er beim Anblick seiner Stiefmutter an den Tag legte, dass sein Leiden
durch die hoffnungslose Liebe zu derselben hervorgerufen worden war.[8]
GALEN machte zu dieser Erzählung die humoristische Bemerkung, dass
er sich nicht erklären könne, worauf sich diese Diagnose stützte; denn
„einen Puls der Verliebten gebe es ja doch nicht.“[9]

---

[1] RUFUS a. a. O. p. 154. 171. — GALEN a. a. O. T. II, 572. 780. III, 445.

[2] GALEN a. a. O. II, 895.

[3] GALEN a. a. O. T. VIII, 592. 956. 959. — PLINIUS: Hist. nat. XI, 88. XXIX, 5.

[4] ORIBASIUS a. a. O. IV, 233.   [5] GALEN a. a. O. T. II, 150.

[6] PLINIUS: Hist. nat. XXVI, 6.

[7] STOBAEUS: Florileg. Ed. A. Meinecke IV, 2.

[8] PLUTARCH: Vita Demetrii, c. 38. — PLINIUS: Hist. nat. XXIX, 3.

[9] GALEN a. a. O. T. XIV, 631.

Wie HEROPHILOS, so beschäftigte sich auch ERASISTRATOS eifrig mit anatomischen Untersuchungen. Er beschrieb die Hirnwindungen und leitete von der grösseren Mannigfaltigkeit derselben beim Menschen dessen geistige Präponderanz über die Thiere her.[1] Die motorischen Nerven unterschied er von den sensibelen; aber er glaubte, dass die ersteren aus den Häuten, die letzteren aus der Substanz des Gehirns hervorgehen.[2] Er kannte die Bronchial-Arterien, nahm anostomotische Verbindungen zwischen Arterien und Venen an und beschrieb die Herzklappen so genau, dass GALEN dazu nichts weiter hinzuzufügen wusste.[3] Am merkwürdigsten ist seine Beobachtung der Chylusgefässe,[4] deren Bedeutung er natürlich nicht zu erkennen oder auch nur zu ahnen vermochte; dazu gebrauchte die Wissenschaft noch nahezu zwei Jahrtausende.

Gebührende Anerkennung verdienen auch seine Versuche, die Verdauung und andere physiologische Vorgänge auf mechanische Weise zu erklären und die Ursachen der Krankheiten durch pathologische Sektionen zu erforschen.[5]

HEROPHILOS und ERASISTRATOS wurden bei ihren anatomischen Untersuchungen ohne Zweifel durch manche werthvolle Vorarbeiten unterstützt, wie das Werk des DIOKLES von Karystus, dessen GALEN[6] rühmend gedenkt; aber hauptsächlich verdankten sie ihre ausserordentlichen Erfolge dem Umstande, dass ihnen die ägyptischen Könige menschliche Leichen in beliebiger Menge zu anatomischen Sektionen zur Verfügung stellten. Sie erhielten sogar die Gelegenheit, lebende Menschen zu öffnen, indem ihnen zu diesem Zweck Verbrecher aus den Gefängnissen übergeben wurden. „damit sie die Lage, Farbe, Gestalt, Grösse, Anordnung, Härte, Weichheit. Glätte, äussere Fläche, sowie die Vorsprünge und Einbiegungen der einzelnen Organe während des Lebens studieren konnten." Sie entschuldigten diese Vivisektionen damit, „dass es erlaubt sein müsse, das Leben einiger weniger Verbrecher zu opfern, wenn daraus ein dauernder Nutzen für das Leben und die Gesundheit der vielen ehrbaren Menschen entspringt". Ihre Gegner erwiderten ihnen darauf, „dass dies nicht blos grausam sei und die Heilkunst, welche zum Segen der Menschen. nicht aber zu ihrer Qual dienen solle,

---

[1] GALEN a. a. O. T. III, 673.   [2] RUFUS a. a. O. p. 185.

[3] GALEN a. a. O. III, 465. 492. V, 166.

[4] GALEN a. a. O. T. II, 649. IV, 718.

[5] GALEN a. a. O. T. XIX, 373. — CELSUS: Prooem. u. III, 21. — DIOSKORIDES, Ed. C. Sprengel, Lips. 1830, T. II, p. 72. — CAELIUS AURELIANUS: de chron. III, 8. V, 10.

[6] GALEN a. a. O. T. II, 282. 716.

entwürdige. sondern auch überflüssig sei, da die Leute. nachdem ihnen die Bauchhöhle aufgeschnitten, das Zwerchfell durchtrennt und die Brusthöhle eröffnet worden, sterben. bevor noch wissenschaftliche Untersuchungen am Lebenden möglich waren".[1]

Die Schüler und Nachfolger dieser beiden Koryphäen der Alexandrinischen Schule verliessen später leider die exakte Forschungsmethode, welche Jene zu beachtenswerthen Erfolgen geführt hatte. und betraten den bequemen mühelosen Weg der Spekulation. Nur Wenige, wie der Anatom EUDEMOS, die Ärzte BACCHIOS von Tanagra und MANTIAS, der sich um die Arzneimittellehre verdient machte, die Geburtshelfer DEMETRIOS von Apamea und ANDREAS von Karystus, welche die die Geburt erschwerenden Zustände und Verhältnisse in übersichtlicher und ziemlich vollständiger Weise zusammenstellten, der Chirurg PHILOXENOS u. A. machten davon eine rühmliche Ausnahme. Einzelne verpflanzten ihre Lehren nach anderen Orten und gründeten zu ihrer Pflege medicinische Schulen, wie ZEUXIS zu Laodicea und HIKESIOS zu Smyrna.

Die geringen Unterschiede zwischen den Herophileern und Erasistrateern verwischten sich mehr und mehr; die ersteren zeichneten sich nur dadurch von den letzteren aus, dass sie conservativer waren und den Schriften der Hippokratiker, die sie mit Commentaren versahen, eine grössere Autorität zugestanden. Aber beide Schulen waren dem Untergange geweiht, als sie aufhörten, durch eigene Forschungen den Fortschritt der Wissenschaft anzustreben, und sich darauf beschränkten, an den überlieferten Theorien festzuhalten, die allmälig zum todten Formalismus erstarrten. „Freilich war es bequemer,“ schreibt PLINIUS, „in den Schulen zu sitzen und ruhig zuzuhören. als draussen die Einöden zu durchwandern und jeden Tag andere Pflanzen zu suchen.“[2]

Es war unter solchen Umständen kein Wunder, dass die denkenden Ärzte sich von diesen Dogmatikern abwandten und einem Empirismus huldigten, der zwar nicht die Lösung der physiologischen und pathologischen Probleme versprach, aber den Bedürfnissen der ärztlichen Praxis Genüge leistete. Unter dem Einfluss des Skepticismus, welcher von PYRRHON angeregt und von KARNEADES, dem Stifter der sogenannten dritten Platonischen Akademie. weiter ausgebildet, zur herrschenden Weltanschauung geworden war, kamen sie zu der Meinung, dass es in dieser Welt der Erscheinungen eine Gewissheit, ein Wissen überhaupt nicht gebe und die Wahrscheinlichkeit das höchste Ziel sei, welches der menschliche Verstand erreichen könne. Damit verzichteten

---

[1] CELSUS: Prooem. — TERTULLIAN: de anima, c. 10.
[2] PLINIUS: Hist. nat. XXVI. 6.

sie auf die schönsten Hoffnungen, welche das wissenschaftliche Streben belebt hatten, und erklärten dasselbe für aussichtslos.

Die Empiriker vernachlässigten die Anatomie und Physiologie, weil sie deren Studium für überflüssig und fruchtlos ansahen; sie kümmerten sich auch nicht um das Wesen der Krankheiten, sondern begnügten sich damit, ihre Erscheinungen zu beobachten, ihre nächsten Ursachen zu erforschen und die Heilmittel aufzufinden und zu prüfen, welche zur Beseitigung der Leiden geeignet erschienen. Dabei liessen sie sich hauptsächlich von der Erfahrung leiten, und zwar zogen sie nicht blos die eigenen Beobachtungen zu Rath, sondern auch diejenigen, welche von Anderen gemacht worden waren und sich im Verlauf der Zeit zur Geschichte umgestaltet hatten. Bei neuen unbekannten Erscheinungen, über welche noch keine Erfahrungen vorlagen, wurde ein Verfahren eingeschlagen, welches in ähnlichen Fällen erfolgreich gewesen war. Indem man somit den Schluss *per analogiam* als dritte Erkenntnissquelle der Erfahrung und der Geschichte anreihte, vervollständigte man den sogenannten empirischen Dreifuss.

Die Empiriker schenkten ihre Aufmerksamkeit vorzugsweise der praktischen Heilkunde. Die Arzneimittellehre, die Geburtshilfe und Chirurgie wurden von ihnen wesentlich gefördert. Die Technik des Steinschnitts, wie sie Celsus schildert, ist ihr Verdienst. Auch die ersten Versuche zur Lithothrypsie, welche von Ammonios unternommen wurden, stammen aus dieser Zeit.[1] Die Arzneimittellehre wurde mit den Werken eines Nikander und Kratevas bereichert, der sein mit colorirten Abbildungen ausgestattetes Buch über die medicinischen Kräfte dem Könige Mithridates von Pontos widmete. Ausserdem gehörten Philinos, ein Schüler des Herophilos, Serapion, Glaukias und Heraklides aus Tarent zu den bekannten Vertretern der empirischen Sekte.[2]

Während die Wissenschaften in Alexandria blühten und gediehen, wurden ihnen auch an anderen Orten Wohnstätten bereitet, in denen sie sich heimisch machen sollten. Die Fürstengeschlechter der Seleuciden in Syrien und der Attaler in Pergamon wetteiferten mit den Ptolemäern in der Pflege der geistigen Güter. Die Attaler gründeten sowohl Elementarschulen,[3] als Anstalten für Gelehrte gleich jenen in Alexandria, und ihre Bibliothek war nächst denen des Museums und

---

[1] Celsus VII, 26.

[2] Ch. Daremberg (Histoire des sciences médicales, Paris 1870, T. I, p. 159) hat die Anhänger dieser, sowie diejenigen der beiden dogmatischen Schulen zu Alexandria in chronologischer Reihenfolge neben einander gestellt.

[3] Th. Mommsen: Röm. Geschichte, Bd. V. S. 334.

Serapeums die berühmteste des Alterthums. Die Concurrenz, welche sie den Ptolemäern beim Ankauf von Handschriften machten, führte zum Verbot der Ausfuhr der Papyros-Blätter aus Ägypten, welches die indirekte Veranlassung zur Erfindung eines dauerhaften Schreibmaterials gab, nämlich des Pergaments, dessen Name von Pergamon stammt. Die dortigen Schulen gelangten ebenfalls zu hohem Ansehen und brachten Gelehrte hervor, die sich in der Textkritik, Mathematik, namentlich aber in der Medicin auszeichneten. Als Mittelpunkt ärztlicher Bildung nahm Pergamon lange Zeit eine hervorragende Stellung ein; noch Galen, einer der grössten Ärzte und Forscher, die jemals gelebt haben, erhielt hier den ersten medicinischen Unterricht.

Einen traurigen Ruhm in der Geschichte der medicinischen Wissenschaft erwarb sich der letzte König von Pergamon, der geisteskranke Attalus III. In beständiger Furcht, von seinen Feinden vergiftet zu werden, verlangte er, dass wirksame Gegenmittel gegen Vergiftungen aufgefunden würden, und liess zu diesem Zweck Versuche anstellen an Verbrechern und anderen Leuten, deren er sich entledigen wollte. „Mit eigener Hand baute er giftige Gewächse, Bilsenkraut, Niesswurz, Schierling, Sturmhut und Doryknion in den königlichen Gärten und sammelte ihre Säfte und Früchte, um ihre Kräfte zu studiren."[1] Der gleichen Liebhaberei huldigte ein anderer dieser königlichen Giftmischer, der mordlustige Mithridates von Pontos, welcher täglich Gift nahm, um sich auf diese Weise allmälig an den Genuss desselben zu gewöhnen. Diese Versuche, obgleich im Dienste des Wahnsinns und der Grausamkeit unternommen, hatten für die Heilkunde den Vortheil, dass sie zu einer sorgfältigen Prüfung der Eigenschaften und Kräfte mancher Arzneistoffe führten, und die Mittheilungen der medicinischen Autoren späterer Zeiten bezeugen, dass sie nicht ohne Ergebniss blieben.

Die wohlwollende Protektion, welche den Wissenschaften von den ersten Ptolemäern zu Theil geworden war, verwandelte sich später in Gleichgültigkeit und Misstrauen und machte zuletzt dem Gefühl des Hasses und der Verachtung Platz. Der siebente Ptolemäer vertrieb die Gelehrten aus Alexandria und liess die gelehrten Anstalten schliessen.

Als sie später wieder eröffnet wurden, trugen sie das Zeichen des Verfalls an sich. Die Stellen der Gelehrten des Museums wurden jetzt nach der Laune des Fürsten besetzt und dienten als Belohnung für Schmeicheleien und niedrige Dienste. Für diese Zeit mochte das beissende Wort des Phliasiers Timon berechtigt sein, „dass das Museum ein grosser Futterkorb sei, in welchem sich Bücherschmierer mästen.

---

[1] Plutarch: Vita Demetrii, c. 20.

die sich um Dinge streiten, die sie nicht kennen".[1] Unter der römischen Herrschaft kam es sogar soweit, dass Athleten zu Mitgliedern des Museums ernannt wurden.

Die berühmten Bibliotheken wurden theils durch Feuer zerstört, theils von den fremden Machthabern, welche nach Ägypten kamen, geplündert. Ein Theil der literarischen Schätze wanderte nach Italien und Konstantinopel und diente zur Gründung oder Vermehrung der Bibliotheken, welche dort geschaffen wurden.

Die letzten Überreste sollen bei der Einnahme von Alexandria durch die Araber zu Grunde gegangen oder durch die Christen vernichtet worden sein.

Im Jahre 389 wurde der Serapis-Tempel in eine christliche Kirche umgewandelt, und in dem Serapeum nahmen „sogenannte Mönche ihre Wohnung, die", wie Eunapios schreibt, „in ihrer Gestalt zwar Menschen glichen, in ihrer Lebensweise aber Schweine waren".[2] Er hat dabei sicherlich nicht Leute, wie unsere hochgebildeten Benediktiner, sondern schmutzige orientalische Mönche vor Augen gehabt.

Die medicinischen Schulen in Alexandria behaupteten ihre hervorragende Stellung auch unter der Herrschaft der Römer und darüber hinaus und trugen vielleicht wesentlich bei zu dem Aufschwunge, den die Heilkunst unter den Arabern erlebte.

Die Medicin in Rom.

Die italische Halbinsel bildete Jahrhunderte lang den Schauplatz erbitterter Kämpfe und Fehden, deren Endergebniss die Unterwerfung der einzelnen Völkerschaften unter die römische Herrschaft war. Die kleinen Bauernstaaten, welche allmälig zu dem politischen Gemeinwesen der Römer verschmolzen, hatten den Künsten und Wissenschaften geringe Pflege gewidmet, und nur die Etrusker konnten auf Cultur-Errungenschaften hinweisen, welche die Keime einer erfolgreichen Entwickelung in sich bargen.

Die Heilkunde zeigte den theurgisch-empirischen Charakter. Gebete, Opferungen, mystische Zaubersprüche und Anrufungen der Götter bildeten neben einigen heilkräftigen Kräutern, deren Wirkung der Zufall

---

[1] Athenaeos deipnosophist. I. p. 11, Basil. 1535. Ed. Bedrotus.
[2] Eunapios in aedes I. p. 43, nach Parthey a. a. O. S. 102.

gelehrt und die Erfahrung bestätigt hatte, die gebräuchlichsten Heilmittel, deren man sich bei Krankheiten bediente. Auch besass man
einige Kenntnisse in der Behandlung der Wunden, in der Stillung von
Blutungen und in der Heilung von Knochenbrüchen und Verrenkungen.
Seneca[1] charakterisirt den Zustand der damaligen Heilkunst treffend
mit den Worten: *medicina quondam paucarum fuit scientia herbarum
quibus sisteretur fluens sanguis, vulnera coirent.*

Ein eigentlicher ärztlicher Stand fehlte, und gute Freunde, barm-
herzige Frauen und treu ergebene Diener leisteten wie zur Zeit Homer's
im Fall der Noth die erforderliche Hilfe.

Die Römer sahen in der Begründung und Erweiterung ihrer politischen Macht die einzige Aufgabe, welche die Kräfte der Nation in
Anspruch nahm. Ihr gegenüber erschienen die Beschäftigungen mit
Dingen, wie die Heilkunst, von untergeordneter Bedeutung. Der Inhalt
der letzteren erfuhr daher bei ihnen keine wesentliche Bereicherung,
und ihre Ausübung blieb in denselben Händen, wie bisher.

Allerdings hätte die Eingeweideschau, welche die Haruspices vornahmen, dazu dienen können, das anatomische Wissen zu vermehren;
aber diesen Priestern mangelte die nothwendige Vorbildung, und bei
ihren Untersuchungen standen ihnen nicht wissenschaftliche Ziele, sondern mystisch-religiöse Aufgaben vor Augen, welche sie darauf hinwiesen, Absonderlichkeiten zu finden, selbst dort, wo sie nicht vorhanden
waren. Gleichwohl deuten die zahlreichen Ausdrücke der anatomischen
Terminologie,[2] welche der lateinischen Sprache entlehnt sind, darauf
hin, dass man die wichtigsten Organe des Körpers kannte und von
einander zu unterscheiden wusste.

Übrigens bestanden nur lose Beziehungen zwischen der Anatomie
und der praktischen Heilkunde. Der römische Hausvater, wie er uns
in M. Porcius Cato entgegentritt, hatte sein Receptenbuch, aus welchem er sich bei Erkrankungen seiner Familie, seiner Sklaven und
Hausthiere Rath holte.[3] Darin waren ausser manchen abergläubischen
Zauberformeln allerlei Mittel gegen innere Leiden angegeben und die
Behandlung geschildert, welche bei Verletzungen, Frakturen, Luxationen,
Wunden, Geschwüren, Fisteln, Nasenpolypen u. a. m. eingeschlagen
werden sollte. Grossen Werth legte man auf die Diätetik, und einzelne

---

[1] Epist. 95.

[2] René Briau: Introduction de la médecine dans le Latium et à Rome in
der Révue archéol., Paris 1885, sér. III, T. 6, p. 197. — Jos. Hyrtl: Onomato-
logia anatomica. Wien 1880.

[3] Plinius: Hist. nat. XXIX. c. 8. — Plutarch: Cato major. c. 23.

Hausmittel, wie der Kohl, standen in hohem Ansehen.[1] Auch der Wein wurde zu derartigen Zwecken häufig verwendet, und CATO, „dessen Tugend", wie HORAZ[2] schreibt, „nicht selten in lauterem Wein erglühte", empfahl ihn als Zusatz zu verschiedenen Heilmitteln.

Die patriarchalische Sitte, nach welcher der Hausvater zugleich der Hausarzt war, verschwand natürlich mit der Entwickelung der Heilkunst und bildete sicherlich schon zu CATO's Zeit nur noch eine Ausnahme. Die vermehrten Anforderungen, welche an das Wissen und Können der Heilkundigen gestellt wurden, und der Aufschwung der politischen und socialen Verhältnisse rechtfertigten die Bildung eines besonderen ärztlichen Standes. Leider fehlen die historischen Nachrichten, in welcher Weise sich dieser Prozess vollzog. Vielleicht hatte das Bedürfniss einer verlässlichen ärztlichen Hilfe, welches sich in den häufigen Kriegszügen der Römer kundgab, Einfluss darauf? —

In den ältesten Zeiten pflegten die Soldaten einander gegenseitig zu verbinden und führten zu diesem Zweck Verbandstücke mit sich. Jeder betheiligte sich an der Pflege der Verwundeten;[3] aber die ärztliche Hilfe, welche ihnen zu Theil wurde, scheint unzureichend gewesen zu sein, so dass z. B. nach der Schlacht bei Sutrium (309 v. Chr.) mehr Krieger ihren Verletzungen nachträglich erlagen, als von den Feinden getödtet worden waren.[4]

Doch steht es fest, dass zu jener Zeit in Rom die Heilkunst bereits berufsmässig ausgeübt wurde. Es wird dies nicht blos durch das Zeugniss der Autoren des Alterthums,[5] welche bei verschiedenen Gelegenheiten der Ärzte gedenken, sondern auch durch mehrere Thatsachen in überzeugender Weise bewiesen.

Die *Lex Aquilia* machte den Arzt, welcher einen Sklaven nach der Operation vernachlässigt hatte, so dass dadurch dessen Tod herbeigeführt worden war, dafür verantwortlich.[6] PLUTARCH[7] erzählt, dass sich bei einer Gesandtschaft, welche die Römer nach Bithynien schickten, ein Mann befunden habe, an welchem die Trepanation mit glücklichem Erfolg ausgeführt worden war, und schon in den zwölf Gesetzestafeln des Numa ist von Zähnen die Rede, welche durch Goldfäden künstlich mit einander verbunden waren.[8]

Dagegen behauptet PLINIUS[9] freilich, dass Rom viele Jahrhunderte

---

[1] PLINIUS: Hist. nat. XX, c. 33.   [2] Od. III, 21, Ad amphoram.
[3] TACITUS: Annal. IV, 63.
[4] LIVIUS VIII, 36. IX, 32. X, 35. XXX, 34.
[5] DION. HALICARN. I, 79. X, 53. — LIVIUS XXV, 26.
[6] Institut. IV, tit. 3. § 6 u. 7.   [7] Cato major. c. 9.
[8] CICERO: de leg. II, 24.   [9] PLINIUS: Hist. nat. XXIX, 5.

hindurch der Ärzte, wenn auch nicht der Heilkunst *(sine medicis, nec tamen sine medicina)*, entbehrt habe. Aber er wollte damit nur sagen, dass es in Rom bis zur Einwanderung der griechischen Ärzte, von denen er bald nachher spricht, keine Leute gab, welche den Namen von Ärzten verdienten, und bemerkt dabei, dass man der griechischen Heilkunst mit freudiger Begierde entgegengesehen habe, aber nachdem man sie kennen gelernt, davon enttäuscht sei *(medicinae vero etiam avidus, donec expertam damnavit)*; er verbessert sich indessen später, indem 'er sagt, dass damit nicht die Sache selbst, sondern die Art. wie sie betrieben wurde, gemeint sei.[1]

Der griechische Einfluss hatte sich in Rom geltend gemacht, längst bevor man mit den wissenschaftlichen Errungenschaften der griechischen Ärzte bekannt wurde; und es ist bezeichnend für die Denkweise jener Zeit, dass er sich zuerst auf dem Gebiet der religiösen Mystik kundgab. Schon in früher Zeit nahmen die Römer bei schweren Epidemien ihre Zuflucht zu den Orakeln und Heilgottheiten der Griechen, welche neben den heimischen Göttern verehrt wurden. Dem Apollon als Arzt wurde bei einer Seuche, die im 5. Jahrhundert v. Chr. in Rom wüthete, ein Tempel gewidmet.[2] I. J. 291 v. Chr. wurde der Asklepios-Dienst von Epidauros nach Rom verpflanzt: eine Thatsache, welche dichterisch ausgeschmückt, von verschiedenen Schriftstellern dargestellt und sogar von der bildenden Kunst verherrlicht worden ist.[3] I. J. 154 n. Chr. wurde in Rom ein *Collegium Aesculapii et Hygieae* errichtet, dessen Stiftungs-Urkunde sich in einer im Garten des Palais Palestrine gefundenen Inschrift erhalten hat.[4]

Als Rom nach den punischen Kriegen zur Weltmacht emporwuchs, welche die Herrschaft über das Mittelmeer und die dasselbe begrenzenden Länder mit Erfolg anstreben durfte, nahm die Einwanderung von Fremden in bemerkenswerther Weise zu. Wer durch Geburt, Vermögen, Talent oder Wissen seine Mitbürger überragte, ging nach der Tiberstadt, weil er hier am ehesten hoffen konnte, seine Vorzüge zur Geltung zu bringen. Dazu gesellte sich eine Schaar von Abenteurern,

---

[1] Plinius a. a. O. XXIX, 8.   [2] Livius IV, 25. 29. VII, 20. XL, 51.

[3] Valer. Maxim. I, 6. 8. — Livius X, 47. XXIX, 22. — Ovid: Metam. XV, v. 626—744. — Panofka: Asklepios und die Asklepiaden, Berlin 1840, S. 52 u. Tafel II, 3. — Böttiger in K. Sprengel's Beiträgen z. Gesch. d. Med., Halle 1795, I, 2. S. 163 u. ff.

[4] Spon: Recherches curieuses d'antiquité, Lyon 1683, p. 326—340. und wieder abgedruckt bei J. Rosenbaum: K. Sprengel's Versuch einer Geschichte d. Arzneikunde, Leipzig 1846. S. 208 Anm.. und G. Pinto: Storia della medicina in Roma, Roma 1879. p. 191.

welche ihr Glück suchten und dabei weder Mittel noch Wege scheuten, wenn sie zum Ziele führten, sowie jene namenlose Menge von Sklaven, die von reichen Römern aus der Ferne bezogen wurden, um den erhöhten Luxus zu befriedigen. Der vermehrte Sinnengenuss hatte neue Laster und neue Krankheiten im Gefolge, gegen welche man bei fremden Ärzten Hilfe suchte.

Das grösste Contingent zu der Einwanderung der Fremden stellten, wie bisher, die Griechen, deren Sprache und Cultur in Rom massgebend wurde. Nichts kennzeichnet die Bedeutung, welche der Hellenismus dort erlangte, mehr, als dass selbst Cato, der Verächter des Griechenthums, sich bewogen fühlte, dessen Sprache und Literatur zu studieren, und dass derselbe Feldherr, Lucius Aemilius Paulus, welcher die Griechen auf dem Schlachtfelde besiegte, seine Kinder von griechischen Lehrern erziehen liess. Nur auf politischem Felde, nur im Kampfe der Waffen erlagen die Griechen den Römern; im Wettstreit der Geister blieben sie die Sieger.

> Graecia capta ferum victorem cepit et artes
> Intulit agresti Latio.[1]

Die mächtigsten Veränderungen erfuhren dadurch das Bildungswesen und die Heilkunde in Rom.

Die bewunderungswürdigen Erfolge, welche die letztere den Griechen verdankte, machen es begreiflich, dass man bestrebt war, sich ihr Wissen und ihre Geschicklichkeit auf diesem Gebiet nutzbar zu machen. Die griechischen Ärzte wurden in Rom gesucht, und ihre römischen Collegen mussten aus der medicinischen Literatur der Griechen Fachkenntnisse sammeln, wenn sie im Kampfe ums Dasein nicht zu Grunde gehen wollten. Die römische Heilkunst, soweit sie auf nationalem Boden entstanden war, ging in der griechischen Heilkunde auf und liess nur, wie alle niederen Cultur-Elemente, wenn sie den höheren unterliegen, in der Tradition des Volkes ihre Spuren zurück.

Die berufsmässige Heilkunst in Rom war fortan griechisch. Ihr Inhalt stützte sich auf griechische Schriften, und ihre hervorragendsten Vertreter gehörten der griechischen Nation an. Dieses Übergewicht erhielt sich bis in das späte Alterthum. Die Römer haben es auf diesem Gebiet eigentlich niemals zu einer geistigen Selbstständigkeit gebracht, und ihre besten medicinischen Werke besitzen nur den Werth compilatorischer Zusammenstellungen, zu denen die Schöpfungen des griechischen Geistes als Vorlage dienten.

---

[1] Horatius: Epist. I. 1, v. 156.

Die ersten griechischen Ärzte, welche in Rom einwanderten, waren, wie es scheint, nicht gerade die ehrenwerthesten Mitglieder ihres Standes. Auffallend durch ihr fremdartiges Wesen und durch jenen Zug von Charlatanerie, welcher ihrer orientalischen Heimath eigenthümlich, aber den strengen Sitten der Römer ungewohnt war, machten sie sich bald durch Habsucht und Prahlereien verächtlich und verhasst. Sicherlich waren nur Wenige von Begeisterung für die Heilkunst und Liebe zu den Menschen erfüllt; die Meisten trieb die Sucht nach Reichthum und Genuss aus der Heimath in die Fremde. Die schweren Anklagen, welche CATO gegen sie richtete, waren, wenn auch übertrieben, doch nicht ohne alle Berechtigung.[1]

Der aus dem Peloponnes stammende Arzt ARCHAGATHOS (ein guter Anfang!), welcher um d. J. 219 v. Chr. nach Rom kam, lenkte zuerst die öffentliche Aufmerksamkeit auf sich. Seine chirurgischen Operationen erregten solches Aufsehen, dass der Senat ihm das römische Bürgerrecht verlieh und auf Kosten der Gemeinde eine Officin in einem belebten Theile der Stadt kaufte. Aber seine Lust „am Schneiden und Brennen“, vielleicht auch manche Misserfolge, die er bei seinen Operationen hatte, raubten ihm bald das Vertrauen der Bevölkerung, und man sagte, dass er kein Wundarzt, sondern ein Henker *(carnifex)* sei.[2]

Eine hervorragende Stellung erlangte später der bithynische Arzt ASKLEPIADES, welcher zur Zeit des Pompejus nach Rom übersiedelte. Im Besitz einer gründlichen Allgemeinbildung, ausgestattet mit ungewöhnlichen Gaben des Geistes, einem scharfen, durchdringenden Verstande und einer reichen Lebenserfahrung, erhob er sich bald über den Tross der gewöhnlichen Ärzte. Seine feinen gesellschaftlichen Manieren, sein sicheres weltmännisches Auftreten in Verbindung mit seinem Rednertalent, welches seinem masslosen Selbstbewusstsein die geeignete Beleuchtung zu geben wusste, verschafften ihm den Zutritt in den vornehmsten Kreisen Roms und die auszeichnende Freundschaft von Männern wie Cicero, L. Crassus, Marcus Antonius u. A. König Mithridates suchte ihn durch Versprechungen an seinen Hof zu ziehen, musste sich aber, da ASKLEPIADES diese Einladung ablehnte, mit der Übersendung seiner Schriften begnügen. ASKLEPIADES zog es vor, in Rom zu bleiben, wo er grosse Reichthümer gewann und verehrt wurde „wie ein Abgesandter des Himmels“.

Er verstand es vortrefflich, die hohe Meinung, welche man von ihm hatte, zu erhalten und wenn möglich noch zu erhöhen, und verschmähte zu diesem Zweck kein Mittel. So rief er einen Menschen,

---

[1] PLINIUS a. a. O. XXIX, 5, 7, 8.　　[2] PLINIUS a. a. O. XXIX, 6.

dessen Leichenbegängniss man gerade feiern wollte, ins Leben zurück. Mit marktschreierischer Grossthuerei erklärte er, man möge ihn nicht für einen Arzt halten, wenn er selbst jemals krank werde; und der Tod war so gefällig, ihn nicht zu desavouiren, denn er starb durch den Sturz von einer Leiter.[1]

Wie alle Leute dieser Art, läugnete auch ASKLEPIADES jede Autorität und glaubte nur an sich selbst. Er verwarf die dogmatischen Lehren seiner Vorgänger und schuf selbst ein medicinisches System, das sich auf die Atomenlehre der Epikuräer gründete, wie sie dieselbe von DEMOKRIT und in etwas modificirter Form von HERAKLIDES, dem Pontiker, übernommen hatten. Er lehrte, dass der menschliche Körper zusammengesetzt sei aus formlosen, beständigen Bewegungen und Veränderungen unterworfenen Atomen und zwischen ihnen gelagerten Hohlräumen, welche die Bewegung der Säfte, sowie die Empfindung vermitteln. Aus der Beschaffenheit und Lagerung der Atome und ihrem Verhältniss zu den Hohlräumen leitete er Gesundheit und Krankheit ab.[2] Die menschliche Seele erschien ihm als das Ergebniss der Sinnesthätigkeit. Er sagte, dass sie wie ein Hauch sei, der alle Theile des Körpers durchdringe, und keineswegs in einem bestimmten Organ ihren Sitz habe: eine Äusserung, welche den Kirchenschriftsteller TERTULLIAN[3] zu abgeschmackten Witzeleien Anlass gegeben hat.

Die materialistischen Ideen, welche zur gleichen Zeit einen beredten Vertheidiger in dem Dichter LUCREZ fanden, hatten unter den Männern des Fortschritts viele Freunde und Anhänger. ASKLEPIADES suchte sie mit der Moralphilosophie der Stoa zu verbinden, damit sie bei den spiritualistisch angelegten Naturen keinen Anstoss erregten. Auf diese Weise sicherte er seinen Lehren den Beifall und die Bewunderung der gebildeten Laien, während die Ärzte durch die Vorzüge, welche sie vor der Humoralpathologie hatten, gewonnen wurden.

Die einseitige Berücksichtigung der Säfte-Theorie in der Physiologie und Pathologie der Hippokratiker konnte die denkenden Ärzte nicht befriedigen. Es leuchtete ihnen daher ein, als ASKLEPIADES auf die Rolle hinwies, welche dabei die festen Theile des Körpers spielen. Er hat sich dadurch ebenso wie durch die Einführung des Materialismus in die Medicin um die Entwickelung dieser Wissenschaft grosse Verdienste erworben.

---

[1] PLINIUS a. a. O. VII, 37. XXVI, 7. 8. 9. — CICERO: de orator. I, 14. — APULEJUS: florid., c. 19. - SEXT. Empir. ad logic. dogm. 1, c. 91., ad mathem. IV, c. 113 u. a. m.

[2] CAEL. AURELIANUS: de acut. 1, 14. 15.

[3] TERTULLIAN: de anima, c. 15.

Seine therapeutischen Grundsätze gipfelten in dem Satze, dass der Arzt darnach trachten müsse, den Kranken rasch, sicher und auf eine angenehme Art gesund zu machen. Er bekämpfte den Missbrauch, welchen die Ärzte seiner Zeit mit drastischen Purgantien, mit Brechmitteln und schweisstreibenden Verordnungen trieben, und empfahl statt dessen neben einer strengen Regelung der Diät vorzugsweise active und passive Bewegungen des Körpers, Abreibungen, Bäder, den Genuss des kalten Wassers, Klystire u. dgl. m. Um Schlaf zu erzeugen, liess er die Kranken in Hängematten legen, welche in sanfte schaukelnde Bewegung versetzt wurden. Bei der Bräune rieth er, wie schon Andere vor ihm, die Tracheotomie vorzunehmen.[1]

Die Lehren des ASKLEPIADES wurden von seinen Schülern und Anhängern weiter ausgearbeitet und bildeten die Grundlage für die ärztliche Sekte, welche die methodische genannt wurde. Der eigentliche Begründer derselben, THEMISON aus Laodicea, ein Schüler des ASKLEPIADES, unterzog sich der Aufgabe, die Natur-Philosophie seines Meisters dem Verständniss und den Bedürfnissen der praktischen Ärzte anzupassen. Er sagte, dass die Krankheiten entweder den Charakter der Spannung, d. h. der Reizung oder der Erschlaffung oder einen aus beiden Eigenschaften gemischten Zustand zeigen, indem die Sekretionsthätigkeit der Organe entweder herabgesetzt oder gesteigert oder zu verschiedenen Zeiten verändert erscheine.[2] Die den verschiedenen Krankheiten gemeinsamen Charaktere wurden Communitäten genannt, und ihre Bekämpfung durch Mittel, welche eine entgegengesetzte Wirkung besitzen, als der Zweck der ärztlichen Behandlung hingestellt.

Die Methodiker beschränkten sich auf die Betrachtung der allgemeinen Erscheinungen der Krankheiten; den Sitz derselben und ihre Ursachen zu erforschen, hielten sie für überflüssig und wohl auch für aussichtslos. Sie beschäftigten sich hauptsächlich mit der Semiotik und Therapie und schenkten vorzugsweise den Fragen der praktischen Heilkunst ihre Aufmerksamkeit.

Ihre Lehren waren so einfach und leicht zu begreifen und so bequem in der Ausführung, dass sie bei der grossen Menge der Ärzte bereitwillig Aufnahme fanden. Aber Denjenigen, welche wissenschaftliche Interessen hegten, konnten ihre Mängel nicht entgehen. Die Oberflächlichkeit der Alles nach einer vorgeschriebenen Schablone generalisirenden Communitäten-Lehre, welche nicht blos die Fragen der wissenschaftlichen Theorie unbeantwortet liess, sondern selbst für die

---

[1] CELSUS II, 14. III, 4. IV, 19. — CAEL. AUREL.: de acut. I, 15. III, 4. 8. — PLINIUS: Hist. nat. XXVI, 7. 8. 9.

[2] CELSUS: Praef.

Praxis unzureichend erschien, musste sich mit der Zeit ebenso unhaltbar erweisen, als ihr unreifer Materialismus, der in der Synkrise der Atome die Lösung des Räthsels des organischen Lebens gefunden zu haben glaubte.

Die Einsichtigen wandten sich daher einem Eklekticismus zu, der die Elementenlehre und Qualitätentheorie der griechischen Naturphilosophen mit dem Humorismus der Hippokratiker und der Solidarpathologie der methodischen Schule zu vereinigen und durch die Annahme des Pneuma, eines den Körper erfüllenden und ihn beherrschenden geistigen Elementes, eine wesentliche Lücke der verschiedenen medicinischen Systeme zu ergänzen versuchte. Die Lehre vom Pneuma war keineswegs neu: sie wurde schon in den Hippokratischen Schriften angedeutet, von den Peripatetikern ausführlicher erörtert. von Erasistratos zur Erklärung mancher Vorgänge im menschlichen Organismus verwendet und später durch die Stoa wieder in den Vordergrund gedrängt. Einige Ärzte, wie z. B. Athenaeus aus Attalia, schrieben dem Pneuma eine so hervorragende Rolle zu, dass man sie als Pneumatiker bezeichnet hat.

In der ärztlichen Praxis stellten sich die Eklektiker auf den Boden der Thatsachen und sahen in der Erfahrung die einzige und sicherste Richtschnur ihres Handelns. Aber sie standen der wissenschaftlichen Forschung nicht, wie die Methodiker oder die Empiriker, gleichgültig oder gar feindselig gegenüber, sondern begünstigten dieselbe und förderten sie selbst auf Gebieten, wie z. B. die Anatomie und Physiologie, deren Nutzen für die ärztliche Praxis nicht sofort erkennbar war.

Der Eklekticismus wurde in wirksamer Weise vorbereitet und eingeleitet durch die Schriften der Encyklopädisten, welche Alles, was in den vorangegangenen Culturperioden auf den einzelnen Gebieten des geistigen Strebens geleistet worden war. zusammen stellten. Neben der Philosophie und Geschichte, der Politik, Kriegswissenschaft, Geographie, den Naturwissenschaften, der Landwirthschaft, Malerei und Bildhauerkunst u. a. m. zogen sie auch die Medicin in den Kreis der Betrachtung. Ihre Schriften über diesen Gegenstand bringen eine Übersicht des gesammten medicinischen Wissens jener Zeit und sind um so werthvoller, als sie eine Menge von Auszügen aus ärztlichen Werken enthalten, welche verloren gegangen sind. Die bekanntesten Encyklopädisten waren M. Terentius Varro, A. Cornelius Celsus und der ältere Plinius. Der Letztere benutzte zu seiner Naturgeschichte nicht weniger als 2000 Bücher, wie er selbst erzählt,[1] und Celsus

---

[1] Plinius a. a. O. I, praef.

liefert in seinem medicinischen Werk, welches sich durch die Eleganz der Darstellung wie durch die Classicität der Sprache den besten Erscheinungen der römischen Literatur anschliesst; einen wenn auch schwachen Ersatz für eine grosse Anzahl von medicinischen Werken der Alexandrinischen Periode, die uns ein neidisches Geschick geraubt hat.

Der Eklekticismus entwickelte sich zum lebensfrischen Organismus, welcher die Vorzüge der übrigen medicinischen Systeme in sich vereinigte, ohne deren Mängel und Fehler zu besitzen. Festhaltend an den Traditionen der Vergangenheit, aber frei von jener schulmeisterhaften Pedanterie, welche das Heraustreten aus den gewohnten Geleisen als ein frevelhaftes Wagniss betrachtet, war er ganz geeignet, die Forscherthätigkeit des Einzelnen zu fördern und den Fortschritt der Wissenschaft zu ermöglichen. Der Eklekticismus war ein Bedürfniss und eine Nothwendigkeit für die Heilkunde, wenn sie nicht in roher Empirie oder einseitigem Methodismus verflachen wollte. Es war daher begreiflich, dass er die Herrschaft in der Medicin erlangte. Die Ärzte schlossen sich ihm mit Begeisterung an, und die medicinische Literatur erhielt eine eklektische Färbung.

Auch die Lehre GALEN's, welche durch ein und ein halbes Jahrtausend der Welt als höchste und fast unfehlbare Autorität in medicinischen Dingen galt, war ursprünglich nichts Anderes als ein geläuterter Eklekticismus. Freilich errang sich dieselbe durch die schöpferische Kraft ihres Begründers, welcher der medicinischen Wissenschaft eine Fülle von Thatsachen erschloss und ihr neue Bahnen eröffnete, bald die Selbstständigkeit und gestaltete sich zum abgeschlossenen System.

GALEN wurde i. J. 131 n. Chr. zu Pergamon, dem einstigen Herrschersitz der Attaler, geboren. Sein Vater, der Architekt NIKON, war ein vielseitig gebildeter Mann, der sehr gründliche Kenntnisse in der Mathematik, Physik und den Naturwissenschaften besass; er überwachte mit liebender Sorgfalt die Erziehung seines Sohnes und sorgte dafür, dass derselbe von ausgezeichneten Lehrern unterrichtet wurde. Mit einer vortrefflichen Vorbildung ausgestattet, begann GALEN im 17. Lebensjahre die medicinischen Studien. Er besuchte zunächst die medicinische Schule seiner Vaterstadt, an welcher der Anatom SATYRUS, ein Schüler des QUINTUS, der Hippokratiker STRATONICUS, der Empiriker AESCHRION u. A. wirkten. Nach dem Tode seines Vaters, welcher vier Jahre später erfolgte, verliess er Pergamon und begab sich nach Smyrna, um dort unter der Leitung des PELOPS, eines berühmten Anatomen, und des Platonikers ALBINUS seine Studien fortzusetzen, und dann nach

Korinth, wo er einen anderen bedeutenden Anatomen, NUMESIANUS, hörte.[1] Hierauf durchreiste er Kleinasien und Ägypten, hauptsächlich zu dem Zweck, um seine naturwissenschaftlichen Kenntnisse zu vermehren und zu befestigen. In Alexandria, dessen medicinische Schulen unter allen Anstalten dieser Art den ersten Rang einnahmen, blieb er bis zum 28. Lebensjahre. Mit grossem Eifer widmete er sich den anatomischen Untersuchungen, zu denen ihm hier mehr Gelegenheit geboten wurde, als an irgend welchem anderen Ort.[2] Gleichzeitig suchte er auch in den übrigen Zweigen der Heilkunde sein Wissen zu ergänzen und zu läutern. Alexandria war mit Heilkünstlern überfüllt,[3] und es gab wohl kein medicinisches System, keine Heilmethode, die nicht unter den dortigen Ärzten ihre Anhänger und Vertheidiger hatte. Nirgends konnte der Studierende der Medicin so viel sehen und lernen, als in Alexandria. Deshalb kamen die jungen Ärzte hierher, wenn sie sich in ihrem Fach vervollkommnen wollten. War es ja doch noch in späterer Zeit die beste Empfehlung eines Arztes, in Alexandria studiert zu haben.[4]

Reich an Kenntnissen kehrte GALEN in seine Heimath zurück und übernahm die ärztliche Behandlung der Gladiatoren und Ringkämpfer. Aber die kleinlichen Verhältnisse seiner Vaterstadt und ein Aufruhr, der dort ausbrach, veranlassten ihn, nach einigen Jahren nach Rom zu übersiedeln. Um hier bekannt zu werden, hielt er öffentliche Vorträge über den Bau und die Funktionen des menschlichen Körpers. Das Interesse an dem Gegenstande und die Sachkenntniss des Redners zogen bald ein zahlreiches Publikum an, das sich aus den vornehmsten Kreisen der Hauptstadt zusammensetzte. Unter seinen Zuhörern befanden sich Männer in einflussreichen Stellungen, wie die Philosophen Eudemus und Alexander von Damaskus, der Präfekt Sergius, die Consuln Boëthus und Severus, der später den Thron bestieg, und Barbarus, der Onkel des Kaisers Lucius. Auf diese Weise gelang es GALEN, in kurzer Zeit eine einträgliche ärztliche Praxis zu erwerben.

Aber der Neid und die Eifersucht seiner Collegen und andere widrige Verhältnisse verleideten ihm den Aufenthalt in Rom. Er begab sich daher wieder auf Reisen und besuchte verschiedene Theile Italiens und Griechenlands, die Insel Cypern, Palästina und seine Heimath Pergamon. Schon ein Jahr später wurde er von den Kaisern Lucius Verus und A. Marcus Aurelius nach Aquileja berufen, um sie in dem

---

[1] J. CH. ACKERMANN: Vita Galeni in Galeni opera. ED. KÜHN, T. I (Einleitung), führt die Belegstellen dazu an.

[2] GALEN II, 220.   [3] FULGENTIUS: Mythol. I, p. 16.

[4] AMMIAN. Marcell. XXII, 16.

Feldzuge gegen die Germanen zu begleiten. Der Tod des Ersteren gab GALEN eine andere Bestimmung; er blieb in Rom und wurde zum Leibarzt des jungen Thronfolgers Commodus ernannt.[1] Wie lange er dieses Amt bekleidete, ob und wann er später in seine Heimath zurückkehrte, ist nicht bekannt. Ebensowenig weiss man, wann und wo er gestorben ist. Wie SUIDAS berichtet, soll er das 70. Lebensjahr erreicht haben: sein Tod erfolgte also nicht vor dem Jahre 201 n. Chr.

Wenn das Leben GALEN's an dieser Stelle ausführlich erzählt wurde, so rechtfertigt sich dies nicht blos durch die ausserordentliche Bedeutung. welche er für die Heilkunde erlangte, sondern hat zugleich den Zweck. an einem hervorragenden Beispiele zu zeigen, wie sich zu jener Zeit der Bildungsgang tüchtiger Ärzte gestaltete.

GALEN war ein erfahrener geschickter Arzt, gelehrter Forscher. gesuchter Lehrer der Medicin und ungemein fleissiger Schriftsteller. Seine literarische Fruchtbarkeit geht aus der Menge seiner Schriften hervor. welche in der KÜHN'schen Ausgabe 21 Bände füllen, von denen jeder ungefähr 1000 Druckseiten enthält. Allerdings befinden sich darunter manche Werke. welche ihm fälschlich zugeschrieben worden sind: dafür fehlen aber in der Ausgabe eine grosse Menge von ihm verfasster Arbeiten. welche theils verloren gegangen. theils nur in Übersetzungen vorhanden und noch niemals dem Druck übergeben worden sind.

GALEN's Schriften behandeln die Philosophie, Anatomie, Physiologie, Arzneimittellehre, praktische Heilkunde, Chirurgie, Gynäkologie, Geschichte der Medicin u. a. m. Sie führen dem Leser Alles vor, was auf diesen Gebieten geleistet worden war, und zeichnen, wie die Hippokratische Sammlung, ein Bild des Zustandes der Heilkunde ihrer Zeit, dessen Einzelheiten auf die fachmännischen Kenntnisse der Ärzte ebenso wie auf ihre socialen Verhältnisse manches Licht werfen.

Auch der medicinische Unterricht wird darin an mehreren Stellen berührt. Derselbe entwickelte sich in strenger Abhängigkeit von den Geschicken der Heilkunde überhaupt. Sein Inhalt und seine Richtung wurde durch den Fortschritt der Wissenschaft und die herrschenden Systeme, seine Form durch die äusseren Verhältnisse des ärztlichen Standes bestimmt.

---

[1] GALEN XIV, 648 u. ff.

Der medicinische Unterricht in Rom.

In den ältesten Zeiten der römischen Geschichte gingen die medicinischen Kenntnisse vom Vater auf den Sohn oder einen Verwandten und Freund über. Die persönliche Unterweisung des Schülers durch den Heilkundigen blieb auch später die häufigste, wenn nicht einzige Form des medicinischen Unterrichts.

Als die griechische Heilkunst nach Rom verpflanzt wurde, erhielt der medicinische Unterricht mit dem aus der reichen medicinischen Literatur der Griechen entnommenen Inhalt auch die äussere Gestalt, welche er in Griechenland hatte. Die nach Rom eingewanderten griechischen Ärzte traten dort als Lehrer ihrer Kunst auf und führten die Einrichtungen ihrer Heimath ein.

Wie in Griechenland, so war auch in Rom die ärztliche Praxis ein freies Gewerbe, dessen Ausübung Jedem gestattet wurde, welcher die dazu erforderliche Befähigung zu besitzen glaubte. Es gab keine gesetzlichen Vorschriften, welche das Bildungswesen der Ärzte regelten. Sie erwarben die fachmännischen Kenntnisse, wie und wo sie wollten. Ihre Ausbildung war daher sehr ungleich.

Der ärztliche Stand vereinigte Elemente in sich, welche in Bezug auf ihr Wissen sehr verschieden waren; neben Männern, welche ihm zu jeder Zeit zur Zierde gereicht hätten, enthielt er auch Leute, welche weder von der Heilkunde noch von anderen Wissenschaften etwas verstanden. Mit Recht klagte PLINIUS[1] darüber, „dass man in Rom Jedem, der sich für einen Arzt ausgiebt, Glauben schenkt, obwohl gerade hier die Lüge die grössten Gefahren im Gefolge hat." „Leider giebt es kein Gesetz", schreibt er ferner, „welches die Unwissenheit der Ärzte bestraft, und Niemand nimmt Rache an ihm, wenn durch seine Schuld Jemand zu Grunde geht. Es ist ihm erlaubt, auf unsere Gefahr hin zu lernen, mit unserem Tode Experimente zu machen und, ohne Strafe befürchten zu müssen, das Leben eines Menschen zu vernichten."

Jünger der Heilkunst, welche ihrem Beruf Ehre machen wollten, waren natürlich bestrebt, sich gründliche Kenntnisse in ihrem Fach zu erwerben. Sie bereiteten sich dafür durch philosophische Studien vor, welche zugleich ihre Allgemeinbildung vervollständigten. GALEN[2] schrieb eine Abhandlung über die Nothwendigkeit, dass der Arzt Bildung des Geistes und Herzens besitzen und mit einem Wort ein Philosoph sein müsse.

---

[1] PLINIUS: Hist. nat. XXIX, 8.   [2] GALEN a. a. O. I, 53—63.

Zu CATO'S Zeit umfasste die Allgemeinbildung ausser der Rechtskunde, der Kriegswissenschaft und Landwirthschaft auch die Medicin, bestand also in einer encyklopädischen Übersicht der wichtigsten, für das praktische Leben brauchbaren Dinge.

Als mit der Verpflanzung der griechischen Cultur der Kreis dieser Wissenschaften derartig erweitert wurde, dass ihre Kenntniss den Fachmännern vorbehalten werden musste, erfuhr der Begriff der Allgemeinbildung eine nothwendige Einschränkung. Die Unterrichtsgegenstände, welche in den Schulen gelehrt wurden, bestimmte das Bedürfniss und die Gewohnheit. Der Elementarstufe entsprachen das Lesen, Schreiben und Rechnen. Hierzu kam seit den punischen Kriegen für die vorgeschrittenen Schüler, welche eine höhere Bildung zu erlangen wünschten, das Studium der griechischen Sprache und Literatur nebst der Lektüre lateinischer Werke, womit der Unterricht in der Geschichte, Geographie, Astronomie, den Naturwissenschaften, der Philosophie, Musik und anderen Fächern verbunden wurde. Einen akademischen Charakter trugen die Rhetorenschulen, in welchen strebsame Jünglinge die Dialektik und die Redekunst erlernten.[1]

Medicinische Lehranstalten in unserem Sinne kannte das Alterthum nicht. Der ärztliche Unterricht wurde überall nur von einem einzigen Lehrer ertheilt, welcher seine Schüler mit allen Theilen seiner Wissenschaft bekannt machte. Selbst wenn mehrere Lehrer der Heilkunde an einem Ort wirkten, fehlte doch, wie es scheint, ein organisatorisches Band, das sie zu gemeinsamer Thätigkeit vereinigte.

Wissbegierige Schüler begnügten sich nicht damit, einen einzigen Lehrer zu hören, sondern suchten noch andere Ärzte auf, um auch deren Ansichten und Erfahrungen kennen zu lernen.

Anfangs war der medicinische Unterricht lediglich Privatsache. Erst Alexander Severus (225—235 n. Chr.) setzte den Lehrern der Heilkunde Besoldungen aus und überwies ihnen öffentliche Hörsäle, wofür sie freilich die Verpflichtung übernehmen mussten, arme Studierende, die vom Staat unterstützt wurden, unentgeltlich zu unterrichten.[2] Constantin forderte die Ärzte auf, recht viele Schüler in ihre Wissenschaft einzuweihen, und verlieh ihnen dafür manche Vorrechte.[3] Doch scheinen sich später vorzugsweise die Archiatri oder solche Ärzte,

---

[1] J. MARQUARDT: Das Privatleben der Römer im Handbuch der römischen Alterthümer, Leipzig 1879, Bd. VII, S. 90 u. ff.

[2] LAMPRIDIUS: Alexander Severus, c. 44.

[3] Cod. Theodos., lib. XIII, tit. 3, *quo facilius liberalibus studiis et memoratis artibus multos instituant.*

welche das Amt eines Archiaters bekleidet hatten, der Lehrthätigkeit gewidmet zu haben.

Der medicinische Unterricht wurde entweder gegen Honorar oder unentgeltlich ertheilt.[1]

Die Dauer der Studienzeit war verschieden und richtete sich nach den Fähigkeiten, wissenschaftlichen Bedürfnissen und Geldmitteln des Studierenden. Während GALEN, wie erwähnt, den medicinischen Studien 11 Jahre widmete, versprach THESSALUS, ein Anhänger der methodischen Sekte, der sich durch sein charlatanähnliches Auftreten bekannt machte, seine Schüler, welche noch kurz vorher als Köche, Färber, Wollspinner, Flickschuster, Weber oder Tuchwalker gearbeitet hatten, binnen 6 Monaten zu Ärzten auszubilden.[2] Er bekam in Folge dessen, wie GALEN berichtet, eine grosse Anzahl von Schülern, welche in kurzer Zeit und ohne besondere Mühen die Heilkunst erlernen wollten, damit sie viel Geld erwerben konnten. Denn „nicht der Arzt, welcher in seinem Fach am tüchtigsten ist, sondern derjenige, welcher am besten zu schmeicheln versteht, geniesst die Achtung der grossen Menge: ihm wird Alles leicht gemacht, ihm stehen alle Thüren offen; er gewinnt Reichthum und Macht und die Schüler drängen sich von allen Seiten an ihn heran."[3]

Derartige Jünger der Heilkunst konnten oft nicht lesen und kaum richtig sprechen.[4] Sie sahen mit Verachtung auf Diejenigen herab, welche sich mit den theoretischen Fächern der Heilkunde beschäftigten, und erklärten sie für Narren, welche die Zeit mit nutzlosen Dingen vergeuden.[5] Natürlich hielten sie das Studium der Anatomie und Physiologie für überflüssig; denn ihnen lag nur daran, jene handwerksmässige Routine in der Behandlung der Krankheiten zu erlangen, die ihnen für ihren Beruf nöthig erschien.

Die Anatomie hatte durch die Alexandriner, sowie durch RUFUS von Ephesus, MARINUS, QUINTUS und deren Schüler LYKUS, SATYRUS, PELOPS, AESCHRION, welche die Lehrer GALEN's waren, einen hohen Grad der Entwickelung erfahren. Man kannte die Lage und Gestalt der einzelnen Knochen, ihre gegenseitigen Verbindungen, die Nähte, das Periost, die Markhaut, die Gelenkknorpel, verschiedene Gelenke nebst den dazu gehörigen Bändern und Sehnen, die wichtigeren Muskelgruppen, und machte sich ziemlich richtige Vorstellungen über die

---

[1] LUCIAN: Der verstossene Sohn, c. 24.
[2] GALEN I, 83. X, 5. 19.   [3] GALEN X, 4.   [4] GALEN XIX, 9.
[5] GALEN I, 54. XIV. 600. — Scribon. Largi ad Callist., Edit. G. HELMREICH, Lips. 1887, p. 4.

Form und Lagerung der Organe in der Brust- und Bauchhöhle.
Galen[1] wies bereits auf die analoge Bildung der Geschlechtstheile bei
beiden Geschlechtern hin und erklärte, dass sie sich hauptsächlich nur
dadurch von einander unterscheiden, dass sie beim Weibe nach innen,
beim Manne nach aussen gelagert sind.

Das Gefässsystem war noch wenig erforscht; doch wusste man die
Arterien von den Venen zu unterscheiden, und bemerkte die verschie-
dene Qualität des Blutes dieser beiden Gefässarten.[2] Staunen erregen
die Kenntnisse, welche man vom Nervensystem besass. Galen lieferte
eine genaue Beschreibung des Gehirns und Rückenmarks[3] und schilderte
den Verlauf vieler Nerven. So bezieht er sich auf den Opticus, den
Oculomotorius und Trochlearis, die einzelnen Äste des Trigeminus, den
Acusticus und Facialis, Vagus und Glossopharyngeus, die Nerven des
Kehlkopfs und Schlundes, den Sympathicus, und deutet bereits die
Ganglien desselben an: desgleichen weist er auf die Nn. radiales. ulnares,
mediani. crurales und ischiadici hin. Das Chiasma der Sehnerven wurde
schon von Rufus, dem Ephesier, erwähnt, der auch die Unterscheidung
der Nerven in motorische und sensibele zuerst hervorgehoben hat.[4]

Die Ergebnisse der anatomischen Forschungen stützten sich hauptsächlich auf Sektionen von Thieren. Zur anatomischen Untersuchung
menschlicher Körper bot sich nur ausnahmsweise Gelegenheit, und
selbst in Alexandria, wo seit den Ptolemäern freiere Anschauungen
darüber herrschten, war sie zu Galen's Zeit schon sehr selten. Nur
die Leichen von feindlichen Kriegern, welche auf dem Schlachtfelde
gefallen waren, von Verbrechern, die hingerichtet worden waren oder
unbeerdigt aufgefunden wurden, und von todtgeborenen und ausgesetzten
Kindern durften zu solchen Zwecken benutzt werden.[5]

Auch Verletzungen, welche mit der Blosslegung der Weichtheile
verbunden waren, konnten über die Lage mancher Organe einige Aufschlüsse geben. An Vivisektionen war in Rom natürlich nicht zu
denken, und Celsus drückte sicherlich die öffentliche Meinung aus, als
er schrieb: „Das Öffnen lebender Körper halte ich für grausam und
überflüssig, das der Leichen hingegen für nothwendig für die Lernenden: denn sie müssen Lage und Anordnung der einzelnen Theile des

---

[1] Galen IV, 635.   [2] Galen III, 491.

[3] Ch. Daremberg: Exposition des connaissances de Galien sur l'anatomie et
la physiologie du système nerveux, Paris 1841. — F. Falk: Galen's Lehre vom
gesunden und kranken Nervensystem, Leipzig 1871.

[4] Oeuvres de Rufus, publiées par Ch. Daremberg et Ch. Em. Ruelle, Paris
1879, p. 153. 170.

[5] Galen II, 385.

Körpers kennen. Dazu sind Leichen geeigneter, als lebende und verwundete Menschen."[1]

GALEN erzählt, dass die Ärzte, welche mit dem römischen Heere in den Krieg gegen Deutschland zogen, die Erlaubniss erhielten, die Leichen gefallener Feinde zu zergliedern. Leider konnten sie daraus, setzt er hinzu, keinen Gewinn für ihr Wissen ziehen, weil ihnen die nothwendigen anatomischen Vorkenntnisse fehlten.[2] Bei einer anderen Gelegenheit berichtet er, wie er durch Zufall in den Besitz zweier Skelette gelangt war, von denen das eine von einem aus seinem Grabe durch einen ausgetretenen Fluss hervorgeschwemmten Leichnam, das andere von einem Räuber herrührte, der im Gebirge erschlagen worden war.[3]

GALEN's anatomische Angaben beruhen grösstentheils auf Zergliederungen thierischer Körper. Er erklärt dies selbst; doch geht es auch aus den Beschreibungen einzelner Organe hervor. So schildert er z. B. nicht die Hand und den Fuss des Menschen, sondern des Affen. Er benutzte zu seinen anatomischen Untersuchungen vorzugsweise solche Affenarten, welche dem Menschen ähnlich sind.[4] Er glaubte, dass ihr Körper ebenso gebaut sei, wie der des Menschen, und hat sich dadurch zu einigen Irrthümern verleiten lassen, deren Berichtigung erst einer viel späteren Zeit gelungen ist. Ausserdem hat er Bären, Schweine, Einhufer, Wiederkäuer, einmal sogar einen Elephanten, ferner verschiedene kleinere vierfüssige Thiere, sowie Vögel, Fische und Schlangen secirt, um seine anatomischen Kenntnisse zu vermehren.

Der anatomische Unterricht begann damit, dass dem Studierenden an dem nackten Körper eines lebenden Menschen die einzelnen Theile desselben gezeigt und erklärt und die unter der Haut liegenden Organe genannt wurden. Daran schlossen sich später Zergliederungen von Thieren, deren Typus sich dem menschlichen näherte. Dabei wurden die einzelnen Knochen und Muskelpartien, sowie die inneren Theile des Körpers betrachtet und die Lage und Anordnung der Organe in den Körperhöhlen studiert. „Wenn sie auch nicht in jedem einzelnen Punkt den entsprechenden Gebilden des Menschen gleichen", schreibt RUFUS, welcher diese Lehrmethode mittheilt, „so ist dies doch in der Hauptsache der Fall. Ein richtigeres Bild erhielt man allerdings in früheren Zeiten, als man noch menschliche Körper zu derartigen Untersuchungen verwenden durfte."[5]

In ähnlicher Weise spricht sich GALEN über den anatomischen

<hr>

[1] CELSUS: Praefat.   [2] GALEN XIII, 604.   [3] GALEN II, 221.
[4] GALEN II, 223.   [5] RUFUS d'Ephèse a. a. O. p. 134.

Unterricht aus. „Aus Büchern allein kann man die Anatomie nicht lernen“. sagt er, „und auch nicht durch eine oberflächliche Betrachtung der Theile des Körpers.“[1] Er empfahl deshalb ein fleissiges eingehendes Studium. welches mit der Knochenlehre begann, und dann zu den Muskeln, Arterien, Venen, Nerven und den inneren Organen überging.

Dem Unterricht dienten nicht blos Sektionen thierischer Cadaver, sondern man benutzte dazu auch menschliche Skelette oder Knochenpräparate. Vielleicht wurden zu diesem Zweck in manchen Fällen plastische Nachbildungen aus Marmor verwendet? — Die Vatikanischen Museen besitzen noch drei derartige Bildwerke. Zwei derselben stellen den skelettirten Thorax dar; der eine erscheint geöffnet, und lässt das Herz. die Lungen, das Zwerchfell nebst Andeutungen der Leber und des Darmes erkennen. Die dritte Nachbildung zeigt ebenfalls das Herz und die beiden Lungen.[2] WELCKER bezweifelt, dass sie zum anatomischen Unterricht verwendet wurden, und glaubt, dass nur „die Seltenheit des Anblicks einer in ihrem Innern blossgelegten Brust, eines von allem Fleisch reingeschälten Rippenkastens, wozu die Schlächtereien der Gladiatoren, die Hinausschleifung von Missethätern in die Verbrechergrube und andere Vorfallenheiten den Ärzten Gelegenheit bieten konnten. bei der eigenthümlichen Richtung vieler römischen Bildhauer. Alles. was im Leben vorkam, oft ohne allen künstlerischen Sinn und Geschmack genremässig abzubilden, zu obigen Bildwerken Anlass gegeben habe.“[3]

Die Nachbildungen der mumienartig vertrockneten menschlichen Körper, welche bei Gastmählern aufgestellt wurden, um zum Genuss des Lebens aufzufordern,[4] können hier ebensowenig in Betracht kommen, als die zahlreichen Darstellungen von Bewohnern des Todtenreiches. die auf Grabmälern, auf Gemmen und in Bronce uns überliefert worden sind, weil sie zum anatomischen Unterricht in gar keinen Beziehungen standen.[5] Auch die von BLUMENBACH als Titel-Vignette zu seiner „Geschichte und Beschreibung der Knochen (Göttingen 1786)“ verwendete. einem alten Carneol entlehnte Figur eines bärtigen alten

---

[1] GALEN II, 220.

[2] EM. BRAUN im Bullet. dell' instituto archeol. Roma 1844, p. 16—19. — J. M. CHARCOT u. A. DECHAMBRE: De quelques marbres antiques concern. des études anatomiques in der Gaz. hebd. de méd. et de chir., Paris 1857, T. IV, No. 25. 27. 30 (wo auch der sogen. Aesop der Villa Albani in Rom besprochen wird).

[3] F. G. WELCKER: Kleine Schriften, Bd. III, S. 223.

[4] PETRONIUS: Satyr., c. 34.

[5] G. E. LESSING: Wie die Alten den Tod abgebildet haben. — J. M. F. v. OLFERS: Über ein Grab bei Kumae in den Abhandlungen der Akad. d. Wiss., Berlin 1830.

Mannes, der ein vor ihm stehendes menschliches Skelett an der linken
Hand anfasst, deutet eher auf die Schöpfung des Menschen durch
Prometheus hin, als auf anatomische Belehrung.

Ungewiss ist es, ob man beim anatomischen Unterricht Zeichnungen
gebrauchte; doch ist es nicht gerade unwahrscheinlich, da man auch
in anderen Disciplinen von solchen Lehrmitteln Gebrauch machte.[1]
Ob die in einigen Handschriften des Muscio enthaltenen Darstellungen
des Uterus und der Ovarien aus dem Alterthum stammen, lässt sich
natürlich nicht bestimmen. Das Gleiche ist der Fall mit den angeblich
einer Leydener Handschrift entnommenen anatomischen Zeichnungen in
der Introductio anatomica anonymi, welche durch J. St. Bernard
(Lugd.-Bat. 1744) veröffentlicht worden sind.

Mit dem anatomischen Unterricht wurden die Erklärungen der
Funktionen des menschlichen Körpers und seiner einzelnen Theile verbunden. Man ging dabei von der aprioristischen Voraussetzung einer
planmässigen Bildung der Organe aus, nahm also an, dass die letzteren
nur geschaffen worden seien, damit die von der Natur gewollten Funktionen ausgeführt werden können.

Die dieser Anschauung entgegengesetzte, von Epikur und später
von Asklepiades vertretene Meinung, dass die Natur gar manche ver-
gebliche Versuche macht, bevor sie ein dauerndes Resultat erzielt, und
dass der Gebrauch der Organe, d. h. ihre Funktion erst erlernt wird,
nachdem dieselben schon gebildet sind,[2] fand in Galen einen erbitterten
Gegner. Mit allem Scharfsinn und aller Gelehrsamkeit, die ihm zu
Gebote standen, unternahm er es, den Teleologismus zu begründen,
in welchem er das beste Mittel sah, den Realismus des Aristoteles
mit dem Platonischen Idealismus zu versöhnen. Doch scheint in ihm
bisweilen die Ahnung aufgetaucht zu sein, dass die Spekulation allein
keine befriedigende Antwort zu geben vermag. Er wurde dadurch auf
den Weg geführt, der hier allein zum Ziele führt, auf den Weg der
Beobachtung und des Experiments.

Auf diese Weise trachtete er, den Vorgang der Athmung und die
Herzthätigkeit kennen zu lernen. An Thieren durchschnitt er das
Rückenmark, die Intercostal-Muskeln oder ihre Nerven und entfernte
einzelne Rippen,[3] um zu sehen, welche Veränderungen der Respiration
dadurch hervorgerufen werden. Dabei fand er, dass bei der ruhigen
Athmung hauptsächlich das Zwerchfell thätig ist und sich die Inter-

---

[1] Marquardt a. a. O. Bd. VII, S. 107. 802.
[2] Galen III, 74. 364.
[3] Galen II. 475. 681. 696. IV. 685. V. 239. — Oribasius a. a. O. III. 286.

costal-Muskeln nur bei angestrengter Respiration betheiligen.[1] Die
Bewegungen des Herzens beobachtete er an Thieren, deren Brust-
kasten eröffnet worden war; auch hatte er einmal dazu Gelegenheit
bei einem Knaben, dessen Herz in Folge einer penetrirenden Brust-
wunde bloss lag.[2]

Durch zahlreiche totale oder partielle Durchschneidungen des
Rückenmarks und einzelner Nerven und durch schichtenweise Ab-
tragungen des Gehirns, die er an Schweinen vornahm, hoffte er die
physiologische Bedeutung dieser Organe zu erforschen.[3] Mögen die
von ihm gewonnenen Resultate, welche er genau beschreibt, auch nicht
seinen Erwartungen entsprochen haben, so verdienen diese Versuche
doch volle Anerkennung, weil sie die ersten in ihrer Art waren und
die richtige Methode zeigten, nach welcher diese Fragen gelöst werden
müssen.

GALEN wurde dabei von einer überaus glücklichen Phantasie unterstützt, die ihm die treffenden Worte in den Mund gab, selbst dort,
wo er zu keinem Verständniss durchdringen, wo er den Sachverhalt
kaum ahnen konnte. Wenn er z. B. erklärt, dass sich der Schall
„einer Welle gleich“ fortleitet,[4] oder die Vermuthung ausspricht, dass
derselbe Bestandtheil der Luft, welcher für die Athmung massgebend
ist, auch bei der Verbrennung wirkt,[5] so sind dies Gedanken, die überraschen, da deren volle Bedeutung zu verstehen erst zwei Jahrtausende
später möglich war.

Zur Zeit GALENS hatten die Ärzte übrigens nur geringes Interesse
für die Probleme der Physiologie. Ihre Aufmerksamkeit wurde hauptsächlich durch die praktische Heilkunde in Anspruch genommen. Die
Kunst zu heilen, stand ihnen höher, als die Wissenschaft vom Menschen
— und war auch einträglicher.

Diese Richtung führte zu einer fleissigen Bearbeitung der Arznei-
mittellehre. Zahlreiche Sammlungen von gereimten und ungereimten
Recepten und Zusammenstellungen von Medicamenten gaben diesen
Bestrebungen in der Literatur Ausdruck. Zu den hervorragenderen
Erscheinungen derselben gehörten die pharmakologischen Schriften des
PHILON aus Tarsus, SCRIBONIUS LARGUS, SEXTIUS NIGER, MENEKRATES,
ANDROMACHUS, DAMOKRATES, vor Allem aber das Werk des PEDANIUS

---

[1] GALEN IV, 465 u. ff.   [2] GALEN II, 631.

[3] GALEN II, 677. 682. 692. 697. V. 645. — CH. DAREMBERG: Histoire des
sciences médicales, T. I, p. 224.

[4] GALEN III, 644.

[5] GALEN III, 412. — Vergl. a. HAESER: Geschichte der Medicin, Bd. I,
S. 360. 3. Aufl.

DIOSKORIDES aus Anazarba in Cilicien, der als Militärarzt einen grossen Theil des römischen Reiches kennen gelernt und von Jugend auf das Studium der Heilmittel als Lebensaufgabe betrachtet hatte.[1]

Er lieferte eine durch Vollständigkeit ausgezeichnete systematische Übersicht aller damals bekannten Arzneistoffe aus den drei Naturreichen. Es werden darin die verschiedenen Namen, mit welchen sie in den einzelnen Ländern bezeichnet wurden, aufgezählt, ihre Heimath genannt und ihre Gewinnung oder künstliche Bereitung, sowie ihre medicinischen Wirkungen geschildert. Dadurch ist dieses Buch nicht nur für die Heilkunde, sondern auch für die vergleichende Sprachwissenschaft, namentlich aber für die Botanik sehr wichtig.

DIOSKORIDES hat darin ungefähr 500 Pflanzen beschrieben und zwar so genau, dass es möglich war, die meisten derselben zu bestimmen. E. MEYER hat seine Verdienste auf diesem Gebiet mit den Worten charakterisirt: „Was uns THEOPHRASTOS für die generelle, das ist uns DIOSKORIDES für die specielle Botanik der Alten, die Hauptquelle, die allein mehr gilt, als die übrigen mit einander."[2]

Das Werk des DIOSKORIDES wurde schon von GALEN, der sich bei verschiedenen Gelegenheiten darauf beruft, sehr hoch geschätzt und bildete das ganze Mittelalter hindurch bis in die Neuzeit das werthvollste Lehrbuch der Arzneimittellehre.

Sicherlich trug es nicht wenig dazu bei, den Sinn für botanische und pharmakologische Studien zu erwecken und zu erhalten. „Der Arzt soll womöglich alle Pflanzen, oder doch wenigstens die meisten und gebräuchlichsten kennen," schreibt GALEN. „Die Gattungen oder, wenn man will, die Unterschiede derselben sind: Bäume, Sträucher, Kräuter, Dornen, Stauden. Wer sie von ihrer Entstehung an, bis sie ausgewachsen sind, unterscheiden kann, wird sie an vielen Orten der Erde finden. So habe ich selbst in vielen Gegenden Italiens Pflanzen gefunden, welche Diejenigen, die sie nur in getrocknetem Zustande gesehen hatten, weder während des Wachsthums, noch nachher zu erkennen vermochten. Jeder Salbenhändler kennt die Pflanzen und Früchte, die von Kreta hierher gebracht werden; aber Niemand weiss, dass viele davon in der Umgegend Roms wachsen. Deshalb denkt man auch nicht daran, sie zu suchen, wenn die Zeit ihrer Reife gekommen ist."[3] Er erklärt dann, dass er darüber unterrichtet sei und es nicht versäume, die Pflanzen zur richtigen Zeit zu sammeln, bevor sie von

[1] Pedanii Dioscoridis materia medica ed. CURT. SPRENGEL, Lips. 1829, T. I. p. 4.
[2] E. MEYER: Geschichte der Botanik. Königsberg 1855, Bd. II, S. 117.
GALEN XIV, 30.   MEYER a. a. O. S. 191.

der Hitze des Sommers ausgetrocknet und die Früchte überreif geworden sind. An einer anderen Stelle bemerkt er,[1] dass man die Botanik nicht aus Büchern, von denen manche mit Abbildungen ausgestattet sein mochten,[2] lernen kann, sondern nur, indem man die Pflanzen selbst unter Anleitung eines Lehrers betrachtet und aufsucht. „Diese Unterrichtsmethode," setzt er hinzu, „gilt nicht blos für die Pflanzen, sondern überhaupt für die gesammte Arzneimittellehre."

Die Ärzte mussten sich mit diesem Gegenstande sehr eingehend beschäftigen, weil sie genöthigt waren, die Arzneien selbst zu bereiten. Allerdings zogen es Einzelne aus Bequemlichkeit vor, bei den Droguenhändlern, welche ausserdem noch Mittel zum Färben der Haare, zur Beförderung der Schönheit und allerlei Toiletten-Artikel auf dem Lager hielten, anstatt der Rohmaterialien die zusammengesetzten Medicamente zu kaufen.[3] Aber im Allgemeinen pflegten die Ärzte nur die einfachen Arzneistoffe zu kaufen, welche sie zur Bereitung ihrer Recepte bedurften.

Die Furcht, dabei durch verdorbene oder verfälschte Waaren betrogen zu werden, veranlasste Manche, die medicamentösen Stoffe aus erster Hand zu erwerben oder selbst zu sammeln. Galen unternahm zu diesem Zweck sogar weite Reisen; auch liess er sich die Arzneistoffe aus den Ländern, wo sie gewonnen wurden, durch Vermittelung verlässlicher Freunde senden, um sicher zu sein, dass sie echt waren.[4] Diese Besorgniss war gerechtfertigt, da die Verfälschung der Arzneimittel geschäftsmässig betrieben wurde und es nicht einmal möglich war, den Balsamsaft, der auf der kaiserlichen Domaine Engaddi in Palästina gewonnen wurde und Staatsmonopol bildete, in Rom unverfälscht zu erhalten.

Für den kaiserlichen Hof wurden aus diesem Grunde die Arzneistoffe unter der Aufsicht von Beamten gesammelt, in Papier verpackt und mit einer Aufschrift versehen, welche den Namen und bisweilen auch den Fundort der Pflanze angab, und dann nach Rom gesandt, wo sie in besonderen Magazinen aufbewahrt wurden.[5] Die letzteren enthielten einen solchen Vorrath an medicamentösen Stoffen, dass er nicht nur für den Gebrauch des Hofes ausreichte, sondern davon noch an Privatpersonen verkauft werden konnte. Doch war dies keineswegs genügend, um den Handel mit Verfälschungen wesentlich zu beeinträchtigen. Dieselben gingen übrigens nicht so sehr von den Droguenhändlern, al-

---

[1] Galen XI, 797. [2] Plinius: Hist. nat. XXV. 8.
[3] Plinius a. a. O. XXXIV. 25. [4] Galen XII, 216. XIV, 7 u. ff.
[5] Galen XIV, 9. 25. 79.

von deren Lieferanten und den Wurzelsuchern aus. welche die Arzneikräuter aus dem Gebirge in die Stadt brachten.[1]

Die Fälschungen wurden so geschickt gemacht, dass die geriebensten Kenner, wie GALEN[2] bemerkt, dadurch getäuscht wurden und die Waaren für echt hielten. Er hatte in seiner Jugend selbst. wie er erzählt,[3] bei einem Manne, der sich mit der Herstellung solcher Fälschungen beschäftigte, Unterricht darin genommen und ihm ein hohes Honorar dafür bezahlt, dass er ihn in diese Geheimnisse einweihte. Da er dies Alles kannte, so gab er den Studierenden der Heilkunde den wohlmeinenden Rath. grossen Fleiss auf das Studium der Arzneimittel zu verwenden. „Die Jünglinge müssen dieselben nicht blos einmal oder zweimal, sondern oft sehen. Denn nur. wenn man diese Dinge mit den Sinnen in sich aufnimmt,“ schreibt er,[4] „und recht häufig betrachtet, erlangt man eine gründliche Kenntniss derselben.“

Die Medicamente wurden mit einer Etikette versehen. auf welcher der Name derselben und ihres Erfinders. die Krankheit. gegen die sie verordnet wurde, die Art ihres Gebrauchs. und manchmal auch der Name des Kranken angegeben war.

Die Augensalben, welche einen gangbaren Handelsartikel bildeten. wurden in Gefässe verpackt, denen der Stempel des Arztes, der sie bereitet hatte, aufgedrückt wurde. Stempel dieser Art wurden in Frankreich, England, Deutschland und Siebenbürgen aufgefunden, namentlich dort, wo Lagerplätze der römischen Legionen gewesen sind. Man hat bis jetzt mehr als 160 verschiedene Stempel von Augenärzten beschrieben.[5]

Die Recepte waren lang und complicirt: der Theriak bestand z. B. aus mehr als 70 verschiedenen pflanzlichen und thierischen Stoffen.[6] Manche derselben waren widerlich und ekelhaft, und GALEN wunderte sich über die Verordnungen des Arztes XENOKRATES, welcher sogar Menschenfleisch empfohlen hatte. „da es ja doch im römischen Reiche verboten sei, Menschen zu fressen“.[7] Bei einer anderen Gelegenheit, wo von einem Arzt die Rede ist, welcher den Landleuten Ziegenmist verordnete, machte GALEN die witzige Bemerkung. dass dergleichen nicht für die feingebildeten Städter passe: denn der Mist sei nur den Bauern zuträglich.[8]

<hr>

[1] GALEN XIII, 571.   [2] GALEN XIV, 7.   [3] GALEN XII. 216.
[4] GALEN XIII, 570.
[5] C. L. GROTEFEND: Die Stempel der römischen Augenärzte. Hannover 1867. J. KLEIN: Stempel römischer Augenärzte, Bonn 1874 (Nachtrag zu GROTEFEND's Buch). — MARQUARDT a. a. O. S. 758. — HÉRON DE VILLEFOSSE et H. THÉDENAT: Cachets d'oculistes romains, Tours et Paris 1882.
[6] GALEN XIV, 83 u. ff.   [7] GALEN XII. 248.   [8] GALEN XII. 299.

Die urtheilslose Menge huldigte der irrigen Meinung. dass die
theuersten Arzneistoffe auch zugleich die heilkräftigsten seien,[1] und ein
reicher Geldprotz war empört darüber. dass GALEN ihm dasselbe Medi-
cament empfahl. welches er bei seinem Sklaven mit Erfolg angewendet
hatte. Als er hörte. dass es aus lauter billigen Substanzen bestehe.
rief er ihm zu: „Dies magst Du für Bettler aufbewahren; ich will ein
Mittel, welches mehr Geld kostet."[2]

GALEN befolgte in seiner ärztlichen Praxis den rationellen Grundsatz, in erster Linie das Heilbestreben der Natur wirken zu lassen und
nur dann. wenn dasselbe erfolglos blieb. einzugreifen.

Die Untersuchung und Behandlung der Kranken war im Wesentlichen die gleiche, wie zu den Zeiten der Hippokratiker. Ebenso bediente man sich derselben diagnostischen Hilfsmittel. um die Krankheiten zu erkennen: doch hatte die Pulslehre unter dem Einfluss der
Alexandrinischen Schule eine sorgfältigere Bearbeitung erfahren. In
der Abhandlung über den Puls, welche dem RUFUS zugeschrieben wird.[3]
werden die Veränderungen geschildert. welche er in den einzelnen
Lebensaltern und in verschiedenen Krankheiten zeigt. und eine bestimmte Anzahl verschiedener Formen desselben unterschieden. Dagegen war von der Auskultation kaum mehr die Rede. wenn man
nicht einige Bemerkungen des ARETAEUS und CAELIUS AURELIANUS.
in denen von Geräuschen des Herzens gesprochen wird, darauf beziehen will.[4]

Bemerkenswerthe Fortschritte hatte die specielle Pathologie gemacht. Die römischen Ärzte kannten verschiedene Krankheiten, welche,
wie der Aussatz[5] und die Hundswuth,[6] in früheren Zeiten der Beobachtung entgangen waren. ARETAEUS lieferte die erste Beschreibung
der diphtheritischen Halsgeschwüre im Munde. die er als syrische oder
ägyptische Geschwüre bezeichnete.[7] Andere Krankheiten, wie die Ruhr,[8]
der Icterus,[9] die Lithiasis, welcher GALEN die gleiche Entstehungsursache zuschrieb wie den Gichtknoten.[10] und die Schwindsucht[11] wurden

---

[1] PLINIUS: Hist. nat. XXIX, 8.   [2] GALEN XIII. 636.

[3] RUFUS a. a. O. p. 219—232.

[4] ARETAEUS: de acut. II, 3. — CAELIUS AURELIANUS: de acut. II. 14. —
GALEN XVIII, B. 649.

[5] LUCREZ VI. v. 1112—14. — CELSUS III, 25. — PLINIUS: Hist. nat. XXVI.
5. — CAELIUS AUREL.: de chron. IV, 1. — ARETAEUS: de chron. II, 13.

[6] PLINIUS a. a. O. VIII, 63. XXIX, 32. — CELSUS V, 27. — CAELIUS AURE-
LIAN.: de acut. III, 9—16. — ARETAEUS: de acut. I, 7.

[7] ARETAEUS: de acut. I, 9.   [8] GALEN XVII A, 351.

[9] GALEN XVII B, 742.   [10] GALEN XIII, 993. XVII A, 835.

[11] CELSUS III, 22. — ARETAEUS: de chron. I, 8. — CAEL. AUREL.: de chron. II, 14.

genauer erforscht. Gegen die letztere empfahl man ausser Anderem Seereisen und den Aufenthalt an klimatischen Kurorten. besonders in Ägypten.

Auch die Nervenpathologie wurde eifrig und erfolgreich betrieben. GALEN berichtet, dass er in einem Falle die Lähmung der Finger von einem Rückenmarksleiden herzuleiten vermochte,[1] und ARETAEUS wusste bereits, dass sich die Nervenfasern bald nach ihrem Ursprung durchkreuzen, und erklärte dadurch die Thatsache, dass nach Verletzungen einer Gehirnhälfte die entgegengesetzte Seite des Körpers gelähmt wird.[2]

Der Unterricht in der praktischen Heilkunde wurde theils in der Privatpraxis des Lehrers, der die Schüler zu seinen Patienten mitnahm. theils in den Iatreien ertheilt. Die letzteren wurden nach griechischem Muster eingerichtet und Tabernae medicae oder Medicinae genannt.[3] Es waren die Läden oder offenen Geschäfte der Ärzte, welche hier Kranke empfingen und behandelten, chirurgische Operationen ausführten, Arzneien bereiteten und verkauften und mit ihren Gehilfen und Schülern wohnten. In einzelnen dieser Anstalten fanden Patienten, z. B. Geisteskranke, auch Aufnahme.[4]

Viele Städte richteten auf ihre Kosten Iatreien ein und übergaben sie Ärzten, um sie dadurch zu bestimmen, ihren festen Wohnsitz dort zu nehmen.[5] Sie befanden sich, wie GALEN, welcher darüber sehr ausführliche Angaben hinterlassen hat,[6] schreibt, meistens in grossen Gebäuden, hatten hohe Thüren, welche viel Licht und Luft hereinliessen und waren mit chirurgischen Instrumenten und Medicamenten ausgestattet.

Auch die Valetudinarien,[7] die Krankenzimmer, welche die Grossgrundbesitzer für ihr Hausgesinde und ihre zahlreichen Sklaven einrichten liessen, mögen oft Gelegenheit zur praktischen Unterweisung in der Untersuchung und Behandlung der Kranken geboten haben. Jedenfalls wurden hier die Sklaven, welche auf Wunsch ihrer Herren zu Ärzten ausgebildet wurden, in der Heilkunst unterrichtet. — Ähnlichen Zwecken dürften auch zuweilen die Militärlazarethe gedient haben, welche ebenso wie Krankenställe für Pferde überall, wo grössere Truppenmassen zusammen kamen, angelegt wurden.[8]

---

[1] GALEN VIII. 213.   [2] ARETAEUS: de chron. I, 7.
[3] PLAUTUS: Amphytryo IV, 4. Epidic. II, 1.
[4] PLAUTUS: Menaechmi V, 947—956. — SPARTIANUS: Vita Hadriani, c. 12.
[5] GALEN XVIII B, 678.   [6] GALEN XVIII B, 629—925.
[7] COLUMELLA: de re rust. XI, 1. XII, 3. — SENECA: de ira I, 16. nat. quaest. I, praef. — TACITUS: de orat. dial., c. 21.
[8] HYGINUS: de munit. castrorum, c. 34.

Die Gebäude, welche Antoninus Pius in der Nähe der Aeskulap-Tempel zu Epidauros und auf der Tiber-Insel errichten liess, können nicht als Krankenanstalten betrachtet werden. Sie sollten sterbenden Personen und schwangeren Weibern, welche von der Geburt überrascht wurden, Aufnahme gewähren, damit die Heiligthümer rein gehalten und nicht entweiht würden.[1]

Die Pflege und Behandlung der Kranken in den Iatreien und anderen Anstalten dieser Art war im Alterthum verhältnissmässig selten. Die meisten Kranken wurden in ihren Wohnungen von den Ärzten besucht. Aus diesem Grunde geschah auch der Unterricht in der praktischen Heilkunst häufiger dort, als in den Iatreien und Krankenhäusern.

Die Ärzte liessen sich von den Studierenden der Medicin zu den Kranken begleiten und erklärten ihnen an dem betreffenden Fall die Erscheinungen und die Behandlung der Krankheit. Dabei wurden die Schüler angeleitet, sich von den krankhaften Veränderungen durch die Besichtigung und Betastung des leidenden Körpers zu überzeugen. Als der kranke Philiskus von den Ärzten SELEUCUS und STRATOKLES behandelt wurde, brachten sie, wie PHILOSTRATUS erzählt,[2] mehr als 30 Schüler mit sich. Bekannt ist auch das witzige Epigramm MARTIAL's an seinen Arzt SYMMACHUS: „Ich war krank. Du kamst deshalb sofort zu mir; aber 100 Schüler begleiteten Dich. Hundert eiskalte Hände legten sich mir auf den Bauch. Bis dahin hatte ich kein Fieber gehabt: da erst bekam ich es."[3]

GALEN ermahnte seine Schüler, darauf zu achten, dass sie beim Eintritt in das Krankenzimmer nicht durch Poltern mit den Füssen und durch lautes Geschrei den Kranken aufwecken und in Zorn versetzen. Er ertheilte ihnen dann wohlwollende Rathschläge in Bezug auf ihre Kleidung, ihr Benehmen, und die Gespräche, die sie mit den Patienten führen sollten, empfahl ihnen Reinlichkeit und eine passende Haarfrisur, und verbot ihnen, vor dem Besuch des Kranken Zwiebeln oder Knoblauch zu geniessen oder zu viel Wein zu trinken, damit sie nicht den Leidenden durch den übelen Geruch aus dem Munde belästigen und „wie die Böcke stinken".[4]

Die hohe Bedeutung und Nothwendigkeit der Ausbildung in der praktischen Heilkunde wurde von allen Seiten anerkannt. GALEN spottete über die gelehrten Theoretiker und Sophisten, welche „vom

---

[1] PAUSANIAS II, 27. [2] PHILOSTRATUS: Vita Apollonii Tyan. VIII, 7.
[3] MARTIALIS: Epigr. V, 9.
[4] GALEN XVII B, 144—152. — CELSUS III, 6.

hohen Katheder herab ihre Schüler mit gelehrten Auseinandersetzungen
überschütten. wenn sie aber zu einem Kranken gerufen werden. von
seinem Leiden nicht das Geringste verstehen.“[1] Das Publikum wandte
sich natürlich lieber an Ärzte, welche praktische Erfahrung besassen.
als an solche. die nur schöne Reden über die Heilkunst zu halten
wussten.[2]

Die Chirurgie hatte sich, wie CELSUS berichtet,[3] bald nach der
Zeit des HIPPOKRATES von der übrigen Heilkunde getrennt. Sie bildete
fortan einen besonderen selbstständigen Wissens- und Unterrichtsgegenstand. In Rom war es nicht üblich, dass die Ärzte, welche innere
Krankheiten behandelten, auch die Chirurgie ausübten; aus diesem
Grunde zog sich auch GALEN von der letzteren zurück, als er sich
dort niederliess.[4]

CELSUS nennt die Chirurgen PHILOXENUS, GORGIAS, SOSTRATUS.
die beiden HERO, die Apollonier und den Lithotomisten AMMONIUS in
Alexandria, ferner den älteren TRYPHON, den EUELPISTUS und MEGES
in Rom, welche sich sowohl als Lehrer wie als Schriftsteller auf dem
Felde der Chirurgie hervorthaten. Leider sind ihre Werke verloren
gegangen, und wir sind auf die Mittheilungen der späteren Autoren
angewiesen, wenn wir uns ein Urtheil über ihre Leistungen bilden
wollen. CELSUS schreibt, „dass diese Männer in der Chirurgie viele
Verbesserungen und Erfindungen gemacht haben.“

Vergleicht man nun den Zustand dieses Zweiges der Heilkunst
unter den römischen Kaisern mit den Kenntnissen der Hippokratischen
Ärzte, so ist man allerdings überrascht von den mächtigen Fortschritten.
welche dieses Fach zeigt. Man besass nicht nur richtigere Vorstellungen
von dem Wesen und der Behandlung mancher Krankheiten und Verletzungen. welche das chirurgische Eingreifen verlangen, sondern man
wagte sich auch an die Ausführung grösserer Operationen. zu denen
gründliche Kenntnisse in der Anatomie und in der Technik der chirurgischen Instrumente gehörten.

Der Instrumenten-Apparat war ziemlich reichhaltig. Die Ausgrabungen zu Herculanum und Pompeji, bei denen eine grosse Anzahl
solcher Werkzeuge aufgefunden wurden, haben darüber werthvolle Aufschlüsse gegeben. Darnach waren gerade und gekrümmte Nadeln,
Sonden verschiedener Art, Hohlsonden, gekrümmte und gezähnte Zangen.
Katheter mit leichter S-förmiger Krümmung, mehrere Formen von
Pincetten, darunter auch solche mit Haken und Schiebern. konische

---

[1] GALEN XVIII B. 258.   [2] LUCIAN: Hippias, c. 1.
[3] CELSUS VII. Praef.   [4] GALEN X, 455.

und kugelförmige Schröpfköpfe, scharfe und stumpfe Haken, gabelförmige
und scheibenähnliche Glüheisen, Messer, Spatel, Meissel, Lanzetten,
Bistouris, Mastdarm- und Scheidenspiegel u. a. m. im Gebrauch.[1] Die
Specula waren theils einfach, theils zweitheilig oder dreitheilig. Im
Jahre 1882 wurde in Pompeji ein viertheiliges aufgefunden, welches
aus zwei geraden und zwei S-förmigen Armen besteht.[2] Auch kannte
man verschiedene Arten von Verbänden, von Extensions- und Lagerungs-
apparaten, welche bei der Behandlung der Knochen-Frakturen und
Luxationen in Anwendung kamen.

Die Ausführung der chirurgischen Operationen wurde dadurch erleichtert, dass man bessere Blutstillungs-Methoden kennen lernte; man
war nicht mehr blos auf die Kälte, die Compression, die Styptica und
die Glühhitze beschränkt, sondern griff zur Ligatur[3] und der Torsion[4]
der Gefässe, wenn jene Mittel nicht zum Ziel führten. Es konnten
daher blutreiche Neubildungen entfernt und Amputationen und Resektionen unternommen werden. Antyllus wagte sich sogar an die Operation der Aneurysmen.[5]

Bei der Amputation bediente man sich sowohl des Cirkelschnittes
als des Lappenschnittes.[6] Den grössten Triumph feierte die Geschicklichkeit der römischen Chirurgen in der Resektion. Antyllus und
Heliodor[7] entfernten erkrankte Knochentheile mit sorgfältiger Erhaltung der Continuität des Knochens; sie nahmen den Humerus in seinem
ganzen Umfange, einen Theil des Acromial-Fortsatzes, ebenso Partien
des Oberschenkelknochens, der Tibia und der Vorderarmknochen, ja sogar
den Unterkiefer, wobei die Gelenke geschont wurden, und Theile des
Oberkiefers hinweg.

Auch die plastische Chirurgie war ihnen nicht unbekannt. Durch
Herüberziehen benachbarter Partien der Haut und der darunter liegen-
den Gewebstheile versuchten sie, Substanzverluste an den Ohren, den
Wangen, der Nase und den Lippen zu ersetzen.[8]

---

[1] B. Vulpes: Illustrazione di tutti gli strumenti chirurgici scavati in Ercolano e Pompei, Napoli 1847. — Quaranta und Vulpes im Museo Borbonico,
Vol. XIV, 36. XV, 23.

[2] A. Jacobelli: Speculi chirurgici scavati dalle rovine delle città dissepolte
Pompei ed Ercolano im Morgagni, Napoli 1883, T. XXV, p. 185 u. ff.

[3] Celsus V, 26. — Galen X, 314.

[4] Oribasius IV, 485. — Rufus bei Aëtius XIV, c. 51.

[5] Oribasius IV, 52. Vergl. Ed. Albert in d. Wiener Med. Blättern 1882,
No. 1. 3. 4. 5.

[6] Celsus VII, 33. — Archigenes und Heliodor bei Oribasius IV. 244. 247.

[7] Oribasius III, 582. 615 u. ff.

[8] Celsus VII, 9. — Antyllus bei Oribasius IV, 56 u. ff.

Von verschiedenen Gelehrten ist die Frage erörtert worden, ob von den Alten beim Mangel einzelner Glieder künstliche Nachbildungen derselben verwendet wurden. Auf einer aus der DURAND'schen Sammlung stammenden Vase des Louvre ist eine männliche Figur mit einem angeblichen Stelzbein dargestellt.[1] Bei genauer Betrachtung erkennt man jedoch, dass der Unterschenkel nicht fehlt, sondern um einen langen Stab nach vorn und oben gelegt ist. Dagegen ergiebt sich aus einer Bemerkung LUCIAN's[2] mit Bestimmtheit, dass künstliche Füsse aus Feigenholz verfertigt wurden, deren sich Amputirte bedienten.

Die Tracheotomie wurde zwar ausgeführt, erzielte aber nicht, wie es scheint, grosse Erfolge und vermochte sich daher kein Vertrauen zu erringen.[3]

Die Operation des Blasensteins hat CELSUS[4] ausführlich beschrieben. Derselbe erwähnte bei dieser Gelegenheit auch, dass der Chirurg AMMONIUS den Versuch machte, grössere Steine, die sich schwer entfernen liessen, in der Blase zu zertrümmern. Leider ist die Schilderung des Verfahrens nicht deutlich genug, um dasselbe als Lithothrypsie bezeichnen zu können. Doch liefert eine Stelle in der von einem anonymen Autor verfassten Biographie des heiligen Theophanes den unzweifelhaften Beweis, dass dieselbe im Alterthum bekannt war und ausgeübt wurde; es wird darin nämlich berichtet, dass Theophanes an Blasensteinen litt, welche durch Werkzeuge, die man eingeführt hatte, zerbrochen und dann nach aussen befördert wurden.[5] OLYMPIOS glaubt, dass dazu pincettenähnliche Instrumente mit mäusezahnartiger Spitze, wie deren auf Milo gefunden wurden, benutzt worden sind.[6]

Als Entstehungsursache der Hernien betrachtete man die Verlängerung und die Zerreissung des Bauchfells; nur GALEN zog ausserdem die Betheiligung der Muskeln in Betracht.[7] Zur Beseitigung der Hernien wurden Bruchbänder oder die Radikal-Operation empfohlen.[8] Von der letzteren hat HELIODOR eine Beschreibung hinterlassen, die durch ihre Genauigkeit und Klarheit gerechte Bewunderung erregt.[9] Auch

---

[1] E. RIVIÈRE: Prothèse chirurgicale chez les anciens in Gaz. des hôp., Paris 1883, No. 132. 136.

[2] LUCIAN: Ad indoct., c. 6.

[3] ARETAEUS: de acut. I, 7. — CAELIUS AURELIAN.: de acut. III, 4. — GALEN XIV, 734.   [4] CELSUS VII, 26.

[5] Corp. script. hist. Byzant., Bonn 1839, Vol. XXVI, Th. I, p. XXXIV. — Patrolog. ed. Migne. ser. graec., T. 108, p. 37, Paris 1863.

[6] R. BRIAU in der Gaz. hebd. de méd. et de chir., Paris 1858, No. 9.

[7] GALEN VII, 730.   [8] CELSUS VII, 20.

[9] ORIBASIUS IV, 484. — ED. ALBERT: Die Herniologie der Alten, Wien 1878, S. 144.

die Incarcerationserscheinungen wurden von einigen Beobachtern geschildert. [1]

Die Strikturen der Harnröhre trennte HELIODOR mittelst eines schneidenden Instruments und legte dann Bougies aus trockenem Papier und metallene Sonden in die Urethra. [2] Ebenso verstand man auch die Phimosis und Paraphimosis, die Condylome und die Hämorrhoidalknoten auf geschickte Weise zu operiren. [3]

Die Augenheilkunde konnte ebenfalls bedeutende Erfolge aufweisen. Es wurden nicht nur die Trichiasis, das Hypopyon, die Leukome, die Thränenfisteln und andere Leiden der äusseren Theile des Auges, sondern sogar der graue Staar auf operativem Wege geheilt. Allerdings kannte man nicht das Wesen dieser Krankheit, aber man heilte sie. Die Kunst ging hier, wie so oft in der Medicin, der Wissenschaft voraus.

Die Staaroperation geschah durch Depression der erkrankten Linse. Wenn die letztere wieder nach oben stieg oder eine weiche Consistenz zeigte, so nahm man ausserdem noch die Zerstückelung derselben vor. [4] — Vielleicht kannte man auch die Extraktion. Allerdings ist die Bemerkung des PLINIUS, dass die Ärzte aus Habsucht die squama im Auge lieber hinwegschieben als herausziehen wollen, zu undeutlich, als dass sie sich darauf beziehen lässt. Eher berechtigt die Angabe GALEN's, dass einige Chirurgen, anstatt den Staar zu dislociren, den Versuch gemacht haben, ihn nach aussen zu entleeren, [5] zu der Vermuthung, dass man die Extraktionsmethode geübt hat. [6] Eine Beschreibung derselben findet sich nirgends. Der arabische Schriftsteller RHAZES schreibt ihre Kenntniss dem ANTYLLUS zu und berichtet zugleich, dass derselbe auch mit der Beseitigung des Staares durch Suction Bescheid gewusst habe. [7]

---

[1] CELSUS VII, 18. 20. — ARETAEUS: de acut. II, 6. — AËTIUS XIV, 24. — PAULUS AEGIN. III, 43. [2] ORIBASIUS IV, 472.

[3] ORIBASIUS IV, 466. 470. — PAULUS AEG. VI, 79.

[4] CELSUS VII, 7. — GALEN X, 1019. — VEGETIUS RENATUS: Mulomedicina II, 17. — PAULUS AEGIN. VI, 21. — A. ANAGNOSTAKIS: Contributions à l'histoire de la chirurgie oculaire chez les anciens, Athènes 1872.

[5] PLINIUS: Hist. nat. XXIX, 8. — GALEN X, 987. — Vergl. dazu v. HASNER: Phakolog. Studien, Prag 1868.

[6] H. MAGNUS (Geschichte des grauen Staares, Leipzig 1876, S. 226 u. ff.) vertritt mit Gründen, deren Berechtigung nicht zu leugnen ist, die Ansicht, dass es sich dabei nicht um die Staar-Extraktion, sondern um die Hypopyon-Punction handelt. Jedenfalls „ist", wie ALFR. v. GRAEFE (Klin. Monatsbl. f. Augenheilkunde 1868, Januar) sagt, „die Wiegenperiode der Extraktion eines der schwierigsten Kapitel der medicinischen Geschichtsforschung" und eine sichere Beantwortung der Frage, ob die Alten dieselbe gekannt haben, nicht möglich.

[7] RHAZES: Continens II, c. 3, Abs. 7. Ed. Venet. 1506, fol. 41. — SICHEL im Archiv f. Ophthalm. 1868, XIV, 3, S. 1.

Es ist sehr bedauerlich, dass die ophthalmologische Literatur des Alterthums grösstentheils verloren gegangen ist. Das Werk des berühmten Augenarztes Demosthenes, welches noch zu Ende des 13. Jahrhunderts von Simon von Genua benutzt wurde und in einer Abschrift vielleicht heut noch in irgend einer Bibliothek verborgen liegt, würde über manche Dinge Aufschluss geben, über welche gegenwärtig nur Vermuthungen möglich sind.

Die chirurgische Disciplin umfasste nach Celsus[1] zunächst die gesammte Operationskunst und ferner die Behandlung der Wunden und Geschwüre und aller Knochenkrankheiten. Vom Wundarzt verlangt er, „dass er im kräftigen Mannesalter stehe, eine sichere und feste Hand besitze, die niemals zittert, und die linke Hand ebenso geschickt zu gebrauchen wisse, als die rechte. Scharf und hell soll die Kraft seiner Augen, furchtlos sein Gemüth und dem Mitleid nicht soweit zugänglich sein, dass er sich durch das Geschrei der Kranken, deren Behandlung er übernommen hat, bewegen lässt, rascher, als es die Sachlage fordert, zu operiren oder weniger, als nothwendig ist, fortzunehmen. Er darf sich bei seinen chirurgischen Eingriffen in keiner Weise durch die Klagen der Kranken beeinflussen lassen.“

Die Chirurgen wurden bei den Operationen durch ihre Gehilfen und Schüler unterstützt. Die Dienste, welche dieselben dabei leisten mussten, werden in mehreren der oben angegebenen Stellen ausführlich erörtert.

Die Geburtshilfe wurde von den Hebammen ausgeübt; nur in schwierigen Fällen nahm man die Hilfe der Ärzte oder Chirurgen in Anspruch.[2] Frauen, welche sich zu Hebammen ausbilden wollen, sollen, wie Soranus in seinem gynäkologischen Werk sagt, „lesen können, Verstand und ein gutes Gedächtniss besitzen, rührig, anständig, in ihrer Sinnesthätigkeit nicht gehindert, gesund und kräftig sein und lange feine Finger mit kurzen Nägeln haben.“

Es wurde nicht, wie in Griechenland, von ihnen gefordert, dass sie bereits selbst einmal geboren haben. Doch hält es Soranus für gut, wenn sie nicht zu jung sind. Ferner empfiehlt er den Hebammen, stets nüchtern, ruhig und verschwiegen, und weder geldgierig noch abergläubisch zu sein, sich nicht aus Habsucht zur Verabreichung von Abortivmitteln verleiten oder durch Träume, Ahnungen, Mysterien und religiöse Gebräuche in der Erfüllung ihrer Pflichten stören zu lassen.

---

[1] Celsus VII, Praef.
[2] Soranus Ephesius, Ed. Dietz. p. 107. — Vergl. J. Pixoff im Janus I, S. 705—752. II, 16—52. 217—245. 730—744.

Auch giebt er ihnen den Rath, besondere Sorgfalt auf die Pflege ihrer Hände zu verwenden, sie häufig mit feinen Salben einzureiben und mit Wollearbeiten zu verschonen, weil dadurch die Haut hart und spröde wird.[1]

Bei der Ausbildung der Hebammen wurde sowohl die Theorie als die Praxis berücksichtigt, vor Allem aber darauf gesehen, dass sie in der Diätetik, der Arzneimittellehre und den nothwendigen chirurgischen Verrichtungen unterrichtet wurden. Ihre Kenntnisse vom Bau der weiblichen Genitalorgane waren sehr mangelhaft; SORANUS war der Meinung, dass sie davon nicht viel zu wissen brauchten.

Dafür hatten sie ziemlich richtige Vorstellungen vom Verlauf der normalen Geburt und von der Hilfe, die dabei geleistet werden musste: sie unterstützten den Damm der Gebärenden mit einem Tuch, unterbanden die Nabelschnur nach der Geburt, sorgten für die Lösung der Nachgeburt u. a. m. Auch wurden sie mit den verschiedenen Lagen des kindlichen Körpers bekannt gemacht und erhielten eine vortreffliche Anleitung zur Wahl der Amme und zur Pflege der Neugeborenen.[2] Sie unternahmen selbst wichtige Operationen wie die Wendung auf den Kopf oder die Füsse bei fehlerhafter Kindeslage.[3] Die Embryotomie wurde nur ausgeführt, wenn alle Versuche, die Frucht lebend nach aussen zu befördern, vergeblich waren.[4]

Ein angeblich von Numa Pompilius erlassenes Gesetz gebot, den Kaiserschnitt an schwangeren Verstorbenen vorzunehmen, um wenn möglich das Leben des Kindes zu retten.[5] PLINIUS[6] erzählt, dass er auch an lebenden Schwangeren ausgeführt wurde, und Scipio Africanus dieser Operation sein Leben verdankte.

Manche Hebammen beschränkten ihre Thätigkeit nicht auf die Geburtshilfe und die Behandlung der Frauenkrankheiten, sondern zogen die gesammte Heilkunde in ihren Bereich und waren somit eigentlich Ärztinnen.[7]

Der Hebammenstand genoss grosses Ansehen. Sie wurden von den Gerichten als Sachverständige vernommen[8] und erhielten später das Recht, wegen der Forderungen für ihre Dienste klagbar zu werden.[9] Zahlreiche Inschriften geben der Verehrung, die man ihnen zollte,

---

[1] SORANUS p. 3—5. [2] SORANUS p. 79 u. ff. [3] SORANUS p. 110 u. ff.

[4] SORANUS p. 113 u. ff. — TERTULLIAN: de anima. c. 25.

[5] Pandect., lib. XI, tit. 8, de mortuo inferendo.

[6] PLINIUS: Hist. nat. VII, 7.

[7] MARTIAL: Epigr. XI, 71. — APULEJUS: Metamorph. V, 24. — PLINIUS: Hist. nat. XXVIII, 7. 18. 23. 80. — JUVENAL II, 141.

[8] SENECA: Epist. 66. [9] Pandect, lib. 50. tit. 13.

Ausdruck. Auf einem Grabdenkmal, welches von MOMMSEN beschrieben wurde, befindet sich ein Nachruf an „die unvergleichliche Gattin, edelste Frau und vortreffliche Hebamme". Einer der bekanntesten medicinischen Schriftsteller und Ärzte, THEODORUS PRISCIANUS, widmete sogar ein Buch einer Hebamme, „der lieblichen Gehilfin seiner Kunst", wie er sie nennt.[1]

Der ärztliche Stand in Rom.

Die Ausübung der ärztlichen Praxis stand, wie erwähnt, Jedem frei, ohne dass derselbe in einer Prüfung seine Befähigung dazu nachzuweisen genöthigt war; aber schon die Lex Cornelia (88 v. Chr.) machte ihn dafür haftbar, wenn durch seine Schuld der Tod eines Menschen herbeigeführt wurde. Auch die Bewerbung um eine Anstellung im öffentlichen Sanitätsdienst und um die Aufnahme in die Zahl der mit bestimmten Vorrechten ausgestatteten Ärzte, sowie die Stellung der ärztlichen Honorarklagen, besonders die *extraordinaria cognitio*, dürften Veranlassung gegeben haben, dass die wissenschaftlich gebildeten Ärzte von den Pfuschern, wenn auch nicht durch das Gesetz, so doch im praktischen Leben geschieden wurden.[2]

Da viele Ärzte nur eine lückenhafte fachmännische Bildung besassen und nicht in allen Zweigen der Heilkunde unterrichtet waren, so befassten sie sich nur mit einem Theile derselben. Auf einem engbegrenzten Gebiet der Heilkunst konnten sie in kurzer Zeit die für die Praxis nothwendigen Kenntnisse erwerben. — Das Specialistenwesen, dessen Anfänge in eine frühe Zeit zurückreichen, bekam dadurch eine sehr schlimme Form; denn es wurde nicht so sehr der Ausdruck hervorragender Leistungen auf einem speciellen Gebiet, als der halbgebildeten Charlatanerie. Seine Vertreter gaben sich im Verkehr mit unterrichteten Ärzten bedenkliche Blössen und dienten den Lustspieldichtern als willkommene Objekte des Spottes.

Die Theilung der ärztlichen Arbeit wurde in sinnloser Weise übertrieben. Man unterschied nicht nur Chirurgen, Geburtshelfer und Frauenärzte, Augenärzte, Ohrenärzte und Zahnärzte, sondern es gab fast für jeden Theil des Körpers besondere Specialisten. Einige beschränkten

---

[1] TH. PRISCIAN. lib. III, Praef.

[2] TH. LÖWENFELD: Inaestimabilität und Honorirung der *artes liberales* nach römischen Recht, München 1887, S. 428.

sich auf die Behandlung von Fisteln und Brüchen oder bestimmter Körpertheile, z. B. des Afters. Andere beschäftigten sich ausschliesslich mit dem Steinschnitt, der Hernien-Operation oder der Staaroperation.[1] In einem Epigramm des MARTIAL[2] heisst es: „CASCELLIUS zieht Zähne aus oder ergänzt sie, HYGINUS brennt die in die Augen wachsenden Wimperhaare weg, FANNIUS heilt das geschwollene Zäpfchen, ohne zu schneiden, EROS beseitigt die Brandmale aus der Haut der Sklaven, und HERMES ist der beste Arzt für Hernien.“ Man hatte besondere Ärzte für die Krankheiten der Kinder, wie für diejenigen des Greisenalters. Manche Specialisten bedienten sich bestimmter Kurmethoden und wendeten vorzugsweise das Wasser, den Wein, die Milch, gewisse Arzneistoffe und Pflanzen, z. B. die Niesswurz, an.[3]

Tüchtige Ärzte, wie GALEN, verachteten dieses Treiben und widmeten allen Theilen der Heilkunde ihre Aufmerksamkeit, wenn sie auch in der Praxis diesen oder jenen Zweig derselben bevorzugen mochten. „Ich glaube,“ schreibt CELSUS,[4] „dass es wohl möglich ist, alle Gebiete der Heilkunst zu beherrschen. Werden sie aber von einander getheilt, so lobe ich mir den Arzt, welcher die meisten derselben kennt.“

Zwischen den Ärzten und den Chirurgen bestanden freundschaftliche Beziehungen. „Sie unterstützten und empfahlen sich gegenseitig,“ erzählt PLUTARCH.[5] Es scheint nicht, dass die Chirurgen eine niedrigere gesellschaftliche Stellung einnahmen, als die Ärzte für innere Krankheiten, wie dies in späteren Zeiten der Fall war. Auch lässt Nichts darauf schliessen, dass Jene im Allgemeinen eine geringere Allgemeinbildung besassen, als diese.

In manchen Fällen wurden von den Kranken oder ihren Angehörigen mehrere Ärzte zu Rath gezogen, welche in gemeinsamen Berathungen die Diagnose und Behandlung besprachen. Dabei mag es wohl häufig zu heftigen Meinungskämpfen gekommen sein,[6] in denen die Grenzen des Anstandes überschritten wurden. Ihre ungleiche wissenschaftliche Bildung erklärt es, dass unterrichtete und erfahrene Ärzte, wie GALEN, im Unmuth über die Unwissenheit und Unfähigkeit ihrer Collegen ein scharfes Urtheil über deren Ansichten und Verordnungen fällten.[7]

THEODORUS PRISCIANUS hat eine drastische Schilderung solcher

---

[1] Pseudo-GALEN: De part. artis medic. Ed. Chartier II, 282. — GALEN V, 846.
[2] MARTIAL: Epigr. X, 56.   [3] PLINIUS: Hist. nat. XXIX, 5.
[4] CELSUS VII, Praef.
[5] PLUTARCH: de fraterno amore, c. 15. — GALEN XVIII A, 346.
[6] PLINIUS a. a. O. XXIX, 5.
[7] GALEN VIII, 357. X, 910. XIV, 623 u. ff.

Consilien hinterlassen.[1] „Während der Kranke von Schmerzen gepeinigt,“
schreibt er, „auf seinem Lager hin und her geworfen wird, stürmt die
Schaar der Ärzte herein, von denen Jeder nur bedacht ist, die Aufmerksamkeit der Übrigen auf sich zu lenken und sich um den Zustand des Kranken wenig kümmert. Wie im Cirkus oder beim Wettkampf trachtet der Eine durch seine Redekunst oder Dialektik, der
Andere durch den künstlichen Aufbau von Thesen, welche sein Gegner
wieder niederreisst, ausserordentlichen Ruhm zu ernten.“ Der Volks-
witz machte sich über diese Verhältnisse lustig und erfand die von
Plinius (a. a. O.) erzählte Anekdote, dass auf einer Grabschrift zu lesen
war, der Verstorbene sei an der Menge der ihn behandelnden Ärzte zu
Grunde gegangen.

Der ärztliche Stand genoss Anfangs nicht dasjenige Ansehen,
welches seiner anstrengenden opferwilligen Thätigkeit gebührt. Die
vornehmen Römer hatten für die Medicin höchstens ein dilettanten-
haftes Interesse und betrachteten die Ausübung der Praxis als eine
Beschäftigung, die sich nur für Leute von niederem Herkommen, für
Diener und Sklaven schicke.[2]

Als später die Einwanderung der fremden Ärzte erfolgte, und
Heilkünstler aus Griechenland, Ägypten, Kleinasien und Palästina sich
in Rom niederliessen, trat der beschränkte Nativismus, das spiessbürger-
liche Vorurtheil, welches man gegen alle Fremden hatte, einer Verbesserung der socialen Stellung der Ärzte hindernd in den Weg.

Freilich trugen die letzteren auch selbst einen grossen Theil der
Schuld. Die Prahlereien, die Habsucht und die Laster, durch welche
sich Einzelne von ihnen verächtlich machten, boten ihren Gegnern
wirksame Waffen, welche sich gegen den ganzen Stand richteten.
Plinius berichtet, dass Ärzte ihre Vertrauensstellung dazu missbrauchten,
um Erbschleicherei und Ehebruch zu treiben und durch Darreichung
von Gift den Tod eines Menschen zu bewerkstelligen.[3] Galen vergleicht die Ärzte in Rom sogar mit Räubern und sagt, dass zwischen
ihnen nur der einzige Unterschied bestehe, dass diese im Gebirge und
jene in der Stadt ihre Schandthaten begehen.[4]

Dazu kam das aufdringliche und prahlerische Auftreten mancher
fremden Heilkünstler, welches dem würdigen Ernst der Römer missfiel.
So durchzog Thessalus, der sich den „Besieger der Ärzte“ nannte,

---

[1] Theod. Priscianus 1, Praef.   [2] Plinius a. a. O. XXIX, 8.
[3] Plinius a. a. O. XXIX, 8. — Martialis: Epigr. VI, 31. — Tacitus: Annal.
IV, 3. XII, 67.
[4] Galen XIV, 622.

mit einem Schwarm von Anhängern die Strassen, „wie ihn kaum ein Schauspieler oder berühmter Cirkusreiter hatte.“[1] Einzelne Ärzte betrieben die Jagd auf Patienten ganz offenkundig und entblödeten sich nicht, Vorübergehende zum Eintritt in ihre Officinen aufzufordern, die dann häufig genug zum Aufenthaltsort von Müssiggängern und Gaunern entarteten.

Der Wunsch, bekannt zu werden und Praxis zu erwerben, veranlasste Viele, „sich um die Gunst der vermögenden und einflussreichen Personen zu bewerben, mit ihnen auf den Strassen einher zu stolziren, Schmausereien zu feiern und Possen zu reissen, während Andere durch die Pracht ihrer Kleidung, durch werthvolle Ringe und andere Schmuckgegenstände die urtheilslose Menge zu blenden suchten.“[2] Wie zu allen Zeiten, so liebten auch damals die Ignoranten und Charlatane, durch den Glanz der äusseren Erscheinung die Hohlheit ihres inneren Wesens zu verbergen.[3] Ärzte, welche mehr Wissen und Verstand besassen, wendeten sich an die Öffentlichkeit, um für sich Reklame zu machen. Sie hielten populäre Vorlesungen, veranstalteten Disputationen mit ihren Collegen, welche sich zu erbitterten Redetournieren gestalteten und im Allgemeinen mehr zur Unterhaltung als zur Belehrung des Publikums beitrugen, und führten vor den Augen desselben im Theater, im Cirkus oder an anderen öffentlichen Orten chirurgische Operationen aus.[4] Diese Sitte, welche sich bei herumziehenden Heilkünstlern, namentlich bei den Zahnärzten, bis heut in Italien erhalten hat, scheint griechisch-orientalischen Ursprungs und erst mit der Einwanderung der fremden Ärzte nach Rom gelangt zu sein.

Das Honorar, welches die Ärzte für ihre Dienste empfingen, war natürlich sehr verschieden und richtete sich nach den Vermögensverhältnissen des Kranken und der Stellung und Tüchtigkeit des Arztes. Galen erhielt vom Consul Boëthus, dessen Frau er längere Zeit behandelt hatte, 400 Goldstücke.[5] Der ehemalige Praetor und Legat von Aquitanien, Manlius Cornutus, zahlte dem Arzt, der ihn von einem Hautleiden befreite, 200,000 Sestertien.[6] Die gleiche Summe verlangte Charmis, der durch seine Kaltwasser-Behandlung Aufsehen erregte, für eine Kur, die er in der Provinz unternahm.[7]

---

[1] Plinius: Hist. nat. XXIX, 5.   [2] Galen XIV, 600.

[3] Lucian: Ad. indoctum, c. 29.

[4] Plutarch: de adulatore et amico, c. 32.

[5] Galen XIV, 647. Die Summe hat nach Marquardt (a. a. O. Bd. V. S. 70) einen Goldwerth von etwa 8000 Mark D. R.-W.

[6] Plinius: Hist. nat. XXVI, 3. Über 40,000 Mark. Marquardt a. a. O. S. 72.

[7] Plinius a. a. O. XXIX, 5, 8.

Als Q. Stertinius zum Leibarzt des Kaisers Claudius ernannt werden sollte, erklärte er, dass ihm die Besoldung von 250,000 Sestertien zu niedrig sei, da ihm, wie er durch Aufzählung der Familien, wo er Hausarzt war, nachwies, die Praxis ein jährliches Einkommen von 600,000 Sestertien sicherte.[1] Der Arzt Krinas, welcher die Astrologie zur Grundlage seiner Verordnungen machte, hinterliess, wie Plinius (a. a. O.) erzählt, ein Vermögen von 10 Millionen Sestertien, obwohl er grosse Summen für öffentliche Bauten ausgegeben hatte. Vom Chirurgen Alkox wird berichtet,[2] dass derselbe, nachdem er zu einer Strafe von 10 Millionen Sestertien und zur Verbannung verurtheilt worden war, sich nach seiner Rückkehr binnen wenigen Jahren die gleiche Summe wieder erworben habe.

Aber solche glänzenden Einnahmen wurden sicherlich nur wenigen Glücklichen zu Theil. Die grosse Mehrzahl der Ärzte verdiente kaum soviel, als der Lebensunterhalt erheischte. Die ungleiche Vertheilung des Besitzes, welcher sich in den Händen einzelner Familien anhäufte und die grosse Masse des Volkes dem Proletariat überliess, eröffnete nur wenigen Ärzten die Aussicht, durch Ausübung ihrer Kunst Reichthümer zu erwerben. Auch trug die rücksichtslose Concurrenz, die sie sich machten, dazu bei, dass ihre Dienstleistungen möglichst gering honorirt wurden. Wer die Armen-Praxis ausübte, blieb natürlich selbst ein armer Mann.[3]

Es kam sogar vor, dass Ärzte ihren Beruf aufgaben, weil er sie nicht ernährte, und sich dem — wie es scheint — einträglicheren Metier eines Gladiators oder Leichenbestatters widmeten. Darauf bezieht sich ein boshaftes Epigramm Martial's, in welchem er sagt: „Diaulus war Arzt, jetzt ist er Leichenträger. Er macht von der ärztlichen Kunst den Gebrauch, welchen er am besten kennt.“ „Übrigens war er auch früher, da er noch Arzt war, doch nur ein Leichenbestatter.“[4]

Nur langsam und allmälig verbesserte sich die gesellschaftliche Stellung der Ärzte. Sie verdankten dies theils den erfolgreichen Bestrebungen jener Mitglieder ihres Standes, welche durch die Tiefe ihres Wissens und die Reinheit ihres Charakters die Achtung und Bewunderung ihrer Mitbürger errangen, theils der sich immer mehr Bahn brechenden Erkenntniss der Nothwendigkeit und Wichtigkeit der ärztlichen Kunst.

Die Gebildeten begannen, ein lebhaftes Interesse für anatomisch-

---

[1] Plinius a. a. O. XXIX, 5.   [2] Plinius a. a. O. XXIX, 8.
[3] Galen XII, 916.   [4] Martialis: Epigr. I, 30. 47. VIII, 74.

physiologische Untersuchungen und für die Heilkunde überhaupt zu
empfinden. „Ich glaube,“ schreibt GELLIUS, „dass es nicht blos für
den Arzt, sondern für jeden selbstständigen Menschen, der eine gute
Erziehung genossen hat, eine Schande ist, wenn er nicht über die Dinge,
welche den menschlichen Körper betreffen, Bescheid weiss und die
Mittel kennt, welche uns die Natur zur Erhaltung der Gesundheit offen
vor die Augen gelegt hat. Ich habe deshalb alle Zeit, die ich erübrigen
konnte, auf das Studium medicinischer Werke verwendet, weil ich darin
die beste Belehrung zu finden hoffte.“[1] Ebenso war PLUTARCH der
Meinung, dass Jeder seinen Puls kennen und wissen müsse, was ihm
nützlich oder schädlich sei.[2]

Auch die ethische Seite des ärztlichen Berufs wurde von einigen
Autoren hervorgehoben. „Der Arzt soll nicht gezwungen werden, die
Kranken zu besuchen,“ schreibt LUCIAN;[3] „er darf nicht eingeschüchtert,
nicht mit Gewalt dorthin geführt werden, sondern muss freiwillig und
gern zu ihnen kommen.“

Man kann die hohe Würde, den idealen Werth der Heilkunst nicht
besser kennzeichnen, als SENECA, wenn er sagt: „Man giebt dem Arzt
nur den Lohn für seine Mühe; denjenigen für sein Herz bleibt man
ihm schuldig.“ „Glaubst Du denn,“ heisst es an einer anderen Stelle,
„dass Du dem Arzt und dem Lehrer nichts weiter schuldest, als sein
Honorar? Bei uns widmet man Beiden grosse Verehrung und Liebe.
… Wir empfangen von ihnen unschätzbare Güter, vom Arzt Gesundheit und Leben, vom Lehrer die edle Bildung des Geistes. …
Beide sind uns Freunde und verdienen sich nicht durch ihre verkäuf-
liche Kunst, wohl aber durch ihr aufrichtiges Wohlwollen unseren in-
nigsten Dank.“[4]

Das Bedürfniss nach ärztlicher Hilfe führte schon in früher Zeit
dahin, dass man Hausärzte, Ärzte für Gemeinden, das Heer, und für
Genossenschaften anstellte. Reiche Leute, welche einen grossen Haus-
stand und viele Sklaven besassen, waren darauf bedacht, dass ihnen in
Krankheitsfällen zu jeder Zeit ein Arzt zu Gebot stand. Zu diesem
Zweck schlossen sie mit einem in der Nähe wohnenden Arzt einen
Vertrag, der denselben verpflichtete, ihnen gegen einen bestimmten Jahres-
gehalt alle ärztlichen Dienste zu leisten.[5]
Noch bequemer aber war es für sie, wenn sich unter ihrer Diener-

---

[1] GELLIUS: Noct. Attic. XVIII, 10.
[2] PLUTARCH: de sanitate tuenda praec., c. 24. 25.
[3] LUCIAN: Abdicatus (Der verstossene Sohn), c. 23.
[4] SENECA: de benefic. VI. 15. 16. 17.
[5] VARRO: de re rust. I, 16.

schaft ein heilkundiger Sklave befand, dem sie die Sorge für ihre und der Ihrigen Gesundheit anvertrauen konnten.[1] Sklaven dieser Art waren daher sehr gesucht und standen höher im Preise als die übrigen Sklaven; sie wurden sogar theurer verkauft, als die Eunuchen.[2] Auch kam es vor, dass junge begabte Sklaven auf Kosten ihrer Herren in der Heilkunst unterrichtet und zu Ärzten ausgebildet wurden. — Die abhängige Stellung dieser Ärzte entschuldigt sie, wenn sie ihr medicinisches Wissen nicht blos dazu verwendeten, um Schmerzen zu lindern und Krankheiten zu heilen, sondern auch zu scheusslichen Handlungen und schweren Verbrechen,[3] welche sie auf Befehl ihres Herrn ausführten.

War der letztere selbst Arzt, so dienten sie ihm als Assistenten und Gehilfen in der Praxis; wenn sie selbstständig Kranke behandelten, so mussten sie ihm das Honorar, welches sie dafür erhielten, abliefern und bildeten somit eine bisweilen recht ergiebige Erwerbsquelle für ihn. Aus diesen Umständen wird es begreiflich, dass er Sklaven dieser Art nur ungern die Freiheit gab; denn er verminderte dadurch nicht nur seine Einnahmen, sondern schuf sich auch zuweilen einen Concurrenten, der ihm, weil er seine Patienten kannte, doppelt gefährlich werden konnte.

Ebensowenig waren Nichtärzte, welche Sklaven mit medicinischen Kenntnissen besassen, geneigt, sich dieses Besitzes zu entledigen, weil sie damit den immer bereiten, gänzlich ergebenen Hausarzt verloren.[4] Das Gesetz war daher genöthigt, die einander entgegengesetzten Interessen der Herren und ihrer Sklaven zu versöhnen, indem es einerseits die Bedingungen, unter denen die letzteren ihre Freiheit zu fordern berechtigt waren, und die Normen feststellte, nach welchen die Höhe des Lösegeldes berechnet werden sollte, und andererseits den Freigelassenen bestimmte Verpflichtungen gegen ihre ehemaligen Herren auferlegte, welche die letzteren vor übermässigen Nachtheilen schützen sollten.[5]

Die im Besitz des Staates befindlichen Sklaven des ärztlichen Standes, welche wahrscheinlich die Behandlung der erkrankten *Servi publici* besorgten, scheinen sich im Allgemeinen in einer günstigeren Lage und freieren Stellung befunden zu haben, als ihre Berufsgenossen, welche Privatpersonen gehörten.

Den freien Ärzten wurden verschiedene materielle Vortheile und Vorrechte gewährt, weil man erkannte, wie nützlich und wichtig die

---

[1] Sueton: Nero, c. 2. Calig. c. 8. — Seneca: de benef. III. 24.
[2] Cod. Just. VI, tit. 43, 3. VII, tit. 7, 1. 5.
[3] Cicero: ad Pison., c. 34. pro Cluentio, c. 14 u. ff. — Tacitus Annal. XV, 63.
[4] Digest. XL, tit. 5, c. 41, 6.
[5] Digest. XXXVIII, tit. 1, c. 25 27.

Heilkunst für das allgemeine Wohl ist. Als Cäsar bei einer Hungersnoth, die im Jahre 46 v. Chr. in Rom ausbrach, die Ausweisung der Fremden anordnete, nahm er ausdrücklich die Ärzte und die Lehrer von dieser Massregel aus, „damit sie um so lieber in der Stadt wohnen bleiben und noch Andere dorthin nachziehen".[1] Der Kaiser Augustus gewährte den Ärzten i. J. 10 n. Chr. die Immunität, d. i. die Befreiung von Steuern und anderen Lasten, angeblich aus Dank für die erfolgreiche Kur, durch welche ihn sein Leibarzt Musa, ein begeisterter Anhänger der Hydrotherapie, von hartnäckigen rheumatischen Beschwerden erlöst hatte.[2] Vespasian erneuerte oder bestätigte dieses Privilegium, und Hadrian erliess erläuternde Bestimmungen über die den Ärzten verliehenen Vorrechte.[3]

Aus dieser Verordnung, welche unter Antoninus Pius erneuert wurde, ergiebt sich, dass sie von der Übernahme verschiedener zeitraubenden und mit manchen Unbequemlichkeiten und Unkosten verbundenen Ämter, z. B. der Überwachung der öffentlichen Spiele, der Ädilität, und den priesterlichen Verrichtungen, ebenso wie von der Einquartierungslast befreit und der Pflicht enthoben waren, zu dem Einkauf von Getreide und Öl, wenn er von Seiten des Staates geschah, beizutragen, auch nicht genöthigt wurden, als Richter oder Legaten zu fungiren, und weder zum Militär noch zu anderen öffentlichen Dienstleistungen herangezogen werden konnten.[4]

Antoninus Pius bestimmte aber gleichzeitig, dass diese weitgehenden Privilegien nicht allen Ärzten ohne Unterschied, sondern nur einer bestimmten Anzahl derselben zu Theil würden. Es wurde angeordnet, dass in kleineren Städten nur fünf, in mittleren sieben und in grösseren zehn Ärzte die Immunität erhalten sollten, und die letztere ihnen, wenn sie sich in ihrem Beruf Nachlässigkeiten zu Schulden kommen liessen, jeder Zeit von der Stadtbehörde wieder entzogen werden konnte. Ferner wurde bei der Verleihung dieser Vorrechte den einheimischen Ärzten, welche in ihrem Heimathsort prakticirten, der Vorzug eingeräumt vor den Fremden, die dort eingewandert waren. Die letzteren sollten nur, wenn sie sich durch hervorragende Leistungen auszeichneten, berücksichtigt werden. In solchen aussergewöhnlichen Fällen durfte sogar die vorgeschriebene Zahl der mit Immunität ausgestatteten Ärzte ausnahmsweise überschritten werden.

---

[1] Sueton: J. Cäsar. c. 42.

[2] Dio Cassius LIII, 30. — Sueton: Augustus, c. 59. — Horaz: Epist. I, 15.

[3] Digest. L, tit. 4. de muner. et honor. lex 18, 30.

[4] Digest. XXVII, tit. 1. de excusat., c. 6, 8. — E. Kuhn: Die städtische und bürgerl. Verfassung des röm. Reiches, Leipzig 1864, I, S. 69 u. ff.

Alexander Severus erliess das Gesetz, dass in den Provinzen die Immunität nicht mehr von den staatlichen Behörden, sondern von den Bürgern und Grundbesitzern verliehen würde, weil diese den Charakter und die Tüchtigkeit der Ärzte, denen sie sich in Krankheiten anvertrauen, am besten kennen.[1] Später wurden den Ärzten noch die *extraordinaria cognitio* gewährt, nämlich das Recht, ihre Klagen wegen rückständiger Honorarforderungen unmittelbar bei der höchsten Instanz der Provinz vorzubringen.[2]

Es scheint, dass man durch solche Begünstigungen zunächst nur beabsichtigte, tüchtige unterrichtete Ärzte an einen Ort zu fesseln, wie das Beispiel des Archagathus lehrt. Bald aber wird man ihnen dafür auch bestimmte Verpflichtungen auferlegt haben, welche im öffentlichen Interesse lagen. Als sich das Institut der Gemeindeärzte, wie es in Griechenland bestand, im römischen Reiche einbürgerte, wurden ihnen die mit den Pflichten des öffentlichen Dienstes verbundenen Vorrechte vorbehalten. Die erwähnten Privilegien wurden somit später vorzugsweise, wenn nicht ausschliesslich, den Gemeindeärzten zu Theil. Ihre Zahl richtete sich nach der Grösse der Stadt und war, wie es scheint, die gleiche, wie diejenige, welche das Gesetz für die Verleihung der Immunität bestimmte.

In Gallien hatte man schon vor Strabo's Zeit Gemeindeärzte,[3] in Kleinasien vielleicht schon früher[4] und in Latium jedenfalls unter Trajan, wie aus einer Grabschrift hervorgeht, welche dem besoldeten Arzt der Stadt Ferentinum gewidmet ist.[5] In Rom wurde für jeden Bezirk der Stadt ein Arzt angestellt.

Die Gemeindeärzte waren vorzugsweise dazu verpflichtet, Arme unentgeltlich zu behandeln; doch war ihnen die übrige Praxis keineswegs verwehrt. Ferner wurden sie bei Epidemien und anderen Ereignissen, welche mit einer Zunahme der Krankheiten und Sterbefälle verbunden waren, zu Rath gezogen; ausserdem gehörte der medicinische Unterricht zu ihren besonderen Obliegenheiten.

Von der Gemeinde erhielten sie eine Besoldung, welche hauptsächlich in Naturallieferungen bestand. In grösseren Städten, wie in Rom, bildeten sie Collegien, welche sich, wenn eine Stelle erledigt wurde, durch Cooptation ergänzten. Doch unterlag ihre Wahl der kaiserlichen Bestätigung. Manchmal scheint das Amt auch von dem Vater auf den Sohn übergegangen zu sein.[6]

---

[1] Digest. L, tit. IX. de decretis ab ord. fac., c. 1.

[2] Digest. I, tit. 13, c. 1.   [3] Strabo IV, 1.

[4] Vercoutre a. a. O. p. 351. — Orelli: Inscript. lat., No. 3507.

[5] Marquardt a. a. O. VII, 755.   [6] Vercoutre a. a. O. S. 321.

Unter der Regierung der Kaiser Valentinian I. und Valens (368 n. Chr.) wurden die amtlichen Competenzen und Beziehungen der Gemeindeärzte in ihren Einzelheiten festgestellt.[1] Seit dieser Zeit führten sie auch officiell den Titel *Archiatri populares*, dessen Entstehung jedenfalls in eine frühere Zeit fällt. Das Wort Archiater kommt schon bei ARETAEUS vor[2] und ist offenbar nach der Analogie anderer Ausdrücke mit der Wurzel ἀρχ gebildet, um die Würde, die höhere Stellung zu bezeichnen.[3]

Am frühesten scheint es zur Bezeichnung der Ärzte des kaiserlichen Hofes gebraucht worden zu sein. Schon STERTINIUS XENOPHON. über dessen Lebensschicksale durch die Auffindung seines mit Inschriften bedeckten Leichensteins vor Kurzem interessante Aufschlüsse gegeben wurden,[4] führte den Titel eines Archiaters, und vor ihm vielleicht schon M. LIVIUS EUTYCHUS.[5] Ebenso wurde der Leibarzt Nero's, ANDROMACHUS, zum Archiater ernannt, weil der Kaiser damit, wie GALEN bemerkt,[6] andeuten wollte, dass er die übrigen Ärzte durch Erfahrung und Wissen überrage. An einer anderen Stelle gedenkt GALEN der Ärzte MAGNUS und DEMETRIUS, welche zu seiner Zeit die Würde des Archiaters bekleideten.[7]

Später führten die Hofärzte den Titel *Archiatri palatini* im Gegensatz zu den *Archiatri populares*, den Gemeindeärzten. Am Hofe des Kaisers Alexander Severus gab es sieben Ärzte, von denen aber nur der erste, der eigentliche Leibarzt, einen Gehalt in baarem Gelde bezog, während den übrigen Lebensmittel geliefert wurden. Ausserdem nahmen sie an allen Privilegien und Begünstigungen Theil, welche den Archiatern und Ärzten überhaupt verliehen worden waren.[8]

Wie der Hof und die Gemeinden, so hatten auch manche Genossenschaften ihre eigenen Ärzte. Ebenso wurden für einzelne Beamten-Kategorien, das Theaterpersonal, den Cirkus und die Gladiatoren besondere Ärzte angestellt.[9]

Auch die verschiedenen Truppentheile erhielten ihre Ärzte, die sie ins Feld begleiteten und die erkrankten und verwundeten Soldaten

---

[1] Cod. Theodos. XIII, T. 3. de med. et profess., c. 8—10. — Cod. Justin. X, T. 52, c. 10.

[2] ARETAEUS: de acut. cur. II, 5.

[3] G. CURTIUS: Grundzüge der griechischen Etymologie, Leipzig 1879, S. 189.

[4] M. DUBOIS: Un médecin de l'empereur Claude. Bull. d. corresp. hellén. 1881, No. 7. 8.

[5] R. BRIAU: Archiatrie romaine, Paris 1877, c. 2.

[6] GALEN XIV, 211.   [7] GALEN XIV, 261.

[8] LAMPRIDIUS: Alexander Severus, c. 42.

[9] R. BRIAU: L'assistance médicale chez les Romains, Paris 1869.

entweder in ihren Zelten oder in den Lazarethen behandelten. Sie trugen Waffen, wie die übrigen Soldaten[1] und genossen die den übrigen Ärzten gewährte Immunität. Über die Rangverhältnisse der Militärärzte und ihre Beziehungen zu ihren Vorgesetzten bestanden genaue Bestimmungen.[2] An der Spitze des ganzen Militär-Sanitätswesens stand vielleicht ein General-Stabsarzt.[3] Desgleichen war die Marine mit Ärzten versehen; es gab darunter sogar Specialisten, wie aus einer Bemerkung GALEN's hervorgeht.[4]

Ärzte, welche sich durch ihre Thätigkeit hervorragende Verdienste erwarben, wurden mit Titeln und Würden, mit Rangerhöhungen und anderen Ehren ausgezeichnet. Wie überall, so waren es auch in Rom vorzugsweise die Hofärzte, denen diese Gunstbezeugungen zu Theil wurden.[5] MUSA wurde vom Kaiser Augustus in den Ritterstand erhoben und seine Statue im Aeskulaptempel aufgestellt. STERTINIUS XENOPHON erhielt für seine Leistungen als Militärarzt von Claudius die *corona aurea* und *hasta pura;* als kaiserlicher Leibarzt erlangte er einen derartigen Einfluss, dass er zum Staats-Sekretär für die griechischen Angelegenheiten ernannt wurde. Seine Heimath, die Insel Kos, verdankte es ihm hauptsächlich, dass sie von Steuern befreit wurde.[6] In späteren Zeiten geschah es nicht selten, dass Ärzte hohe Stellungen am Hofe oder in der Verwaltung des Staates annahmen und damit wahrscheinlich ihrer bisherigen Berufsthätigkeit entsagten.

Der Verfall des römischen Reiches erstickte das wissenschaftliche Streben und vernichtete manche vortreffliche Einrichtung, welche auf dem Gebiet des Unterrichts und der Heilkunde geschaffen worden war; aber die wesentlichen Grundzüge dieser Organisation blieben erhalten, wenn sie auch durch Unverstand und Erbärmlichkeit missbraucht und bisweilen sogar in ihr Gegentheil verkehrt wurden. Die reiche medicinische Literatur, welche gerettet wurde, überlieferte der neuen Zeit die Errungenschaften der alten und wies der ärztlichen Forschung die Wege, welche sie wandeln muss. wenn sie Erfolge erringen will.

---

[1] Auf der Trajans-Säule in Rom sind zwei Militärärzte dargestellt, welche Wunden verbinden und Pfeile ausziehen und dabei bewaffnet sind.

[2] R. BRIAU: Du service de santé militaire chez les Romains, Paris 1866.

[3] ACHILLES TATIUS: de Clitop. et Leucipp. amor. IV, 10.

[4] GALEN XII, 786.   [5] Cod. Just. XII, tit. 13.

[6] TACITUS: Annal. XII, 61.

II. Der medicinische Unterricht im Mittelalter.

Der Einfluss des Christenthums.

Der römische Staatsorganismus wurde durch schleichende Krankheiten, welche sein Lebensmark zerstörten, einem langen Siechthum zugeführt, dem die siegreichen Angriffe äusserer Feinde ein unrühmliches Ende bereiteten.

Die Unfähigkeit und Verworfenheit auf dem Throne, die Theilung der Regierung unter mehreren einander missgünstigen und befehdenden Machthabern, die Corruption der Beamten und die Käuflichkeit einer übermüthigen und übermächtigen Soldateska untergruben seine politische Existenz, während die Lockerung der Familienbande, die Genusssucht, der Hochmuth und die Verschwendung der Reichen neben dem Elend der Massen, und die freche Schamlosigkeit, mit welcher das Laster sich vor Aller Augen zeigte, das sociale Leben in Rom vergifteten. Die frischen Naturvölker des Nordens, welche zuerst als gedungene Söldnerschaaren, dann als umworbene Beschützer und zuletzt als gebietende Herren dorthin kamen, beschleunigten den Zersetzungsprozess und gaben dem durch innere Leiden zerrütteten, aus unzähligen Wunden blutenden und verstümmelten römischen Reiche aus Mitleid endlich den Todesstoss.

Der Mannesmuth und Heldensinn, welcher den Namen der Römer mit Ruhm bedeckt und ihren Staat gross gemacht hatte, war erloschen. Wenn eine vereinzelte kühne That an die Zeiten der Vergangenheit erinnerte, so erhellte sie nur für einen Augenblick wie ein leuchtender Blitz die dunkele Nacht der Gegenwart.

Der nach idealen Zielen ringende Ehrgeiz suchte seine Aufgaben vorzugsweise auf dem Gebiet der Theologie und der entsagungsvollen Frömmigkeit. Diese Denkweise, welche von den sittenstrengen Anhängern der Stoa vorbereitet, aber erst durch das Christenthum allgemeiner verbreitet wurde, sah in dem geduldigen Ertragen der Leiden, in der Enthaltsamkeit von den Genüssen des Lebens die vornehmste und höchste Tugend, die der Mensch anstreben soll. Einen wirksamen Ansporn dazu gab die christliche Glaubenslehre, indem sie die Aussicht eröffnete auf ein Leben nach dem Tode, in welchem alle Ungerechtigkeiten gesühnt werden, die Tugend ihren Lohn und das Laster seine Strafe erhalten sollten. Den Armen und Elenden dieser Welt wurde damit die Hoffnung auf eine bessere schönere Zukunft gewährt, welche sie über den Jammer der Gegenwart trösten konnte, den Reichen das Mitleid in die Seele geträufelt und die Sünder mit Furcht und Schrecken erfüllt und dadurch zur Besserung geführt. Diese Lösung der socialen Frage entsprach den Bedürfnissen und dem Culturzustande jener Zeit und musste sich daher allgemeine Anerkennung erringen.

Die ersten Anhänger des Christenthums gehörten den Kreisen der Unterdrückten, der Enterbten an; später fand es auch in den mit Glücksgütern gesegneten, sogenannten höheren Klassen der menschlichen Gesellschaft Gläubige, welche, angewidert von der moralischen Verkommenheit ihrer Zeit, in den Lehren des neuen Evangeliums Trost und Erhebung suchten.

So lange die christliche Kirche aus solchen Elementen bestand, bewahrte sie ihre Reinheit und blieb die Religion des Friedens und der Liebe, welche ihr erhabener Stifter geträumt hatte. Als ihr aber mit der zunehmenden Verbreitung auch die Macht und der Reichthum zufloss und dadurch eine Masse ehrsüchtiger und charakterloser Streber angezogen wurde, wurde sie zum Tummelplatz menschlicher Leidenschaften gemacht und stiftete manchmal mehr Unheil als Segen.

Das Christenthum beschäftigte sich nur mit der ethischen Erziehung des Menschengeschlechts; der wissenschaftlichen Ausbildung stand es gleichgültig, zuweilen sogar feindlich gegenüber. Es war dies auch natürlich; denn in einer Weltanschauung, welche, wie die christliche, ihre Ziele in einer übersinnlichen Welt der Ideale suchte und die sittliche Vervollkommnung der Menschen für deren wichtigste oder einzige Aufgabe erklärte, konnte der wissenschaftlichen Forschung keine grosse Bedeutung zugestanden werden.

In direkten Widerspruch zum christlichen Dogma aber trat die letztere, wenn sie die Erscheinungen der Natur, z. B. den Körper des Menschen, welchen der christliche Glaube für unrein und werthlos, wenn nicht verächtlich erklärte, zum Gegenstande ihrer Studien machte. Die Naturwissenschaften und die theoretische Medicin haben daher unter der Herrschaft der christlichen Kirche keine wesentlichen Fortschritte gemacht. Dagegen verdankt die praktische Heilkunde ihrer Anregung die Gründung zahlreicher Krankenhäuser und anderer Wohlthätigkeitsanstalten, welche die Humanität wie die ärztliche Heilkunst in gleichem Maasse förderten.

Die Entwickelung der Wissenschaften wurde in jener Zeit auch noch durch andere Verhältnisse und Thatsachen gehemmt. Die beständigen Kriege und Raubzüge feindlicher Volksstämme, die religiösen Verfolgungen und dogmatischen Streitigkeiten, die durch die Unsicherheit des Besitzes und des Lebens hervorgerufenen socialen Veränderungen und die schweren Seuchen, welche die Länder entvölkerten und in Wüsteneien verwandelten, lenkten die Aufmerksamkeit von den wissenschaftlichen Studien ab und nahmen den Gemüthern die dazu erforderliche Ruhe.

Aber die wichtigste Ursache des wissenschaftlichen Stillstandes lag darin, dass die Völker, welche das Reich der Römer unter sich theilten, ihnen an Bildung bei weitem nachstanden und daher zunächst die Aufgabe hatten, deren Cultur in sich aufzunehmen. Dieser Prozess dauerte Jahrhunderte und fand eigentlich erst am Ende des Mittelalters seinen Abschluss.

Die Theilung der römischen Monarchie in eine östliche und eine westliche Hälfte gab dem alten Gegensatz zwischen dem Orient und dem Occident, der niemals gänzlich verschwunden war, wieder einen deutlichen politischen Ausdruck. Damit begann aber zugleich die Auflösung des grossen Staatsorganismus, von dem nun ein Glied nach dem anderen getrennt wurde. Die losen Beziehungen der Provinzen zur Centralgewalt in Rom oder Konstantinopel erleichterten deren Loslösung. Die germanischen Stämme, welche die Völkerfluth aus dem Norden und Osten gegen Süden und Westen trieb, machten sich in ihren neuen Wohnsitzen bald heimisch und gründeten neue Staaten. Als das 5. Jahrhundert zu Ende ging, geboten die Ostgothen, denen später die Longobarden folgten, in Italien, die Westgothen in Spanien und dem südwestlichen Frankreich, Burgunder und Franken im Osten und Norden dieses Landes, während angelsächsische Stämme nach Britannien übersetzten, und die römische Provinz Afrika eine Beute der Vandalen wurde. In Germanien blieben sächsische, bayerische, allemannische und fränkische Stämme zurück, und die Herrschaft der Byzantiner wurde in Asien von den Persern, in Europa von den Gothen, Hunnen und Slaven mehr und mehr zurückgedrängt.

Die Eroberer behielten einen grossen Theil der politischen und socialen Einrichtungen bei, welche sie in den von ihnen unterworfenen Ländern vorfanden. Es war dies ein Triumph, den die höhere Cultur der im physischen Kampfe Unterlegenen über die geringere Bildung ihrer Sieger feierte. Die letzteren erkannten die grossen Vortheile, welche ihnen aus der Bereicherung ihrer Kenntnisse erwachsen würden, und sorgten daher dafür, dass die Schulen und Unterrichtsanstalten soviel als möglich erhalten wurden.

Der civilisatorische Einfluss der Römer hatte sich in allen Theilen des Reiches, namentlich aber in der westlichen Hälfte desselben, geltend gemacht. Zahlreiche Bildungsstätten in Gallien, Spanien, Britannien und Nordafrika gaben davon Zeugniss. Die literarischen Leistungen der römischen Schriftsteller, die aus diesen Ländern stammten, zeigen, wie erfolgreich jene gewirkt haben.[1]

Nach dem Muster der höheren Unterrichtsanstalten zu Athen, Alexandria und Rom entstanden Hochschulen sowohl in den Ländern des Orients als in verschiedenen grösseren Städten Italiens, Galliens und Spaniens,[2] an denen neben der griechischen und römischen Literatur, Grammatik, Geschichte, Philosophie, Rhetorik, Jurisprudenz, Mathematik, Physik und Astronomie zuweilen auch Medicin gelehrt wurde. Ihre Organisation war in vielen Beziehungen ähnlich derjenigen der englischen Universitäten. Sie wollten nicht so sehr für einen bestimmten Beruf vorbereiten, als eine alles Wissen ihrer Zeit umfassende Allgemeinbildung bieten.

Die Professoren dieser Hochschulen wurden auf öffentliche Kosten besoldet und genossen Immunität, Steuerfreiheit und andere Privilegien. Ihre Zahl war beschränkt und richtete sich, wie diejenige der Archiatri, nach der Grösse der Stadt. An der Hochschule zu Konstantinopel, welche im 5. Jahrhundert n. Chr. gegründet wurde, waren 31 Professoren angestellt.[3] Ausser den von den Stadtbehörden oder der Regierung ernannten Professoren scheint es noch Lehrer gegeben zu haben, welche gleich unseren Privatdocenten, ohne bestimmten Gehalt zu empfangen, die Lehrthätigkeit ausübten. Söhne wohlhabender Eltern wurden häufig von Pädagogen zur Hochschule begleitet, die, halb Hofmeister und halb Bediente, in den meisten Fällen dem Stande der Sklaven oder Freigelassenen angehörten.

Die Lehrer bezogen von ihren Schülern ein auf Vereinbarung beruhendes Honorar. Da dasselbe eine wesentliche Quelle ihres Einkommens

---

[1] Mommsen a. a. O. Bd. V, S. 69 u. ff., 100 u. ff., 176 u. ff., 643, 655 u. ff. — Gibbon: Geschichte des Unterganges des römischen Weltreiches, übers. von J. Sporschil, Bd. I, S. 50.

[2] F. Cramer: Geschichte der Erziehung und des Unterrichts im Alterthum, Elberfeld 1832, Bd. I, S. 477 u. ff.

[3] J. C. F. Bähr: De literarum universitate Constantinopoli, Heidelberg 1835. Savigny: Geschichte des römischen Rechts, Bd. I, S. 396.

bildete, so musste ihnen viel daran gelegen sein, recht viele Schüler zu unterrichten.

Das Studentenleben, welches sich in Rom und Athen entwickelte, glich in manchen Beziehungen dem unserigen. Die Studierenden vereinigten sich nach ihrer Heimath zu landsmannschaftlichen Verbindungen, suchten dafür die neuen Ankömmlinge, die „Füchse“, mit allen Mitteln der Überredung, der List und manchmal sogar der Gewalt zu gewinnen, feierten Trinkgelage und Schmausereien und liessen gelegentlich der überschäumenden Jugendlust die Zügel schiessen. Auch an tollen und übermüthigen Streichen und beklagenswerthen Ausschreitungen fehlte es nicht.

In Antiochia kam es vor, dass die Studenten einen Pädagogen, der sich ihr Missfallen zugezogen hatte, in eine Decke hüllten und dann so lange in die Luft schleuderten und wieder auffingen, bis er ohnmächtig wurde. Der Philosoph LIBANIUS, der damals dort eine Lehrkanzel hatte, hielt deshalb seinen Schülern, welche sich wahrscheinlich an diesem rohen Spass betheiligt hatten, eine Strafrede, in welcher er sagte, „es sei schon schlimm genug, wenn sich Studierende an gewöhnlichen Bürgersleuten vergreifen, einen Goldschmied beschimpfen, einen Schuster necken, einen Zimmermann stossen, einem Weber einen Tritt versetzen, einen Krämer herumzerren, oder einen Ölverkäufer bedrohen; wenn sie aber sogar einen Pädagogen misshandeln, so sei dies eine Beleidigung eines der ehrenwerthesten und nützlichsten Stände und verdiene, dass sie dafür mit dem Stock und der Peitsche gezüchtigt würden“.[1]

Übrigens waren die Studierenden strengen Gesetzen unterworfen. Nach einer Verordnung Valentinians (370 n. Chr.) mussten sie beim Beginn ihrer Studien Zeugnisse der Obrigkeit ihrer Heimath vorlegen, worauf dann ihr Name und ihre Wohnung und der Stand der Eltern in ein öffentliches Verzeichniss eingetragen wurde. Es war ihnen untersagt, ihre Zeit in Vergnügungen zu vergeuden. Wenn sie diese Gebote übertraten, so setzten sie sich körperlichen Strafen aus und konnten von der Schule entfernt werden. Der Präfekt der Stadt erstattete alljährlich einen Bericht über die Fähigkeiten und das Betragen der Studierenden an die vorgesetzte kaiserliche Behörde.[2]

Mit dem 20. Lebensjahre sollten die Studien beendet sein. Es scheint also, dass man ziemlich früh damit anfing. In der fälschlich

---

[1] LIBANIUS: Orat. et declamat. ed. J. J. Reiske, Altenburg 1795, T. III, p. 254. 259 (περὶ τοῦ τάπητος).

[2] Cod. Theodos. L. XIV, T. 1, 1.

dem Soranus zugeschriebenen, aber jedenfalls auf alten Quellen beruhenden Isagoge in artem medicam[1] wird das 15. Jahr als die geeignetste Zeit für den Beginn der medicinischen Studien erklärt. Der Verfasser sagt bei dieser Gelegenheit, „dass der Studierende fleissig, talentvoll und scharfsinnig sein müsse, damit er schnell begreife und lerne. und dass er einen kräftigen Körper brauche, damit er die ihm bevorstehenden Anstrengungen ertragen kann“. Ferner wird von ihm verlangt, dass er eine wissenschaftliche Vorbildung besitze und in der Grammatik, Literaturgeschichte, Rhetorik, Mathematik und Astronomie unterrichtet worden sei. „Der Arzt“, heisst es weiter, „muss Milde und Bescheidenheit mit der geziemenden Ehrenhaftigkeit verbinden, einen unantastbaren Charakter besitzen, darf nicht hochmüthig auftreten und soll die Armen wie die Reichen, die Sklaven wie die Freien in gleicher Weise behandeln.“ —

Die medicinischen Vorträge. welche von gelehrten Theoretikern. den Iatrosophisten, wie sie genannt wurden, an den Hochschulen gehalten wurden, bestanden in philosophischen Betrachtungen und tiefdurchdachten Erörterungen verschiedener Fragen der Physiologie und Pathologie; aber sie genügten nicht, um den Zuhörer zur Ausübung der ärztlichen Berufsthätigkeit zu befähigen.

Diesem Theile der ärztlichen Erziehung wurde von den Archiatern und überhaupt von den praktischen Ärzten, welche Unterricht in der Heilkunst ertheilten, in einer zweckmässigeren und wirksameren Weise entsprochen.

Die Sophisten-Schulen und höheren Lehranstalten verlangten kein bestimmtes religiöses Glaubensbekenntniss von den Lehrern und Schülern. An ihnen unterrichteten Heiden und Christen. und in ihren Hörsälen drängten sich Anhänger verschiedener Kirchen und Sekten. Nur unter der kurzen Regierung Julians wurden die Christen vom Lehramt an den heidnischen Schulen ausgeschlossen.

Schon damals wurden schwache Versuche unternommen, um das Christenthum von der Bildung der Heiden zu emancipiren; aber erst ein Jahrhundert später gelang es den Bestrebungen eines Salvianus. Prudentius, Orosius u. A., eine Literatur mit christlichem Inhalt zu schaffen, welche sich auf die Schriften des alten und neuen Testaments stützte. Die Gleichgültigkeit und Verachtung, welche die Leuchten der christlichen Kirche gegen die geistigen Schöpfungen der Griechen und Römer kundgaben,[2] die Einseitigkeit, mit der man sich bei der Aus-

---

[1] Val. Rose: Anecdota graeca et graecolatina, Berlin 1864, II, p. 169. 244 u. ff.

[2] Archiv f. Geschichte u. Literatur; herausg. v. F. C. Schlosser u. Bercht, I, S. 253 u. ff.

wahl des Stoffes auf die jüdisch-christliche Überlieferung beschränkte
und die tendenziöse Entstellung der Culturerrungenschaften des Alterthums gaben diesen literarischen Produkten ein sehr unvortheilhaftes
Licht und erklären es, wenn aufgeklärte Zeitgenossen, die nicht in
religiösen Vorurtheilen befangen waren, darin keinen Fortschritt in der
intellektuellen Entwickelung des menschlichen Geschlechts erblickten.

Wenn der Kampf zwischen der christlichen und der antiken Bildung
mit den Waffen des Geistes entschieden worden wäre, so musste er die
Überlegenheit der letzteren darthun; aber er wurde bald auf das Gebiet der politischen Macht verlegt, wo der Sieg Demjenigen zufällt,
welcher der Stärkere ist.

Als die Christen, nachdem sie Jahrhunderte hindurch von den
Heiden verfolgt worden waren, die Herrschaft im Staat erlangten, begannen sie ihrerseits, ihre einstigen Bedrücker zu verfolgen. Eifrig
bemüht, die Wurzeln, mit welchen die Menschheit an der heidnischen
Vergangenheit hing, auszugraben, bekämpften sie das auf dem Studium
der Alten beruhende Unterrichtssystem und suchten es in ihrem Sinne
umzugestalten, damit es eine mit dem christlichen Dogma vereinbare
Form erhielt. Wenn man damit nicht zum Ziel kam, so griff man
zur Gewalt und hob die Lehranstalten auf. Durch ein Edikt Justinians
vom Jahre 529 wurden die philosophischen Schulen zu Athen und
Alexandria geschlossen. Die letzten griechischen Philosophen verliessen ihre Heimath und suchten in der Fremde Schutz und geistige
Freiheit.

In Konstantinopel und anderen Orten, namentlich in den Ländern
des Westens, wurden die Musentempel in christliche Unterrichtsanstalten
umgewandelt, in denen das Studium der Religion die massgebende
Stelle erhielt. Die Geistlichen übernahmen die Leitung der Erziehung
und wurden die Vertreter der Wissenschaft. Da ihnen aber der religiöse Glaube das höchste Gesetz war, so wurden der Forschung Grenzen
gesteckt, welche sie nicht überschreiten durfte.

In den Schulen, welche an den Bischofssitzen und bei den Klöstern
entstanden, wurden nicht blos Theologie und Kirchengeschichte, sondern
alle Wissenschaften gelehrt, welche theils zur Allgemeinbildung gehörten,
theils für das tägliche Leben brauchbar und nützlich erschienen. Auch
die Heilkunde wurde häufig in den Kreis der Unterrichtsgegenstände
gezogen; namentlich beschäftigte man sich in den Schulen des Orients
damit.

Der hl. BENEDIKT führte diese Einrichtung dann auch im Abendlande ein und regte die Mitglieder des Ordens, den er stiftete, zu
medicinischen Studien an. Auch CASSIODOR empfahl den Mönchen, in

deren Kloster er sich zurückgezogen hatte, nachdem er als Minister des Ostgothenkönigs Theodorich viele Jahre hindurch eine hervorragende Rolle im politischen Leben gespielt hatte, die Beschäftigung mit der Heilkunde und gab ihnen ausführliche Rathschläge, welche medicinischen Schriftsteller des Alterthums sie ihren Studien zu Grunde legen sollten.[1]

Sehr eifrig wurde die Medicin, wie es scheint, in den Schulen der Nestorianer gepflegt. Hohe Geistliche dieser Sekte wurden wegen ihrer ärztlichen Tüchtigkeit gerühmt und von den Fürsten zu Rath gezogen.[2]

Die Unterrichtsanstalten der Nestorianer waren eingerichtet wie die Schulen des hl. ORIGINES zu Alexandria.[3] Als Lehrer an denselben wirkten auch Andersgläubige, sogar Heiden, natürlich nur in den profanen Wissenschaften. Die Schüler mussten für den Unterricht ein Honorar zahlen, das manchmal nicht unbedeutend war. Das Lehrgeld für arme Schüler zahlte die Kirche, welche ihnen ausserdem noch Unterstützungen gewährte.

Die bekanntesten Lehranstalten bestanden zu Edessa, Nisibis, Seleucia und Dorkena; später wurden auch in Bagdad, Mesena, Hirta, Matotha, Jemama und anderen Städten Syriens derartige Schulen gegründet.[4] Manche waren sehr besucht; Nisibis zählte einmal 800 Schüler, von denen einzelne bis aus Italien und Afrika kamen.

Als die Nestorianischen Gelehrten durch den religiösen Fanatismus der byzantinischen Kaiser aus Edessa vertrieben wurden, flüchteten sie nach Persien, wo sie wesentlich zu dem Aufschwunge beitrugen, den die Wissenschaften, besonders die Heilkunde, an der Schule von Gondisapur erfuhren. Die ersten Anfänge derselben reichen vielleicht bis ins 3. Jahrhundert zurück;[5] ihre Blüthezeit erlebte sie unter Kesra Nuschirvan im sechsten Jahrhundert.

Dieser Monarch war ein gründlicher Kenner der griechischen Literatur und wohlwollender Beschützer aller wissenschaftlichen Bestrebungen. Bei ihm fanden die vertriebenen Nestorianer dieselbe herzliche Aufnahme wie die Philosophen von Athen; in der gleichen Weise unterstützte und förderte er die jüdischen und syrischen Gelehrten, welche den Persern die Cultur der Griechen übermittelten. Er schickte

---

[1] CASSIODOR: Institut. divin. lect. I, c. 31.
[2] ASSEMANI: Bibliotheca orientalis, Rom 1728, III, pars 1, p. 166.
[3] ASSEMANI a. a. O. III, pars 2, p. 919 u. ff.
[4] ASSEMANI a. a. O. III, pars 2, p. 924.
[5] J. H. SCHULZE: De Gondisapora Persarum quondam academia medica in Comment. acad. Petropolit. 1751, XIII, p. 437 u. ff.

seinen Leibarzt BURZWEIH nach Indien, damit derselbe die dortige Heilkunst kennen lerne und Arzneien und medicinische Schriften mitbringe, und stellte, als er mit dem byzantinischen Kaiser Frieden schloss, die Bedingung, dass ihm der Arzt TRIBUNUS aus Palästina, einer der berühmtesten Praktiker seiner Zeit, auf ein Jahr überlassen würde.

In Gondisapur berührten sich das abendländische Wissen und die Weisheit des Morgenlandes. Hier trat die griechische Medicin in Verbindung mit der Heilkunst der Perser und Indier und diese Vermählung barg in sich die Keime zu dem Aufschwunge, den diese Wissenschaft unter den Arabern erfuhr.

Der medicinische Unterricht an den Schulen zu Gondisapur wurde hauptsächlich, wenn auch nicht ausschliesslich von den Nestorianischen Gelehrten ertheilt. Er war nicht blos theoretisch, sondern vorzugsweise praktischer Natur und fand im Krankenhause statt.[1] Das letztere blieb auch unter der arabischen Herrschaft erhalten und wurde noch zu Ende des zehnten Jahrhunderts erwähnt.

Die medicinische Wissenschaft machte in der Periode des Verfalls des römischen Reiches und der darauf folgenden Zeit keine bemerkenswerthen Fortschritte. Die Erziehung der Ärzte war im Allgemeinen weniger zweckmässig als früher. Es fehlte an manchen vortrefflichen Einrichtungen, welche den medicinischen Unterricht bei den Römern erleichtert hatten.

Die anatomischen Studien wurden hauptsächlich nach Büchern betrieben. An die Zergliederung menschlicher Leichen war bei den religiösen und socialen Vorurtheilen, welche darin eine Schändung der Menschenwürde sahen, nicht mehr zu denken. Sogar die Sektionen thierischer Cadaver waren nicht immer möglich; denn sie brachten den Forscher mindestens in die Gefahr, für einen Zauberer gehalten zu werden.[2]

Das anatomische Wissen erfuhr daher nur wenige Bereicherungen, von denen die Entdeckung des Olfactorius als eines selbstständigen Nerven und die Lehre, dass die Entwickelung der Schädelknochen und der Wirbelsäule von der Bildung des Gehirns und Rückenmarks abhänge, vielleicht allein Erwähnung verdienen.[3]

Die anatomischen und physiologischen Schriften GALEN's bildeten

---

[1] ASSEMANI a. a. O. III, pars 2, p. 940 u. ff.

[2] APULEJUS MADAURENSIS: Apologia, c. 36.

[3] THEOPHILUS PROTOSPATHARIUS: De corp. human. fabrica ed. A. Greenhill, Oxford 1842, p. 129. 151.

die Grundlage des Unterrichts in diesen Gegenständen. Das anatomische
Wissen, welches derselbe dort niedergelegt hatte, erfüllte nach der
Meinung der Ärzte jener Zeit die höchsten Anforderungen, welche an
ihre Kenntnisse auf diesem Gebiet gestellt werden durften. Die Resultate, zu welchen er bei seinen anatomischen Untersuchungen gelangt
war, schienen ihnen weder einer Berichtigung noch einer Ergänzung
bedürftig zu sein.

Den gleichen Charakter der Vollendung schrieben sie den physiologischen Theorien Galen's zu. Der Teleologismus, welchem er huldigte,
und die aufrichtige Bewunderung der göttlichen Allmacht und Weisheit,
der er bei jeder Gelegenheit Ausdruck gab, bewegten sich auf dem
Boden der christlichen Auffassung und fanden daher bei den christlichen Gelehrten willkommene Aufnahme. Diesem Umstande verdankte
es Galen zum grossen Theile, dass seine Werke von den mit fana-
tischer Brutalität gegen die literarischen Denkmäler des Alterthums
wüthenden Theosophen der christlichen und islamitischen Ära nicht
vernichtet, sondern sorgfältig erhalten und eifrig studiert und weiter
verbreitet wurden.

Während die theoretischen Disciplinen der Medicin zum Stillstand
verurtheilt wurden, eröffnete sich der praktischen Heilkunde durch die
Gründung von Krankenhäusern die Aussicht auf eine erfolgreiche wissenschaftliche Bearbeitung. Die Wohlthätigkeitsanstalten, welche die christliche Nächstenliebe ins Leben rief, boten Gelegenheit zur Beobachtung
von Krankheiten und Leiden aller Art und erleichterten es den Ärzten,
sich in ihrer Kunst auszubilden und Erfahrungen zu sammeln.

Wenn man behauptet hat, dass die Gründung öffentlicher Hospitäler einzig und allein vom Christenthum ausgegangen sei, so ist
dies freilich nicht richtig. Schon die Buddhisten kannten derartige
Anstalten,[1] und die Iatreien der griechischen Ärzte, besonders diejenigen,
welche auf öffentliche Kosten unterhalten wurden, waren gewiss im
Wesentlichen nichts Anderes als öffentliche Krankenhäuser. Die Valetudinarien der Römer, welche für die Sklaven und die Soldaten eingerichtet wurden, unterschieden sich davon vielleicht nur dadurch, dass
sie für bestimmte Klassen der Bevölkerung bestimmt waren. Die
Spanier fanden, als sie nach der Entdeckung Amerikas nach Mexiko
kamen, auch dort Spitäler, denen sie sogar grosses Lob spendeten.[2]
Virchow hat daher Recht, wenn er sagt, „dass jede Cultur, welche
die Sitten bis zu einem gewissen Maasse mildert und eine mehr ge-

---

[1] S. oben S. 14.
[2] Prescott: The conquest of Mexico, London 1863, 2. Aufl., I, p. 26. 169.

schlossene Form der Gesellschaft herstellt, endlich auch zur Gründung von Krankenanstalten führen wird."[1]

Das unbestreitbare Verdienst des Christenthums aber ist es, die in der Verborgenheit glühenden Funken echter Menschenliebe zur hellen Flamme der Begeisterung angefacht zu haben. Keine andere Religion, keine politische oder sociale Macht hat soviel für die Humanität geleistet und geschaffen, wie das Christenthum. Wo sich dasselbe verbreitete und Anhänger gewann, wurden Werke der Barmherzigkeit geübt und der Wohlthätigkeit Tempel errichtet.

Die ausserordentlichen Erfolge, welche die christliche Religion in den ersten Jahrhunderten nach ihrer Entstehung errang, beruhten sicherlich zum grossen Theile auf den humanitären Ideen, die es verkündete. Allerdings hat auch das Alterthum Thaten der Menschenliebe hervorgebracht, welche die Bewunderung herausfordern; aber sie waren nur vereinzelt und erzielten keine nachhaltige Wirkung. Das Christenthum vereinigte die humanitären Bestrebungen der Einzelnen und gab der Wohlthätigkeit einen collectiven Ausdruck.

Das Alterthum sah in dem Sklaven ein mit der menschlichen Sprache begabtes Thier, ein zur Ausbeutung bestimmtes Besitzthum; das Christenthum konnte die Sklaverei zwar nicht abschaffen, aber es wies doch auf die auch im Sklaven vorhandene Menschenwürde hin.

Cato gab den Landwirthen den Rath, sie möchten die alten und kranken Sklaven verkaufen, wie das Rindvieh, das nicht mehr zur Arbeit tauglich ist, und das alte Eisen.[2] Viele Herren jagten ihre Sklaven, wenn sie durch Krankheit oder Alter erwerbsunfähig geworden waren, aus dem Hause, sodass der Kaiser Claudius, um diesem Unfug zu steuern, die letzteren in diesem Fall für frei erklären liess.[3]

Das Christenthum predigte Mitleid mit den Unterdrückten, Unterstützung der Armen und Hilflosen und Pflege der Kranken. Viele seiner Gläubigen gaben ihre Besitzthümer den Bedürftigen oder der Kirche, damit sie davon Almosen spende. Die Kirche zu Rom gewährte im 3. Jahrhundert 1500 Armen den täglichen Unterhalt,[4] und diejenige zu Antiochia ernährte deren zur Zeit des hl. Chrysostomus über 3000.[5]

Die Errichtung der christlichen Armen- und Krankenhäuser und anderer Wohlthätigkeitsanstalten scheint im Orient begonnen zu haben.

<hr>

[1] Virchow: Über Hospitäler und Lazarethe in seinen gesammelten Abhandlungen, Berlin 1879, II, S. 8.

[2] Cato: de re rust., c. 2. [3] Sueton: Claudius, c. 25.

[4] Eusebius: Hist. eccles. VI, 43. [5] Chrysost.: hom. 66 in Matth.

In Griechenland wurden die Sklaven besser und menschlicher behandelt, als in jedem anderen Lande der antiken Welt;[1] hier fanden Arme und Fremde schon zu den Zeiten des Heidenthums in den Xenodochien freundliche Aufnahme und ärztliche Pflege, wenn sie erkrankten. Das Christenthum organisirte dann die Ausübung der Wohlthätigkeit und rief Anstalten ins Leben, welche in solcher Grösse und Ausdehnung vorher niemals existirt hatten.

Die vom hl. Basilius (370—79) gegründete Anstalt zu Caesarea glich einer Stadt; sie enthielt zahlreiche Wohnungen für Arme und Kranke, wurde vortrefflich geleitet und hatte besondere Ärzte und Krankenwärter in ihrem Dienst.[2] Gregor von Nazianz nennt diese Anstalt „den Schatz der Frömmigkeit, wo die Krankheit eine Schule der Weisheit wird, wo das Elend sich in Glück umgestaltet.“[3] Edessa erhielt i. J. 375 ein Hospital, welches mit 300 Lagerstätten versehen wurde.[4]

Nach diesen Vorbildern entstanden auch an anderen Orten Kleinasiens, sowie in Alexandria und Konstantinopel, ähnliche Anstalten für Leidende und Gebrechliche. In Rom wurde, wie der hl. Hieronymus erzählt, das erste christliche Krankenhaus von der Wittwe Fabiola, welche von dem alten Geschlecht der Fabier abstammte, zu Ende des 4. Jahrhunderts gegründet.[5] Ihrem frommen Beispiel folgten andere reiche Privatleute, und die Errichtung von Wohlthätigkeitsanstalten wurde bei den vornehmen römischen Damen Mode. Jedenfalls brachte es der Menschheit mehr Segen, wenn die hl. Paula ein Hospital erbaute, als wenn sie ihre Tochter zur beständigen Jungfrauschaft verurtheilte, obgleich sie dafür vom hl. Hieronymus mit dem Titel einer Schwiegermutter Gottes belohnt wurde, wie Gibbon erzählt.[6]

Auch an anderen Orten Italiens, sowie in Gallien und Spanien wurden Kranken- und Armenhäuser errichtet. Der Bischof Masona von Merida (573—606), ein Gothe, gründete ein Hospital, in welchem Christen wie Juden, Sklaven und Freie Aufnahme fanden, und bestimmte, dass die Hälfte aller Geschenke, welche die Kirche erhielt, dieser An-

---

[1] Mommsen a. a. O. V, 250.

[2] Gregor von Nazianz: Orat. funebr. in Basil. u. Orat. de pauperum cura. — Basilius: Epist. 94.

[3] C. Schmidt: Die bürgerliche Gesellschaft in der altrömischen Welt und ihre Umgestaltung durch das Christenthum, Leipzig 1857, S. 246.

[4] E. Chastel: Die christliche Barmherzigkeit in den ersten Jahrhunderten der Kirche, übers. v. Wichern, Hamburg 1854, S. 135.

[5] Hieronymus: Ep. 77, Ed. Vallarsi.

[6] Gibbon a. a. O. VII, cap. 37.

stalt gegeben wurde. Den Ärzten, welche dort angestellt wurden, befahl er, in der Stadt umher zu gehen und die Kranken einzuladen, sich nach diesem Hause bringen zu lassen. Das Hôtel-Dieu zu Lyon wurde i. J. 542 von Childebert I. gestiftet und stand unter der Aufsicht von Laien. [1]

Die Kirche erklärte die Krankenpflege für ein gottgefälliges Werk. Die Gläubigen wetteiferten daher miteinander, den Leidenden zu helfen, und scheuten dabei selbst vor den niedrigsten und unangenehmsten Verrichtungen nicht zurück. Fabiola trug die Kranken auf ihren Armen zum Lager und wusch ihnen die Wunden aus, welche Andere kaum anzuschauen vermochten. [2] Die Kaiserin Placilla Augusta verrichtete in den Spitälern die Dienste einer Magd. [3]

Eine aufopferungsvolle Thätigkeit entfalteten die Christen bei den grossen Epidemien, welche in jener Zeit die Menschheit heimsuchten. Als im 3. und 4. Jahrhundert ansteckende Seuchen in Alexandria und Carthago wütheten, nahmen sie sich der Kranken ohne Unterschied des religiösen Glaubens an, pflegten sie und bestatteten die Todten. [4] Viele wurden dabei selbst von der Seuche ergriffen und erlagen ihr.

Der Heldenmuth der Liebe, welchen die Christen bei derartigen Gelegenheiten zeigten, erfüllte auch die Andersgläubigen mit staunender Bewunderung. Selbst Julian, der eifrigste Gegner des Christenthums, liess ihrem wohlthätigen Wirken diese Anerkennung zu Theil werden. „Wir sehen,“ schrieb er, „was die Feinde der Götter stark macht, ihre Menschenliebe gegen die Fremdlinge und Armen, ihre Sorgfalt für die Todten und ihre wenn auch gemachte Heiligkeit des Lebens.“ [5] Er fühlte sich dadurch bewogen, das Beispiel der Christen nachzuahmen, und beschloss in allen Städten Hospitäler zu errichten.

Von den Krankheiten erregte namentlich der Aussatz, unter dessen Namen eine Menge von Hautleiden verschiedener Art zusammengefasst wurden, damals die öffentliche Aufmerksamkeit. Die Aussätzigen wurden wegen ihres abschreckenden Aussehens von den Leuten, sogar von ihren eigenen Verwandten und Freunden gemieden und wegen der Gefahr der Ansteckung, der man sich aussetzte, gefürchtet.

Die Christen erbarmten sich auch dieser Unglücklichen und gaben ihnen in den Hospitälern Unterkunft und Pflege. Der hl. Basilius

---

[1] C. F. Heusinger im Janus I, S. 772 u. ff.
[2] Hieronymus: Ep. 84.
[3] Theodoret: Hist. eccles. V, 19.
[4] Eusebius: Hist. eccles. VII, 22. IX, 8. — Sozomenos: Hist. eccles. V, 16.
[5] Julian: Epist. 49.

„umarmte sie wie Brüder, nicht weil er mit seinem Muthe prahlen wollte, sondern um Denjenigen ein Beispiel zu geben. welchen er ihre Pflege anvertraute."[1] Er räumte ihnen eine besondere Abtheilung in seiner Anstalt zu Caesarea ein.

In Konstantinopel wurde ein Spital nur für Aussätzige bestimmt.[2] und in Italien entstanden an vielen Orten die Leprosen-Häuser früher. als die Anstalten für die übrigen Kranken.[3] In Frankreich gab es schon zur Zeit des hl. GREGOR VON TOURS (560) Aussatz-Häuser, und in einer Testaments-Urkunde v. J. 636 werden Anstalten dieser Art in Verdun, Metz und Mastricht erwähnt.[4] Hundert Jahre später sammelte der hl. OTHMAR die Aussätzigen von den Feldern bei St. Gallen und richtete ihnen ein Spital ein.

Ausser den Armen- und Krankenhäusern schuf die christliche Liebe auch Anstalten, in welchen altersschwache Greise. Krüppel, Blinde, arme Wöchnerinnen. Waisen und verlassene und ausgesetzte Kinder aufgenommen und verpflegt wurden. Das Aussetzen der Neugeborenen wurde allerdings schon unter Valentinian verboten; aber die socialen Missstände hielten diesen verbrecherischen Gebrauch aufrecht.[5] Im 5. Jahrhundert kam in einigen Städten Galliens, z. B. in Arles, Trier. Macon und Rouen, die Sitte auf, die Kinder, deren man sich entledigen wollte, vor den Thüren der Kirchen niederzulegen. Die Geistlichkeit nahm sich der armen Verlassenen an und liess sie erziehen. Die ersten Findelhäuser sollen zu Trier, Angers und Mailand entstanden sein.[6]

Leider äusserte sich die Fürsorge, welche die Christen den Kranken und Hilfsbedürftigen widmeten. nicht immer in dieser edlen und vernünftigen Weise. Unverstand und Aberglaube deuteten die Worte des hl. JACOBUS:[7] „Ist Jemand krank, der rufe zu sich die Ältesten der Gemeinde und lasse sie über sich beten und salben mit Öl im Namen des Herrn. Und das Gebet des Glaubens wird dem Kranken helfen. und der Herr wird ihn aufrichten", dahin, dass die Hilfe des Arztes überflüssig sei, und die Kraft des Gebetes allein genüge, um den Kranken gesund zu machen. Damit kehrte man wieder zurück auf jenen theur-

---

[1] GREGOR v. NAZ.: orat. VIII a. a. O.

[2] DUCANGE: Constantinop. christ., Paris 1680, IV, 105.

[3] MURATORI: Antiq. ital. med. aevi, T. I, Dissert. 16.

[4] R. VIRCHOW: Zur Geschichte des Aussatzes in VIRCHOW's Archiv, Bd. 20, Berlin 1861, S. 169.

[5] LECKY: Sittengeschichte Europas von Augustus bis zu Karl dem Grossen, Leipzig 1870, II, 20 u. ff.

[6] CHASTEL a. a. O. S. 53. 138.

[7] Neues Testament, Epist. Jacobi, c. 5, v. 14. 15.

gischen Standpunkt, von dem aus die Krankheiten als Strafen Gottes erscheinen, die nur durch Bussübungen und Gebete beseitigt werden können.

Wie einst zu den Aeskulap-Tempeln, so kamen jetzt die Leidenden in die christlichen Kirchen, um von den Priestern Rath und Hilfe zu erbitten. Glückliche Erfolge, deren Ursache man der Fürbitte eines Heiligen zuschrieb, hatten einen vermehrten Zulauf von Kranken zur Folge. So entwickelte sich namentlich in Kirchen, in denen die Gebeine der Heiligen ruhten, ein Cultus, welcher sich von dem Aeskulap-Dienst fast gar nicht unterschied.[1]

Die Kranken brachten dort die Nächte mit Fasten und Beten zu in der Hoffnung, dass ihnen der Heilige im Traume oder während des Wachens erscheinen und die Heilmittel angeben werde, welche ihre Genesung herbeizuführen geeignet waren, und die Priester erklärten die Hallucinationen und Traumbilder der Patienten, schrieben die Erzählungen der glücklichen Kuren, welche stattfanden, nieder und sorgten dafür, dass die Erinnerung daran durch bildliche Darstellungen der geheilten Körpertheile, welche in den Kirchen niedergelegt wurden, bei den Gläubigen fortdauerte.

Die Verehrung, welche den Märtyrern, die für ihren Glauben den Tod erlitten hatten, gezollt wurde, führte schon sehr früh dazu, dass ihren Reliquien eine grosse Heilkraft zugeschrieben wurde. Die Kranken hofften Erlösung von ihren Leiden zu finden, wenn sie den Leichnam derselben oder Gegenstände, welche von ihnen herrührten, anschauen oder berühren, ihr Grab besuchen, oder den Staub, der dasselbe bedeckte, geniessen durften. Amulette und Wunder spielten in der Heilkunde der Christen fortan eine hervorragende Rolle.

Die mystischen Schwärmereien der Neuplatoniker und Neupythagoräer, welche einst als Waffen im Kampfe gegen die christliche Kirche verwendet worden waren, fanden nun Eingang in deren Hallen. Unter ihrem Schutz konnten sich Betrug und Aberglaube auf einem Gebiet geltend machen, wo von der Wahrheit nicht blos der Fortschritt der Wissenschaft, sondern auch die Gesundheit, oft sogar das Leben der Menschen abhängt.

Die medicinische Literatur jener Periode trug den Charakter der Unselbstständigkeit. Arm an originellen Ideen, unfähig zu eigenen Forschungen, begnügte man sich damit, Das, was die vorangegangenen Zeiten geschaffen hatten, zu sammeln und zu gedrängten Auszügen zu verarbeiten.

---

[1] Alb. Marignan: La médecine dans l'église au sixième siècle, Paris 1887.

Die praktischen Ärzte verlangten Receptbücher, welche dem täglichen Bedürfniss entsprachen. Dieser Art waren die Schriften des QUINTUS SERENUS SAMONICUS, SEXTUS PLACITUS PAPYRENSIS, VINDICIANUS, MARCELLUS EMPIRICUS, LUCIUS APULEJUS, CASSIUS FELIX, THEODORUS PRISCIANUS u. A., die lateinischen Übersetzungen einzelner Werke der Hippokratiker, des DIOSKORIDES, GALEN und SORANUS, und die Compilationen aus PLINIUS, CAELIUS AURELIANUS u. A. Sie zeigen in ihrer Sprache, wie in ihrem Inhalt den raschen Verfall des wissenschaftlichen Geistes, welcher diese Periode kennzeichnet.

Werthvoller und gehaltreicher waren die literarischen Leistungen der Griechen auf diesem Gebiet; doch konnte man auch hier erkennen, dass die schöpferische Kraft des Alterthums geschwunden war. Auch für die Griechen galt das Urtheil, welches der Philosoph LONGINUS im 3. Jahrhundert über seine Zeitgenossen fällte: „Gleich wie Kinder, deren zarte Glieder zu sehr eingeengt worden sind, Zwerge bleiben, so ist unser zärtlicher, durch Vorurtheile und die Gewohnheiten einer verdienten Sklaverei gefesselter Geist unfähig, sich auszudehnen und jene Grösse zu erreichen, die wir an den Alten bewundern."[1]

Im 4. Jahrhundert legte ORIBASIUS auf Wunsch und Befehl des Kaisers Julian, dessen Leibarzt und Freund er war, eine Sammlung von Excerpten aus den wichtigsten Schriften der bedeutendsten medicinischen Autoren des Alterthums an,[2] welche er mit manchen interessanten Zusätzen bereicherte. Nach dem gleichen Plane stellte AËTIUS im 6. Jahrhundert eine Menge von Abhandlungen über die einzelnen Theile der Heilkunde zusammen. Da viele derselben von Ärzten herrühren, deren Werke verloren gegangen sind, und darin manche Thatsache berichtet wird, welche man sonst nirgends erwähnt findet, so bildet diese Sammlung eine unschätzbare Quelle nicht blos für die Geschichte der Medicin, sondern auch für diejenige der Philosophie und anderer Wissenschaften. Leider wird die Benutzung derselben sehr erschwert, wenn nicht unmöglich gemacht durch den Umstand, dass der griechische Text des Werkes bisher noch niemals vollständig gedruckt worden ist.

Um dieselbe Zeit wie AËTIUS, lebte auch ALEXANDER TRALLIANUS, welchen FREIND dem HIPPOKRATES und ARETAEUS an die Seite stellte. Seit langer Zeit der erste Arzt, der originell im Denken und Handeln war, rief er die Erinnerung an die grosse Vergangenheit der griechischen

---

[1] LONGINUS: De sublim., c. 44 nach Gibbon.

[2] Sie wurde von CH. DAREMBERG mit Unterstützung der franzos. Regierung herausgegeben. (Paris 1851—76.)

Medicin wieder wach. Sein Lehrbuch der speciellen Pathologie und Therapie der inneren Krankheiten, welches von mir herausgegeben worden ist,[1] enthält eine Fülle von ärztlichen Beobachtungen und Erfahrungen, die er in seiner langjährigen Praxis gemacht hat, und lässt in dem Autor einen Mann erkennen, der ein richtiges Urtheil mit reichem Wissen verband.

Dem 7. Jahrhundert gehört das von PAULUS aus Aegina mit grosser Selbstständigkeit verfasste Compendium der gesammten Heilkunde an, welches namentlich in seinen chirurgischen Abschnitten von hohem Werth ist, weil darin die operativen Leistungen der Chirurgen jener Zeit ausführlich geschildert werden.[2]

Die medicinischen Schriften der Byzantiner trugen fast ohne Ausnahme den Stempel der Oberflächlichkeit und bestanden, wie die Werke des MELETIUS, THEOPHANES NONNUS, SIMON SETH, NIKETAS, DEMETRIUS PEPAGOMENUS, NICOLAUS MYREPSUS u. A. zum grossen Theile in kritiklosen Compilationen und Receptsammlungen. Daneben entwickelte sich eine encyklopädische Richtung, welche in PHOTIUS, MICHAEL PSELLUS u. A. ihre Vertreter fand und auch in den Origines des Bischofs ISIDOR von Sevilla und den Elementa philosophiae des Mönchs BEDA zum Ausdruck kam.

Die Encyklopädisten durcheilten im Fluge alle Wissenschaften, sprachen von Gott und der Welt, von Himmel und Erde, begannen mit der Theologie und schlossen mit der Kochkunst. Auch die Medicin zogen sie in den Kreis ihrer Betrachtung; doch lieferten sie selten mehr als ein Verzeichniss von Namen für Dinge, die sie selbst nur sehr wenig kannten.

Einen würdigen Abschluss erhielt die Medicin der Byzantiner durch JOHANNES ACTUARIUS, dessen Schriften über den Harn und über die Physiologie und Pathologie der Seele sich nach Inhalt und Form den besten literarischen Leistungen der Griechen anschlossen.[3] „Dem letzten Aufflackern einer ersterbenden Lichtflamme gleich“, wie HAESER sagt, erschien er, kurz bevor die Türken den ruhmreichen Namen der Griechen für Jahrhunderte auslöschten aus der Geschichte der Völker.

Wenn man die geistige Thätigkeit jener Periode überblickt, so darf

---

[1] TH. PUSCHMANN: Alexander von Tralles, Originaltext und Übersetzung, Wien 1878/79, 2 Bde. Auf S. 108—286 der Einleitung dazu findet man eine Darstellung der wissenschaftlichen Leistungen und Verdienste des Alexander Trallianus.

[2] F. ADAMS: The seven books of Paulus Aegineta, London 1844—47.

[3] J. L. IDELER: Physici et medici Graeci minores, Berlin 1841/42, I, p. 312—386. II, 1—193. 353—463.

man sich nicht über die Armuth an origineller Produktion verwundern. Dagegen muss man mit Recht erstaunen, dass trotz des schweren Druckes, der auf den Gemüthern der Menschen lastete, trotz der entsetzlichen Zerrüttung aller Verhältnisse überhaupt noch Muth und Kraft zum selbstständigen geistigen Schaffen vorhanden war.

Wie Wüstenpflanzen, welche der Dürre des Lebens trotzen, mussten sich die wissenschaftlichen Leistungen dieser Zeit ihr Dasein mit schweren Mühen erkämpfen. Man darf von ihnen nicht verlangen, dass sie die starre Öde in üppige Fruchtbarkeit verwandeln, sondern muss ihnen dankbar sein, wenn sie das Auge des ermüdeten Wanderers durch ein grünes Blatt der Hoffnung erfreuen.

Die arabische Cultur.

Als die an ein unstätes Wanderleben, an beständige Kriegs- und Beutezüge gewöhnten semitischen Horden der arabischen Halbinsel auszogen, um die Welt zu erobern, lagen ihnen die Interessen für Kunst und Wissenschaft fern. Sie wussten davon nur, was sie eine flüchtige Berührung mit den benachbarten Völkern gelehrt hatte.

Die arabische Literatur bestand aus wenig mehr als aus einigen Heldengedichten, in denen „die Liebe zur Heimath, die Begierde nach Ruhm, die Tapferkeit, und unversöhnliche Rachelust, gemildert durch Liebestrauer, Wohlthätigkeit und Aufopferung", wie GOETHE[1] schreibt, besungen wurden. Der Koran, „dessen zerstreute, auf Palmblätter, Lederstücke, flache Knochen und anderes rohes Schreibmaterial gekritzelte oder gar nur dem Gedächtniss der Gläubigen anvertraute Suren erst Abu Bekr sammeln und Othman in die noch bestehende Ordnung bringen liess".[2] legte eigentlich erst den Grund zu einer arabischen Schriftsprache. Da der Koran das religiöse und bürgerliche Gesetzbuch der Anhänger des Islams war, so wurde er überall, wo die Lehre Mohammeds Gläubige fand, gelesen und verbreitet. Mit ihm zog auch die arabische Sprache von Land zu Land; ihm verdankte sie es, dass sie zur Sprache des religiösen Cultus des Islams und dadurch zum einigenden Bande für alle Völker, welche dem gleichen Glauben huldigten. gemacht wurde.

---

[1] GOETHE: Noten und Abhandlungen zum west-östlichen Divan.
[2] E. MEYER a. a. O. III, S. 90.

Dieser Umstand sowohl als die Pflege und Ausbildung, welche sie in Folge dessen erfuhr, erklären es, dass sie die Sprache der Gebildeten, der Gelehrten wurde. Sie gewann für die mohammedanische Welt dieselbe Bedeutung, welche die lateinische Sprache für das christliche Mittelalter hatte.

Allmälig wuchs aus ihr eine reiche Literatur, eine blühende Cultur hervor, deren Gebiet wie ein breiter Gürtel fast die Hälfte der damals bekannten Erde umfasste. Indier im Osten, Gothen in Spanien, Armenier und Tartaren am kaspischen und Äthiopier am Ausgange des rothen Meeres, nahmen mit der Religion auch die Sprache der Araber an. Allerdings behielten diese verschiedenen Nationen für den volksthümlichen Verkehr ihre eigene Sprache bei, und ausnahmsweise lieferte auch diese einmal ein literarisches Produkt, das sich indessen nur durch die Form der Buchstaben von der arabischen Literatur unterschied, in seinem Inhalt aber den gleichen Geist, die gleiche Denkweise athmete.

Das arabische Volk hat zu Dem, was wir die arabische Cultur nennen, vielleicht nur wenig beigetragen. Die Wurzeln derselben sind bei den Persern, den Griechen Kleinasiens und Alexandrias und in Indien zu suchen; an ihrer Entwickelung betheiligten sich fast alle den Arabern unterworfenen Völker von den Säulen des Herkules im Westen bis zu dem Meere der Finsterniss im fernen Osten, wie die Araber den indischen Ocean nannten.

Während der ersten Decennien ihres weltgeschichtlichen Auftretens waren sie mit Thronstreitigkeiten und Eroberungskriegen so sehr beschäftigt, dass sie für die Künste des Friedens nur wenig Musse fanden. Es waren „die Tage der Unwissenheit". Bekannt ist die von Abulfarag[1] berichtete Anekdote, dass Omar, als er nach der Einnahme Alexandrias gefragt wurde, was mit den vielen Büchern geschehen solle, die sich dort befanden, geantwortet habe: „Entweder enthalten diese Schriften Das, was im Koran steht, und dann sind sie überflüssig; oder sie enthalten andere Dinge, dann sind sie schädlich. In beiden Fällen müssen sie vertilgt werden." Mögen dieser Erzählung auch keine Thatsachen zu Grunde liegen, mögen die berühmten Bibliotheken der Ptolemäer schon früher, wie es historisch feststeht, grösstentheils dem Feuer und der Zerstörungswuth eines fanatisirten Christenpöbels zum Opfer gefallen sein, immerhin kennzeichnet sich darin der Geist, welcher die ersten arabischen Eroberer beseelte.

---

[1] Abulfaragius: Hist. dynast. ed. Pococke, Oxon. 1672, p. 114. — v. Hammer-Purgstall: Literaturgeschichte der Araber, Wien 1850, Bd. I, Einl. S. XXXVIII.

Erst als die politische Herrschaft der Araber gesichert war, erst unter der Dynastie der Ommajaden, zeigten sich höhere geistige Bestrebungen. Der Khalif Muawija, welcher seine Residenz in Damaskus aufschlug, gründete dort Schulen, Bibliotheken und Sternwarten. Er liess ausländische Gelehrte, namentlich Griechen, an seinen Hof kommen und übertrug ihnen die Ausführung wichtiger Arbeiten; sogar die Moscheen wurden unter der Leitung griechischer Architekten und Künstler erbaut.

Die griechische Geistesbildung gelangte theils von Alexandria aus, theils durch die Vermittelung der Syrer und über Persien zu den Arabern. Auch die Medicin wählte diese Wege.

In Alexandria bestanden im 7. Jahrhundert mehrere ärztliche Schulen, in welchen der Unterricht nach GALEN's Werken ertheilt wurde.[1] Unter den dortigen Lehrern der Heilkunde befand sich AL-KINANI, ein christlicher Arzt arabischer Abstammung, welcher sich später zum Islam bekehrte. Er scheint wesentlich dazu beigetragen zu haben, dass die medicinischen Studien und der ärztliche Unterricht von Alexandria nach Antiochien und Harran verpflanzt wurden.[2] Um dieselbe Zeit lebte der Grieche THEODOCUS, der als Leibarzt des Hedschadsch, des blutgierigen Statthalters von Irak, eine einflussreiche Stellung einnahm, als medicinischer Schriftsteller durch seine vortrefflichen diätetischen Vorschriften Beifall erntete und als Lehrer der Heilkunde mehrere Schüler, wie z. B. den FORAT BEN SCHANNATHA, einen Israeliten, zu berühmten Ärzten heranbildete.[3] Der Prinz Chalid Ben Jazid, welcher von MARIANUS, einem christlichen Mönch, der vorher wahrscheinlich als Lehrer an der medicinischen Schule zu Alexandria gewirkt hatte, in der Heilkunde unterrichtet wurde, liess sich vom älteren STEPHANUS, einem Griechen aus Alexandria, medicinische, alchymistische und astronomische Werke aus dem Griechischen ins Arabische übersetzen. Dies waren, wie der Verfasser des Fihrist sagt, die ersten Übersetzungen aus einer fremden Sprache, welche unter der Herrschaft des Islams angefertigt wurden.

In Kleinasien, wo der Hellenismus schon seit der Zeit des grossen Alexander von Macedonien einen massgebenden Einfluss besass, den er auch unter den politischen Wechselfällen der römischen Periode zu behaupten wusste, hatte die griechische Literatur viele Freunde und Verehrer gefunden. Gelehrte Nestorianer, welche an der Schule zu

---

[1] L. LECLERC: Histoire de la médecine Arabe, Paris 1876. I, p. 38 u. ff.

[2] v. HAMMER-PURGSTALL a. a. O. Bd. II. S. 194. — FREIND: Hist. medicinae. Venet. 1735, p. 89.

[3] LECLERC a. a. O. I, p. 82.

Edessa die Lehrthätigkeit ausübten, übersetzten die Schriften des Aristoteles aus dem Griechischen ins Syrische.[1] Schon früher hatte man
syrische Übersetzungen des neuen Testaments und anderer theologischer
Werke angefertigt. Die Nestorianer setzten diese verdienstvolle Thätigkeit auch fort, als sie in Persien Unterrichtsanstalten gründeten und
an der Schule zu Gondisapur eine erfolgreiche Wirksamkeit entfalteten.
Übrigens waren sie nicht die Einzigen, welche derartige Arbeiten unternahmen.

Auch die Mitglieder anderer Religionsgenossenschaften und Sekten
erwarben sich auf diesem Gebiet Verdienste. Mehrere Jakobiten machten
sich ebenfalls als Übersetzer bekannt,[2] unter ihnen namentlich Sergius,
welcher am Hofe Kesra Nuschirwans lebte. Er war der Freund des
griechischen Geschichtsschreibers Agathias, mit der griechischen Sprache
ebenso vertraut als mit der syrischen, durch Gelehrsamkeit ausgezeichnet
und der beste Übersetzer seiner Zeit.[3] Von ihm wurden mehrere medicinische Werke, denen er, da er Arzt war, sein besonderes Interesse
widmete, aus dem Griechischen ins Syrische übertragen, z. B. einzelne
Schriften des Hippokrates; ferner schrieb er Erklärungen zu Aristoteles und ergänzte das medicinische Compendium des Alexandrinischen Arztes Ahron.[4]

Die zahlreichen jüdischen Gelehrten, welche sich in Syrien und
Persien niedergelassen hatten, vermittelten nicht blos die Bekanntschaft
mit der hebräischen Cultur, sondern dürften auch zur Verbreitung der
griechischen Literatur, besonders auf dem Gebiet der Medicin, beigetragen haben. Das Unterrichtswesen der Juden war vortrefflich organisirt, und ihre Hochschulen zu Tiberias in Palästina, zu Sepphoris und
Nisibis in Syrien und zu Sura und Pumbeditha in Persien erlangten
grossen Ruf.[5]

Durch die Übertragung griechischer Werke in die syrische, hebräische oder persische Sprache wurde den Arabern das Studium derselben näher gerückt. Die verwandtschaftlichen Beziehungen dieser
Sprachen zur eigenen erleichterten ihnen die Übersetzung der Schriften
ins Arabische.

Unter den Abbasiden wurde diese Thätigkeit in systematischer
Weise betrieben und geleitet. Schon Al Mansur, der zweite Khalif aus

---

[1] J. G. Wenrich: De auctorum Graecorum versionibus et commentariis
Syriacis Arabicis Armeniacis Persicisque commentatio, Lips. 1842. p. 8.

[2] Wenrich a. a. O. p. 11.

[3] Agathias: Histor. IV, c. 30. — Assemani a. a. O. T. II, p. 315. 323. —
Abulfarag a. a. O. p. 94. 172.

[4] Wenrich a. a. O. Index XXXV.   [5] Cramer a. a. O. I. S. 109 u. ff.

diesem Herrschergeschlecht, der Gründer der neuen Hauptstadt Bagdad, beauftragte, wie IBN ABU OSEIBIA berichtet, seinen Leibarzt GEORG BACHTISCHUA damit, medicinische Werke der Griechen ins Arabische zu übersetzen.[1] Nach HADJI KHALFA's Angabe soll er Gesandte nach Konstantinopel geschickt haben, um von dort die Schriften EUKLIDS und naturwissenschaftliche Werke zu holen.

Einer seiner Nachfolger, der von der Sage gefeierte Harun al Raschid, der Zeitgenosse des fränkischen Kaisers Karl des Grossen, mit dem er auch im Verkehr stand, stellte nach der Niederlage des byzantinischen Kaisers Nicephorus die Friedensbedingung, dass ihm Handschriften griechischer Meisterwerke ausgeliefert würden. Auch die Schätze dieser Art, welche ihm in Ankyra und anderen griechischen Städten, sowie auf der Insel Cypern in die Hände fielen, waren ihm eine willkommene Kriegsbeute. Er befahl, dass dieselben in die arabische Sprache übertragen würden. Dabei stand ihm einer seiner Ärzte, JOHANNES MESUÉ (MASEWEIH), ein syrischer Christ, welcher unter Al Mamun eine hervorragende Stellung erlangte, mit Rath und That zur Seite.

Dieser Fürst errichtete ein Übersetzungs-Institut, in welchem Werke aus fremden Sprachen ins Arabische übertragen wurden. „Zu diesem Zweck versammelte er", wie LEO AFRICANUS schreibt,[2] „eine grosse Menge Gelehrter, welche verschiedene Sprachen kannten, und erkundigte sich nach den Schriftstellern und Schriften in griechischer, persischer, chaldäischer und ägyptischer Sprache, deren ihm viele genannt wurden. Darauf sandte er viele seiner Diener nach Syrien, Armenien und Ägypten, um die bezeichneten Bücher zu kaufen, und sie brachten unendliche Lasten derselben zusammen. Nun liess Al Mamun die nützlichen Bücher, welche die Medicin, Physik, Astronomie, Musik, Kosmographie und Chronologie betrafen, aussondern, und machte zum Vorsteher der Übersetzer aus dem Griechischen JOHANNES, Sohn des MESUÉ, weil damals die griechischen Studien unter den Christen blühten. Viele Andere wurden demselben untergeordnet. Für die persische Literatur bestellte er den MAHAN und den so eben genannten MESUÉ. Diese und viele andere Gelehrte übersetzten die Medicin des GALEN und darauf sämmtliche Werke des ARISTOTELES."

Von den byzantinischen Kaisern erbat sich Al Mamun eine Anzahl griechischer Handschriften, wobei ihm der gelehrte PHOTIUS, welcher

---

[1] WENRICH a. a. O. p. 13. — LECLERC a. a. O. I, p. 124 u. ff.

[2] LEO AFRICANUS in Fabricius Bibl. Graeca, Hamburg 1726, XIII, p. 261. — MEYER a. a. O. III, 115.

eine Zeitlang am Hofe zu Bagdad lebte, als Vermittler diente. Auch indische Werke, wie die Schrift CHANAKS über die Gifte und der Ayur-Veda des SUSRUTA und des CHARAKA, wurden übersetzt und zwar, wie es scheint, zunächst ins Persische und dann ins Arabische. Die indischen Ärzte MANKAH, SALEH BEN BALEH u. A., welche sich in Bagdad niedergelassen hatten, leisteten dabei wesentliche Dienste.[1] Ebenso fanden auch einzelne Produkte der chaldäischen Literatur den Weg zu den Arabern.

Diese Übersetzungs-Anstalt blieb auch unter den Nachfolgern Al Mamuns bestehen; unter den Gelehrten, welche an derselben angestellt waren, hat sich namentlich HONEÏN (JOHANNITIUS), welcher die wichtigsten medicinischen Autoren der Griechen übersetzte, bekannt gemacht.

Auf diesen Grundlagen entwickelte sich allmälig eine selbstständige medicinische Literatur. Die Anfänge derselben reichen bis in das 9. Jahrhundert zurück; ihre Blüthe erlebte sie aber erst im 11. Jahrhundert.

Der Aufschwung der arabischen Cultur wurde ausserordentlich begünstigt durch den Zerfall des Reiches in mehrere unabhängige Staaten. Die Fürstensitze der Samaniden in Bochara, und der Ghasnawiden in Ghasna, der Buiden in Persien, der Hamadaniden in Mesopotamien und Syrien, der Edrisiden in Magreb, der Aglabiten in Quairuan und der Fathimiden in Ägypten bildeten oft Krystallisationspunkte für künstlerische und wissenschaftliche Bestrebungen. Den wirksamsten Schutz aber fanden dieselben bei den Ommajaden in Spanien, welche dort nach ihrer Vertreibung aus der Heimath um die Mitte des 8. Jahrhunderts zur Herrschaft gelangten.

Abderrahman, der erste Fürst dieses Hauses, vergrösserte seine Residenz Cordova und verschönte sie durch Bauwerke, deren Reste noch jetzt die Bewunderung hervorrufen. Er pflanzte dort die erste Palme: ein Ereigniss, welches er durch eine Elegie verherrlicht hat, in der er der Sehnsucht nach dem fernen Bagdad ergreifenden Ausdruck gab.[2]

Die glänzende Periode der arabischen Herrschaft in Spanien begann mit Abderrahman III. Er liess grossartige Bauten aufführen. Wasserleitungen und Landstrassen anlegen und Gelehrte aus dem Morgenlande nach Spanien kommen. Die Gelehrten standen an seinem Hofe

---

[1] Zu Mohammeds Zeit bestand in Sanaa im südlichen Arabien eine berühmte medicinische Schule, deren Vorstand, HÂRIT BEN KALDAH, in Indien seine Kenntnisse gesammelt hatte, wie LASSEN (Indische Alterth. II, 519) erzählt.

[2] v. HAMMER-PURGSTALL a. a. O. III, 31. — MEYER a. a. O. III, 126.

in grosser Achtung und hielten, nach Fachwissenschaften gesondert, Berathungen.

Noch grössere Aufmerksamkeit widmete sein Nachfolger Hakim II. den wissenschaftlichen Bestrebungen. Er war selbst ein Gelehrter und nahm persönlich Antheil an den schwebenden Streitfragen. Überall liess er seltene Bücher aufkaufen, die er durchstudierte und mit Anmerkungen versah. Seine Bibliothek soll 600,000 Bände enthalten, der Katalog derselben allein 44 Bände gefüllt haben. Er gründete in Cordova eine Art von Akademie, deren Mitglieder mit Specialforschungen über die Geschichte des Landes, über Literaturgeschichte und Naturwissenschaften beauftragt wurden.[1]

Wenn die Wissenschaften unter solchen Verhältnissen gediehen, so verdankten sie dies zum grossen Theile allerdings der wohlwollenden Förderung, die ihnen von den regierenden Herren zu Theil wurde; aber die Erinnerungen, welche die römische Cultur in Spanien zurückgelassen hatte, die Pflege der letzteren durch die westgothischen Eroberer, die Niederlassung strebsamer und unternehmungslustiger Juden, welche überall Schulen errichteten und Bildung verbreiteten, und die glückliche Verschmelzung des semitischen Charakters mit den romanischen und germanischen Elementen übten ebenfalls beachtenswerthen Einfluss darauf aus.

So kam es, dass sich zu einer Zeit, in welcher das übrige Europa in Unwissenheit, Aberglauben und Sittenrohheit versunken war, auf der spanischen Halbinsel ein reiches, auf allen Gebieten intellektueller Thätigkeit fruchtbares Geistesleben entfaltete. Im 12. Jahrhundert besass Spanien 70 öffentliche Bibliotheken und 17 höhere Lehranstalten. 150 Schriftsteller nannten Cordova, 52 Almeria, 61 Murcia und 53 Malaga ihre Heimath.[2]

Die Leistungen der Araber in der Mathematik,[3] Physik,[4] besonders in der Mechanik und Optik, ferner in der Chemie,[5] Astronomie[6] und Geographie[7] sind bekannt. Sie waren es, welche die Messungen und das Experiment in die Naturforschung einführten. ALHAZENS vortreff-

---

[1] Vergl. R. Dozy: Geschichte der Mauren in Spanien, deutsche Übers., Leipzig 1874, II, S. 68 u. ff.

[2] Mich. Casiri: Bibl. Arab. Hisp. Escur., Madrid 1760, T. II, p. 71.

[3] M. Cantor: Geschichte der Mathematik, Leipzig 1880, I, S. 593 u. ff.

[4] J. C. Poggendorff: Geschichte der Physik, Leipzig 1879. S. 56 u. ff.

[5] H. Kopp: Geschichte der Chemie, Braunschweig 1843, I. S. 51 u. ff.

[6] W. Whewell: Geschichte der inductiven Wissenschaften, übersetzt von Littrow, Stuttgart 1840, Bd. I, S. 184 u. ff.

[7] O. Peschel: Geschichte der Erdkunde. München 1877, S. 104 u. ff.

liche Arbeiten über die Strahlenbrechung bereiteten das Verständniss der Physiologie des Sehens vor, und GEBER wurde der Begründer der wissenschaftlichen Chemie.[1]

Medicinische Wissenschaft und medicinischer Unterricht bei den Arabern.

Die Medicin erfreute sich schon in der frühesten Periode des Islams, wie ABULFARAG sagt,[2] einer eifrigen Pflege. Gleichwohl haben die Araber auf diesem Gebiet nur geringe Fortschritte und keine Entdeckungen von bahnbrechender Bedeutung gemacht. Es lag dies hauptsächlich an der unselbstständigen Entwickelung, welche die Heilkunde gleich anderen Wissenschaften bei ihnen nahm.

Daraus entsprang auch jener unbegrenzte Autoritätsglaube, der sie abhielt, die Richtigkeit der übernommenen Wissensresultate zu prüfen, und ihnen den Muth raubte zu selbstständigen Forschungen. Dazu kamen sociale und religiöse Vorurtheile, die jeden Versuch, der in dieser Richtung unternommen wurde, im Keime erstickten.

Die Anatomie und Physiologie blieb daher im Wesentlichen auf dem GALEN'schen Standpunkt. Da die Sektionen menschlicher Leichen durch den religiösen Glauben der Mohammedaner verboten wurden, so war an eine Vermehrung der anatomischen Kenntnisse nicht zu denken. Zufällige Beobachtungen, wie sie ABDEL-LETIF bei Gelegenheit einer Epidemie in Ägypten machte, wo es ihm gelang, durch die Untersuchung der Schädel der Gestorbenen mehrere Irrthümer GALEN's in der Osteologie zu berichtigen,[3] bildeten eine Ausnahme. Im Allgemeinen beschränkte sich die anatomische Literatur auf Auszüge und kurze Compendien, die sich auf die Schriften GALEN's stützten.

Ebenso sklavisch folgte man den physiologischen Theorien desselben. Selbst die vielversprechenden Ergebnisse, welche die Physik und Chemie auf dem Wege des Experiments erzielten, änderten daran nur wenig. Man war nicht im Stande, dieselben vollständig für die Physiologie des Menschen zu verwerthen, und gelangte nicht dahin, auch hier diese Methode der Forschung anzuwenden.

---

[1] H. KOPP: Beiträge zur Geschichte der Chemie. Braunschweig 1875, III, S. 13 u. ff.

[2] ABULFARAG a. a. O. p. 160. — Vergl. auch A. SPRENGER: De origin. med. arab., Lugd.-Batav. 1840, p. 6.

[3] ABDOLLATIPHI Hist. Aegypt. ed. White, Oxon. 1800, p. 277.

Grössere Selbstständigkeit bekundeten die Araber in der praktischen Heilkunde. Ihre zahlreichen Schriften über diesen Gegenstand sind allerdings ebenfalls abhängig von den Werken der Alten und bestehen grösstentheils aus Auszügen, Umarbeitungen oder Übersetzungen derselben; aber hier und dort findet sich doch auch eine eigene Beobachtung, eine selbstständige Erfahrung, welche zeigt, dass der Verfasser das wissenschaftliche Material beherrschte und zu vermehren im Stande war. Die wissenschaftlichen Leistungen eines Rhazes, Ali Abbas, Abulkasem, Avicenna, Avenzoar, Averroes, Maimonides, Ibn El-Beithar, Oseibia u. A.[1] nehmen einen ehrenvollen Platz ein in der Geschichte der medicinischen Wissenschaft und verdienen umsomehr Anerkennung, als sie in eine Zeit fielen, in welcher die Entwickelung derselben nirgends Fortschritte machte.

Die arabischen Ärzte widmeten der Untersuchung des kranken Körpers grosse Sorgfalt. Sie zogen dabei zwar sämmtliche Krankheitserscheinungen in Betracht; aber den meisten Werth legten sie auf die Form des Pulses und die Eigenschaften des Harns. In der Prognostik erlangten sie eine bemerkenswerthe Geschicklichkeit. Der Diätetik zollten sie gebührende Anerkennung[2] und den Arzneischatz vermehrten sie durch eine grosse Anzahl von Heilmitteln.

Sie waren eifrig bemüht, die Ursachen der Erkrankungen zu erforschen, und erzielten auch darin einige Erfolge. Avenzoar deutete bereits auf die Krätzmilbe hin und hob deren Beziehungen zur Entstehung der Scabies hervor.[3] Abulkasem hinterliess eine vortreffliche Beschreibung des Medina-Wurms und der dadurch hervorgerufenen Krankheitszustände.[4]

Die specielle Pathologie verdankte den arabischen Ärzten manche Förderung; sie gaben über die Ursachen und den Charakter einzelner Krankheiten. z. B. der schweren Pestepidemien, der Pocken, Morbillen und anderer exanthematischer Leiden,[5] der Schwindsucht,[6] des Gesichtsschmerzes[7] u. a. m. werthvolle Aufschlüsse.

---

[1] F. Wüstenfeld: Gesch. der Arab. Ärzte u. Naturforscher, Göttingen 1840.

[2] Vergl. El-Anteri's treffliche Verse bei v. Hammer-Purgstall. a. a. O. Bd. VII, S. 499.

[3] Raspail: Mémoire sur l'histoire naturelle de l'insecte de la gale im Bull. gén. de therap., Paris 1834, T. VII, p. 169. — F. Hebra (Acute Exantheme u. Hautkrankheiten in Virchow's Handbuch, Bd. III. S. 413, Erlangen 1860) glaubte nicht, dass Avenzoar die Krätzmilbe kannte.

[4] Abulkasem: Chirurgie II, 93, Edit. Leclerc, Paris 1861, p. 230.

[5] Rhazes: De variolis et morbillis, Edit. Channing. London 1766.

[6] Waldenburg: Die Tuberkulose. Berlin 1869, S. 25.

[7] Avicenna: Canon III. fen. 1. tract. 1, c. 12.

Dagegen machte die operative Chirurgie bei den Arabern offenbare Rückschritte. Die Vernachlässigung der Anatomie und die den Orientalen eigenthümliche Scheu vor blutigen Eingriffen in den menschlichen Organismus trugen die Schuld daran. An die Stelle des Messers traten die Ätzmittel und das Glüheisen. Wo die Chirurgen früher schnitten. waren sie jetzt genöthigt zu ätzen und zu brennen. Schon Abulkasem beklagte den Verfall der Chirurgie. „Die Operationskunst,“ schreibt er, „ist bei uns verschwunden, fast ohne irgend welche Spuren zu hinterlassen. Nur in den Schriften der Alten findet man noch einige Hinweise darauf: aber auch sie sind durch schlechte Übersetzungen, durch Irrthümer und Verwechselungen nahezu unverständlich und unbrauchbar geworden.“[1]

Bei dieser Gelegenheit berichtet er mehrere Erlebnisse aus der Praxis. welche ein grelles Licht auf die Unwissenheit seiner chirurgischen Collegen werfen. Die Cauterien bildeten das gebräuchlichste und wichtigste Handwerkszeug des Wundarztes. Das Glüheisen wurde neben der Compression, der Kälte und der Ligatur zur Stillung der Blutungen empfohlen;[2] es wurde bei einer Menge von Leiden angewendet. z. B. bei Lähmungen,[3] bei Wunden und Fisteln,[4] bei Gangraen.[5] beim Krebs und anderen Neubildungen,[6] bei der Lepra,[7] zur Eröffnung der Leber-Abcesse,[8] bei der cariösen Hüftgelenkentzündung und der Spondylarthrocace der Kinder[9] u. a. m.

Die chirurgische Pyrotechnik wurde von den arabischen Ärzten zu einer hohen Stufe der Entwickelung geführt. Ein grosser Theil der 151 chirurgischen Instrumente, deren Abbildungen den Handschriften des Abulkasem beigegeben sind, diente diesem Zweck.

Die chirurgische Operationskunst trat der Pyrotechnik gegenüber in den Hintergrund und vermochte nicht jenen Grad der Vollendung. den sie unter den Wundärzten der römischen Kaiserzeit erreicht hatte. zu behaupten. Die Amputation wagte man nur am Vorderarm oder am Unterschenkel und höchstens in dem zunächst gelegenen Ellenbogen- oder Knie-Gelenk, niemals aber am Oberarm und am Oberschenkel auszuführen.[10] Die Haut wurde dabei oberhalb und unterhalb der Stelle. an welcher eingeschnitten werden sollte, durch Binden fixirt

---

[1] Abulkasem: Introd. a. a. O. p. 1.   [2] Abulkasem I. 56 a. a. O. p. 56.
[3] Abulkasem a. a. O. I. 6, 9, p. 17. 19.
[4] Abulkasem a. a. O. I, 17, 19, 36. p. 25. 27. 38.
[5] Abulkasem a. a. O. I, 52, p. 54.
[6] Abulkasem a. a. O. I. 50. 53. p. 53. 54.
[7] Abulkasem a. a. O. I, 47. p. 50.   [8] Abulkasem a. a. O. I. 28. p. 33.
[9] Abulkasem a. a. O. I. 43. p. 46.   [10] Abulkasem a. a. O. II. 89, p. 219.

und vor dem Beginn der Operation nach oben gezogen, um einen möglichst grossen Hautlappen zur Bedeckung des Stumpfes zu gewinnen. Die bei der Amputation auftretenden Blutungen stillte ABULKASEM durch styptische Mittel und durch Cauterien; von der Unterbindung der Gefässe sagt er in seiner Beschreibung dieser Operation kein Wort.

An einer anderen Stelle erzählt derselbe, dass er bei einem Kranken einen Theil der nekrotischen Tibia resecirt habe.[1]

Die Tracheotomie wurde zu seiner Zeit nicht mehr ausgeführt. Er kannte dieselbe nur aus den Berichten der Alten, hielt sie aber für angezeigt in Fällen, in denen durch Neubildungen die Gefahr einer Erstickung drohte.[2] AVENZOAR unternahm die Operation, wie er angiebt, an einer Ziege, um die Folgen derselben kennen zu lernen.[3]

Der Steinschnitt wurde von ABULKASEM beschrieben, welcher dabei auch der Lithothrypsie gedachte.[4] MOSES MAIMONIDES verbesserte die Methode der Beschneidung, welche auch von den Arabern ausgeübt wurde, und führte verschiedene Vorsichtsmassregeln ein, welche bei dieser Operation zu beachten sind.[5]

In der Behandlung der Knochen-Frakturen und Verrenkungen, welche ABULKASEM in seinem dritten Buche besprach, folgte man den bewährten Grundsätzen der Ärzte des Alterthums.[6] Erwähnung verdient nur, dass AVICENNA die Einrichtung des luxirten Humerus durch direkten Druck, d. i. die direkte Reposition, empfohlen hat.[7]

Der graue Staar wurde durch Depression der Linse beseitigt.[8] Die Extraktion hielt man, wenn nicht für unmöglich, so doch für sehr gefährlich.[9] ABULKASEM gedenkt, wie schon RHAZES vor ihm, auch der Heilung des Staares durch Suction und bemerkt dabei, dass dieses Verfahren in Persien geübt wurde.[10] Ebenso erwähnt auch der Augenarzt ISA BEN ALI diese Operations-Methode: ein Manuscript seines Werkes giebt am Rande eine Zeichnung der Hohlnadel, welche dabei

[1] ABULKASEM a. a. O. II. 88, p. 216.

[2] ABULKASEM a. a. O. II. 43, p. 120.

[3] AVENZOAR: Altheisir., Lib. I, Tr. X. c. 14. Venet. 1542.

[4] ABULKASEM II, 60 a. a. O. p. 151 u. ff.

[5] J. B. FRIEDREICH: Zur Bibel, Nürnberg 1848, II. S. 46 u. ff. — H. PLOSS: Geschichtliches und Ethnologisches über Knabenbeschneidung im Deutschen Arch. f. Gesch. d. Med., Leipzig 1885, VIII. S. 324 u. ff.

[6] ABULKASEM III a. a. O. p. 270—342.

[7] AVICENNA: Canon IV. fen. 5, tract. 1, c. 11. 14.

[8] ABULKASEM II. 23 a. a. O. p. 91 u. ff.

[9] AVENZOAR: Altheisir., Lib. I, tract. 8. c. 19. — AVICENNA a. a. O. III. 3, tract. 4, c. 20.

[10] ABULKASEM II. 23 a. a. O. p. 93.

gebraucht wurde.[1] CANAMUSALI, welcher diese Operation mehrmals ausführte, schickte derselben eine Incision in die Cornea voraus, damit die Hohlnadel leichter eingeführt werden konnte.[2]

Die Geburtshilfe war Sache der Hebammen, welche nicht blos die bei normalen Entbindungen erforderliche Hilfe leisteten, sondern sogar die geburtshilflichen Operationen unternahmen. Die durch die socialen Zustände bedingte strenge Absperrung der Frauen hinderte die Ärzte, sich mit diesem Gegenstande praktisch zu beschäftigen. Sie hatten dazu wohl nur ausnahmsweise Gelegenheit;[3] in ihren Schriften befassten sie sich hauptsächlich damit, den Hebammen Medicamente zu empfehlen, welche sie bei den hilfesuchenden Frauen anwenden sollten, und Rathschläge für die Ausführung einzelner Operationen zu ertheilen.[4]

Unter den von ABULKASEM angegebenen Instrumenten, welche zur Herausbeförderung abgestorbener Früchte dienten, findet sich ein Dilatatorium, welches einige Ähnlichkeit mit der Geburtszange hat;[5] doch ist es klar, dass es niemals, wie schon MULDER bemerkte, zur Extraktion lebender Kinder verwendet worden ist.[6] Eine andere Zeichnung zeigt die Form des Kranioklasten und wurde auch zum gleichen Zweck gebraucht.[7]

Eine erfreuliche Erscheinung ist das rege Interesse, welches die arabischen Ärzte der Geschichte ihrer Wissenschaft widmeten. Die Werke des IBN DSCHOLDSCHOL und IBN ABU OSEIBIA[8] bilden eine unschätzbare, leider noch wenig benutzte Quelle für die medicinische Geschichtsforschung wie für die Culturgeschichte überhaupt. Der historische Sinn, welcher den Arabern anerzogen wurde, veranlasste sie, ihre Schriften mit einer Menge von Citaten zu schmücken, durch welche manche wichtige Thatsache vor der Vergessenheit geschützt wurde. Welche überraschenden Aufschlüsse über die Culturzustände, besonders die Medicin, des Alterthums dürfen wir erwarten, wenn einst die literarischen Schätze der mohammedanischen Musensitze des Orients und Nordafrikas, wie in Quairuan, der Wissenschaft erschlossen werden! —

Schon in den ersten Zeiten des Islams wurden überall bei den

---

[1] SICHEL im Arch. f. Ophthalmol. 1868. Bd. XIV, 3, p. 9.

[2] LECLERC a. a. O. I, p. 535.

[3] C. J. v. SIEBOLD: Geschichte der Geburtshilfe, Berlin 1839. I. S. 272, Anm.

[4] SIEBOLD a. a. O. I, S. 298 u. ff.

[5] ABULKASEM II, 76, 77 a. a. O. p. 180 u. ff. u. Anhang Fig. 103.

[6] J. MULDER: Geschichte der Zangen u. Hebel in der Geburtshilfe, Leipzig 1798, S. 9. — SIEBOLD a. a. O. I, S. 295, Anm. 1.

[7] ABULKASEM a. a. O. Fig. 106.

[8] WÜSTENFELD a. a. O. S. 132 u. ff. — LECLERC a. a. O. II, 187 u. ff.

Moscheen Elementarschulen errichtet, in denen die Kinder den Koran lesen lernten. Daran schloss sich später die Lektüre anderer Schriften, sowie die Grammatik und der Unterricht im Schreiben. Der Besuch der Schule begann mit dem 6. Lebensjahre.[1]

Die Religion lag nicht blos dem niederen, sondern auch dem höheren Unterricht zu Grunde. Auch die höheren Lehranstalten standen Anfangs mit den Moscheen in Verbindung. In den Nischen und Gängen derselben oder in anstossenden Sälen versammelten Gelehrte einen Kreis wissbegieriger Schüler um sich und hielten Vorträge über theologische, philologische, philosophische, juristische und medicinische Fragen.

Während der ersten Jahrhunderte durfte Jeder als Lehrer auftreten, ohne dass er seine Befähigung dazu nachzuweisen brauchte; nur von den Lehrern der Theologie und der Jurisprudenz verlangte man, dass sie über ihre Ausbildung durch einen von der öffentlichen Meinung anerkannten Lehrer dieser Wissenschaften Rechenschaft gaben.

Manche Lehrer übten neben ihrer Lehrthätigkeit noch einen anderen Beruf aus; sie wirkten als Vorleser und Prediger an den Moscheen, als Beamte, Richter, Sekretäre, Marktaufseher, ja selbst als Kaufleute und Handwerker.[2] Die Lehrer der Heilkunde waren sicherlich in den meisten Fällen als praktische Ärzte thätig.

Da die Vorträge unentgeltlich stattfanden, so war es ganz natürlich, dass die Lehrer, wenn sie nicht eigenes Vermögen besassen, durch eine andere Beschäftigung für ihren Lebensunterhalt sorgten. Viele gaben den Studierenden Kost und Wohnung, um durch die Geschenke und Gelder, welche sie dafür von ihnen erhielten, einen Beitrag zur Bestreitung ihrer Ausgaben zu gewinnen. Zuweilen wählten sie sich aus ihnen auch einen Schwiegersohn aus.[3]

Die Vorlesungen bestanden entweder in freien Vorträgen oder wurden aus Heften vorgelesen. Recht witzig bemerkt Samachschari: „Der Ruhm des Gelehrten liegt in seinen Heften, wie der Ruhm des Kaufmanns in seiner Kasse." Die Worte des Lehrers wurden von den Studierenden nachgeschrieben, und die letzteren setzten sich sogar einer Rüge aus, wenn sie dies unterliessen. Der Lehrer überzeugte sich durch Fragen, ob die Schüler den Inhalt seines Vortrages verstanden hatten. Manchmal folgten darauf Disputatorien, bei denen es gelegent-

---

[1] D. Haneberg: Über das Schul- und Lehrwesen der Muhamedaner im Mittelalter, München 1850, S. 4 u. ff.

[2] F. Wüstenfeld: Die Akademien der Araber und ihre Lehrer. Göttingen 1837, S. 6.

[3] Haneberg a. a. O. S. 31.

lich auch einmal vorkam, dass ein tüchtiger Gelehrter, der sich zufällig unter den Zuhörern befand, dem Lehrer selbst eine Niederlage
bereitete.[1]

Der Zutritt zu den Vorlesungen war Jedem ohne Unterschied der
Nationalität gestattet. Man sah in den Hörsälen neben Jünglingen,
die kaum dem Knabenalter entwachsen waren, gereifte Männer und
weissbärtige Greise. Manche kamen aus weiter Ferne, um die Ansichten
eines berühmten Lehrers kennen zu lernen. Da in allen dem Islam
unterworfenen Ländern die arabische Sprache beim Unterricht gebraucht
wurde, so war es den Gelehrten der verschiedenen Nationen leicht, sich
mit einander zu verständigen und ihr Wissen zu vermehren oder Anderen mitzutheilen.

Die durch die religiösen Wallfahrten erweckte Reiselust der Araber
wurde dadurch auch bei den Gelehrten und Studenten gefördert. Auf
ihren Wanderungen von einer Hochschule zur anderen vermittelten sie
den Austausch der geistigen Errungenschaften und trugen auf diese
Weise dazu bei, dass sich die Cultur in allen arabischen Ländern gleichmässig entwickelte.

Die Studenten liessen sich oft von ihren Lehrern Zeugnisse über
den Besuch ihrer Vorlesungen ausstellen und schriftlich die Erlaubniss
ertheilen, die Kenntnisse, welche sie dort gewonnen hatten, durch Wort
und Schrift weiter zu verbreiten. Einzelne Lehrer waren in dieser
Hinsicht sehr entgegenkommend. Von einem derselben heisst es in
einer etwas überschwänglichen Weise: „Er bedeckte die Erde mit Zeugnissen über Gehörtes und mit Licenzen zum Lehren."[2]

Manche Schulen und Moscheen besassen grosse Bibliotheken.
QUATREMÈRE hat deren 40 beschrieben, und v. HAMMER-PURGSTALL
lieferte dazu werthvolle Zusätze.[3] Die Bücherliebhaberei war übrigens
auch bei Privatleuten sehr verbreitet. Der Arzt ALGIZAR (IBN DSCHEZZAR)
hinterliess, als er i. J. 1009 zu Quairuan starb, eine Bibliothek, welche
25 Centner wog.[4]

Seit dem 11. Jahrhundert entstanden die Madaris, die man weder
unseren Akademien, wie es WÜSTENFELD thut, noch unseren Gymnasien,
wie MEYER vorschlägt, gleichstellen darf. Die meiste Ähnlichkeit haben
sie mit den englischen Colleges. Es waren dem höheren Unterricht

---

[1] HANEBERG a. a. O. S. 12.   [2] HANEBERG a. a. O. S. 22.
[3] QUATREMÈRE: Sur le goût des livres chez les Orientaux im Journ. asiat.,
ser. III, t. VI, p. 35, Paris 1838, u. ser. IV, t. XI, p. 187 u. ff., Paris 1848. —
LECLERC a. a. O. I, 583 u. ff. — A. v. KREMER: Culturgeschichte des Orients unter
den Khalifen, Wien 1877, II, S. 434.
[4] LECLERC a. a. O. I, 584.

gewidmete Pensionate, in welchen Lehrer und Schüler zusammen wohnten. Einzelnen standen prachtvolle Gebäude zur Verfügung; alle waren mit Bibliotheken ausgestattet.

Die berühmtesten Madaris befanden sich zu Bagdad, Basra, Bochara. Nisabur, Damaskus, Samarkand und Cahira;[1] Spanien besass in seiner Blüthe 17 derartige Anstalten. Wüstenfeld hat deren 37 beschrieben und dabei über die Lebensumstände der Lehrer, welche an denselben thätig waren, und ihre literarischen Leistungen ausführliche Mittheilungen gemacht.

Wenn man das reichhaltige Verzeichniss ihrer Schriften durchsieht. so findet man, dass sie hauptsächlich die Theologie, Rechtskunde, Philosophie und Philologie betreffen; nur wenige handeln über Mathematik. Astronomie, Chemie, Naturwissenschaften und andere Gegenstände, kein einziges aber über Medicin. Es scheint darnach, dass diese Anstalten vorzugsweise der Erlangung einer humanistischen, theologischen und juridischen Ausbildung dienten, während für den Unterricht in den Naturwissenschaften und in der Heilkunde andere Institute vorhanden waren.

Die Gesellschaft der „Brüder der Reinheit", welche im 10. Jahrhundert zu Basra entstand, rechnete den Unterricht nicht zu ihren eigentlichen Aufgaben. Allerdings suchte sie durch Herausgabe theologischer, philosophischer, mathematischer und naturwissenschaftlicher Abhandlungen Bildung zu verbreiten; aber das Ziel, welches sie dabei verfolgte, war die Verbindung der Vernunft mit dem Glauben und die Begründung oder Läuterung des letzteren durch die Wissenschaft. F. Dieterici hat ihre Bestrebungen und Leistungen durch eine Reihe werthvoller Schriften erläutert.

Den Charakter einer Universität zeigte in manchen Beziehungen das vom Khalifen Hakim Biimrillah i. J. 1105 zu Cahira gegründete „Haus der Weisheit". Dort wurde neben anderen Wissenschaften auch die Medicin gelehrt, und unter den reich besoldeten Lehrern, welche an demselben angestellt waren, befanden sich nicht blos Theologen. Grammatiker, Philosophen und Rechtskundige, sondern auch Mathematiker, Astronomen und Ärzte. Es war auch Nicht-Mohammedanern. z. B. Juden und Christen, erlaubt, den Vorträgen, welche hier gehalten wurden, beizuwohnen und die der Anstalt gehörige Bibliothek, welche 18 Säle füllte, zu benutzen.[2]

Das Studium der Heilkunde geschah auf verschiedene Arten. Wer

---

[1] Wüstenfeld a. a. O. S. 6.

[2] v. Hammer-Purgstall a. a. O. Bd. I, Einleit.. S. LXIV.

sich dem ärztlichen Beruf widmen wollte, konnte die dazu erforderlichen fachmännischen Kenntnisse entweder unter der persönlichen Anleitung eines älteren erfahrenen Arztes, zu welchem er sich in die Lehre begab, oder in medicinischen Lehranstalten oder in den mit manchen Hospitälern verbundenen ärztlichen Schulen erwerben. Viele mögen alle drei Methoden verbunden haben, um eine gründliche Ausbildung in der Heilkunst zu erlangen.

Die medicinischen Vorlesungen, welche in den mit den Moscheen zusammenhängenden höheren Unterrichts-Instituten und ähnlichen Anstalten, z. B. in dem Hause der Weisheit, stattfanden, betrafen, wie es scheint, vorzugsweise theoretische Gegenstände und machten die Schüler mit der Literatur bekannt, während das praktische ärztliche Wissen hauptsächlich in den Krankenhäusern erworben wurde.

Nach Macrizi[1] gab es in Ägypten schon in der Vor-Islamitischen Zeit Hospitäler, welche mit Ärzten und Medicamenten versehen waren. Bei den Mohammedanern dienten die Moschee und die dazu gehörigen Gebäude häufig als Herberge für arme Fremde oder als Lazareth für Kranke.

Unter der Herrschaft des Islams wurde das erste Hospital für Kranke i. J. 707 vom Khalifen El Welid Ben Abd-el-Malik errichtet, welcher auch dafür sorgte, dass unbemittelte Reisende, wenn sie erkrankten, ärztliche Hilfe erhielten. „Er stellte in dem Hospital Ärzte an und bestritt ihre Ausgaben; er befahl, die Aussätzigen einzusperren, damit sie nicht auf die Strassen gingen, und sorgte für ihre und der Blinden Bedürfnisse.“

Später wurden in allen grösseren Städten Hospitäler und Krankenhäuser errichtet, welche ihre Entstehung frommen Stiftungen verdankten. Die meisten derselben dienten zugleich dem medicinischen Unterricht. Man nahm dabei die Einrichtungen, welche an der medicinischen Schule zu Gondisapur und den mit Spitälern verbundenen ärztlichen Lehranstalten der Nestorianer bestanden, zum Muster. Die Spitalärzte wirkten hier zugleich als Lehrer der Medicin und unterrichteten ihre Schüler in den verschiedenen Theilen der Heilkunde.

Die Nachrichten, welche uns über die arabischen Krankenhäuser überliefert worden sind, gewähren einen Einblick in deren Verhältnisse und Zustände. Das Hospital zu Gondisapur, welches durch mehrere Generationen unter der ärztlichen Leitung von Mitgliedern der Familie Bachtischua (Bochtjesu) stand, bewahrte auch unter der arabischen

---

[1] Macrizi's Beschreibung der Hospitäler in el-Cahira nach Wüstenfeld's Übersetzung im Janus, Breslau 1846, I, S. 28 u. ff.

Herrschaft seinen guten Ruf. Es war mit einer wohleingerichteten Apotheke verbunden, welcher der Stammvater einer anderen berühmten ärztlichen Familie, der ältere Mesuë, durch 40 Jahre vorstand. I. J. 869 war der um die Arzneimittellehre verdiente Sabur Ben Sahl Direktor dieser Anstalt. Sie bestand wahrscheinlich noch in späteren Zeiten; doch trat sie in den Schatten, als die glänzend ausgestatteten Hospitäler der Araber in Bagdad und anderen Orten zu Ansehen gelangten.

In Bagdad existirte schon im 9. Jahrhundert ein Krankenhaus und eine medicinische Schule.[1] Ein zweites gründete i. J. 914 der Vezir Ali Ben Issa. Derselbe lernte bei einer Epidemie den Mangel an Ärzten und Medicamenten kennen, welcher bei den Truppen und auf dem Lande herrschte, und beschloss deshalb, etwas zur Besserung dieser Zustände zu thun. Er ordnete an, dass die Kranken täglich von den Ärzten besucht würden und Arzneien und Nahrungsmittel empfingen, und liess ein neues Hospital eröffnen. Als man ihm mittheilte, dass einige Dörfer, welche grösstentheils von Juden bewohnt waren, der ärztlichen Hilfe gänzlich entbehrten, antwortete er, dass man auch für die Ungläubigen sorgen müsse.

Auf Sinan Ben Tsabet Ben Corra's Veranlassung[2] wurden in Bagdad noch andere Krankenhäuser errichtet. Die Mittel dazu boten die zu Wohlthätigkeitszwecken bestimmten reichen Vermächtnisse der Sedjah, der Mutter des Khalifen Mottawakl. Das grösste und berühmteste dieser Spitäler wurde i. J. 977 vom Buiden-Emir Adhad Ed Daula gestiftet, oder vielleicht nur, nachdem es schon früher existirte und in Verfall gerathen war, mit grösseren Mitteln wieder hergestellt.[3] Bei der ursprünglichen Gründung, die wahrscheinlich um ein Jahrhundert zurückreicht, soll nach Ibn Abu Oseibia's Angabe Rhazes mitgewirkt haben, indem er einen in hygienischer Hinsicht geeigneten Platz dafür aussuchte.

An diesem Hospital waren 24 Ärzte angestellt, welche nach ihrer Tüchtigkeit im Range auf einander folgten. Es gab unter ihnen Specialisten, indem sich Einzelne nur mit der Behandlung fieberhafter Krankheiten, Andere mit der Heilung von Wunden, mit dem Einrichten von Luxationen oder mit Augenleiden befassten. Die Kranken waren nach der Art ihrer Erkrankung in verschiedene Abtheilungen gesondert. Merkwürdige Beobachtungen, welche die Ärzte an einzelnen Krankheits-

---

[1] M. Steinschneider in Virchow's Archiv, Bd. 52, S. 372.

[2] Aus dessen Lebensbeschreibung nach Leclerc a. a. O. I, 365. 559 u. ff.

[3] v. Hammer-Purgstall a. a. O. IV, 358. — Wüstenfeld: Gesch. d. arab. Ärzte, S. 42, Anm. — Leclerc a. a. O. I, 561.

fällen machten, wurden niedergeschrieben und aufbewahrt. Die Verwaltung des Hospitals leitete ein hoher Beamter, z. B. ein Kadi; unter ihm stand ein Ökonom. IBN EL MARISTANIA, der eine Zeitlang als Arzt an dieser Anstalt wirkte, hat eine Geschichte derselben verfasst, die leider verloren gegangen ist. Dieses Krankenhaus existirte noch im 13. Jahrhundert, vielleicht auch in späterer Zeit.

Ferner bestanden zu Merw, zu Ray, dem Geburtsort des RHAZES, zu Ispahan, Schiras, Jerusalem, Antiochia, Mekka und Medina Krankenhäuser.

In Damaskus gab es mehrere; das grösste verdankte angeblich dem Nureddin seine Entstehung. Es diente zugleich als medicinische Lehranstalt. In dem mit Teppichen bedeckten Hofe wurden nach der Beendigung der Krankenvisiten medicinische Vorträge gehalten, welche oft mehrere Stunden dauerten. Eine medicinische Bibliothek, welche sich in der Anstalt befand, sorgte für die literarischen Bedürfnisse der Lehrenden und Lernenden. Die Zahl der Schüler war sehr gross. In dem Verzeichniss der Lehrer finden sich Namen, welche zu den berühmtesten der arabischen Heilkunde gehören.[1] Die Kranken wurden nach ihren Leiden eingetheilt; es gab z. B. eine besondere Abtheilung für Augenkranke.[2] Die Verpflegung war so vortrefflich, dass Mancher, wie ABD-EL LETIF erzählt,[3] sich krank stellte, um in der Anstalt bleiben zu dürfen; denn er wurde dort „mit zarten Hühnern, Backwerk, Sorbet und Früchten aller Art" bewirthet.

In Damaskus bestanden neben dieser Anstalt noch andere medicinische Schulen; zuweilen docirte derselbe Lehrer an zwei solchen Instituten. Die medicinischen Schulen von Damaskus nahmen im 13. Jahrhundert den ersten Rang ein unter allen ihren Schwester-Anstalten und überstrahlten durch ihren Ruhm sogar diejenigen zu Bagdad und Cairo.

Über die Spitäler Ägyptens und ihre Organisation hat MACRIZI ausführliche Nachrichten hinterlassen. Er berichtet, dass das erste Krankenhaus von IBN TULUN um d. J. 875 gestiftet und mit reichen Mitteln zu seiner Erhaltung ausgestattet wurde. „Er traf für das Hospital die Bestimmung, dass darin weder ein Soldat noch ein Sklave aufgenommen werde; auch richtete er für das Hospital zwei Bäder ein, das eine für die Männer und das andere für die Frauen, und vermachte beide dem Hospital und anderen Anstalten. Er befahl ferner, dass,

---

[1] Wenn dieses Hospital erst von Nureddin, welcher 1173 starb, gestiftet wurde, so bezogen sich einzelne der hier erwähnten Thatsachen wahrscheinlich auf andere Krankenhäuser Bagdads.

[2] LECLERC a. a. O. I, 565 u. ff. — ABULFARAG a. a. O. p. 343.

[3] ABD-ALLATIF: Rélation de l'Egypte ed. Silv. de Sacy, Paris 1810, p. 441.

wenn ein Kranker gebracht würde, ihm seine Kleider und sein Geld abgenommen und bei dem Hospital-Verwalter in Verwahrung gegeben, dann ihm andere Kleider angezogen, er ins Bett gelegt, ihm Essen gegeben, und er durch Arznei und Nahrungsmittel und durch Ärzte bedient werden sollte, bis er hergestellt sei; dann nachdem er ein junges Huhn und Kuchen zu essen bekommen, soll er entlassen werden und sein Geld und seine Kleider zurückerhalten."[1]

In dem Hospital befand sich auch eine Abtheilung für Geisteskranke. Diese Anstalt scheint nicht lange existirt zu haben; zu MACRIZI's Zeit war sie nahezu vollständig vergessen. Derselbe erwähnt dann das Hospital KAFUR's, welches i. J. 957 in der Stadt Misr errichtet wurde, und dasjenige, welches nach der Strasse El Magafir genannt wurde und, wie es scheint, nur kurze Zeit bestanden hat. In Fostath existirte schon im 10. Jahrhundert ein Hospital; ein anderes, an welchem IBN ABU OSEIBIA kurze Zeit ärztliche Dienste verrichtete, verdankte dem Nasr Saladin seine Entstehung.

Die bedeutendste aller dieser Stiftungen war das grosse Mansurische Hospital zu Cairo. Der Sultan El Mansur Gilavun liess dasselbe i. J. 1283 aus einem fürstlichen Schloss, welches bis dahin einer Prinzessin zum Wohnsitz gedient hatte, mit grossem Aufwand herrichten. Die Grundmauern, die Steine und Marmorsäulen jenes Theiles des Schlosses, welches niedergerissen wurde, verwendete man zum Bau des Hospitals. Alle Handwerker von Misr und Cairo mussten dabei thätig sein und durften während dieser Zeit keine Arbeit für andere Leute übernehmen. Der Sultan ritt täglich zum Bauplatz, beaufsichtigte die Arbeiter, half sogar selbst mit und nöthigte die Vorübergehenden, Steine zu tragen oder andere Dienste zu verrichten. Er hatte übrigens bei dem Bau ein merkwürdiges Glück; beim Ausgraben der Erde fand ein Arbeiter ein mit Gold und Edelsteinen gefülltes Kästchen, dessen Werth die sämmtlichen Baukosten deckte.

Vier grosse Krankensäle umschlossen den Hof; in jedem derselben war ein Springbrunnen, welcher aus einem in der Mitte des Hofes befindlichen Wasserbehälter gespeist wurde. Als der Bau der Anstalt vollendet war, sprach der Sultan: „Dies habe ich gestiftet für meines Gleichen und für Geringere; ich habe es bestimmt zu einer Stiftung für den König und den Diener, den Soldaten und den Emir, den Grossen und den Kleinen, den Freien und den Sklaven, für Männer und Frauen. Er bestimmte dafür die Medicamente, die Ärzte, und alles Übrige, was Jemand darin in irgend einer Krankheit nöthig haben

---

[1] MACRIZI nach WÜSTENFELD's Übersetzung a. a. O. S. 30.

konnte. Der Sultan stellte männliche und weibliche Bettmacher an
zur Bedienung der Kranken und bestimmte ihnen die Gehalte; er
richtete die Betten für die Kranken ein und versah sie mit allen Arten
von Decken, die in irgend einer Krankheit nöthig waren. Jede Klasse
von Kranken bekam einen besonderen Raum. Die vier Säle des Hospitals bestimmte er für die an Fiebern und dergleichen Leidenden,
einen Hof sonderte er für die Augenkranken, einen für die Verwundeten,
einen für Diejenigen, welche an Durchfällen litten, und einen für die
Frauen: ein Zimmer für die Reconvalescenten theilte er in zwei Theile,
den einen für die Männer, den anderen für die Frauen. An alle diese
Orte wurde das Wasser geleitet. Ein besonderes Zimmer war für das
Kochen der Speisen, Medicamente und Syrupe, ein anderes für das
Mischen der Confekte, Balsame, Augensalben u. dgl. bestimmt. An
verschiedenen Orten wurden die Vorräthe aufbewahrt; in einem Zimmer
waren die Syrupe und Medicamente allein. In einem Zimmer hatte
der Oberarzt seinen Sitz, um medicinische Vorlesungen zu halten. Die
Zahl der Kranken war nicht begrenzt, sondern jeder Bedürftige und
Arme, welcher dahin kam, fand dort Aufnahme; ebensowenig war die
Zeit des Aufenthalts eines Kranken darin bestimmt, und es wurde
daraus sogar Denjenigen, welche zu Hause krank lagen, Alles, was sie
nöthig hatten, verabreicht.“[1]

Dieses Hospital erfuhr im Verlauf der Zeit manche bauliche Verbesserungen und Erweiterungen. Im Garten wurde ein grosses Zelt
errichtet, damit die Kranken dort im Schatten spazieren gehen konnten.
Eine am Thore des Hospitals gelegene Cisterne, aus welcher die Thiere
zu trinken pflegten, wurde verlegt, „weil die Leute durch den stinken-
den Geruch des Schmutzes belästigt wurden“, und eine Wasserleitung
angelegt.

Der Stifter der Anstalt vermachte derselben so vielen Grundbesitz,
dass der jährliche Ertrag desselben nahezu eine Million Dirhem aus-
machte. Zwei Beamte waren damit beauftragt, die aus den Grundstücken der Anstalt zufliessenden Gelder einzutreiben; andere hatten
die Controlle der Ausgaben oder die Aufsicht über die Gebäude und
die Küche.

Wie Leclerc angiebt,[2] wurden in diesem Hospital Anfangs nur
Geisteskranke und erst später Leidende aller Art aufgenommen. Sie
wurden dort gut verpflegt und genossen ein behagliches Leben. Wenn
sie an Schlaflosigkeit litten, so wurde ihnen durch Musik, durch

---

[1] Macrizi nach Wüstenfeld a. a. O. S. 34.
[2] Leclerc a. a. O. I, 570.

Märchen-Erzähler und andere Zerstreuungen die Zeit vertrieben. Beim Verlassen der Anstalt erhielt jeder Pflegling 5 Goldstücke, damit er nicht genöthigt war, sofort schwere Arbeiten zu übernehmen.

Mit dem Hospital war eine Moschee verbunden, in welcher zu jeder Zeit der Koran vorgelesen und erklärt wurde. Ferner befand sich dort eine Bibliothek, in welcher 6 Eunuchen als Diener angestellt waren, ein Waisenhaus nebst der dazu gehörigen Schule und eine höhere Lehranstalt. Es dürfte zu jener Zeit keine Wohlthätigkeits-Stiftung in der Welt gegeben haben, welche sich an Grossartigkeit, Pracht und Ausdehnung mit dieser Schöpfung messen konnte.

Macrizi beschreibt dann noch das Muajjidische Hospital in Cairo, welches um d. J. 1420 eröffnet wurde, aber nur kurze Zeit als Heilanstalt diente. Auch in Fez gab es, wie Leo Africanus berichtet, Krankenhäuser; einzelne hatten besondere Abtheilungen für Geisteskranke.

Spanien soll reich an Hospitälern gewesen sein; doch sind die darüber vorhandenen Nachrichten sehr spärlich. Zu Algesiras bestand im 12. Jahrhundert ein Krankenhaus und Cordova soll nach einer wahrscheinlich an orientalischer Übertreibung leidenden Mittheilung sogar 50 derartige Anstalten besessen haben.

Die liebende Fürsorge, welche die Mohammedaner den Irren widmeten, hatte ihren Grund in der Religion. Sie sahen in den Hallucinationen und wirren Reden dieser Kranken häufig Äusserungen einer überirdischen Welt und zollten Denen, welche damit begnadet wurden, gebührende Verehrung. Die Christen huldigten der gleichen Anschauung; aber sie erblickten darin Strafen Gottes und Wirkungen des Teufels und der bösen Geister. Die Geisteskranken fanden daher in den Ländern des Islams freundliche Worte und sorgsame Pflege in den Hospitälern, während sie von den Christen wie Verbrecher behandelt, in die Gefängnisse geworfen und geschlagen oder als Zauberer und Hexen mit Feuer und Schwert vertilgt wurden.[1]

In Bagdad und Cairo bestanden Irrenanstalten längst, bevor man in den Ländern der Christenheit an die Errichtung derselben dachte, und hier entstanden die ersten in Spanien, auf dessen geistige Entwickelung die arabische Cultur den grössten Einfluss ausgeübt hat.

Auf dem Gebiet der Irrenpflege neigt sich die Waage der Humanität entschieden zu Gunsten der Mohammedaner; das Christenthum zeigt hier einen hässlichen Flecken, welcher dem Religionseifer seiner Anhänger zur Last fällt.

---

[1] Lecky a. a. O. II, 68 u. ff. — Desmaisons: Des asiles d'aliénés en Espagne. Paris 1859.

Die Araber hatten in ihren Spitälern besondere Abtheilungen für die verschiedenen Arten der menschlichen Leiden; auch gab es besondere Anstalten für einzelne Krankheiten, z. B. diejenigen der Augen.

Die Studierenden, welche diese Krankenhäuser besuchten, wurden hier unter der Anleitung erfahrener Ärzte in die Kunst eingeweiht, die Krankheiten zu erkennen und zu behandeln. Sie wohnten der Ausführung chirurgischer Operationen bei und konnten auch manchmal einige praktische Kenntnisse in der Geburtshilfe erwerben, wie es ihnen ALI BEN ABBAS empfahl.

In den Apotheken hatten sie Gelegenheit, die Bereitung der Arzneien kennen zu lernen. Die Araber haben die Apotheken in die Heilkunde eingeführt; es scheint, dass sie durch die Nestorianer damit bekannt gemacht wurden.[1] Die arabischen Apotheker handelten nicht blos mit Arzneistoffen, namentlich Sandelholz, weshalb sie auch Szandalani genannt wurden, sowie mit Parfümerien, kosmetischen und anderen Mitteln, sondern beschäftigten sich auch mit der Zusammensetzung derselben zu Medicamenten und führten die Dispensatorien ein. Die systematische Anwendung der Destillir-Apparate und die Erfindung einzelner Formen der Arzneien war ihr Verdienst.

Ihre chemischen und botanischen Studien kamen ihnen dabei sehr zu Statten. Die Botanik bildete, wie HADJI KHALFA sagt,[2] eine Hilfswissenschaft der Medicin. Viele Ärzte waren eifrige Botaniker; von RACHID EDDIN IBN ASZURI wird erzählt, dass er sich auf seinen botanischen Excursionen von einem Maler begleiten. liess, welcher die Pflanzen in ihren verschiedenen Entwickelungsstadien zeichnete.[3] MOHAMMED BEN ALI BEN FARAK, der Leibarzt des Fürsten von Cadix. soll sogar schon einen botanischen Garten angelegt haben.[4]

Die arabischen Ärzte trachteten nicht blos darnach, sich gründliche Kenntnisse in der Medicin und in den Naturwissenschaften zu erwerben, sondern widmeten auch den Lehren der Philosophen ein reges Interesse und standen an der Spitze aller liberalen Bestrebungen. Die Namen eines AVICENNA, AVEMPACE, AVERROËS und MOSES MAIMONIDES glänzen fast noch mehr in der Geschichte der Philosophie als in derjenigen der Heilkunde.

Die Grundlage ihrer philosophischen Ideen bildete das Aristotelische System, welches sie nach verschiedenen Richtungen weiter entwickelten.

---

[1] K. SPRENGEL: Geschichte der Botanik, Leipzig 1817, I, S. 205.

[2] HADJI KHALFA: Lexicon bibliographicum et encyclopaedicum ed. G. Flügel, London 1845, T. IV, p. 114.

[3] HADJI KHALFA a. a. O. T. I, p. 227, No. 361. — LECLERC a. a. O. I, 564.

[4] CASIRI a. a. O. T. II, p. 89.

Während Avicenna dadurch zu einem teleologischen Theismus geführt wurde, der ihn den christlichen Schulen des Mittelalters empfahl, gelangte Averroës zu einem pantheistischen Naturalismus, welcher wegen seines rationalistischen Charakters nicht nur von der christlichen Kirche verdammt wurde, sondern ihm auch unter seinen eigenen Landsleuten und Glaubensgenossen viele Gegner schuf. Wenn Averroës erklärte, dass die Religion nur der schwachen Geister wegen da sei, dass der Mensch auch ohne die Offenbarung, nur allein durch die Vernunft zur Erkenntniss des Wesens der Dinge gelangen könne, wenn er an die Stelle einer durch den allmächtigen Willen der Gottheit entstandenen Schöpfung eine nach Art der Aristotelischen Entelechien durch die Zeit aus dem Zustande der Möglichkeit in denjenigen der Wirklichkeit übergeführte Natur setzte und die Ewigkeit der Welt und der Materie, die Verschmelzung der Gottheit mit der Natur und die Wesenseinheit der Vernunft predigte, so rüttelte er an den Fundamenten der monotheistischen Religionssysteme und musste einen erbitterten Kampf derselben erwarten.[1]

Auch sein Schüler und Anhänger, der jüdische Arzt Moses Maimonides erfuhr dies, als er den Versuch machte, die Vorschriften des Talmuds mit den Forderungen der Vernunft zu versöhnen. Er eröffnete der freieren Richtung im Judenthum die Bahn. „Von Spinoza bis zu Mendelssohn hat," wie Munk sagt, „das Judenthum keinen freisinnigen Denker hervorgebracht, der nicht von Maimonides die erste Weihe erhalten hat."

In den Ländern des Islams herrschte während der ersten Jahrhunderte seines Bestehens eine religiöse Toleranz gegen Andersgläubige, wie sie bei den Christen zu jener Zeit nirgends gefunden wurde. Die höheren Lehranstalten und medicinischen Schulen der Araber hatten unter ihren Lehrern ebenso wie unter ihren Schülern viele Juden, Christen und Bekenner anderer Religionen. An ihren Hospitälern wurden nicht blos mohammedanische, sondern auch christliche und jüdische Ärzte angestellt, und Kranke, welche nicht dem herrschenden Glauben angehörten, fanden dort ebenfalls freundliche Aufnahme und wohlwollende Pflege.

Schon der Prophet Mohammed selbst hatte seinen Anhängern einen Ungläubigen als Arzt empfohlen.[2] An den Höfen der Khalifen und mohammedanischen Fürsten spielten Juden und Christen, namentlich Nestorianer, als Leibärzte eine hervorragende Rolle; auch zu anderen einflussreichen Stellungen im Sanitätswesen wurden sie befördert.

[1] E. Renan: Averroës et l'Averroïsme, Paris 1860.
[2] v. Hammer-Purgstall a. a. O. II, S. 192. — Abulfarag a. a. O. p. 99.

Die Ausübung der ärztlichen Praxis stand Anfangs Jedem frei: aber allmälig wurde es üblich, dass sich die Ärzte von den Lehrern, welche sie in der Heilkunst unterrichtet hatten, Zeugnisse geben liessen, weil sie dadurch dem Publikum grösseres Vertrauen einflössten.[1] Ein ärztlicher Missgriff, welcher den Tod eines Patienten zur Folge hatte, war die Veranlassung, dass i. J. 931 alle Ärzte von Bagdad und der Umgegend aufgefordert wurden, sich prüfen zu lassen; nur den Ärzten des Hofes und solchen Ärzten, deren Tüchtigkeit allgemein anerkannt war, wurde das Examen erlassen. Alle übrigen Heilkünstler, deren Zahl 860 betrug, mussten ihre Befähigung zum ärztlichen Beruf durch eine Prüfung nachweisen, welche der Leibarzt des Khalifen, SINAN BEN TSABET BEN CORRA abnahm.[2] MEYER[3] glaubt, dass dies nur eine vorübergehende, gegen die Charlatane gerichtete Polizeimassregel war, weil kein Nachfolger dieses Examinators genannt wurde; aber ähnliche Einrichtungen bestanden zu Bagdad auch im 12. Jahrhundert und in Cordova schon früher.[4] Es scheint mir darnach nicht zweifelhaft, dass die Anfänge des ärztlichen Prüfungswesens bei den Arabern zu suchen sind.

Wie bei allen orientalischen Völkern, so war es auch bei den Arabern eine häufige Erscheinung, dass der Sohn den Beruf des Vaters wählte. Einzelne Familien, wie die BACHTISCHUA, deren Stammtafel MEYER zusammengestellt hat,[5] die CORRA,[6] die HONEIN und die ZOHR,[7] welcher AVENZOAR angehörte, lieferten durch mehrere Generationen Ärzte, von denen Einzelne sehr berühmt wurden. Auch auf anderen Gebieten der Gelehrsamkeit war dies der Fall, wie das von WÜSTENFELD[8] angeführte Beispiel der Familie SOBKI beweist.

Manche Ärzte beschränkten ihre Thätigkeit auf einen speciellen Theil der Medicin, z. B. die Augenheilkunde.

Schon in früher Zeit wurde die Einrichtung getroffen, dass Protomedici ernannt wurden,[9] welche, wenn dies nicht blos ein Titel war, die Aufsicht über die übrigen Ärzte führten. Wahrscheinlich war dieses Amt stets mit demjenigen des Leibarztes verbunden. Vielleicht hing es mit der Einführung der ärztlichen Prüfungen zusammen?

---

[1] LECLERC a. a. O. I, 574.

[2] CASIRI a. a. O. T. I, p. 438. — LECLERC a. a. O. I, 576.

[3] MEYER a. a. O. III, 122.   [4] LECLERC a. a. O. I, 577.

[5] MEYER a. a. O. III, 109.

[6] WÜSTENFELD: Gesch. d. arab. Ärzte, S. 34 u. ff.

[7] WÜSTENFELD a. a. O. S. 88 u. ff.

[8] WÜSTENFELD: Akademien der Araber, S. 119.

[9] LECLERC a. a. O. I, 576.

Ibn Beithar, der Verfasser des besten arabischen Werkes über die Arzneimittel, welcher am ägyptischen Hofe als Leibarzt wirkte, wurde zum Vorgesetzten aller Ärzte und Herboristen (Apotheker?) dieses Landes ernannt.

Die Ärzte nahmen im socialen Leben eine bevorzugte Stellung ein: manche erlangten als Freunde und Rathgeber der Herrscher grossen Einfluss. Die Leibärzte an dem Hofe der Khalifen erhielten reichere Besoldungen und Geschenke, als andere Gelehrte und Beamte,[1] und wurden mit Ehren und Auszeichnungen überhäuft. Nicht Wenige erlangten die Würde des Vezirs, welche, wenn auch nicht immer dem Range eines Ministers, so doch jedenfalls demjenigen unserer geheimen Räthe und Hofräthe entsprach.[2]

Andererseits scheint es dem ärztlichen Stande auch nicht an jenen Elementen gefehlt zu haben, welche das Publikum mit den unlauteren Mitteln der Charlatanerie anlocken. Rhazes fühlte sich dadurch sogar veranlasst, eine Schrift zu verfassen „über die in der medicinischen Kunst vorkommenden Umstände, welche die Herzen der meisten Menschen von den achtbarsten Ärzten ablenken und den niedrigsten zuwenden.“[3]

Die arabischen Ärzte liessen der idealen Aufgabe ihres Berufes zwar volle Anerkennung zu Theil werden: aber sie huldigten einer nüchternen Auffassung des Lebens und nahmen die Dinge, wie sie wirklich sind, nicht, wie sie sein sollten. In dem „Führer der Ärzte“, als dessen Autor der Jude Isak Israeli gilt, werden ihnen Lebensregeln ertheilt, welche davon Zeugniss geben. Dort heisst es: „Die wichtigste Aufgabe des Arztes ist es, Erkrankungen zu verhüten.“ — „Die meisten Krankheiten heilen ohne Beistand des Arztes durch die Hilfe der Natur.“ — „Vermagst Du den Kranken durch diätetische Mittel zu heilen, so unterlass die Verordnung von Arzneien!“ — „Verlass Dich bei Deinen Kuren niemals auf Wundermittel, da sie meistens auf Thorheit und Aberglauben beruhen!“ — „Stelle den Kranken die Genesung in Aussicht, selbst wenn Du auch nicht davon überzeugt bist; denn Du wirst dadurch jedenfalls das Heilbestreben der Natur unterstützen.“ — „Wenn der Arzt von weither gekommen ist und eine fremde Sprache redet, dann hält ihn die Menge für klug, drängt sich zu ihm und sucht seinen Rath.“ — „Sprich niemals ungünstig über andere Ärzte: denn ein Jeder hat seine glücklichen und seine

---

[1] v. Hammer-Purgstall a. a. O. Bd. I, Einleit., p. L.

[2] Leclerc a. a. O. I, 578.

[3] M. Steinschneider in Virchow's Archiv, Bd. 86, S. 574 u. ff.

unglücklichen Stunden. Lass Deine Thaten Dich rühmen. nicht Deine Zunge!" — „Besuche den Kranken. wenn es ihm am schlimmsten ergeht. In dieser Zeit verständige Dich mit ihm über Deinen Lohn: denn wenn der Kranke gesund ist. erinnert er sich an nichts." — „Stelle Dein Honorar so hoch als möglich; denn was Du unentgeltlich thust. wird für gering geachtet!" — „Lass Dir die Heilung von Fürsten und Reichen angelegen sein; denn sie werden nach ihrer Genesung gegen Dich freigebig sein. Dich stets preisen und lieben, während die gemeinen Leute Dich. wenn sie geheilt sind. noch hassen. wenn sie an das Honorar denken."[1] — Sollte man nicht glauben. dieses Buch wäre gestern geschrieben? —

Die arabische Cultur sank fast ebenso rasch von ihrer Höhe herab. als sie dieselbe erklommen hatte. Die berühmten Schulen der Nestorianer waren schon im 9. Jahrhundert im Verfall.[2] Die höheren Lehranstalten der Araber erhielten sich bis ins 14. Jahrhundert und gingen dann allmälig oder rasch zu Grunde, und mit ihnen schwand auch das wissenschaftliche Leben. welches der Menschheit so reiche Früchte getragen hatte.

Die Religionskriege, welche im Osten unter dem Namen der Kreuzzüge von einigen beutegierigen Abenteurern unternommen wurden und im Westen zur Eroberung Spaniens und der süditalienischen Inseln durch christliche Fürsten führten, riefen den Glaubensfanatismus der Mohammedaner hervor[3] und lähmten ihr geistiges Streben. Die mongolischen und türkischen Stämme, die im 13. Jahrhundert sengend und mordend in die Länder der arisch-semitischen Welt einbrachen, zertraten die alten Culturstätten Asiens und verwandelten blühende Städte in wüste Einöden. Der Orient hat sich von diesem Schlage niemals wieder erholt. und die türkische Herrschaft wurde gleichbedeutend mit dem geistigen Tode. Aber im christlichen Abendlande bildeten die Ausläufer der arabischen Cultur die Keime zu dem geistigen Aufschwunge. welcher an den Schulen von Salerno und Montpellier seine ersten Triumphe feierte.

---

[1] Soave im Giorn. Veneto di scienze mediche 1861, ser. II. t. 15, p. 393 u. ff. — D. Kaufmann im Magazin f. d. Wissensch. d. Judenthums, Berlin 1884, S. 97 u. ff.

[2] Assemani a. a. O. III, pars II, p. 940.

[3] v. Kremer: Ibn Chaldun und seine Culturgeschichte, Wien 1879, S. 39.

Die Medicin der Germanen und der Unterricht in den Klosterschulen.

Die germanischen Stämme, welche nach der sogenannten Völker-wanderung in der westlichen Hälfte des römischen Reiches zur Herr-schaft gelangten, standen im 5. Jahrhundert längst nicht mehr auf der niedrigen Culturstufe, wie sie Tacitus geschildert hat.[1] Im Kriege wie im Frieden waren sie mit den Römern in Verkehr getreten und hatten deren Überlegenheit in den Wissenschaften und Künsten kennen gelernt. Als Soldaten im römischen Heere, als freudig begrüsste Bundes-genossen oder als Geisseln für die beschworenen Verträge erhielten sie Gelegenheit, die Vortheile der römischen Cultur zu geniessen und Kennt-nisse zu erwerben, welche sie ihren Landsleuten, die in der Heimath zurückgeblieben waren, übermittelten. Die Keime edler Gesittung im germanischen Volke, welchen Tacitus ein bewunderungsvolles Lob spendet, wurden durch die höhere Bildung veredelt und weiter ent-wickelt.

Als die Stämme der Gothen und andere deutsche Völker aus ihren bisherigen Wohnsitzen durch die von Osten andrängenden Horden der Hunnen vertrieben wurden, und von Thatendurst und Sucht nach Reich-thum und Macht erfüllt, ihre weltgeschichtlichen Wanderungen antraten, besassen sie bereits eine Schriftsprache, ein geordnetes Staatswesen, eine gesicherte Rechtspflege und mancherlei Kenntnisse auf den verschie-denen Gebieten des geistigen Lebens. In der Heilkunde huldigten sie der Anschauung, dass die Krankheiten durch überirdische Gewalten erzeugt würden, welche durch Gebete und Zauberei versöhnt werden müssen; aber sie versäumten darüber nicht die Anwendung heilkräftiger Kräuter und anderer Mittel, deren günstige Wirkung die Erfahrung gelehrt hatte. Den Frauen, welche im germanischen Leben eine sehr hervorragende Rolle spielten, lag es hauptsächlich ob, die Wunden zu verbinden und die Kranken zu pflegen.[2]

Erst allmälig, vorzugsweise unter dem Einfluss der römischen Cultur, entwickelte sich bei ihnen ein eigentlicher ärztlicher Stand. Die grie-chischen und römischen Ärzte, welche durch den Beruf eines Militär-arztes zu ihnen geführt wurden oder, wie Oribasius und Anthimus, in der Verbannung oder als Gesandte bei ihnen weilten, dürften dazu nicht wenig beigetragen haben.

---

[1] Tacitus: Germania, c. 5, 19 u. a. O. Gibbon a. a. O. c. 9. Rev. scient., Paris, oct. 1873.

[2] Tacitus a. a. O. c. 7. 8. 18.

Wenn Guizot[1] sagt, dass es schwer sei, die geistigen Zustände
der Germanen vor der Völkerwanderung zu schildern, so gilt dies besonders von der Heilkunde. Aus der vergleichenden Linguistik ergiebt
sich allerdings, dass sie bestimmte Bezeichnungen für einzelne Krankheiten hatten,[2] und die Analogie mit der Culturentwickelung anderer
Völker, namentlich mit den Zuständen der Germanen des Nordens, lässt
manche Folgerungen zu.

Auch dort übten weise Frauen die Heilkunst aus, und man ver-
ehrte sogar eine weibliche Gottheit der Heilkunde, Eir mit Namen.[3]
Brunhilde, „die Ärztin", und die Nornen verstanden die Kunst des
Entbindens. Wenn Sigrdrifa (Brunhilde) zu Sigurdr sagt, dass er
Runen einer gewissen Art kennen müsse, damit das Kind von der
Mutter gelöst werde, und wenn es vom Jarlssohn Konr heisst, dass er
die Runen kannte und den Frauen bei der Entbindung Beistand leistete,
so handelt es sich offenbar um mystische Zauberformeln, denen ein
wunderbarer Einfluss auf den Geburtsakt zugeschrieben wurde. Auch
Held Göngnhrolf half bei der Entbindung, indem er die Hände auf-
legte. Fürsten und Helden galten, wie schon Odhin, der Arzt, als besonders erfahren in der Heilkunde;[4] es deutet dies vielleicht darauf
hin, dass die letztere vorzugsweise von den angesehenen Männern,
welche an der Spitze eines grossen Haushalts standen, ausgeübt wurde,
ähnlich wie es noch zur Zeit Cato's in Rom geschah.

Unter den Krankheiten, welche genannt werden, treten Geistesstörungen, Impotenz, aber am häufigsten die chronischen Geschwüre
des Unterschenkels auf, welche manchmal sogar tödtlich endeten. Mit
der Behandlung der Wunden wusste man recht gut Bescheid. Selbst
die Amputation wurde ausgeführt und der Verlust des Unterschenkels
durch künstliche Nachbildungen aus Holz ersetzt. Die Stelzfüsse waren,
wie es scheint, nicht selten. Auch von der Bauchnaht ist die Rede.
Doch stammen diese Mittheilungen aus der Zeit der Wikinger-Fahrten,
in welcher schon Berührungen zwischen den Germanen des Nordens
und den entwickelteren Culturzuständen weiter vorgeschrittener Völker
stattfanden.

[1] Guizot: Cours d'histoire moderne. Histoire de la civilisation en France,
Bruxelles 1829, I, p. 204.

[2] Ad. Pictet: Die alten Krankheits-Namen bei den Indogermanen in der
Zeitschr. f. vergl. Sprachforschung, Bd. V, S. 321 u. ff.

[3] K. Weinbold: Altnordisches Leben, Berlin 1856, S. 385 u. ff.

[4] Sigurdharkoida I, 17. Fafnismal 12. Sigrdrifumal 9. Rigsmal 40. For-
nalda sögur III, 276. Saxo Gramm. I, 1, 25. 33. 128. Prof. R. Heinzel in Wien
hatte die Güte, mich auf diese Stellen aufmerksam zu machen.

Snorri Sturluson und Hrafn Sweinbiörnsson erlangten durch ihre glücklichen Kuren einen grossen Ruf. Der letztere soll sogar den Blasensteinschnitt mit glücklichem Erfolg ausgeführt haben.[1] Der mythische Vitolf galt als der Patron der nordischen Chirurgen.[2] Ingigerd, des Russenkönigs Ingvar Tochter, gründete ein kleines Hospital und übergab dem lindhändigen Frauenvolk die Pflege der Kranken.[3]

Im 10. Jahrhundert gab es in Norwegen bereits eine Menge von Ärzten, welche ihre Kunst gewerbsmässig ausübten; man hatte sogar schon Hausärzte, welche reichlich belohnt wurden.[4] Es existirte auch bereits eine Medicinaltaxe; die Höhe des ärztlichen Honorars richtete sich nach der Schwere des Leidens, welches geheilt worden war.

In dem Südermannländischen Gesetzbuch, das allerdings erst 1327 veröffentlicht wurde, aber auf alten Einrichtungen beruht, wurde bestimmt, dass nur Derjenige als Arzt anerkannt werde, der eine Hiebwunde, einen Knochenbruch, eine innere Verletzung, eine Verstümmelung oder eine tiefe Stichwunde geheilt hat. Die Geburtshilfe blieb natürlich den Frauen überlassen. Übrigens wird bereits des Kaiserschnitts gedacht.

Es wäre unrichtig, wenn man diese Nachrichten, von denen einzelne offenbar das Gepräge späterer Cultur-Einflüsse zeigen, auf die Germanen der ersten Jahrhunderte übertragen wollte, wie es von manchen medicinischen Historikern geschehen ist. Sie berechtigen höchstens zu einigen Vermuthungen über den Zustand der Heilkunde bei ihnen.

Die Kenntnisse und Einrichtungen, welche die Gothen, die Longobarden, die Franken, die Burgunder und andere germanische Stämme aus ihrer Heimath in die von ihnen unterworfenen Länder mitbrachten, verschmolzen rasch mit Dem, was die vorangegangenen Culturperioden dort zurückgelassen hatten. Die Bereitwilligkeit, mit welcher sich die Sieger der höheren Bildung der besiegten Völker fügten, zeigt, dass sie fähig und reif genug waren, dieselbe in sich aufzunehmen. Ihre Heilkunde ging auf in dem medicinischen Lehrgebäude, welches die Griechen und Römer aufgerichtet hatten. Nur in der Volksmedicin erhielten sich einzelne Erinnerungen an die Arzneikunde der Kelten, Basken, Gaelen, Gothen und Angelsachsen.

In den Gesetzen der Westgothen, welche zum Theil schon im

<hr>

[1] Sagenbibliothek des skandinav. Alterthums, herausg. von P. E. Müller, übers. von K. Lachmann, Berlin 1816, S. 176. — L. Faye: Rafn Sweinbjörnsens liv og virksomhed, Kristiania 1878.

[2] Grimm: Mytholog. 994. 1101.   [3] Weinhold a. a. O. S. 390.

[4] Vapnfirdlinga saga, c. 13. 29.

5. Jahrhundert niedergeschrieben wurden, aber ohne Zweifel viele römische Elemente enthalten, wurde vorgeschrieben,[1] wie viel der Arzt für verschiedene Kuren. z. B. die Staaroperation. verlangen durfte. Bevor er dieselbe unternahm. schloss er mit dem Kranken oder dessen Verwandten einen Vertrag, in welchem das ärztliche Honorar festgestellt wurde; doch durfte er darauf nur Anspruch machen, wenn die Behandlung einen günstigen Erfolg hatte. Im anderen Falle musste er für den unglücklichen Ausgang derselben haften. Wurde dadurch der Tod eines Leibeigenen herbeigeführt. so wurde er genöthigt, den Schaden zu ersetzen; handelte es sich um Nachtheile. die der Gesundheit oder dem Leben eines Freigeborenen zugefügt worden waren. so wurde er zu einer entsprechenden Geldstrafe verurtheilt oder den Verwandten des Geschädigten oder Verstorbenen zur Bestrafung überliefert.

Bezeichnend für die sociale Stellung, welche der Arzt einnahm. ist es, dass er weibliche Personen aus dem Stande der Freien nur in Gegenwart ihrer Verwandten oder Dienstboten sehen und behandeln durfte, damit er derartige Gelegenheiten nicht zu unsittlichen Scherzen missbrauchte. Das westgothische Recht enthielt auch Bestimmungen über die geistige Zurechnungsfähigkeit. über die Strafen der Verbrechen gegen die Person, z. B. deren Verletzung und Verstümmelung. über Kindesabtreibung und über geschlechtliche Vergehen.

Von besonderem Interesse ist die darin enthaltene Verordnung, dass der Arzt für den Unterricht in der Heilkunde. den er seinem Schüler ertheilte, ein Lehrgeld von 12 Solidi zu fordern berechtigt war; es geht daraus hervor, dass die Ärzte wie im Alterthum durch die persönliche Unterweisung eines Meisters in ihrer Kunst ausgebildet wurden.

Die Gesetzbücher der Alemannen, Salier, Ripuarier, Burgunder. Bajuvaren, Friesen, Sachsen und Longobarden enthalten ebenfalls Bestimmungen über die Strafen von Verletzungen und anderer Verbrechen gegen die Person.[2]

Die Erziehung der Ärzte geschah handwerksmässig. Der Lehrling der Heilkunde begab sich zu einem angesehenen Arzt, der ihn mit medicinischen Kenntnissen ausrüstete. Manche Ärzte suchten ihr Wissen in den grossen Städten des byzantinischen Reiches und Italiens zu vervollständigen. Auch befanden sich unter ihnen viele Griechen, Römer und Juden. welche namentlich als Ärzte an den fürstlichen Höfen gesucht waren.

---

[1] Leg. Wisigoth, lib. XI, tit. 1, de medicis et aegrotis. — F. Dahn: Westgothische Studien. Würzburg 1874. S. 3. 61. 145. 220. 229. 230 u. m.

[2] Corpus juris German. antiq. ed. F. Walter, Berol. 1824, T. I.

Der griechische Arzt PETRUS[1] wirkte als Leibarzt des Westgothen-Königs Theodorich II. Am Hofe der Merovinger bekleideten dieses Amt MARILEIF von Poitiers, welcher sich aus dem niedrigsten Stande zu dieser Stellung emporgeschwungen hatte, und REOVAL, der seine ärztliche Bildung in Konstantinopel erworben hatte.[2] Der letztere führte eine Hoden-Exstirpation mit glücklichem Erfolge aus. Die Thätigkeit eines Leibarztes am fränkischen Hofe war zwar sehr einträglich, wie die Reichthümer MARILEIF's beweisen, aber auch mit manchen Gefahren verbunden. Als Austrigildis, die Gemahlin des Königs Guntram, von einer Seuche, welche i. J. 580 wüthete, dahingerafft wurde, verlangte sie, dass ihre beiden Ärzte NICOLAUS und DONATUS sofort nach ihrem Tode hingerichtet würden, zur Strafe dafür, dass sie sie nicht gerettet hatten, und der fromme Guntram hielt sich für verpflichtet, den letzten Wunsch seiner sterbenden Gattin zu erfüllen.[3]

Karl der Grosse soll arabische Ärzte zu Rath gezogen haben, wie BULAEUS und FREIND behaupten;[4] doch sind diese Angaben, wenn sie auch bei dem Ansehen, welches damals die arabische Medicin genoss, gerade nicht unwahrscheinlich klingen, doch nicht durch den Nachweis der Quellen verbürgt. Sicher ist, dass einer seiner Leibärzte den deutschen Namen WINTARUS führte.[5]

Im Leben Ludwigs des Frommen wird erzählt, dass die Gemahlin Karls, Hildegard, ihm zwei Söhne gebar, von denen der eine sofort nach der Geburt gestorben sei, der andere, nämlich Ludwig, aus dem Schooss der Mutter gehoben und künstlich ernährt worden sei.[6] Ob es sich dabei um den Kaiserschnitt oder um eine durch Manualhilfe vollzogene Geburt handelt, ist ungewiss. Der grosse Karl hatte übrigens über die Medicin eine geringe Meinung,[7] welche sich vielleicht aus dem verwahrlosten Zustande der Heilkunde seiner Zeit erklärt.

Es war daher begreiflich, dass er bemüht war, diese Wissenschaft zu heben und die Kenntniss derselben zu verbreiten. Aus diesem Grunde erliess er in dem Capitulare von Diedenhofen (Thionville) v. J. 806 die Vorschrift, dass die Knaben in der Heilkunst unterrichtet werden sollten.[8] MEYER[9] glaubt, dass sie nur eine Anleitung zur

---

[1] FREDEGAR: Chron., c. 27, übers. v. O. ABEL.
[2] GREGOR v. Tours V, 14. VII, 25. X, 15.   [3] GREGOR v. Tours V, 35.
[4] FREIND: Hist. med., p. 148.
[5] EIGIL's Leben des Abtes Sturm von Fulda, c. 25, Ed. Migne, T. 105, p. 443.
[6] J. L. W. SCHMIDT im Progr. des hess. Gymnas. zu Giessen 1872, S. 5.
[7] EINHARD: Vita Caroli Magni, c. 22, ed. Pertz, Hannov. 1863.
[8] PERTZ: Mon. Germ. III, p. 131, De medicinali arte ut infantes hanc discere mittantur.   [9] MEYER a. a. O. III. 413.

Krankenpflege erhalten hätten, da man „Kinder doch nicht Medicin studieren lasse“. Aber das Studium dieser Wissenschaft wurde im Alterthum schon in früher Jugendzeit begonnen. Ausserdem befanden sich in den Schulen jener Zeit Knaben von 14 und 15 Jahren.[1]

Übrigens wird sich dieser Unterricht zunächst wohl nur auf die Lektüre medicinischer Schriften des Alterthums, welche erklärt wurden, beschränkt haben, wie dies auch in vielen Klosterschulen der Fall war. Später lernten die Schüler die Arzneipflanzen kennen, wozu ihnen in den kaiserlichen Gärten Gelegenheit geboten wurde.[2]

Auch die Ausübung der praktischen Heilkunde scheint man in den Bereich des Unterrichts gezogen zu haben. Die Worte in ALCUIN's Gedicht an Karl den Grossen[3] lassen sich kaum anders deuten, als dass in der Nähe des Hofes ein Krankenhaus bestand, in welchem die Ärzte ihre verschiedenen Verrichtungen vornahmen. „Der Eine öffnete den Kranken die Ader, ein Anderer mischte Kräuter im Topf, Jener kochte einen Brei, während Dieser ein Getränk bereitete.“

Als Vorbild für diese Einrichtungen dienten wahrscheinlich die Krankenanstalten, welche mit vielen Klöstern verbunden waren. Die Mönche beschäftigten sich eifrig mit der Krankenpflege. „Lernet die Eigenschaften der Kräuter und die Mischungen der Arzneien kennen,“ rief ihnen CASSIODOR zu;[4] „aber setzt alle euere Hoffnung auf den Herrn, der Leben ohne Ende gewährt. Wenn euch die Sprache der Griechen nicht unbekannt ist, so habt ihr das Kräuterbuch des DIOSKORIDES, welcher die Pflanzen des Feldes mit überraschender Richtigkeit beschrieben und abgebildet hat. Nachher lest den HIPPOKRATES und GALEN in lateinischer Übersetzung, d. h. die Therapeutik des letzteren, welche er an den Philosophen GLAUCON gerichtet hat, und das Werk eines ungenannten Verfassers, welches, wie die Untersuchung ergiebt, aus verschiedenen Autoren zusammengetragen ist. Ferner

----

[1] J. CH. F. BAEHR: De literarum studiis a Carolo Magno revocatis ac schola Palatina instaurata, Heidelberg 1856, S. 26, Anm. 33.

[2] Capit. de villis. Vergl. MEYER a. a. O. III, S. 397 u. ff.

[3] ALCUINI carmina. Ed. E. Dümmler in Mon. Germ. Poet. lat., t. I. p. 245, No. XXVI. v. 12—16.

> *Accurrunt medici mox Hippocratica secta;*
> *Hic venas fundit herbas hic miscet in olla,*
> *Ille coquit pultes, alter sed pocula praefert;*
> *Et tamen, o medici, cunctis impendite gratis*
> *Ut manibus vestris adsit benedictio Christi.*

Wenn man anstatt *secta* in der ersten Zeile *lecta* liest, so erscheint die Beziehung auf ein Hospital noch deutlicher.

[4] CASSIODOR: Inst. divin. lect. I, c. 31.

studiert die Medicin des Aurelius Caelius, das Buch des Hippokrates
über die Kräuter und Heilmethoden und verschiedene andere Schriften
über die Heilkunst, welche ich in meiner Bibliothek aufgestellt und
euch hinterlassen habe.“

Unter den Benediktinern machten sich Einige, wie der Abt Bertharius zu Monte-Casino im 9. Jahrhundert, als Ärzte vortheilhaft bekannt.[1] Vielleicht schon in früher Zeit wurden dort fromme Pilger
und Kranke aufgenommen und gepflegt, wie es der Gründer des Ordens,
der hl. Benedikt, im Orient gesehen und dann vorgeschrieben hatte.
Doch stammen die sicheren Nachrichten darüber, dass in Monte-
Casino Anstalten dieser Art bestanden, erst aus dem 11. und 12. Jahrhundert.[2]

Die Sitte, die hilfsbedürftigen Kranken in die Kirchen und Klöster
zu bringen, damit die Priester sie mit Weihwasser besprengen und für
ihre Genesung Gebete verrichten, erlangte in den ersten Jahrhunderten
des Mittelalters allgemeine Verbreitung. Daraus entwickelte sich allmälig die Einrichtung, dass dort Anstalten errichtet wurden, in denen
Gebrechliche und Leidende Unterkunft fanden. Die Priester und Mönche,
welche darüber die Aufsicht führten und den Kranken als Rathgeber
zur Seite standen, wandten ausser den psychischen Mitteln auch heil-
same Kräuter und andere Medicamente an, deren günstige Wirkung
sie aus der medicinischen Literatur oder durch die eigene Erfahrung
kennen gelernt hatten.

Auf diese Weise wurden die medicinischen Kenntnisse zu einem
Bestandtheil der Bildung des Geistlichen, deren er bei der Ausübung
seines Berufs bedurfte. Die Schulen des Mittelalters, welche die Erziehung des Klerus als ihre wichtigste Aufgabe betrachteten, suchten
diesem Bedürfniss zu genügen, wenn sie die Heilkunde, allerdings nur
in rein theoretischer Weise, in ihren Lehrplan aufnahmen. So geschah
es in vielen Klosterschulen, namentlich Galliens, z. B. in Rheims,
Chartres, Fleury, Dijon, Bec in der Normandie und St. Denis.[3]

Auch der Reichthum an medicinischen Handschriften, welchen
manche dieser Klöster besassen,[4] sowie die literarische Thätigkeit ihrer

---

[1] S. de Renzi: Storia docum. della scuola medica di Salerno, 2. ed., Napoli
1857, p. 64 u. ff.

[2] Tosti: Storia della badia di Monte Casino, Napoli 1842, I, 229. 341 u. ff.
II, p. 193. 209. 289. — Reg. S. Bened. 36 in Muratori script. rer. Ital.

[3] J. B. L. Chomel: Essai historique sur la médecine en France, Paris 1762.

[4] Die Bibliothek zu Tegernsee enthielt z. B. i. J. 1500 281 medicinische
Schriften, wie Lammert (Volksmedicin u. medicin. Aberglaube in Bayern, Würzburg 1868, S. 4) erzählt.

Mönche beweisen, dass die Heilkunde dort fleissig getrieben und studiert wurde.

Wenn die Schüler durch den Unterricht und die Lektüre medicinischer Schriften einige allgemeine Kenntnisse der Heilkunst erworben hatten, so werden sie vielleicht darin auch praktisch ausgebildet worden sein, indem sie unter der Aufsicht ihres Lehrers Arzneipflanzen aufsuchten und sammelten, die Bereitung der Medicamente übten und bei der Behandlung der Kranken Dienste leisteten. Es ist sehr wahrscheinlich, dass sich diese Verhältnisse ungefähr so gestalteten, wie es der Verfasser des Tagebuchs[1] des Walafridus Strabo mit fruchtbarer Phantasie und anerkennenswerther Sachkenntniss schildert. —

Manche Lehrer der Heilkunde erlangten grossen Ruf. So erzählt RICHER, dass er i. J. 991 zu HERIBRAND nach Chartres reiste, um von ihm die Erklärung der Aphorismen des HIPPOKRATES zu hören. Derselbe unterrichtete ihn auch in der Semiotik der Krankheiten und lehrte, worin HIPPOKRATES, GALEN und SORANUS übereinstimmen. Er besass bedeutende Kenntnisse in der Arzneimittellehre, Botanik und Chirurgie, wie RICHER rühmend hervorhebt.[2] Aus der Schule von Chartres gingen viele berühmte Ärzte hervor, unter ihnen JOHANN, der Leibarzt Heinrich I. von Frankreich. An der bischöflichen Schule zu Rheims wirkte GERBERT D'AURILLAC, als Pabst unter dem Namen Sylvester II. bekannt, eine Zeitlang als Lehrer der Medicin.

Am Hofe Karls des Grossen bestand ausser der Palastschule, in welcher die Kinder des Kaisers und einiger vornehmen Würdenträger unterrichtet wurden, eine Art von Akademie, zu deren Mitgliedern die bedeutendsten Gelehrten jener Zeit gehörten. Sie führten als solche besondere Namen; ALCUIN hiess Flaccus, Karl selbst wurde König David genannt. Sie beschäftigten sich mit Theologie, Philosophie, Arithmetik, Geometrie, Astronomie, Latein, Griechisch, Geschichte, Geographie und Poesie.[3] Diese Akademie scheint aber nur kurze Zeit bestanden zu haben, während die Hofschule noch in der Mitte des 9. Jahrhunderts blühte.

Im J. 789 beschloss die Synode von Aachen, dass in jedem Kloster und Domstift eine Schule sei, in welcher die Knaben die Psalmen, die

---

[1] Dasselbe wurde in dem Jahresbericht der Erziehungsanstalt des Benediktinerstifts zu Maria-Einsiedeln (1856/57) veröffentlicht, ist aber eine Dichtung des P. MARTIN MARTY und keineswegs echt, wie einzelne Autoren seltsamer Weise geglaubt haben.

[2] PERTZ: Monum. Germ., T. V (script. III), p. 643.

[3] W. F. C. SCHMEIDLER: Die Hofschule und die Hof-Akademie Karls des Grossen, Breslau 1872.

Schriftzeichen, den Gesang, das Berechnen der kirchlichen Feiertage und die lateinische Grammatik erlernen könnten.[1] Das Muster dieser Unterrichtsanstalten war die Schule zu Tours, wo ALCUIN seit 796 als Abt des St. Martin-Klosters lebte.

Berühmte Schulen dieser Art entstanden in Fulda, Hersfeld, Corvey, Reichenau, St. Gallen, Mainz, Worms, Speyer, Köln, Münster, Bremen, Hildesheim, Magdeburg, Paderborn, Halberstadt, in Salzburg, Freising, Passau, Tegernsee, Benediktbeuern, Regensburg, in Mailand, Parma und anderen Orten Italiens, ebenso bei vielen Klöstern Frankreichs, in England, z. B. in Canterbury, und in Irland.

Dem Unterricht, der dort ertheilt wurde, lag die Lehrmethode der römischen Schulen zu Grunde. Die Unterrichtsgegenstände wurden in einer bestimmten Reihenfolge vorgetragen und umfassten in der einen Abtheilung die drei sprachlichen Fächer, nämlich die Grammatik, Rhetorik und Dialektik, und in der anderen die Arithmetik, Geometrie, Astronomie und Musik. Man nannte dies das Trivium und das Quadrivium.

Die Begriffe dieser Lehrgegenstände deckten sich aber keineswegs mit den heutigen; denn in der Rhetorik wurden z. B. nicht blos die Grundregeln der Beredsamkeit gelehrt, sondern auch der lateinische Geschäftsstyl geübt, da die Geistlichen zu jener Zeit die Urkunden ausstellten und die Kanzleigeschäfte besorgten. Daran schloss sich häufig das Studium des Rechts und der Gesetze. Unter Geometrie verstand man hauptsächlich die Geographie und die Erdbeschreibung, deren Kenntniss HRABANUS MAURUS namentlich für die Ärzte als nothwendig erachtete, weil sie dadurch die eigenthümlichen klimatischen Verhältnisse der verschiedenen Gegenden und die Lage der einzelnen Orte kennen lernen und sich darnach bei den Verhaltungsmassregeln, die sie bei den Krankheiten ertheilen, richten könnten.[2] Auch wurde damit der Unterricht in den Naturwissenschaften verbunden, indem die wichtigsten der damals bekannten Thatsachen aus den drei Naturreichen, aus der Anthropologie und Meteorologie gelehrt wurden.

Später wurden überall, wo eine Pfarrei war, Schulen gegründet. Der Unterricht beschränkte sich hier auf die elementaren Gegenstände. Seit dem Aufblühen der Städte, seit dem Ende des 12. Jahrhunderts entstanden auch Stadtschulen, welche das gleiche Lehrziel anstrebten,

---

[1] F. A. SPECHT: Geschichte des Unterrichtswesens in Deutschland von den ältesten Zeiten bis zur Mitte des 13. Jahrhunderts, Stuttgart 1885, S. 21.

[2] SPECHT a. a. O. S. 145. — ST. FELLNER: Compendium der Naturwissenschaften an der Schule zu Fulda im 10. Jahrhundert, Berlin 1879, S. 28.

wie die Kloster- und Stiftsschulen, und sie in ihren Leistungen manchmal sogar übertrafen.

Dies war die Vorbildung, welche die unterrichteten Ärzte jener
Zeit, besonders diejenigen, die dem geistlichen Stande angehörten, besassen. Dass es neben ihnen viele Heilkünstler gab, welchen dieselbe
mangelte, unterliegt keinem Zweifel. Die grosse Menge der Empiriker
blieb ohne Kenntniss der medicinischen Literatur und lernte die Heilkunde wie ein Handwerk.

Die wissenschaftliche Bearbeitung der Medicin lag gänzlich darnieder. Der Schatz des Wissens, den man aus dem Alterthum übernommen hatte, wurde nicht vermehrt, ja nicht einmal unversehrt erhalten. Es gab in jener Periode keine Naturforschung und kaum eine
Naturbeobachtung.

Die medicinische und naturwissenschaftliche Literatur bestand
hauptsächlich in Auszügen und Bearbeitungen der älteren Werke. Nur
selten fanden darin selbstständige Ideen und Erfahrungen einen Platz.
Hierher gehören das Receptbuch des Mailänder Erzbischofs BENEDICTUS
CRISPUS, das encyklopädische Werk des HRABANUS MAURUS, Erzbischofs
von Mainz und *primus praeceptor Germaniae*, was K. SCHMID als „erster
Schulmann Deutschlands" übersetzt, ferner die Schilderung der Pflanzen
des WALAFRIDUS STRABO, Abtes von Reichenau, die medicinischen
Schriften des Abtes BERTHARIUS, des räthselhaften MACER FLORIDUS
Buch über die Heilkräfte der Pflanzen, der Lapidarius des Bischofs
MARBOD von Rennes, der Bestiarius des Engländers PHILIPP von Thaün,
die Naturlehre seines Landsmanns ALEXANDER NECKAM, die Physica
der hl. HILDEGARD. Äbtissin des Klosters auf dem Rupertsberge bei
Bingen, „eine unverkennbar aus der Volksüberlieferung geschöpfte
Heilmittellehre" wie MEYER[1] dieses Buch treffend kennzeichnet, und
der vielbesprochene Physiologus.

Das geistige Leben des christlichen Europas jener Zeit glich einer
durch ihre einförmige Flachheit und öde Unfruchtbarkeit ermüdenden
Landschaft; nur selten begegnet dem Wanderer ein Punkt, welcher
seinen Blick zu fesseln vermag.

Da tauchten im Süden unseres Welttheils Bilder voll berauschen-
der Farbenpracht auf, welche den Muth neu belebten und die Brust
mit Hoffnung erfüllten. Das glänzende Gestirn der arabischen Cultur
ergoss sein Licht über diese Länder und sandte einige Strahlen nach
den übrigen Theilen des christlichen Abendlandes, welche hier erwär-
mend und zugleich aufklärend wirkten.

---

[1] MEYER a. a. O. III. 518.

Die Schule von Salerno.

In Salerno in Unter-Italien, wo sich der Einfluss der Araber in Folge der Nachbarschaft Siciliens, welches lange Zeit ihrer Herrschaft unterworfen war, zunächst geltend machte,[1] entstand eine medicinische Schule, welche schon im 10. Jahrhundert einen weitverbreiteten Ruf erlangte.

Der Ursprung derselben ist unbekannt, obwohl schon viel darüber geschrieben worden ist. Wenn man von den leeren Vermuthungen absieht, welche einzelne Autoren darüber ausgesprochen haben, so treten folgende Meinungen in den Vordergrund. Einige glaubten, dass sie schon im 7. Jahrhundert existirt und an die Traditionen des Griechenthums angeknüpft habe, welches sich in Sprache und Sitte in jenen Gegenden länger erhielt, als im übrigen Italien;[2] Andere, wie K. Sprengel, Puccinotti[3] und eine Zeitlang auch S. de Renzi, leiteten die Gründung derselben von den Benediktinern ab, welche in Monte-Casino, in La Cava und Salerno selbst Klöster errichtet hatten, während Haller u. A. dieselbe den Arabern zuschrieben. Meyer[4] stellte die Hypothese auf, dass in Salerno Anfangs eine Gilde, eine Zunft der Ärzte bestanden habe, welche ihre Lehre geheim hielt, und dass die letztere erst durch Constantin Africanus veröffentlicht und dadurch der Grund zur Entwickelung einer ärztlichen Unterrichtsanstalt in unserem Sinne gelegt worden sei. Überzeugende Beweise für diese Ansichten wurden von Niemandem geliefert.

Die historischen Thatsachen der Salernitanischen Medicin reichen bis in die Mitte des 9. Jahrhunderts zurück; in Documenten v. J. 848 und 855 werden die dortigen Ärzte Josef und Josua erwähnt.[5] Um d. J. 900 lebte Ragenifrid, ein Longobarde, wie der Name zeigt, als Leibarzt des Fürsten Waimar von Salerno, und ein halbes Jahrhundert später der Arzt Petrus, welcher beim Fürsten Gisulf in hoher Gunst stand und zum Bischof von Salerno erhoben wurde. In dieser Zeit treten noch andere Ärzte auf, welche dem geistlichen Stande angehörten; aber neben ihnen übten in Salerno auch jüdische Ärzte die Heilkunst aus, wie durch historische Zeugnisse festgestellt ist.[6]

---

[1] Vergl. A. F. v. Schack: Poesie und Kunst der Araber in Spanien und Sizilien, Berlin 1865, II, 1—252.

[2] G. Morosi: Studij sui dialetti greci della terra d'Otranto, Napoli 1870.

[3] Storia della medicina, Livorno 1855, II, p. 247 u. ff.

[4] a. a. O. III, 451.

[5] S. de Renzi: Storia docum. della scuola med. di Salerno, Napoli 1857, p. 157 u. ff.   [6] S. de Renzi: Collectio Salernitana III, 325. Napoli 1852.

Die Ärzte Salernos hatten im 10. Jahrhundert bereits einen solchen Ruf, dass sie als Leibärzte an fremde Höfe gezogen wurden. Einer derselben spielte am Hofe Ludwigs des Einfältigen von Frankreich eine merkwürdige Rolle. Er war Arzt der Gemahlin desselben, als sich zwischen ihm und seinem Collegen DEROLDUS, welcher als ärztlicher Beistand des Königs diente und später Bischof von Amiens wurde, ein wissenschaftlicher Wettkampf entspann, der wie RICHER[1] erzählt, die Folge hatte, dass sie sich aus Neid gegenseitig zu vergiften trachteten

Vornehme Kranke suchten bereits zu dieser Zeit Salerno auf, um die Hilfe der dortigen Ärzte in Anspruch zu nehmen. Aus diesem Grunde begab sich Bischof Adalberon von Verdun i. J. 984 dorthin, fand aber keine Heilung von seinem Leiden.[2] Auch der Abt Desiderius, welcher nachher unter dem Namen Victor III. den päbstlichen Thron bestieg, hoffte hier seine durch Nachtwachen und Fasten zerstörte Gesundheit wieder zu erlangen.[3] Herzog Guiscard schickte seinen Sohn Bohemund hierher, damit seine im Kriege erhaltene Wunde geheilt werde; wegen derselben Ursache verweilte auch Wilhelm der Eroberer, der spätere König von England, in Salerno. Der Ruhm seiner Ärzte wuchs mehr und mehr, und aus fernen Ländern kamen die Patienten, um sich von den dortigen Ärzten behandeln zu lassen. Der Minnesänger HARTMANN VON DER AUE verlegte den Schauplatz seines rührenden Gedichts „Der arme Heinrich“ hierher, liess seinen Ritter aber nicht durch die Kunst der Ärzte, sondern durch ein Wunder vom Aussatz genesen.

Über das Alter und die Entstehung der Schule von Salerno wusste man schon im 11. Jahrhundert nichts Bestimmtes anzugeben. Der als Dichter und Arzt bekannte ALPHANUS, welcher später zum Erzbischof von Salerno erhoben wurde, schreibt, dass die Heilkunst dort schon vor Guaimarus II., d. i. im 9. Jahrhundert geblüht habe.[4]

Der normannische Historiker ORDERICUS VITALIS, welcher um d. J. 1140 lebte, erzählt, dass, als der berühmte RODOLFUS, genannt MALA CORONA, nach Salerno kam, dort schon seit alter Zeit bedeutende medicinische Schulen bestanden.[5] Auch bei einer anderen Gelegenheit bezeugt dieser Autor ihren längst bestehenden Ruhm.

---

[1] RICHER: Hist., lib. II, c. 59 in PERTZ: Monum. German., T. V (script. III), p. 600.

[2] Gest. episcop. Virdun. in PERTZ: Mon. Germ., T. VI (script. IV), p. 47 u. HUGO FLAV. Chron., lib. I in PERTZ: Mon. Germ., T. X (script. VIII), p. 367.

[3] DE RENZI: Storia doc. della scuola, p. 150.

[4] DE RENZI: Collect. Salern. I, p. 95, Anm.

[5] Ord. Vit. Hist. eccles. III in Hist. Normann. scriptor. ed. Duchesne, Paris 1619, p. 477 *„ubi maximae medicorum scholae ab antiquo tempore habentur“*.

In der alten Chronik von Salerno, welche Ant. Mazza benutzte und dann Salv. de Renzi wieder auffand,[1] wird berichtet, dass die dortige medicinische Schule von vier Ärzten gestiftet wurde, nämlich vom jüdischen Rabbi Elinus, dem Griechen Pontus, dem Sarazenen Adala und einem Salernitaner, welche in ihrer Muttersprache vortrugen. Unter den ersten Lehrern werden Guglielmus de Bononia, Michael Scottus, Guglielmus de Ravegna, Enricus de Padua, Tetulus Graecus, Salomonus Ebraeus und Abdana Saracenus genannt. Es ist selbstverständlich, dass diese Nachrichten nicht als historische Thatsachen angesehen werden dürfen; aber es liegt darin wahrscheinlich ein Körnchen Wahrheit verborgen. Man wollte damit andeuten, dass zu der Gründung der Schule von Salerno Angehörige verschiedener Nationen, Juden, Araber, Griechen und Lateiner, beigetragen haben, dass der Unterricht dort Anfangs in verschiedenen Sprachen ertheilt wurde, und dass die medicinische Lehre der Salernitaner sich aus den wissenschaftlichen Errungenschaften der Griechen und Römer, der Hebräer und Araber entwickelte. Einzelne der angeführten Namen sind durch eine unrichtige Schreibweise verdorben; es ist leicht zu erkennen, dass Elinus aus Elias entstanden ist, und Pontus in Gariopontus, Adala in Abdallah verbessert werden muss.

Aus diesen Mittheilungen ergiebt sich, dass wir nicht wissen, wann und wie die Schule von Salerno entstanden ist. Die Anfänge derselben waren entweder so bescheiden, dass sie unbemerkt blieben, oder sie reichen so weit in der Zeit zurück, dass sich Niemand daran erinnern konnte.

Die wechselvollen politischen Schicksale dieser Stadt, welche ihre Bewohner mit den Römern und Griechen, den Longobarden, Arabern und Normannen in Berührung brachten, mussten tiefe Spuren in ihrer Cultur-Entwickelung hinterlassen und einen mächtigen Einfluss ausüben auf alle Gebiete des geistigen Lebens.

In Italien erhielt sich die im Alterthum gebräuchliche Einrichtung, dass Privat-Gelehrte Schüler annahmen und in ihren Wissenschaften unterrichteten, auch im Mittelalter.[2] Wenn die Ärzte diesem Beispiel folgten, so wird es ihnen in Salerno, dessen mildes Klima und herrliche

---

[1] Mazza: Urbis Salern. hist. et antiq., Nap. 1681, abgedruckt in Graevius et Purmann: Thesaur. antiq. et hist. Italiae, Lugd. Bat. 1723, t. IX, pars 4. — de Renzi: Storia docum., p. XXVI u. ff. u. Collect. Salern. I, p. 106 u. ff.

[2] W. Giesebrecht: De litterarum studiis apud Italos primis medii aevi saeculis, Berol. 1845, p. 15. — S. de Renzi (Storia docum., p. 161) führt eine grosse Anzahl von Ärzten an, welche zur Zeit der Longobarden in Italien praktizirten; einer derselben wird zugleich als *magister scolae* bezeichnet.

Lage an der Meeresbucht, unweit von schattigen Wäldern und heilkräftigen Mineralquellen, die Kranken aus weiter Ferne anzogen, niemals
an Schülern gefehlt haben.

Es ist nicht bekannt, wann die Ärzte, welche in Salerno die Heilkunst lehrten, sich zu einer gemeinsamen Wirksamkeit verbanden und
eine Organisation gaben. Anfangs durfte, wie es scheint, als Lehrer
der Heilkunde jeder Arzt auftreten ohne Unterschied der Nationalität
und des religiösen Glaubens. Später befanden sich unter den dortigen
Lehrern der Medicin viele Geistliche, von denen einige sogar zu hohen
kirchlichen Würden gelangten. Aber niemals gewannen dieselben das
ausschliessliche Recht, zu lehren, wie dies an den meisten übrigen
Hochschulen des Mittelalters üblich wurde. Zu allen Zeiten bewahrte
die Anstalt ihren weltlichen Charakter, welcher in ihrer Entstehung
begründet war.

In Salerno wurden sogar die Frauen zur Lehrthätigkeit zugelassen,
und einige derselben traten auch als medicinische Schriftstellerinnen
auf. Am meisten bekannt unter den weiblichen Ärzten wurde TROTULA,
die Verfasserin eines oft citirten Werkes über die Krankheiten der
Frauen und die Behandlung derselben vor, während und nach der
Geburt. In ihren Schriften erörterte sie alle Theile der Pathologie,
selbst die für das weibliche Gefühl recht peinlichen Erkrankungen der
männlichen Geschlechtstheile. Ihre Berufsgenossin ABELLA schrieb *de
natura seminis humani.* Einer späteren Zeit gehören die durch Schönheit und Klugheit gleich ausgezeichnete COSTANZA CALENDA, die Tochter
des Priors (Vorstandes) der medicinischen Schule, ferner MERCURIADE
und REBECCA GUARNA an.

In der ersten Zeit des Bestehens der Schule von Salerno waren
die Lehrer derselben wahrscheinlich nur auf die Honorare angewiesen,
welche ihre Schüler für den Unterricht zahlten. Später empfingen sie
bestimmte Besoldungen, welche verschieden waren und bei Einzelnen
12 Unzen Goldes jährlich betrugen; im Verlauf der Zeiten wurden
dieselben natürlich erhöht. Auch erhielten die Lehrer Steuerfreiheit
und zuweilen auch die Nutzniessung von Häusern und Grundstücken.[1]

Den medicinischen Unterricht ertheilten gleichzeitig mehrere Lehrer,
wie aus dem von S. DE RENZI mitgetheilten Verzeichniss derselben
hervorgeht.[2]

Zu ihren Vorträgen hatten Angehörige aller Nationen Zutritt;

---

[1] DE RENZI: Collect. Salern. I, 366 u. ff. — Storia docum. a. a. O. Anhang.
Docum. No. 296 u. ff.

[2] DE RENZI: Collect. Salernit. I, 517. III, 326 u. ff. Es enthält 340 Namen
auf einen Zeitraum von ungefähr 1000 Jahren.

ebensowenig bildete dabei das Geschlecht · oder die Religion ein Hinderniss. Sehr zahlreich waren unter ihnen im 11. Jahrhundert die israelitischen Studenten vertreten, wie MAZZA berichtet. Wenn dagegen der jüdische Reisende BENJAMIN VON TUDELA erzählt, dass er, als er i. J. 1160 Salerno besuchte, unter seinen vielen dort lebenden Glaubensgenossen keinen einzigen Arzt getroffen habe, so widerspricht diese Angabe allen übrigen Nachrichten, nach welchen es theils ausdrücklich bezeugt wird, dass einzelne Salernitanische Ärzte der mosaischen Religion angehörten, theils aus deren Namen vermuthet werden darf.[1]

Aus weiter Ferne kamen die Studierenden, um sich in Salerno der Heilkunde zu widmen, sogar aus Deutschland und Frankreich. Ein Student aus Köln, welcher im 12. Jahrhundert in Salerno medicinische Vorlesungen besucht hatte, von dort aber wegen Krankheit in seine Heimath zurückkehren musste, klagt in einem Gedicht über die ihm verhassten betrügerischen Leute von Salerno.[2] Ein anderer Schüler, AEGIDIUS (GILLES) VON CORBEIL, welcher später als Canonicus und Leibarzt des Königs Philipp August von Frankreich in Paris lebte, verkündete dort in Wort und Schrift den Ruhm der medicinischen Schule von Salerno.

Über die Art des Unterrichts in den einzelnen Disciplinen ist Folgendes bekannt:

Die Anatomie wurde an Schweinen gelehrt. In der von einem ungenannten Verfasser herrührenden *Demonstratio anatomica*, welche offenbar einen Collegien-Vortrag bildete, werden Vorschriften ertheilt, wie dabei verfahren werden sollte. Darnach wurde das Thier durch die Durchschneidung der Halsgefässe getödtet, dann an den Hinterbeinen aufgehängt und, nachdem es ausgeblutet hatte, zum Unterricht benutzt. Derselbe beschränkte sich, wie es scheint, hauptsächlich auf die Eröffnung der grossen Körperhöhlen und die Demonstration der darin gelagerten Organe. Daran schlossen sich einige Bemerkungen über die Gestalt und den vermeintlichen Zweck derselben beim Menschen. Man stützte sich dabei auf die Schriften des GALEN, RUFUS und THEOPHILUS PROTOSPATHARIUS, ohne dass man deren wissenschaftliche Höhe zu erreichen vermochte. Auch COPHO's Anatomie des Schweines bestand im Wesentlichen nur in einer Aufzählung der wichtigsten Körpertheile.

---

[1] Vergl. M. STEINSCHNEIDER in VIRCHOW's Archiv, Bd. 38 (1867), S. 74 u. ff.
[2] *Laudibus eternum nullus negat esse Salernum;*
Illuc pro morbis totus circumfluit orbis.
Nec debet sperni, fateor, doctrina Salerni
Quamvis exosa mihi sit gens illa dolosa.
JAC. GRIMM: Gedichte des Mittelalters in Kleine Schriften, Berlin 1866, S. 64.

Doch finden sich darin einige Hinweise auf eingehendere Untersuchungen und pathologisch-anatomische Beobachtungen. So wird z. B. gesagt, dass man die Lunge durch Einführen eines Röhrchens von der Trachea aus aufblasen kann.[1] Ferner ist von Stoffablagerungen im Herzbeutel und im Pleura-Sack die Rede.

Mehr Pflege widmete man der praktischen Heilkunde. Schon i. J. 820 wurde in Salerno vom Erzpriester Adelmus ein öffentliches Hospital gegründet, welches mit dem Benediktiner-Kloster in Verbindung gebracht wurde. Später entstanden noch mehrere andere Krankenhäuser und Wohlthätigkeitsanstalten, die mit reichem Besitz ausgestattet und von Krankenpfleger-Orden geleitet wurden.[2] Ob dort auch klinischer Unterricht ertheilt wurde, ist ungewiss.

Archimatthaeus giebt in einer Schrift[3] ausführliche Rathschläge, wie sich der Arzt beim Besuch des Kranken verhalten soll. Er möge sich unter den Schutz Gottes stellen, heisst es dort, und den Beistand des Engels, der den Tobias begleitete, anflehen. Auf dem Wege zu dem Kranken soll er den Boten, der ihn geholt hat, über die Verhältnisse und Leidenszustände des Patienten ausfragen; denn wenn er später nach der Untersuchung des Pulses und des Urins keine bestimmte Diagnose zu stellen vermag, so wird er den Patienten wenigstens durch die genaue Kenntniss der Krankheitssymptome in Erstaunen setzen und dadurch sein Vertrauen gewinnen. Auch hält es der Verfasser für zweckmässig, dass der Kranke dem Priester beichtet, bevor der Arzt zu ihm kommt; denn „wenn davon erst später die Rede ist, so glauben die Kranken, dass sie verloren sind". „Wenn der Arzt die Wohnung des Patienten betritt, soll er weder hochmüthig noch gierig aussehen, sondern mit bescheidener Miene grüssen, sich hierauf in der Nähe des Kranken niederlassen, ein Getränk, das man ihm anbietet, zu sich nehmen, und mit einigen Worten die Schönheit der Gegend, die Lage des Hauses und die Freigebigkeit der Familie loben, falls dies passend erscheint." Hierauf wird die Art besprochen, wie der Puls und der Urin untersucht wird. „Wenn der Arzt den Kranken verlässt, soll er ihm versprechen, dass er wieder gesund werden wird, der Umgebung desselben aber erklären, dass er schwer krank sei; denn wenn der Patient dann geheilt wird, so wird der Ruhm des Arztes um so grösser sein, wenn jener aber stirbt, so werden die Leute sagen, dass der Arzt dies vorausgesehen hat." Der Verfasser erörtert dann die

---

[1] De Renzi: Collect. Salern. II, 389.

[2] De Renzi: Storia docum. della scuola med. di Salerno, p. 563, Doc. 329.

[3] Anonymi Salernitani de adventu medici ad aegrotum ed. A. G. E. Th. Heuschel, Vratist. 1850. — De Renzi: Collect. Salernit. II, 74—81. V, 333—349.

Behandlung des Kranken, namentlich seine Ernährung, die Anwendung von Bädern und der Blutentziehungen und setzt dabei auseinander, wie sich der Arzt benehmen soll, wenn er vom Kranken zu Tisch geladen wird, „wie dies üblich ist", und wenn er das Honorar für die geleisteten Dienste fordert.

Diese Schrift ist ein seltsames Gemisch von reicher ärztlicher Erfahrung, tiefer Frömmigkeit und schlauer Berechnung. Sie ist, wie aus der Schreibweise hervorgeht, offenbar für Anfänger in der Heilkunst bestimmt und wirft ein merkwürdiges Licht auf die socialen Verhältnisse des ärztlichen Standes jener Zeit.

Die ärztlichen Grundsätze der Salernitanischen Schule beruhten auf den Theorien des Alterthums. Die Säftelehre der Hippokratiker. die Communitäten der Methodiker und der Galenismus bildeten ihre Stützen, während in der Arzneimittellehre die Fortschritte, welche man den Arabern verdankte, ihren Platz erhielten.

Die Schilderung der Krankheiten ist naturgetreu und wird durch manche selbstständige Beobachtung veranschaulicht. Namentlich verdient die Beschreibung der Intermittens-Fieber, der Geistesstörungen, Pneumonie, Phthisis, der Lepra, des Lupus *(malum mortuum)* und der an den Geschlechtstheilen vorkommenden Geschwüre, unter denen der Schanker leicht zu erkennen ist, hervorgehoben zu werden. Die Salernitanischen Ärzte erkannten die üble prognostische Bedeutung mancher Symptome recht gut; so erklärten sie, dass Schwindsüchtige, bei welchen Durchfälle auftreten, bald darauf sterben.

In der Behandlung legten sie grossen Werth auf eine vernünftig geregelte Lebensweise und eine passende Ernährung. Wenn z. B. der Verdacht einer beginnenden Lungen-Phthisis vorlag. so liessen sie den Kranken gut und kräftig nähren. Pneumoniker mussten sich in einer gleichmässig erwärmten Luft, z. B. im Winter in geheizten Zimmer, aufhalten.[1] Zur Abkühlung der Luft des Krankenzimmers empfahl Afflacius die Einrichtung, dass beständig Wassertropfen zur Erde fallen und dort verdunsten.[2] Bei Milzanschwellungen verordnete man Eisen.

Die Chirurgie nahm einen niedrigeren Standpunkt ein, als zu den Zeiten der Griechen und Römer. Es lag dies theils an der Vernachlässigung der Anatomie, theils daran, dass die Chirurgie weniger von den gebildeten Ärzten als von den Empirikern ausgeübt wurde, be-

---

[1] De Renzi: Collect. Salern. II, 215 u. ff.

[2] De Renzi: Collect. Salernit. II, 741 *(fiat etiam artificialiter pluvialis aqua circa aegrum).*

sonders seitdem sehr viele Mitglieder des ärztlichen Standes dem Klerus
angehörten.

In der älteren Zeit beschränkten sich die chirurgischen Kenntnisse
hauptsächlich auf die Behandlung der Wunden, die Heilung der Knochenbrüche und das Einrichten der Verrenkungen. Erst am Ende des
12. Jahrhunderts unternahm es ein Arzt, die Grundsätze der Chirurgie,
welche sich durch Tradition erhalten hatten, schriftstellerisch zu vertreten. Dieses Werk, welches den RUGGIERO zum Verfasser hat, aber
häufig nach seinem späteren Bearbeiter ROLANDO genannt wird, zeigt,
dass die Chirurgen der Salernitanischen Schule nicht so sehr in den
Schriften der Alten als in der eigenen Erfahrung Belehrung suchten.
Sie wurden dadurch freilich vor jenem kritiklosen Nachbeten fremder
Beobachtungen, wie es in der arabischen Literatur häufig zu Tage tritt,
bewahrt, aber zugleich der wichtigen Anregung und Correktur, welche
die Kenntniss der Geschichte einer Wissenschaft bietet, bis zu einem
gewissen Grade beraubt. Immerhin ist es bemerkenswerth, dass unter
den Mitteln der Blutstillung neben den Stypticis auch der blutigen
Naht und der Unterbindung gedacht wird.[1] Zur Beseitigung des
Kropfes wurde der innere Gebrauch des Meerschwammes empfohlen
oder die Operation mittelst des Haarseils ausgeführt; um Recidiven zu
verhüten, wurde dabei die ganze Kapsel exstirpirt. Auch wurde von
der Massage des Kropfes Gebrauch gemacht.[2]

Von den übrigen Operationen werden die Trepanation, die Entfernung der Nasenpolypen, die Resektion des Unterkiefers,[3] die Operation der Hernien, welche nach der Anleitung des PAULUS AEGINETA
vorgenommen wurde, und der Steinschnitt nach der Vorschrift des
CELSUS genannt. Die Staaroperation geschah durch Skleroticonyxis.
Ferner ist von geschwürigen Zerstörungen im Gaumen und am männlichen Gliede die Rede, welche sich auf carcinomatöse und syphilitische
Erkrankungen beziehen, sowie von bösartigen Geschwülsten des Mast-
darms und der Gebärmutter.

Der Verfall der chirurgischen Operationskunst und die häufige
Anwendung des Glüheisens beweisen den Einfluss der arabischen Heilkunde. Noch schlimmer als mit der Chirurgie stand es mit der Geburtshilfe. obwohl dieses Fach von wissenschaftlich gebildeten Frauen

---

[1] Chirurg. ROGERI in DE RENZI: Collect. Salern. II, 436.

[2] A. WÖLFLER: Die chirurg. Behandlung des Kropfes, Berlin 1887, S. 10 u. ff.

[3] DE RENZI: Collect. Salernit. II, 445. 513. 628. 650 (lib. II, der Glossen der
vier Meister). Die räthselhaften vier Meister erinnern an die vier Doktoren der
Rechtswissenschaft zu Bologna, von denen SAVIGNY (Geschichte des römischen
Rechts, Bd. IV, S. 68) spricht.

bearbeitet wurde. Die Trotula deutet nur an einer einzigen Stelle ihres Werkes auf die Wendung hin.[1] Im Allgemeinen bestand die Geburtshilfe hauptsächlich in der Anwendung innerer Medicamente und psychischer Mittel.

Eine feste abgeschlossene Organisation erhielt die Schule von Salerno erst durch die von der Staatsbehörde angeordnete Einführung von Prüfungen. König Roger (Ruggiero) erliess bereits i. J. 1140 das Gesetz: „Wer von nun an die ärztliche Praxis ausüben will, soll sich unseren Beamten und Richtern vorstellen und ihrem Urtheil unterwerfen. Wer so verwegen ist, dies zu unterlassen, wird mit Gefängniss und Confiskation seines Vermögens bestraft. Diese Anordnung hat den Zweck, die Unterthanen unseres Reiches vor den aus der Unwissenheit der Ärzte entspringenden Gefahren zu schützen.“[2]

Der Hohenstaufen-Kaiser Friedrich II. bestätigte dieses Gesetz und gab der medicinischen Schule zu Salerno i. J. 1240 eine ausführliche Studienordnung. „Da man die medicinische Wissenschaft nur dann verstehen kann,“ heisst es in seinen Verordnungen, „wenn man vorher etwas Logik gelernt hat, so bestimmen wir, dass Niemand zum Studium der Medicin zugelassen werde, bevor er sich nicht drei Jahre hindurch mit Logik beschäftigt hat. Nach diesen drei Jahren mag er, wenn er will, zum Studium der Medicin übergehen. Auf das letztere muss er fünf Jahre verwenden und sich innerhalb dieser Zeit auch Kenntnisse in der Chirurgie erwerben, weil dieselbe einen Theil der Heilkunde bildet. Nachher, aber nicht früher, darf ihm die Erlaubniss, zu praktiziren, ertheilt werden, vorausgesetzt, dass er sich dem von der Behörde vorgeschriebenen Examen unterzieht, und dabei ein Zeugniss darüber, dass er die gesetzmässige Zeit studiert hat, vorlegt.“[3]

„Die Lehrer sollen während des Quinquenniums in ihren Vorlesungen echte Schriften des Hippokrates und Galen über die Theorie und die Praxis der Heilkunde erklären.“

„Aber auch wenn die vorgeschriebenen fünf Jahre des medicinischen Studiums vorüber sind, wird der Arzt nicht sofort selbstständig praktiziren, sondern noch ein volles Jahr hindurch in der Ausübung seines Berufs einen älteren erfahrenen Praktiker zu Rath ziehen.“

<hr>

[1] de Renzi: Collect. Salern. I, 149 u. ff. — v. Siebold a. a. O. I, 317.

[2] *Quisquis amodo mederi voluerit, officialibus nostris et judicibus se presentet, eorum discutiendus judicio; quod si sua temeritate presumpserit, carceri constringatur bonis suis omnibus publicatis. Hoc enim prospectum est, ne in regno nostro subjecti periclitentur ex imperitia medicorum.* Hist. diplom. Fried. II. imperat. ed. Huillard-Bréholles, Paris 1854. T. IV, pars 1, p. 149, tit. 44.

[3] Hist. diplom. Frid. II. a. a. O. p. 235, lib. 3, tit. 46.

Über die Beweggründe, welche die Einführung ärztlicher Prüfungen hervorriefen, wird gesagt: „Wir fördern den Nutzen des Einzelnen, indem wir für das allgemeine Wohl sorgen. Wenn wir demnach den schweren Verlust und unersetzbaren Schaden ins Auge fassen, welcher aus der Unwissenheit der Ärzte entspringen kann, befehlen wir, dass in Zukunft Niemand den Titel eines Arztes in Anspruch nehme und zu praktiziren oder zu kuriren wage, wenn er nicht zuerst zu Salerno in einer öffentlichen Versammlung durch das Urtheil der Lehrer für fähig befunden worden ist, sich dann durch schriftliche Zeugnisse seiner Lehrer sowohl als unserer Beamten über seine Ehrenhaftigkeit und seine wissenschaftliche Reife vor uns oder unserem Stellvertreter ausgewiesen und in Folge dessen die staatliche Erlaubniss zur Ausübung der Praxis erhalten hat. Wer dieses Gesetz übertritt und ohne Licenz zu praktiziren wagt, wird mit Einziehung seines Vermögens und Gefängniss bis zu einem Jahre bestraft.“[1]

In Bezug auf die Ausbildung der Chirurgen wurde bestimmt, „dass kein Chirurg zur Praxis zugelassen werde, bevor er nicht durch schriftliche Zeugnisse der Lehrer der medicinischen Facultät den Nachweis geliefert hat, dass er wenigstens ein Jahr hindurch den Theil der Heilkunde studiert hat, welcher die Befähigung zur Ausübung der Chirurgie verleiht, dass er in den Collegien namentlich die Anatomie des menschlichen Körpers fleissig gelernt hat und auch darin vollkommen erfahren ist, wie die Operationen mit Erfolg ausgeführt werden, und auf welche Weise nachher die Heilung zu Stande kommt.“[2]

Wenn der Arzt die Prüfungen bestanden und die staatliche Erlaubniss zur Praxis erhalten hatte, so wurde ihm ein Diplom ausgestellt, welches lautete: *„Notum facimus fidelitati vestrae, quod fidelis noster N. N. ad curiam nostram accedens, examinatus, inventus fidelis et de genere fidelium ortus et sufficiens ad artem medicinae exercendam, extitit per nostram curiam approbatus. Propter quod de ipsius prudentia et legalitate confisi. recepto ab eo in curia nostra fidelitatis sacramento et de arte ipsa fideliter exercenda juxta consuetudinem juramento. dedimus ei licentiam exercendi artem medicinae in partibus ipsis: ut amodo artem ipsam ad honorem et fidelitatem nostram et salutem eorum qui indigent. fideliter ibi debeat exercere. Quocirca fidelitati vestrae praecipiendo mandamus, quatenus nullus sit, qui praedictum N. N. fidelem nostrum super arte ipsa medicinae in terris ipsis, ut dictum est, exercenda impediat de cetero vel perturbet.“*[3]

---

[1] a. a. O. p. 150, tit. 45. [2] a. a. O. p. 236.
[3] Peter de Vineis: Epist., lib. VI, c. 24, Basil. 1740. — Hist. dipl. Frid. II. a. a. O. p. 150, Anm. 2.

In dem Eide, welchen der junge Arzt bei dieser Gelegenheit schwören musste, wurde er verpflichtet, „Armen unentgeltlich seinen Rath zu ertheilen und Apotheker, welche die Medicamente nicht den Vorschriften entsprechend zubereiten, der Behörde anzuzeigen.“

Ferner wurde gesetzlich angeordnet, wieviel er für einen Krankenbesuch verlangen durfte. Darnach betrug die Maximaltaxe für eine Krankenvisite am Tage innerhalb der Stadt einen halben Gold-Tarenus,[1] ausserhalb des Ortes drei oder höchstens vier Tareni nebst Ersatz der Reisekosten.

Dem Arzt wurde es untersagt, mit den Apothekern Geschäftsverbindungen einzugehen oder selbst eine Apotheke zu halten. Die Apotheker wurden angewiesen, die Arzneien nach der Vorschrift der Ärzte zu bereiten und zu bestimmten Preisen zu liefern. Bevor sie zur Ausübung ihrer Kunst zugelassen wurden, mussten sie sich durch einen Eid verpflichten, die Medicamente nach der vorgeschriebenen Form herzustellen und sich dabei keinen Betrug zu Schulden kommen zu lassen. Gleichzeitig wurde angegeben, welchen Preisaufschlag sich dieselben bei Arzneien, welche vielleicht lange Zeit vorräthig gehalten werden müssen, ehe sie zur Verwendung kommen, erlauben dürfen, und ein Gesetz über die Anzahl der Apotheken in den verschiedenen Städten des Landes in Aussicht gestellt.[2] Ausserdem wurden Inspektoren ernannt, welche die Bereitung der Arzneien überwachen und deren Tadellosigkeit durch Zeugnisse bestätigen sollten; in Salerno selbst führten die Lehrer der Heilkunde die Aufsicht darüber.[3]

„Gleichzeitig verordnen wir,“ heisst es an derselben Stelle, „dass Niemand über Medicin und Chirurgie irgendwo Vorlesungen halte, als zu Salerno, oder den Titel eines Lehrers annehme, wenn er nicht in Gegenwart unserer Beamten und der Lehrer dieser Kunst sorgfältig geprüft worden ist.“ Den Beamten, welche bei der Ausführung dieser Gesetze ihre Pflichten verletzten, wurde die Todesstrafe angedroht.

Die Verordnungen des Kaisers Friedrich II. dienten den späteren Einrichtungen des medicinischen Studiums als Muster. Sie bildeten die ersten Versuche einer staatlichen Organisation desselben.

Leider wurde in den folgenden Jahrhunderten der Einfluss der weltlichen Behörden hier wie auf anderen Gebieten durch die zunehmende Macht des Klerus zurückgedrängt. Diese Thatsache gab der Cultur eine eigenthümliche Färbung und beherrschte die Entwickelung der Universitäten bis in die neueste Zeit.

---

[1] Ein Gold-Tarenus war eine Goldmünze im Gewicht von 20 Gran.
[2] Hist. diplom. Frid. II. a. a. O. p. 236.   [3] a. a. O. p. 151, tit. 47.

Die medicinische Schule zu Salerno erlebte im 11. und 12. Jahrhundert ihre Blüthe. In dieser Zeit entfaltete sie eine reiche literarische Thätigkeit, von welcher die Werke eines GARIOPONTUS, PETRONCELLUS, ALPHANUS, der beiden COPHO, der Platearier, des CONSTANTINUS AFRICANUS, welcher durch seine Übersetzungen viel dazu beitrug, dass die Salernitanischen Ärzte mit der arabischen Heilkunde bekannt wurden, das Arzneibuch des BARTHOLOMAEUS, welches schon bald nachher ins Deutsche übertragen wurde.[1] die Schriften des AFFLACIUS, ARCHIMATTHAEUS, MUSANDINUS und AEGIDIUS VON CORBEIL, die Receptensammlung des NICOLAUS PRAEPOSITUS, die Uroskopie des MAURUS, vor Allem aber die berühmten Gesundheitsregeln der Schule von Salerno, welche in alle Sprachen übersetzt wurden und mehr als 200 Auflagen erlebten, Zeugniss geben.

Im Jahre 1252 beschloss der König Konrad, die medicinische Schule zu Salerno zu einer Universität zu vervollständigen, an welcher auch die Jurisprudenz und die *artes* gepflegt werden sollten. Aber sein Plan kam nur theilweise zur Ausführung. König Manfred stellte i. J. 1258 die Universität Neapel, welche kurz vorher aufgehoben worden war, wieder her, und es blieb in Salerno nur die medicinische Schule bestehen. Allerdings wurde dort neben der Heilkunde auch Rechtswissenschaft gelehrt; aber es wurden in diesem Fach keine akademischen Würden verliehen.[2]

Als in Neapel und anderen Städten Italiens und Frankreichs medicinische Schulen entstanden, verminderte sich die Zahl der Studierenden in Salerno. Dazu kam, dass auch die Lehrkräfte, welche dort wirkten, allmälig von denjenigen anderer Hochschulen übertroffen wurden, und ihre wissenschaftliche Thätigkeit erlahmte. Schon AEGIDIUS VON CORBEIL klagte darüber, dass in Salerno bartlose unreife Knaben die Würde des Arztes erhielten und als Lehrer der Heilkunde auftreten durften:

„O wie tief bist Du von der Höhe des Ruhmes, Salerno,
Der einst so sehr Dich geschmückt, wie tief doch zu Boden gesunken!
Denn wie erträgst Du es doch, dass jetzt Deinem Boden entspriesset
Manch' unreifes Pflänzchen unwürdiger Söhne der Heilkunst.
Denen weit besser wohl ziemt Schulmeisters kräftige Ruthe
Und die gediegene Zucht des viel erfahrenen Alters,
Als dass sie selbst nun mit Pomp des Katheders Stufen betreten!"[3]

---

[1] Jos. HAUPT in den Sitzungsber. d. K. Akad. d. Wiss., Philos.-histor. Kl., Wien 1872, Bd. 71. S. 451 u. ff.

[2] J. A. DE NIGRIS bei J. C. G. ACKERMANN: Regimen sanitatis Salerni, Stendal 1790. p. 83.

[3] AEGIDIUS V. CORBEIL: de medicam. compos., v. 569 u. ff. nach H. HAESER in Nord u. Süd 1877, III, 7, S. 145.

Im 14. Jahrhundert sagte Petrarca: „Es geht die Sage, dass die Medicin in Salerno ihren Ursprung genommen hat, aber Alles fällt einmal dem welkenden Alter zur Beute.“

In den darauf folgenden Zeiten sank die Schule von Salerno mehr und mehr, und alle Versuche, ihr durch Privilegien und Dotationen frisches Leben einzuflössen, waren vergeblich. Ein Dekret der französischen Regierung, welche eine Zeitlang die Geschicke des Landes leitete, machte am 29. November 1811 der Existenz der ältesten medicinischen Schule Europas ein Ende.

Die medicinische Schule zu Montpellier.

Auch die Entstehung der medicinischen Schule zu Montpellier hüllt sich in sagenhaftes Dunkel. Man weiss nicht, wann die dortigen Ärzte begonnen haben, Schüler in der Heilkunde zu unterrichten.

Unter den Ärzten, welche im 10. und 11. Jahrhundert zu Montpellier die Praxis ausübten, befanden sich wahrscheinlich viele Juden und Araber; die Thatsache, dass ein grosser Theil der Bevölkerung dieser Stadt aus Angehörigen dieser Nationen bestand, und die Nähe Spaniens, wo die jüdischen Ärzte unter der arabischen Herrschaft sehr zahlreich und angesehen waren, rechtfertigen diese Annahme. An den Triumphen, welche die arabische Medicin in Spanien feierte, hatten die Juden einen hervorragenden Antheil.

Die Namen eines Moses Maimonides, Chasdai Schaprout, Juda Halevi, Nachmanides u. A. erzählen von ihrem Wirken auf verschiedenen Gebieten des geistigen Lebens. Die Rabbiner und jüdischen Gelehrten beschäftigten sich gern mit der Medicin, und die medicinischen Schulen der Juden zu Toledo, Granada und Cordova standen in hohem Ansehen. Die arabischen Fürsten der iberischen Halbinsel ebenso wie ihre christlichen Nachfolger wählten mit Vorliebe Juden zu ihren Leibärzten.[1]

Aber die grössten Verdienste erwarben sich die jüdischen Ärzte, indem sie die Vermittelung zwischen der arabischen Heilkunde und dem christlichen Abendlande übernahmen. Theils durch Übersetzungen arabischer Werke, die sie anfertigten, theils durch das lebendige Wort machten sie die Bewohner der benachbarten christlichen Länder mit

[1] J. Münz: Über die jüdischen Ärzte im Mittelalter, Berlin 1887, S. 17 u. ff.

den wissenschaftlichen Errungenschaften ihrer semitischen Stammes-
genossen bekannt.

Die arabischen und jüdischen Schulen Spaniens bewahrten auch
nach der Eroberung dieses Landes durch die Christen lange Zeit den
Ruf der Gelehrsamkeit. Noch im 11. und 12. Jahrhundert pilgerten
wissensdurstige Forscher, wie GERBERT, der später als Pabst Sylvester II.
genannt wurde. HERMANNUS CONTRACTUS, DAVID MORLEY, PIETRO VON
ABANO, ARNALD VON VILLANOVA u. A. nach Spanien, besonders nach
Toledo. um dort in das Wissen der Araber eingeweiht zu werden.

Diesen Verhältnissen muss ohne Zweifel ein bedeutender Einfluss
auf die Entstehung und Entwickelung der Schule von Montpellier zugeschrieben werden. Man hat sogar nachzuweisen versucht, dass ein
jüdischer Arzt aus Narbonne der Erste gewesen sei, der dort medicinischen Unterricht ertheilt habe.[1]

Als BENJAMIN von Tudela i. J. 1160 Montpellier besuchte, fand
er viele Juden unter den dortigen Einwohnern, wie er erzählt. Aber
schon damals machte sich die Reaktion gegen die Macht der Juden
geltend. Graf Wilhelm von Montpellier bestimmte 1121 in seinem
Testament, dass kein Sarazene oder Jude zur Würde eines Stadthaupt-
manns (Bailli) zugelassen werde, und 1146 und 1172 wurde dieses
Verbot in Betreff der Juden erneuert, da es den Sarazenen gegenüber
wahrscheinlich nicht mehr nothwendig erschien. Jedenfalls beweist
diese Thatsache, dass vor dieser Zeit die Araber und Juden in Montpellier gleiche Rechte wie ihre christlichen Mitbürger besassen und
Anspruch auf die angesehensten Stellen erheben durften.

Bis zur Unterwerfung Spaniens durch die Christen herrschte dort
ein Geist der Toleranz, welcher auf die Humanität wie auf die Wissenschaft fördernd gewirkt hat; in diese Periode fällt, wie historisch feststeht, die Gründung der medicinischen Schule zu Montpellier.

Als Bischof ADALBERT von Mainz i. J. 1137 dorthin kam, bestand
dieselbe bereits und besass sogar schon eigene Gebäude, wie aus den
Worten des zur gleichen Zeit lebenden Bischofs ANSELMUS von Havelberg
hervorgeht.[2] Bischof ADALBERT liess sich von den Ärzten, welche in Montpellier die Heilkunde lehrten, über die Ursachen der Naturerscheinungen

---

[1] RAVEL in der Révue thérapeut. du midi, Montpellier 1855. — CARMOLY:
Histoire des médecins juifs, Bruxelles 1844, p. 77. — A. GERMAIN: Histoire de
la commune de Montpellier, Montpellier 1851, T. I, p. LXIX.

[2] ANSELMI episcopi Havelbergensis vita Adelberti Moguntini in Bibl. rer.
german. ed. Ph. Jaffé, Berol. 1866, III, 592. — A. DUBOUCHET: Un document
curieux sur l'école de médecine de Montpellier in der Gaz. hebd. des scienc. méd.
de Montpellier, 10. Juli 1886.

und der Krankheiten unterrichten, und zwar „nicht etwa weil er Gewinn aus der Kenntniss dieser Dinge ziehen wollte, sondern nur, um das tiefverborgene Wesen der Dinge kennen zu lernen," wie sein Biograph hinzufügt.

In einem Briefe des hl. BERNHARD v. J. 1153 wird erzählt, dass der Erzbischof von Lyon, als er erkrankt war, sich nach Montpellier begab, um sich von den dortigen Ärzten behandeln zu lassen, und bei dieser Gelegenheit nicht blos das Geld verbrauchte, welches er bei sich führte, sondern noch Schulden machte.[1] JEAN DE SALISBURY, welcher auch derselben Zeit angehört, erklärte, dass Diejenigen, welche sich der Medicin widmen wollten, die dafür erforderlichen Kenntnisse in Salerno oder Montpellier erwarben. Auch AEGIDIUS VON CORBEIL und HARTMANN VON DER AUE haben für den alten Ruhm der Schule von Montpellier Zeugniss abgelegt. Der Mönch CAESARIUS VON HEISTERBACH nannte Montpellier die „Quelle der medicinischen Weisheit" und bemerkte mit Bedauern, dass die dortigen Ärzte an die Wunderheilungen nicht glauben wollten und in ironischer Weise darüber sprachen.

I. J. 1180 erliess Wilhelm IV., Graf von Montpellier, die Verordnung, dass Jeder, „wer er auch sei und woher er stammen möge, ohne dass er von irgend wem darüber zur Rede gestellt werde, das Recht habe, dort medicinischen Unterricht zu ertheilen."[2]

Obwohl sich in Folge dessen die medicinische Schule sehr hob, war diese schrankenlose Lehrfreiheit doch nicht aufrecht zu halten, weil dadurch manche ungeeignete Elemente angezogen wurden. Die Lehrer und Schüler wünschten deshalb, dass Massregeln dagegen getroffen wurden. Es ist bezeichnend für die Macht, welche der Klerus unterdessen gewonnen hatte, dass man sich an den päbstlichen Legaten wandte, der im Einvernehmen mit den Bischöfen von Magnelone, Avignon u. A. i. J. 1220 die gewünschten Bestimmungen traf.

Cardinal Konrad, welcher dadurch die Grundlagen zur weiteren Entwickelung der Schule von Montpellier schuf, war ein Deutscher und stammte aus dem schwäbischen Geschlecht der Grafen von Urach. Er wies in den Statuten, die er entwarf, zunächst darauf hin, dass die Heilkunde in Montpellier schon seit langer Zeit blühe und Ruhm ernte, und gab dann das Gesetz, dass fortan Niemand dort als Lehrer dieser

---

[1] *Expendit et quod habebat ed quod non habebat* in Bernard. Epist 307, nach ASTRUC: Mémoires pour servir à l'histoire de la faculté de médecine de Montpellier, Paris 1767, p. 7.

[2] *Mando, volo, laudo atque concedo in perpetuum, quod omnes homines quicumque sint vel undecunque sint, sine aliqua interpellatione regant scolas de fisica in Montepessulano.* ASTRUC a. a. O. p. 34.

Wissenschaft auftreten dürfe, der nicht darin geprüft und vom Bischof von Maguelone unter Zuziehung und nach Befragen seiner Lehrer die Licenz erhalten habe, dass Niemand als Schüler betrachtet werde, der nicht bei seinen Studien der Anleitung seines Lehrers folgt, dass der Bischof von Maguelone in Gemeinschaft mit drei angesehenen älteren Lehrern einen Kanzler wähle, welcher die Disciplin überwachen und die Streitigkeiten zwischen den Meistern und Schülern schlichten sollte, dass der Bischof den Kanzler durch seine Autorität unterstütze, und dass alle Lehrer und Schüler einander beistehen und Sorge tragen, dass auf die Schule keine Schande falle.[1]

Manche Studierende unterbrachen ihre Studien, wie aus Abschnitt 14 dieser Statuten[2] hervorgeht, auf längere Zeit, um die ärztliche Praxis auszuüben, und kehrten dann zur Fortsetzung der Studien nach Montpellier zurück. Die Schüler zahlten den Lehrern Honorar für den Unterricht, den sie empfingen.

In den Gesetzen Konrads war allerdings keine Rede davon, die Andersgläubigen von der Schule auszuschliessen; doch wurden dieselben ohne Zweifel durch den mächtigen Einfluss, welcher darin dem Bischof eingeräumt wurde, einigermassen zurückgedrängt. Gleichwohl gab es dort im 13. und 14. Jahrhundert noch viele jüdische Studierende und Ärzte, wie Jacob ben Machir, bekannter unter dem Namen Profatius, der wahrscheinlich sogar als Lehrer thätig war.[3]

I. J. 1230 wurde bestimmt, dass Niemand die ärztliche Praxis treibe, bevor er von zwei Magistern der Heilkunde, welche der Bischof zu Examinatoren wählte, geprüft und für fähig befunden worden sei. Der glückliche Erfolg der Prüfung wurde ihm durch ein Zeugniss, welches die Unterschrift des Bischofs und der Examinatoren trug, bestätigt.

Wer die ärztliche Praxis ausübte, ohne sich dieser Prüfung unterzogen zu haben, wurde mit der Strafe der Excommunication bedroht. Doch blieben die Chirurgen von der Verpflichtung, sich examiniren zu lassen, befreit. Aber die Gesetze gegen die Kurpfuscher wurden, wie es scheint, nicht streng beobachtet; denn sie mussten von Zeit zu Zeit immer wieder ins Gedächtniss zurückgerufen werden.

---

[1] Astruc a. a. O. p. 37.

[2] *Quando scholaris redit a locis, in quibus practicaverit, libere sibi addicat, quemcunque voluerit, magistrum, dum tamen priori suo magistro non teneatur ratione salari vel alterius alicujus rei.* Astruc a. a. O. p. 39. — A. Germain a. a. O. T. III, 424.

[3] Carmoly a. a. O. S. 90. Derselbe erwähnt noch andere jüdische Lehrer der Medicin, z. B. Samuel Ben Tibbon.

Die Statuten und Lehrpläne, welche i. J. 1240 gegeben wurden, stützten sich auf die für Salerno erlassenen Verordnungen des Kaisers Friedrich II.[1]

Die medicinische Schule war somit vollständig organisirt. Neben ihr wurde in Montpellier seit dem Ende des 13. Jahrhunderts auch Unterricht in der Rechtskunde ertheilt; ebenso gab es schon 1242 Lehrer der philosophischen Disciplinen. Pabst Nicolaus IV. fasste 1289 den Entschluss, dort ein *Studium generale,* d. h. eine Universität zu errichten; aber es gelang ihm nicht, die medicinische Schule mit den übrigen Facultäten zu einer Lehranstalt zu verschmelzen. Sie bewahrte eifersüchtig ihre Rechte und behauptete ihre Selbstständigkeit.

So kam es, dass in Montpellier fortan eigentlich zwei Universitäten bestanden, von denen die eine nur die medicinische Facultät, die andere die übrigen Facultäten umfasste. Jede von ihnen bildete ein besonderes Institut, hatte ihren eigenen Kanzler und führte den Namen einer Universität. Sie waren auch dazu berechtigt; denn man verstand unter dem *Studium generale* im Mittelalter nicht die Vereinigung aller Facultäten an einem Ort, sondern eine höhere Unterrichtsanstalt, welche allgemein zugänglich war und Zeugnisse ertheilte, die überall Geltung hatten.[2] Der Ausdruck *Studium generale* machte im 14. Jahrhundert demjenigen der Universität Platz, mit welchem der Begriff der Corporation, der organisirten Verbandseinheit verbunden war. Daneben gebrauchte man bereits zu jener Zeit auch die Bezeichnungen „*Gymnasium*" und „*Alma mater*" für die Hochschule.

Während an der aus der juristischen, philosophischen und theologischen Facultät, welche erst 1421 errichtet wurde, bestehenden Universität zu Montpellier der Bischof fortan die Würde des Kanzlers bekleidete, wurde an der medicinischen Schule dieses Amt auch ferner einem Lehrer derselben übertragen. Alle Versuche, welche später gemacht wurden, um die letztere vollständig dem klerikalen Einfluss zu unterwerfen, waren vergeblich. Die medicinische Facultät behielt ihre Autonomie selbst unter der centralisirenden Macht der französischen Könige, und Ludwig XIV. fühlte sich sogar veranlasst, ein Dekret, welches die Vereinigung der medicinischen Facultät mit den übrigen Facultäten anordnete, wieder zurückzunehmen.[3]

---

[1] Germain a. a. O. T. III, p. 424.

[2] H. Denifle: Die Entstehung der Universitäten des Mittelalters bis 1400. Berlin 1885, I, S. 15 u. ff. — Vergl. dagegen G. Kaufmann: Geschichte der deutschen Universitäten, Stuttgart 1888, I, 98 u. ff.

[3] A. Dubouchet: Documents pour servir à l'histoire de l'université de médecine de Montpellier in der Gaz. hebd. des sciences méd. de Montpellier 1887. No. 4.

Da die Wahl des Kanzlers durch den Bischof und drei von ihm zugezogene Lehrer manche Unzuträglichkeiten im Gefolge hatte, so befahl Pabst Clemens V. i. J. 1308, dass der Candidat fortan ausser der Zustimmung des Bischofs zwei Drittel der Stimmen sämmtlicher Magister der medicinischen Hochschule vereinigen müsse.

Gleichzeitig wurde bestimmt, welche Bücher dem Unterricht zu Grunde gelegt werden sollten, und die Studien- und Prüfungsordnung dahin erläutert, dass jeder Studierende mindestens fünf Jahre medicinische Vorlesungen hören und während acht Monaten oder zwei Sommer hindurch ärztliche Praxis ausüben müsse,[1] bevor er zur Promotion zugelassen werde.

I. J. 1350 wurde gesetzlich bestimmt, dass Niemand ärztliche Praxis treibe, ehe er den Grad eines Magisters erlangt habe.[2] Aus dem an den Pabst gesandten Rotulus v. J. 1362 geht hervor, dass alle Scholaren der Medicin zu Montpellier *in artibus* graduirt waren,[3] also eine allgemein-wissenschaftliche Vorbildung besassen.

Die Statuten der dortigen medicinischen Schule v. J. 1340[4] gewähren einen Einblick in die Zustände derselben. Sie beschäftigen sich mit der Würde des Kanzlers, der die Gerichtsbarkeit leitete, mit dem Dekanat, welches Demjenigen, welcher die Lehrthätigkeit am längsten ausübte. übertragen wurde, hauptsächlich die Vertretung des Kanzlers zur Aufgabe hatte und eigentlich nur ein Ehrenamt war, mit der Wahl von zwei Procuratoren aus der Zahl der Lehrer, welche die Aufsicht über die Verwaltung der Güter und Besitzungen der Universität führten, mit den zweimal im Jahre stattfindenden allgemeinen Versammlungen der Lehrer, in denen über die Angelegenheiten des Unterrichts und die Finanzen der Schule berathen wurde, und mit den Pflichten der Lehrer und Schüler.

Die letzteren mussten sich sofort nach ihrer Ankunft den Procuratoren vorstellen, welche ihre Namen, und den Tag, an dem sie ihre Studien begannen und beendeten. in ein Buch eintrugen und dafür eine Taxe erhoben, welche eine verschiedene Höhe hatte, je nachdem es sich um einen Scholaren oder um einen Baccalaureus handelte, und

---

[1] *In locis famosis quinque annis. si in artibus magistri existant idonei, alioquin per sex annos, pro quolibet anno octo duntaxat mensibus computatis ejusdem facultatem audirerint medicinae, ac in similibus locis per octo menses aut per duas aestates ad minus ejusdem medicinae praxim duxerint exercendam.* ASTRUC a. a. O. p. 46.

[2] ASTRUC a. a. O. p. 54.

[3] DENIFLE a. a. O. S. 355, Anm. 562.

[4] A. DUBOUCHET a. a. O. Gaz. hebd. No. 6 u. ff.

unseren Gebühren für Immatriculation und Exmatriculation entsprach.
Die Studierenden gelobten bei der Aufnahme in den Verband der Hochschule, deren Gesetze gewissenhaft beobachten zu wollen.

Sie waren verpflichtet, während der ersten drei Jahre der Studienzeit nach Abzug der Ferien durch volle 24 Monate medicinische Vorlesungen zu besuchen. Hierauf folgte eine Prüfung, bei der jeder der Lehrer eine Frage stellte, und darauf die Promotion zum Baccalaureus. In dieser Eigenschaft setzte der Studierende seine Studien noch mindestens zwei Jahre hindurch fort, hielt aber zugleich Vorlesungen über einzelne Abschnitte aus den medicinischen Schriften der Alten. Den Schluss des Studiums bildete die Bewerbung um das Magisterium der Heilkunde.

Als ordentlicher Lehrer wurde Derjenige betrachtet, welcher mindestens den ganzen Winter hindurch regelmässigen Unterricht ertheilte. Die Lehrer wählten in ihren Versammlungen die Gegenstände, über welche sie vortragen wollten; der Ältere hatte dabei den Vorrang vor dem Jüngeren. Auch wurde streng darüber gewacht, dass nicht ein Lehrstoff, welcher binnen einem Jahre abgehandelt werden sollte, auf mehrere Jahre vertheilt würde.

Anfangs war jeder Magister und unter gewissen Beschränkungen sogar jeder Baccalaureus berechtigt, die Lehrthätigkeit auszuüben, ohne dass er jedoch dafür irgendwelche Besoldung empfing. Erst i. J. 1498 wurden vier ordentliche Lehrkanzeln der Medicin errichtet, deren Inhaber für den Gehalt von je 100 livres das ganze Jahr hindurch unentgeltlich vortragen mussten. Die Besetzung dieser Professuren erfolgte durch den Bischof auf Vorschlag der übrigen Lehrer der medicinischen Schule. Die Besoldung der Professoren wurde unter Carl IX. auf 400 livr. und unter Heinrich IV. auf 600 livr. erhöht. Ausserdem waren sie gleich den übrigen Mitgliedern der Universität von Steuern und manchen anderen Lasten befreit.

Die medicinische Schule zu Montpellier erlebte im 13. und 14. Jahrhundert ihre Glanzperiode. Aus weiter Ferne kamen damals die Kranken, wie der Bischof von Herford aus England und der König Johann von Böhmen, um bei den dortigen Ärzten, welche namentlich wegen ihrer praktischen Tüchtigkeit geschätzt waren,[1] Hilfe zu suchen. Ihnen erwuchs eine gefährliche Concurrenz, als die Universitäten, welche in jener Zeit in Italien, Frankreich und Deutschland gegründet wurden, zur Blüthe gelangten.

---

[1] Arnald von Villanova: Breviar. IV, 10. — Guy von Chauliac: Chir. tr. VI, d. 2, c. 2.

Die ältesten Hochschulen Italiens.

Kaiser Friedrich II. schuf i. J. 1224 die Hochschule zu Neapel,[1] an welcher alle Wissenschaften gelehrt werden sollten, damit die wissensdurstigen Jünglinge nicht genöthigt würden, „wie Bettler ausserhalb des Landes die geistige Nahrung zu suchen".[2] Anfangs waren hier, wie es scheint, sämmtliche Facultäten vertreten; aber schon 1231 ging die medicinische ein, weil die Heilkunde nach einer kaiserlichen Verordnung fortan nur in Salerno gelehrt werden durfte. I. J. 1252 wurden auch die übrigen Facultäten nach Salerno verlegt und mit der dortigen medicinischen Schule zu einer Universität vereinigt.

Doch wurde die Hochschule zu Neapel schon 1258 wiederhergestellt. Da sie in der Hauptstadt des Landes gelegen, von Norden und Osten leichter zugänglich und mit grösseren Rechten und Geldmitteln ausgestattet war, als ihre ältere Schwesteranstalt zu Salerno, so überholte sie dieselbe später durch die Zahl der Schüler sowohl wie durch ihre Bedeutung und ihre Leistungen.

Gleich den Anfängen der Hochschulen zu Salerno und Montpellier verlieren sich auch diejenigen von Bologna in sehr frühe Zeiten.[3] Kaiser Friedrich I. versprach der dortigen Universität i. J. 1158 seinen Schutz und verlieh ihr eigene Gerichtsbarkeit.[4] Sie war damals eigentlich nur eine Rechtsschule; doch wurden im 12. Jahrhundert auch andere Wissenschaften gelehrt, und die Ärzte waren vielleicht schon zu einem Collegium verbunden.[5]

Im 13. Jahrhundert wurde die medicinische und philosophische Facultät als „Universität der Artisten" neben der juristischen organisirt. Die juristische Schule behielt indessen auch später durch die Zahl der Lehrer und Studierenden das Übergewicht über die anderen Facultäten.

Die medicinische Facultät wurde erst seit 1280, als THADDAEUS FLORENTINUS dort als Lehrer wirkte, in weiteren Kreisen bekannt und

---

[1] MURATORI: Rer. It. script. VIII, p. 496.

[2] HUILLARD-BRÉHOLLES a. a. O. T. II, p. 450. *Disponimus apud Napolim doceri artes cujuscunque professionis et vigere studia, ut jejuni et famelici doctrinarum in ipso regno inveniant, unde ipsorum aviditati satisfiat neque compellantur ad investigandas scientias peregrinas nationes expetere nec in alienis regionibus mendicare.*

[3] F. C. v. SAVIGNY: Geschichte des römischen Rechts im Mittelalter, Heidelberg 1834, Bd. III, S. 164 u. ff.

[4] Cod. Auth. Habita. — GIESEBRECHT in den Sitzungsber. d. K. b. Akad. d. Wiss., histor. Klasse, 1879, Bd. II, S. 285.

[5] M. MEDICI: Compendio storico della scuola anatomica di Bologna 1855, p. 3.

berühmt. Übrigens hatte die Organisation der Universität zu Bologna ihren Schwerpunkt nicht so sehr in den Facultäten als in den Corporationen der Schüler.

Dieselben schieden sich Anfangs in die Citramontani und die Ultramontani, von denen sich jede aus mehreren Nationen zusammensetzte. Diese landsmannschaftlichen Vereinigungen der Studierenden, welche ihr Vorbild in den Verbindungen fanden, die an den Hochschulen des Alterthums, z. B. in Athen, bestanden, entsprangen dem Bedürfniss, sich nach ihrer heimathlichen Zusammengehörigkeit in der Fremde an einander anzuschliessen, und organisirten sich nach Art der italienischen Zünfte. An der Spitze jeder der beiden Scholaren-Corporationen stand ein Rector, der also dort ursprünglich durchaus nicht das Haupt der Universität war, sondern nur die Angelegenheiten der Studierenden, die ihn zu ihrem Vertreter gewählt hatten, leitete. Anfangs wurde diese Würde an Professoren ebenso wie an Studierende verliehen, seit der Mitte des 13. Jahrhunderts jedoch nur noch an die letzteren, und in den Statuten der Universität aus dem 14. Jahrhundert wurde dies sogar gesetzlich anerkannt.[1] Seit dem 16. Jahrhundert gab es für beide Scholaren-Corporationen nur einen einzigen Rector.

Als die italienischen Städte, in denen sich Hochschulen befanden, mit einander wetteiferten, um durch Verleihung von Vorrechten und Auszeichnungen fremde Studierende dorthin zu ziehen, erlangten die letzteren allmälig eine ausserordentliche Machtstellung, und die Professoren geriethen in ein Abhängigkeitsverhältniss zu ihnen. In Bologna und Padua erhielten die Studierenden sogar das Recht, die Professoren zu wählen.[2]

In Montpellier durften ihre Vertreter, die Procuratoren, den Professoren den Gehalt sperren, wenn sie nicht fleissig Vorlesungen hielten.[3]

Der aus der Mitte der Studierenden gewählte Rector, der zuerst nur über die Corporation, welcher er angehörte, die Gerichtsbarkeit besessen hatte, übte sie später über die ganze Universität, sogar über die Professoren und deren Familien, aus. Allerdings stand ihm dabei ein Mitglied der juristischen Facultät als Rathgeber zur Seite, und es dürfte sich ein ähnliches Verhältniss entwickelt haben, wie es im 16. und 17. Jahrhundert zuweilen auch an deutschen Universitäten be-

---

[1] *Ad rectoratus igitur officium eligatur scolaris nostrae universitatis* in den Statuten der Universität Bologna. Savigny a. a. O. Bd. III, S. 643.

[2] C. Meiners: Geschichte der Entstehung und Entwickelung der hohen Schulen unseres Erdtheils, Göttingen 1802. — Savigny a. a. O. Bd. III, S. 292 u. ff.

[3] Thomas u. Felix Platter: Zwei Autobiographien, her. v. Fechter. Basel 1840, S. 155.

standen hat, wenn man Studierenden aus vornehmen Familien das Rectorat übertrug.

Auf das Studien- und Prüfungswesen hatten die Rectoren keinen Einfluss; dies blieb den Professoren überlassen. Die letzteren erhielten für den Unterricht, welchen sie ertheilten, von ihren Schülern Honorare; seit dem Beginn des 13. Jahrhunderts gewährte die Stadt ausserdem eine gewisse Besoldung.

Nach einem Bericht, welchen der Cardinal-Legat ANGLICUS i. J. 1371 erstattete,[1] lehrten in Bologna damals 3 Magister die theoretische, 3 die praktische Medicin und einer die Chirurgie. Sie wurden von der Stadt besoldet; doch gab es neben ihnen noch andere Lehrer, welche keinen Gehalt bezogen. Im J. 1388 waren dort 68 Professoren angestellt, darunter 14 Mediciner, 27 Legisten, 12 Canonisten und 15 Artisten, Grammatiker und Magister der Notariatskunst; i. J. 1451 betrug die Zahl der Lehrer sogar mehr als 170, und es erfolgte deshalb eine Verminderung der Lehrkanzeln.[2] Unter den Professoren, welche im Mittelalter dort wirkten, befanden sich Franzosen, Deutsche, Spanier, Engländer, Portugiesen, Polen und Griechen,[3] und ebenso waren auch unter den Studenten alle europäischen Nationen vertreten.

Die Professoren mussten sich beim Antritt des Lehramts durch einen Eid verpflichten, ihre Wissenschaft an keinem anderen Ort zu lehren als in Bologna und mit allen Kräften zum Gedeihen der dortigen Hochschule beizutragen.[4] Gleichwohl wurde dadurch nicht verhütet, dass bei verschiedenen Gelegenheiten Schüler und Lehrer in grösserer Anzahl aus Bologna fortzogen und einen anderen Studiensitz aufsuchten. Schon 1222 geschah dies und gab die Veranlassung zur Gründung oder Erweiterung der Hochschule zu Padua, wo vielleicht schon lange vorher Schulen für einzelne Wissenschaften bestanden hatten.

Die Universität Padua wurde nach dem Muster derjenigen von Bologna eingerichtet. Auch in Padua stand der Rector an der Spitze der Scholaren-Verbindungen, deren man nach ihrer Nationalität vier unterschied, nämlich die der Italiener, Franzosen, Provenzalen und Deutschen.[5] Auch hier wurde der Rector aus der Zahl der Studierenden gewählt; es wurde von ihm nur verlangt, dass er einen unbescholtenen Ruf besitze, mindestens 22 Jahre alt sei und ein Jahr in Padua von seinem eigenen Vermögen gelebt habe.

<hr>

[1] DENIFLE a. a. O. S. 208 u. ff.

[2] E. COPPI: Le università italiane nel medio evo, Firenze 1880, S. 257.

[3] MAZETTI: Repertorio di tutti i professori dell' università di Bologna, Bologna 1847.   [4] E. COPPI a. a. O. S. 78, Anm.

[5] F. C. COLLE: Storia dello studio di Padova, 1824.

Wie die Universität Bologna wurde auch diejenige zu Padua vorzugsweise von Juristen besucht. Im J. 1262 gab es in Padua drei Lehrer der Medicin und der Naturwissenschaften. Das Studium der Heilkunde gelangte in Padua und Bologna eigentlich erst im 15. und 16. Jahrhundert zur Blüthe.

Die Hochschule zu Vercelli, welche seit 1220 bestand, verdankte dem Umstande, dass in Folge von Streitigkeiten i. J. 1228 ein Theil der Professoren und Studenten zu Padua diese Stadt verliess, einen grossen Aufschwung. Der Rath der Stadt Vercelli schloss mit denselben einen Vertrag,[1] in welchem sie durch verschiedene Vortheile bewogen wurden, dorthin zu übersiedeln. In Vercelli waren alle Fächer vertreten; die Medicin hatte zwei Lehrkanzeln. Doch existirte die Hochschule nicht viel länger als ein Jahrhundert.

Die Universität zu Vicenza entstand wahrscheinlich auf dieselbe Weise, indem Schüler und Lehrer von Bologna dorthin kamen. Sie erlangte als Rechtsschule im Beginn des 13. Jahrhunderts einen günstigen Ruf. Erst 1201 wurde ein Lehrer der Medicin angestellt, welcher eine jährliche Besoldung von 150 librae denariorum erhielt.

In Modena, wo die juristischen Wissenschaften schon im 12. Jahrhundert eifrig getrieben wurden, gab es erst im 14. Jahrhundert einen Lehrer der Heilkunde. Reggio (Emilia) besass seit 1188 eine Rechtsschule, die aber keine grosse Bedeutung erlangte. Die Hochschule zu Arezzo, an welcher auch die Medicin gelehrt wurde, bestand bereits im 13. Jahrhundert,[2] wurde aber erst 1355 förmlich zur Universität erklärt und ging im 16. Jahrhundert wieder ein.

Siena war schon 1203 wegen seiner vortrefflichen Schulen bekannt. Im J. 1241 wurde dort ausser anderen Wissenschaften auch die Medicin gelehrt, und 1247 gab es bereits drei Lehrer dieser Disciplin. Als i. J. 1285 im Stadtrath die Berufung fremder Professoren zur Sprache kam, suchte man auch den in der Chirurgie erfahrenen RANUCCIUS zu gewinnen; ausserdem lehrte dort ein Magister ORLANDUS die Medicin.[3]

Im J. 1321 vergrösserte sich die Universität zu Siena, da sie Zuzug von Bologna erhielt. DINO DI GARBO, welcher damals in Siena die Medicin vertrat, bezog einen jährlichen Gehalt von 1155 Lire. Später sank die Universität, und ihr Verfall wurde auch nicht wesentlich aufgehalten dadurch, dass sie vom Kaiser Carl IV. i. J. 1357 die officielle

[1] COPPI a. a. O. S. 109 u. ff. — SAVIGNY a. a. O. Bd. III, S. 666 u. ff.
[2] SAVIGNY a. a. O. Bd. III, S. 312 u. ff.
[3] DENIFLE a. a. O. I, S. 437.

Anerkennung als *Studium generale* empfing. Erst am Ende des 15. Jahrhunderts hob sie sich wieder.

Piacenza besass am Schluss des 12. Jahrhunderts eine Rechtsschule, welche 1248 zu einer Universität erhoben wurde. Als Lehrer der Medicin wirkte damals der Magister Hugo, ein Kleriker. Die Hochschule erlangte erst unter Galezza Visconti ein gewisses Ansehen; i. J. 1399 hatte sie 71 Lehrer, unter denen sich 22 Mediciner befanden. Sie wurde schon 1403 wieder aufgehoben.

Am Sitz der päbstlichen Curie entstand 1244 eine mit den Rechten einer Universität ausgestattete Unterrichtsanstalt, in welcher Theologie, Jurisprudenz, orientalische Sprachen und später auch Medicin gelehrt wurden. Sie befand sich zuerst in Avignon und dann in Rom, wo sie mit der dort seit 1303 bestehenden Hochschule vereinigt wurde.

An derselben lehrten i. J. 1514 88 Professoren, nämlich 4 Theologen, 11 Canonisten, 20 Legisten. 15 Mediciner und 38 Philosophen, Mathematiker, Rhetoriker und Grammatiker; dagegen war die Zahl der Schüler verhältnissmässig gering. Unter dem Pabst Alexander VI. begann der Bau der Sapienza, deren Hallen noch heut als Sitz der Universität Rom dienen.

In Perugia bestand im 13. Jahrhundert eine Rechtsschule: doch wurden daneben auch andere Wissenschaften und namentlich die Medicin gelehrt. Im J. 1308 erklärte der Pabst die Schule für eine Universität. Es gab an derselben Anfangs nur einen, aber seit 1314 zwei Lehrer der Medicin. welche indessen nur stets für einen Zeitraum von 3 Jahren angestellt wurden. In der Matrikel von 1339 erscheinen neben 4 Doktoren des canonischen Rechts, 3 des Civilrechts, 1 der Philosophie, 1 der Logik auch 3 der Medicin und neben 119 Studenten der Jurisprudenz 23 Mediciner; doch waren dies sämmtlich Auswärtige, weil die Einheimischen nicht aufgezählt wurden.[1] Die Mehrzahl derselben stammte allerdings aus Italien, aber viele auch aus Deutschland. Bemerkenswerth ist dabei, dass die Lehrer und Schüler der Jurisprudenz den Titel Dominus, diejenigen der Medicin und der Philosophie den Titel Magister führten.

Im Jahre 1342 wurden die Lehrkräfte vermehrt und in den Statuten von 1366 bestimmt, dass mindestens 7 Lehrer der Heilkunde vorhanden seien. Im J. 1431 gab es deren 8, von denen einer speciell den Unterricht in der Osteologie ertheilen musste.

Treviso hatte im 13. Jahrhundert eine höhere Lehranstalt, die i. J. 1314 in ein *Studium generale* umgewandelt wurde, welches 1318

---

[1] Denifle a. a. O. I. S. 546. — Coppi a. a. O. S. 127, Anm.

das kaiserliche Privilegium erhielt. Die Stadt beschloss. 12 Lehrkanzeln zu gründen, von denen drei für die Medicin bestimmt wurden. Dieser Universität war nur eine kurze Dauer beschieden; denn sie hatte schon im Beginn des 15. Jahrhunderts zu sein aufgehört.

Die Hochschule zu Pisa ging 1343 aus einer Rechtsschule hervor. Sie musste mit manchen widrigen Verhältnissen kämpfen; so wurden z. B. 1359 sämmtliche Professoren entlassen, weil das Geld für ihre Besoldungen fehlte. Im J. 1403 wurde die Universität aufgehoben und erst 1473 unter Lorenzo de Medici, der sie sehr begünstigte, wieder eröffnet.

Von dieser Zeit an hob sie sich rasch und erlangte noch am Schluss des 15. Jahrhunderts eine hervorragende Bedeutung. Zum grossen Theile verdankte sie dies dem Umstande, dass die Universität Florenz, welche schon im 14. Jahrhundert berühmte Mediciner unter ihren Lehrern hatte und Stiftungsbriefe vom Pabst und vom Kaiser besass, i. J. 1473 nach Pisa verlegt wurde.

Auch die Universität Pavia entwickelte sich aus einer Rechtsschule. Sie wurde 1361 vom Kaiser Carl IV. zu einem *Studium generale* erhoben. Die Heilkunde fand dort eifrige Pflege und Förderung.[1] Unter den Studierenden befanden sich viele Deutsche.

In Ferrara gab es im 13. Jahrhundert berühmte Artisten-Schulen. Sie wurden 1391 zu einer Universität vereinigt und gleichzeitig dafür Sorge getragen, dass auch die Rechtswissenschaft und die Medicin vertreten waren. Im J. 1474 lehrten an der dortigen Hochschule 51 Professoren, darunter auch mehrere Mediciner.

Turin erhielt 1405 und Catania 1445 eine Hochschule. Auch in Parma, Cremona, Lucca und anderen Städten Italiens wurde während des Mittelalters zeitweilig Unterricht in einzelnen Wissenschaften, z. B. in der Rechtskunde und Medicin, ertheilt, ohne dass sich jedoch dort ein mit gesetzlichen Privilegien ausgestattetes regelrechtes Universitätsstudium entwickelte.

Die ältesten Hochschulen in Frankreich.

In Frankreich entstanden in jener Periode eine grosse Anzahl von Hochschulen.[2] In Orleans, Angers und Rheims gab es schon im

---

[1] Alf. Conradi in den Memorie e documenti per la storia dell' università di Pavia, Pavia 1878, I, 99—145.

[2] E. Pasquier: Recherches de la France, Paris 1633, p. 888 u. ff.

13. Jahrhundert oder noch früher besuchte Rechtsschulen, welche später zu Universitäten erklärt wurden. Sie waren bemüht, fremde Studierende dorthin zu ziehen und gewährten ihnen aus diesem Grunde manche Vorrechte. So hatten die Studenten aus Deutschland in Orleans ihre besondere Gerichtsbarkeit und freien Eintritt in das Theater und wurden ohne Unterschied der Geburt wie Adelige behandelt.[1]

Der Unterricht in der Medicin wurde dort nur ausnahmsweise ertheilt und erlangte niemals besondere Bedeutung. Angers hatte z. B. i. J. 1362 unter 44 Lehrern nur einen einzigen, welcher Heilkunde vortrug. Ähnlich stand es in Toulouse, wo 1229 ein *Studium generale* gegründet wurde. Ebensowenig wurde die Medicin an den Hochschulen zu Avignon, Cahors, Grenoble und Orange beachtet, welche im 14. Jahrhundert errichtet wurden.[2]

Einzelne derselben hatten niemals viele Studenten. Von Orange ging, wie GÖLNITZ erzählt, der Witz, dass die gesammte Universität nur aus drei Personen bestehe, nämlich dem Rector, dem Schreiber und dem Pedell.[3]

Auch die Hochschulen zu Perpignan, Aix, Dôle, Caën, Poitiers, Valence, Lyon, Bordeaux, Bourges und Nantes, die bis zum 16. Jahrhundert entstanden, erlangten keine grössere Bedeutung.

Die Entwickelung der politischen und socialen Verhältnisse Frankreichs brachte es mit sich, dass die kleinen Provinzial-Universitäten in den Hintergrund gedrängt wurden durch Paris, welches den Mittelpunkt alles geistigen Lebens bildete.

Diese Universität entstand durch die Vereinigung der von einander unabhängigen höheren Schulen zu Paris, in welchen schon im 12. Jahrhundert die Rechtskunde, die Medicin und mehrere andere Wissenschaften gelehrt wurden. Über die Einrichtungen derselben und die Studien, welche in ihnen gepflegt wurden, hat JOHANN VON SALISBURY genauere Nachrichten hinterlassen.[4]

Es ist nicht bekannt, wie es kam, dass die Lehrer derselben Disciplin sich an einander anschlossen und einen Verband bildeten. Wahrscheinlich geschah dies i. J. 1209 auf Veranlassung des Pabstes Innocenz III., welcher den Meistern der verschiedenen Wissenschaften befahl, sich Gesetze zu geben.[5]

---

[1] SAVIGNY a. a. O. Bd. III, S. 402 u. ff.

[2] G. BAYLE: Les médecins d'Avignon, Avignon 1882, p. 43 u. ff.

[3] A. GÖLNITZ: Ulysses Belgico-Gallicus, Lugd-Batav. 1631, p. 468.

[4] JOHANNES SARESBERIENSIS: Metalog., lib. II, c. 10, Ed. Migne (Patrol. lat. Bd. 199, p. 867).

[5] A. F. THÉRY: Histoire de l'éducation en France, Paris 1858.

Im J. 1215 traten die Magistri der vier Disciplinen bereits als Corporationen, als Facultäten in unserem Sinne, auf und hatten ihre besonderen Statuten.[1] Ihre Vereinigung zu einer Universität erfolgte jedoch erst 1254.

Neben ihrer Eintheilung in die Facultäten bestand schon im 13. Jahrhundert zu Paris diejenige in vier Nationen, welche offenbar den an den italienischen Universitäten vorhandenen Einrichtungen nachgebildet war. Dieselbe scheint sogar auf die Verwaltung der Hochschule grösseren Einfluss ausgeübt zu haben, als die Scheidung der Facultäten.

Das Studium der *artes liberales* bildete die Vorstufe zu demjenigen der Theologie, der Jurisprudenz und der Medicin, und die philosophische Facultät diente den drei übrigen gleichsam als Grundlage.

Unter der „medicinischen Facultät" verstand man nicht blos, wie heut, das Lehrer-Collegium der medicinischen Schule, sondern die Zunft der diplomirten Ärzte zu Paris. Da Anfangs jeder geprüfte Arzt berechtigt war, die Lehrthätigkeit an der Hochschule auszuüben. so lag es nahe, beide Corporationen zu identificiren, umsomehr als in ihnen häufig dieselben Personen die leitende Rolle spielten.

Aber nicht jeder Arzt konnte und wollte zugleich als Lehrer seiner Kunst thätig sein. Die ärztliche Corporation beschloss deshalb, alljährlich einige ihrer Mitglieder zum Lehramt zu deputiren. Dasselbe verlangte jedoch manche Kenntnisse und Fähigkeiten, welche nicht Jeder besitzt, und es war daher sehr natürlich, dass sich allmälig eine Klasse von Ärzten entwickelte, welche die Lehrthätigkeit zu ihrem Beruf machte.

Diese Verhältnisse müssen sorgfältig berücksichtigt werden, wenn man die damaligen Zustände der Universität Paris und des medicinischen Studiums an derselben richtig verstehen will. Sie erklären die selbstständige Stellung der medicinischen Facultät gegenüber der Universität, den Einfluss der dem Lehramt fernstehenden Ärzte auf den medicinischen Unterricht und manche andere Thatsachen, welche in den historischen Überlieferungen seltsam und räthselhaft erscheinen.

Der Rector war auch in Paris ursprünglich das Haupt der Scholaren-Corporationen, der Nationen. Da ihre Mitglieder als Schüler oder als Graduirte zur philosophischen Facultät gehörten oder in Beziehungen standen, so machte es sich von selbst, dass er allmälig die Leitung derselben erhielt. Die Facultät der Artisten bildete aber den Grundstock der ganzen Universität; daher kam es, dass der Rector

---

[1] BULAEUS: Historia universitatis Parisiensis, Paris 1665—73, T. III, p. 81.

—

später an deren Spitze trat. Schon 1280 galt er als Haupt der gesammten Universität; nur die theologische Facultät machte davon eine Ausnahme; doch wurde sie in der Mitte des 14. Jahrhunderts ebenfalls seiner Autorität unterstellt.

Zum Rector konnte nur Jemand erwählt werden, der einen akademischen Grad in der philosophischen Facultät, also eine wissenschaftliche Allgemeinbildung besass. Allmälig entstand der Gebrauch, diese Würde einem Manne in hervorragender Lebensstellung zu übertragen, der bisweilen, wenn auch nicht immer, dem Lehrer-Collegium angehörte. Die gleiche Einrichtung herrschte später auch an den Hochschulen zu Wien, Prag u. a. O.

Ein Dekan der medicinischen Facultät wird i. J. 1267 erwähnt; es war PETRUS LEMOVENSIS.[1] Der Dekan wurde von der ärztlichen Zunft. deren Vorstand er war, gewählt. Er durfte, wenigstens in späteren Zeiten, die Lehrthätigkeit nicht ausüben, damit die letztere nicht durch die administrativen Geschäfte, welche ihm übertragen wurden, vernachlässigt würde.

Die Lehrer der medicinischen Facultät schieden sich in diejenigen, welche zu Vorträgen verpflichtet waren und durch dieselben eine bestimmte Lücke im Studienplan ausfüllten, und in solche, welche aus freiem Willen Vorlesungen hielten.

Die ersteren führten den Vorsitz bei Disputationen und feierlichen Gelegenheiten und wurden *Doctores* oder *Magistri actu regentes* genannt; ihre Stellung entsprach ungefähr derjenigen unserer ordentlichen Professoren. Die übrigen Mitglieder des Lehrkörpers, die *Doctores non regentes*, hatten keine Verpflichtung zur Lehrthätigkeit und dafür auch keinen Antheil an verschiedenen Vorrechten und Einnahmequellen, welche jenen vorbehalten waren.

Die Lehrer der Hochschule unterrichteten gewöhnlich in ihren Wohnungen. Die medicinische Facultät erhielt erst 1505 ein eigenes Gebäude. Bis dahin fanden die Versammlungen derselben in der Kirche des Mathurins oder im Dom zu Notre-Dame statt.

Über das numerische Verhältniss der einzelnen Facultäten giebt die Thatsache Aufschluss, dass es i. J. 1348 in Paris 32 Magistri der Theologie, 18 des canonischen Rechts, 46 der Medicin und 514 der *artes liberales* gab.[2]

---

[1] BUCHEZ: De la faculté de médecine de Paris im Journal des progrès des sciences et institutions médicales, Paris 1822.

[2] Wenn DENIFLE a. a. O. I, S. 128, dem ich diese Zahlen entnehme, sie sämmtlich für *regentes* hält, so widerspricht diese Annahme allen übrigen Verhältnissen.

Die Zahl der zum Collegium der Ärzte, also zur medicinischen Facultät zu Paris gehörenden Doktoren, betrug i. J. 1311 29. i. J. 1395 31 und von 1391—1431 durchschnittlich 36. Als die Engländer 1442 Paris belagerten, waren nur 10 bis 12 diplomirte Ärzte in der Stadt anwesend; doch schaarte sich um sie eine Menge von Schülern, welche unter ihrer Aufsicht die Praxis ausübten.

Auch später wuchs die medicinische Facultät nicht in dem gleichen Verhältniss wie die Stadt Paris; denn i. J. 1500 bestand die dortige medicinische Facultät aus 72, i. J. 1566 aus 81, 1626 aus 85, 1634 aus 101, 1675 aus 105 und 1768 aus 148 Doktoren.[1] Neben ihnen existirten in Paris eine grosse Anzahl von Ärzten, welche zwar zur Ausübung der Praxis berechtigt waren, aber nicht den Doktor-Titel erworben hatten und daher auch nicht Mitglieder der medicinischen Facultät sein konnten, sowie von geprüften Chirurgen und andern vom Gesetz legitimirten Heilkundigen.

Die Organisation und die Einrichtungen der Universität Paris bildeten das Vorbild für die meisten Hochschulen, welche in den folgenden Jahrhunderten in Deutschland, England und den übrigen Staaten gegründet wurden.

— —

Die übrigen Universitäten Europas im Mittelalter.

Die ältesten Universitäten Spaniens entstanden wahrscheinlich unter dem Einfluss der arabischen Traditionen.

In Palencia gab es schon zur Gothenzeit berühmte Schulen; im Beginn des 13. Jahrhunderts errichtete Alfons VIII. dort eine Universität, an welcher jedoch die medicinische Facultät fehlte. Übrigens bestand die Hochschule nur kurze Zeit.

Die Universität Salamanca, welche von Ferdinand III. i. J. 1243 gegründet wurde, entwickelte sich, wie es scheint, aus einer Kathedralschule. An ihr waren alle Fächer mit Ausnahme der Theologie, die erst im 14. Jahrhundert hinzukam, vertreten. Den medicinischen Unterricht ertheilten Anfangs nur zwei Lehrer, wie dies auch an anderen Hochschulen jener Zeit der Fall war. Salamanca erlangte einen Ruf, der weit über die Grenzen Spaniens hinausreichte und wurde vom

---

[1] A. SPRINGER: Paris im 13. Jahrhundert. Leipzig 1856. — J. C. SABATIER: Recherches historiques sur la faculté de médecine de Paris, 1835.

Pabst Martin V. neben Bologna, Neapel und Paris zu einer der vier ersten Hochschulen der Christenheit erklärt.[1]

Geringere Bedeutung hatten die übrigen Universitäten der iberischen Halbinsel. In Sevilla wurde vorzugsweise das Studium der orientalischen Sprachen, besonders des Arabischen, getrieben; die Hochschule diente zur Erziehung von Missionaren und wurde erst im Beginn des 16. Jahrhunderts mit den übrigen Facultäten ausgestattet.

Die Universität zu Lissabon wurde 1288 gestiftet, aber 1308 nach Coimbra verlegt. Dieses Schicksal widerfuhr ihr noch mehrere Male; denn sie kam 1338 wieder nach Lissabon, 1354 wieder nach Coimbra, 1377 wieder nach Lissabon, und 1537 wieder nach Coimbra. Es macht fast den Eindruck, als ob die beiden Städte mit einander einen Vertrag geschlossen hätten, dass der Sitz der Universität zwischen ihnen ungefähr alle 20 Jahre wechsele. Es wurden an ihr alle Wissenschaften gelehrt; doch bestand für die Heilkunde i. J. 1400 nur eine einzige Lehrkanzel.

Spanien erhielt ausserdem um 1260 in Valladolid, i. J. 1300 zu Lerida, 1354 zu Huesca, 1411 zu Valencia, 1446 zu Gerona (?), 1450 zu Barcelona, 1474 zu Saragossa, um 1480 zu Siguenza, 1482 zu Avila, 1483 in Palma, und 1499 zu Alcala Universitäten. An einigen von ihnen fehlte die medicinische Facultät.

Die spanischen Universitäten schienen durch die politischen Ereignisse wie durch die geographische Lage ihres Landes vorzugsweise zu der grossen Aufgabe berufen zu sein, die arabische Cultur dem christlichen Europa zu übermitteln, und durften hoffen, dass sie in Folge der Anregungen, welche sie aus dem ihnen übergebenen reichen Wissensschatz ihrer semitischen Vorgänger erhielten, durch lange Zeit eine massgebende Rolle unter den höheren Unterrichtsanstalten behaupten würden. Wenn sie gleichwohl keinen nachhaltigen Einfluss auf die Entwickelung der Wissenschaften ausübten und nach einer kurzen Blütheperiode, welche wie ein freundlicher Lichtschimmer die Geschichte des 16. Jahrhunderts verklärt, in einen Zustand geistiger Erstarrung versanken, der ihnen die Fähigkeit selbstständiger Bewegung nahm, so liegt die Schuld an dem politischen und religiösen Druck, welcher hier eine beispiellose Höhe erreichte. Selbst in den schlimmsten Zeiten der Despotie und des Aberglaubens hat es dort an frischen Blüthen des geistigen Lebens nicht gefehlt; aber sie wurden zertreten und konnten nur zur Reife gedeihen, wenn sie dem heimischen Boden entzogen wurden.

---

[1] V. DE LA FUENTE: Historia de las universidades en España, Madrid 1884. 85, 2 Bde.

Die alten englischen Universitäten zu Oxford und Cambridge entwickelten sich allmälig aus den Schulen, welche schon im 12. Jahrhundert dort existirten.[1] Es lässt sich nicht bestimmen, wann sie den Charakter von Hochschulen annahmen. In den ersten Decennien des 13. Jahrhunderts erscheinen sie bereits als organisirte akademische Körperschaften, als Universitäten.

Die Heilkunde wurde in diesen Studienanstalten neben anderen Wissenschaften zwar auch gelehrt, aber nur als ein Theil der allgemeinen philosophischen Ausbildung. Für diesen Zweck genügte ein Lehrer dieser Disciplin, welcher den Schülern die wichtigsten Thatsachen derselben mittheilte. Ähnliche Verhältnisse herrschten an der Hochschule zu St. Andrews, welche 1411, zu Glasgow, die 1450, und Aberdeen, welche 1494 gegründet wurde.

Auf deutschem Boden wurde die erste Universität i. J. 1348 zu Prag, der Residenz des Kaisers Carl IV. errichtet. Ein wohlwollender Freund und Gönner aller wissenschaftlichen und künstlerischen Bestrebungen, war derselbe eifrig bemüht, die Unterthanen seines Reiches, namentlich aber seines böhmischen Erblandes, mit den Vortheilen der italienischen und französischen Cultur bekannt zu machen. Aus diesem Grunde schuf er in seiner Hauptstadt ein *Studium generale,* welches er nach dem Muster der Pariser Hochschule einrichtete.

Dasselbe enthielt sämmtliche vier Facultäten. und den Professoren wurden feste Besoldungen angewiesen. Die Studierenden wurden wie in Paris und Bologna in vier Nationen eingetheilt, nämlich in die böhmische, bayerische, sächsische und polnische. An ihrer Spitze stand der Rector, welcher zum Klerus, aber nicht zu einem geistlichen Orden gehören, d. h. eine der niederen Weihen besitzen, mindestens 25 Jahre alt, und legitimer Herkunft sein und ein tadelloses Leben geführt haben musste.[2] Es konnten zu dieser Würde auch Studierende gewählt werden.

Die oberste Aufsicht über die Universität wurde dem Erzbischof von Prag übertragen, also einem hohen Geistlichen, wie dies zu jener Zeit bereits an vielen Hochschulen üblich war.

Die Universität Prag hob sich sehr rasch. Schon BENESCH DE WAITMUEL, ein Schriftsteller des 14. Jahrhunderts, sagte, dass „an keinem Ort in Deutschland die Wissenschaften solche sorgsame Pflege fanden, wie in Prag, und dass dorthin Studierende aus England und

---

[1] H. C. MAXWELL LYTE: A history of the university of Oxford from the earliest times to 1530, London 1886. — JAMES BASS MULLINGER: The university of Cambridge (reicht bis z. J. 1535), Cambridge 1873.

[2] W. TOMEK: Geschichte der Prager Universität, Prag 1849.

Frankreich, der Lombardei, aus Ungarn, Polen und den angrenzenden
Ländern kamen, unter ihnen Söhne von Adeligen und Fürsten und
hohe Prälaten aus den verschiedenen Theilen der Welt."[1]

Wenn auch die Angaben über die Zahl der Studenten, welche die
Hochschule damals zählte, übertrieben,[2] jedenfalls aber sehr unverläss-
lich sind, so lässt sich doch annehmen, dass dieselbe nicht unbedeutend
war. Im J. 1372 constituirte sich die juristische Facultät als besondere
Universität und wählte ihren eigenen Rector; sie bestand damals aus
37 Mitgliedern der böhmischen, 48 der bayerischen, 41 der polnischen
und 29 der sächsischen Nation.

Das medicinische Studium fand keineswegs die gebührende Berücksichtigung; es wurde durch einen oder höchstens zwei Lehrer vertreten. Als die ersten werden NICOLAUS DE GEVICKA, BALTHASAR DE
TUSCIA und WALTHER genannt.

Die nationalen und religiösen Streitigkeiten, welche später in Prag
ausbrachen, hatten die Folge, dass viel fremde Studierende die dortige
Universität verliessen und die Studien vernachlässigt wurden. Damit
begann ihr Verfall, der auf dem Gebiete der Medicin am Schluss des
15. Jahrhunderts bereits ziemlich deutlich zu Tage trat.

Die Wiener Universität wurde 1365 gestiftet, trat aber eigentlich
erst 1385 ins Leben. Sie wurde nach dem Vorbild der Pariser Hochschule organisirt. Wie dort, schieden sich auch hier die Mitglieder
derselben in vier Nationen, an deren Spitze Procuratoren standen, welche
den Rector wählten. Das Haupt der ganzen Universität war der
Rector, welcher dieselbe nach aussen vertrat und die Gerichtsbarkeit
ausübte. Das Amt des Kanzlers bekleidete der Probst der St. Stefans-
Kirche.

Die medicinische Facultät bildete die Vereinigung der diplomirten
Ärzte; ihr Vorstand, der Dekan, wurde von ihnen gewählt. Zur Lehrthätigkeit waren sie sämmtlich berechtigt; doch übten nur Einzelne
dieselbe aus und zwar selten mehr als 6 bis 8.[3] Die *Doctores regentes*
erhielten bestimmte Besoldungen. Die ersten Lehrer der Medicin waren

---

[1] DENIFLE a. a. O. I, S. 600.

[2] Darnach soll es in Prag damals 30 000 Studenten gegeben haben; von
Bologna, Oxford und Löwen existiren ähnliche Berichte. Wahrscheinlich rechnete
man dazu nicht blos die Studenten und Schüler, welche für die Universitätsstudien vorbereitet wurden, sondern auch alle Jene, welche in früheren Jahren
dort studiert hatten. sowie die Beamten und Handwerker, die zu der Hochschule
in geschäftlichen Beziehungen standen. Vergl. PAULSEN in SYBEL's histor. Zeitschr. 1881, Bd. 45, S. 291 u. ff.

[3] J. ASCHBACH: Geschichte der Wiener Universität, Wien 1865, I, S. 326.

Johann Gallici aus Breslau, Hermann Lurcz aus Nürnberg, Hermann von Treysa aus Hessen, Conrad von Schiverstadt und Martin von Wallsee.

Im J. 1364 gründete König Kasimir von Polen in Krakau eine Hochschule, an welcher zwei Lehrkanzeln für die Heilkunde bestimmt wurden. Doch wurden diese Pläne erst i. J. 1400 verwirklicht. Auch für Kulm wurde 1387 ein päbstlicher Stiftungsbrief erwirkt; aber die Universität scheint nicht ins Leben getreten zu sein.

Die Universität Heidelberg entstand 1386. Sie hatte Anfangs nur vier Professuren für alle Facultäten. Der erste Lehrer der Medicin wurde 1390 angestellt. Er blieb auch lange Zeit der einzige Vertreter dieser Wissenschaft.[1]

In Köln a. Rh. wurde 1388 eine Hochschule gestiftet, die einen glänzenden Anfang nahm. Sie bestand bis z. J. 1798 und wurde erst unter der französischen Herrschaft gleichzeitig mit den Universitäten Trier und Mainz aufgehoben.

Die Erfurter Hochschule, welche schon 1379 die Rechte eines *Studium generale* erhielt und jedenfalls seit 1392 als solches bestand, erlangte im 15. Jahrhundert einen grossen Ruf, besonders durch ihre Pflege der Rechtswissenschaften. Sie existirte bis 1816.

Die beiden ungarischen Hochschulen zu Fünfkirchen und Ofen, welche im 14. Jahrhundert errichtet wurden, hatten nur eine kurze Dauer; die letztere wurde am Schluss des 15. Jahrhunderts wiederhergestellt.

Auch die Universität Würzburg existirte nach ihrer Gründung i. J. 1403 nur 10 Jahre. Ihre Geschichte, die für die Heilkunde eine ausserordentliche Bedeutung besitzt, beginnt eigentlich erst i. J. 1582, nachdem sie nach langer Pause wieder eröffnet worden war.

Im 15. Jahrhundert wurden ferner die Universitäten zu Leipzig (1409), Rostock (1419), Löwen (1426), Greifswald (1456), Freiburg i/Br. (1457), Basel (1460), Trier und Ingolstadt (1472), Tübingen und Mainz (1477), Upsala (1477), und Kopenhagen (1479) gestiftet.[2]

Die medicinischen Studien spielten an diesen Hochschulen eine bescheidene Rolle. Für den Unterricht in der Heilkunde waren selten mehr als ein oder zwei Lehrer vorhanden, und häufig betrug auch die Zahl der Schüler nicht viel mehr.

---

[1] J. F. Hautz: Geschichte der Universität Heidelberg, Mannheim 1862. 2 Bde.
[2] Vergl. Paulsen in Sybel's histor. Zeitschr. 1881, Bd. 45, S. 266 u. ff.

Die Bildung der Ärzte im Allgemeinen.

Die Universitäten des Mittelalters waren andere Anstalten, als diejenigen der Gegenwart. Die Begriffe, welche mit den Dingen verbunden werden, wechseln mit der Zeit ebenso wie die Namen, mit denen man sie bezeichnet.

Die Hochschulen jener Periode waren aber auch unter einander sehr verschieden, je nach der Zeit und dem Ort ihrer Entstehung. Diejenigen von Salerno und Montpellier erscheinen als medicinische Fachschulen, an welche sich die übrigen Facultäten in ziemlich loser Weise angliederten.

Die Hochschulen in Bologna, Padua und anderen Orten Italiens gleichen wandernden Kolonien von Professoren und Studenten, welche dort ihren Sitz aufschlugen, wo ihnen möglichst viele Freiheiten und Vortheile gewährt wurden; manche traten in Verbindung mit einer der zahlreichen Rechtsschulen, welche in vielen Städten seit langer Zeit bestanden.

Die Universität Paris und die nach ihrem Vorbild eingerichteten Hochschulen Englands und Deutschlands machen den Eindruck von philosophischen Facultäten, welche der Heilkunde neben anderen Wissenschaften einen Platz innerhalb des Rahmens ihres Studienplans gewährten; an einzelnen derselben, wie in Paris, Wien, Prag, Basel und anderen Orten, stand der medicinische Unterricht in engem Zusammenhange mit der ärztlichen Zunft, wie dies ursprünglich auch an den ältesten medicinischen Schulen zu Salerno und Montpellier der Fall war. Wie die Handwerker und Künstler in ihren Gilden, so nahmen auch die Meister der Heilkunst das Recht in Anspruch, in ihren Versammlungen zu bestimmen, in welcher Weise sie gelehrt werden sollte und wer das zur selbstständigen Ausübung derselben erforderliche Wissen besitze.

Auch an den übrigen Hochschulen bedeuteten die medicinischen Facultäten etwas Anderes, als heut; denn sie boten in jener Zeit keine vollständige fachmännische Ausbildung, sondern nur die auf der Literatur beruhende theoretische Grundlage dazu, und überliessen es den Studierenden, sich später unter der Anleitung eines praktischen Arztes oder in Krankenhäusern die erforderlichen praktischen Kenntnisse in der Heilkunst zu erwerben. Dadurch wurde der Schwerpunkt der ärztlichen Erziehung aus der Facultät und damit zugleich auch aus der Universität verlegt, wie dies namentlich in England geschah, während in Deutschland, wo es häufig an den nothwendigen Anstalten fehlte und die Mittel dürftig und beschränkt waren, die praktische Ausbildung der Ärzte überhaupt vernachlässigt wurde.

Im Allgemeinen gestaltete sich der Gang der medicinischen Studien durch Gewohnheit sowohl wie durch gesetzliche Verordnungen an den verschiedenen Hochschulen ziemlich gleichartig. Die Voraussetzung derselben bildete der Besitz einer allgemeinen wissenschaftlichen Vorbildung, welche die Unterrichtsgegenstände umfasste, die an den Kloster- und Domschulen, sowie an den Stadtschulen gelehrt wurden. Wenn diese höheren Unterrichtsanstalten in Städten existirten, in welchen später Universitäten errichtet wurden, so wurden sie den letzteren einverleibt, wie in Paris, Prag, Wien u. a. O. Daher kam es, dass viele Studierende an der Universität selbst die zu ihren späteren Fachstudien erforderliche Vorbildung erwarben, indem die philosophischen Facultäten gleichsam die Stelle unserer Gymnasien vertraten. Diese Einrichtung erhielt sich an den österreichischen Hochschulen in der Form der beiden philosophischen Jahrgänge, welche vor dem Beginn der medicinischen Studien absolvirt werden mussten, bis z. J. 1848 und besteht an den englischen Hochschulen in modificirter Form noch heut.

Schon Kaiser Friedrich II. befahl, wie erwähnt, dass dem Beginn der medicinischen Studien eine allgemeine wissenschaftliche Ausbildung vorausgehe, auf welche drei Jahre verwendet werden sollten. Allmälig wurde es an den meisten Hochschulen üblich, dass die Studierenden, bevor sie das medicinische Studium begannen, *in artibus* graduirten, jedenfalls aber durch einige Jahre Vorlesungen an der philosophischen Facultät hörten. In Paris konnten sie nach einem zweijährigen Besuch derselben das Baccalaureat, nach einem $3^{1}/_{2}$jährigen die Licenz und das Magisterium der Philosophie erlangen.[1]

Die Studienzeit der Mediciner dauerte vier oder fünf Jahre, konnte aber um ein halbes oder ganzes Jahr abgekürzt werden, wenn der Studierende einen akademischen Grad in der philosophischen Facultät besass. Sie zerfiel in zwei Abschnitte, deren erster die ersten zwei oder drei Studienjahre umfasste und mit dem Baccalaureats-Examen abschloss, während der zweite sich aus den beiden letzten Studienjahren zusammensetzte und mit der Licenz zur Praxis sein Ende fand.

Der medicinische Unterricht bestand hauptsächlich in theoretischen Vorträgen. Denselben wurden die medicinischen Schriften der Alten und ihrer arabischen und italienischen Commentatoren zu Grunde gelegt. Der Lehrer knüpfte an die Lektüre dieser Bücher fachmännische Erklärungen und Erzählungen aus seiner eigenen Praxis. Gewöhnlich

---

[1] L. Hahn: Das Unterrichtswesen in Frankreich, Breslau 1848.

wurden die verschiedenen Unterrichtsgegenstände unter den Lehrern derartig vertheilt, dass ein einzelnes Thema in abgerundeter Weise vorgetragen wurde, z. B. die Anatomie. die Fieberlehre, der Aderlass. die Diätetik. die Arzneimittellehre, die specielle Pathologie, die Chirurgie u. a. m. Die Auditorien, welche in bildlichen Darstellungen jener Zeit erscheinen.[1] zeigen den Lehrer auf erhöhtem Sitz, wie er seinen Schülern. die sich auf Bänken niedergelassen haben oder in seiner Nähe stehen. aus einem dickleibigen Buche vorliest, während dieselben seine Worte nachschreiben.

Über den Inhalt der medicinischen Vorlesungen giebt ein Studienplan der medicinischen Facultät zu Leipzig aus dem Ende des 15. Jahrhunderts genauen Aufschluss. Darin wurde bestimmt,[2] dass die erste Vorlesung im Winter um 7 Uhr. im Sommer um 6 Uhr früh beginne und über die theoretische Medicin handele. Es wurden auf diesen Gegenstand drei Jahre verwendet und zwar der Art, dass den Vorträgen im ersten Jahre der erste Canon des AVICENNA mit den Erklärungen des JACOBUS FOROLIVIENSIS, im zweiten die *ars parva* des GALEN mit dem Commentar des TRUSIANUS und im dritten die Aphorismen des HIPPOKRATES nebst den dazu gehörigen Bemerkungen GALEN's als Richtschnur dienten. Um 1 Uhr Nachmittags fanden die Vorlesungen über die praktische Medicin statt, welche ebenfalls einen Cursus von drei Jahren in Anspruch nahmen. Dabei wurde im ersten Jahre das 9. Buch des *Liber medicinalis ad Almansorem* des RHAZES, welches die Pathologie enthält, mit den Bemerkungen des JOH. ARCULANUS. im zweiten die Fieberlehre und im dritten die allgemeine Therapie nach dem Canon des AVICENNA mit den Erklärungen des DINO DE GARBO u. A. zu Grunde gelegt.

Neben diesen ordentlichen Vorlesungen, welche die angestellten Professoren abhielten, behandelten einzelne zur medicinischen Facultät gehörige Doktoren in ausserordentlichen Collegien besondere Themata. die sie freiwillig wählten, z. B. die Prognostik des HIPPOKRATES.

Ähnlich war der Lehrplan, welchen der Professor an der medicinischen Facultät zu Wien, MARTIN STAINPEIS. i. J. 1520 den Studie-

---

[1] Cod. Galeni Dresd., No. 92, fol. 20[b]. 30[a]. 39[a]. 296[a]. No. 93, fol. 587[b]. 608[b]. — CH. MEAUX ST. MARC: L'école de Salerne, Paris 1880 (Vignette). — LACROIX: Science et lettres au moyen-age, Paris 1877. — L. GEIGER: Renaissance und Humanismus. Berlin 1882, S. 408 (nach einem Deckengemälde des Laurentius de Voltolina).

[2] F. ZARNCKE: Die Statutenbücher der Universität Leipzig. 1861. S. 38. 586 u. ff.

renden empfahl.[1] Er zählt in seinem Buch die medicinischen Schriften auf, welche sie lesen sollten, und zwar nach ihrem Inhalt so geordnet, dass sie in ihrer zeitlichen Aufeinanderfolge geeignet erscheinen, den Studierenden allmälig mit den einzelnen Theilen der Heilkunde bekannt zu machen. Unter ihnen werden die wichtigsten medicinischen Autoren des Alterthums und der Araber und ihre Erklärer, sowie eine Anzahl italienischer Ärzte, deren Werke damals eine grössere Verbreitung erlangt hatten, genannt.

STAINPEIS erörtert dabei den Nutzen dieser Lektüre für den künftigen Arzt und giebt den Rath, dass immer mehrere Schüler zusammen studieren sollen, damit sie einander gegenseitig über Dinge, welche dem einen von ihnen unklar sind, belehren können. „Vor dem Schlafengehen muss jeder Schüler Das, was er am Tage gelernt hat, wie ein Ochs wiederkäuen (fol. XVII).“ Auf diese Weise vergingen die ersten drei Jahre der medicinischen Studienzeit.

Während der zweiten Hälfte derselben, also nach der Erlangung des Baccalaureats, beschäftigten sich die Studierenden der Medicin damit, Vorlesungen über einzelne Gegenstände zu hören, an den Disputationen, welche allwöchentlich unter Aufsicht der Professoren stattfanden, Theil zu nehmen, anatomischen Zergliederungen beizuwohnen, Hospitäler zu besuchen und die praktische Behandlung der Krankheiten kennen zu lernen.

Die Disputationen, welche schon in den Schulen der Iatrosophisten des Alterthums üblich waren, und auch von den Arabern eifrig getrieben wurden, bildeten einen wesentlichen Bestandtheil des medicinischen Unterrichts. Sie entsprachen der ganzen Erziehungsmethode der scholastischen Periode, welche mehr in der dialektischen Gewandtheit als in der Tiefe des Wissens, mehr in der todten Schulgelehrsamkeit als in der praktischen Tüchtigkeit, welche das Leben fordert, ihr Ziel suchte. Im Grunde genommen dienten die Disputationen als eine nützliche Ergänzung der theoretischen Vorlesungen; denn sie boten den Schülern Gelegenheit, zu zeigen, ob und wie sie den Inhalt derselben in sich aufgenommen hatten.

Sie waren somit gleichsam Prüfungen, welche die Studierenden in Gegenwart ihrer Lehrer und Mitschüler ablegten. Die Lernenden wurden dadurch auf Lücken ihres Wissens und die Lehrenden auf Mängel des Unterrichts aufmerksam gemacht. Leider entarteten diese

---

[1] MARTIN STAINPEIS: Liber de modo studendi seu legendi in medicina, Vienn. 1520, f. VII u. ff. — A. v. ROSAS: Geschichte der Wiener Hochschule u. bes. der med. Facultät, Wien 1843, I, 149 u. ff.

Disputationen häufig in hohle Redeübungen, welche nicht die Sache
förderten, sondern nur die persönliche Eitelkeit befriedigten. Die jungen
Leute „prahlen dabei mit Hippokrates und Galen, gebrauchen unge-
wöhnliche Worte und bringen überall ihre Aphorismen an“, sagte
JOHANN VON SALISBURY.

Die Baccalaureen waren ausserdem verpflichtet, die jungen Studierenden zu unterrichten, indem sie ihnen Abschnitte aus den medicinischen Schriften der alten Autoren übersetzten und erklärten und Vorträge über einzelne Theile der Heilkunde hielten. Die Gewohnheit
schuf auch hier bestimmte Regeln; so wurde es in Paris eingeführt,
dass über die Aphorismen des HIPPOKRATES 50, über das Buch *de
regimene* 30, über die akuten Krankheiten 38, über die Prognostik
36 Vorlesungen stattfanden.[1] Es unterliegt keinem Zweifel, dass diese
Unterrichtsmethode für die Studierenden manche Vortheile hatte. Die
Jesuiten, welche sie später in ihren Schulen anwendeten, verdankten
ihr zum grossen Theile die Lehrerfolge, die sie erzielten.

Der Unterricht in der Anatomie.

Der medicinische Unterricht an den Universitäten trug also im
Wesentlichen einen theoretischen Charakter; nur auf einzelnen Gebieten
wurden Versuche gemacht, denselben mit praktischen Demonstrationen
zu verbinden. So wurde die Anatomie zwar hauptsächlich nach Büchern
gelehrt, aber durch Zeichnungen und Abbildungen, durch die Betrachtung lebender Körper und die Zergliederung todter Thiere und Menschen
erläutert.

Leider haben sich nur wenige anatomische Zeichnungen aus jener
Zeit erhalten. HENRI DE MONDEVILLE, welcher zuerst Professor in Montpellier und später Leibarzt Philipps des Schönen (1285—1314) von
Frankreich war, gab seiner Anatomie 13 Abbildungen bei, wie GUY
VON CHAULIAC berichtet.[2] Die königliche Bibliothek zu Berlin besitzt
das Collegienheft eines Studenten, welcher i. J. 1304 die Vorlesungen
desselben nachgeschrieben hat; am Rande befinden sich rohe Feder-
zeichnungen, denen H. DE MONDEVILLE's Abbildungen wahrscheinlich
als Vorlage dienten.

---

[1] SABATIER a. a. O.
[2] GUY VON CHAULIAC: Chirurgia, Tract. I, doctr. 2, c. 1.

Ein Pergament-Codex aus dem Anfang des 15. Jahrhunderts, welcher in der königlichen Bibliothek zu Dresden aufbewahrt wird,[1] enthält Initialen mit Abbildungen, welche Vorgänge aus dem ärztlichen Leben, darunter auch mehrere anatomische Demonstrationen, darstellen. Aus denselben scheint hervorzugehen, dass beim Unterricht nackte Personen vorgestellt wurden, an denen die einzelnen Theile des menschlichen Körpers gezeigt und erläutert wurden. Vielleicht wurden die inneren Organe durch Umrisse auf der äusseren Haut gezeichnet? —

Das gebräuchlichste Hilfsmittel des anatomischen Unterrichts bildeten die Zergliederungen von Thieren. In Salerno benutzte man dazu vorzugsweise Schweine; an anderen Hochschulen ahmte man dieses Beispiel nach. Ferner wurden auch Bären, Affen, namentlich aber Hunde zu diesem Zweck verwendet.[2] In den Rechnungen der medicinischen Facultäten jener Zeit spielte daher der Ankauf von Schweinen und anderen Thieren zu anatomischen Untersuchungen bisweilen keine unbedeutende Rolle. Die Zergliederungen thierischer Körper blieben auch gebräuchlich, nachdem die Sektionen menschlicher Leichen gestattet worden waren, da sich nur sehr selten die Gelegenheit zur Vornahme derselben bot.

In den ersten Jahrhunderten des Mittelalters wurden sie durch die religiösen und politischen Gesetze ebenso wie durch die socialen Vorurtheile verhindert. Es scheint, dass die Ärzte jener Zeit dieses wichtige Mittel der medicinischen Ausbildung auch nicht entbehrten; denn das anatomische Wissen Galen's und seiner Erklärer genügte ihnen, und ein Bedürfniss zu selbstständigen Forschungen war nicht vorhanden. Die verständigen Ärzte verkannten freilich niemals, welche Bedeutung die Anatomie für die Medicin besitzt;[3] aber erst im 13. und 14. Jahrhundert gelang es, die Hindernisse zu beseitigen, welche das Studium derselben erschwerten oder unmöglich machten.

Kaiser Friedrich II. ermahnte die Studierenden von Salerno, sich

---

[1] Cod. Galeni No. 92. 93 mit dem Commentar des Nicol. v. Reggio, No. 92, fol. 19ᵇ. 26ᵇ. 34ᵇ. 50ᵃ. 59ᵃ. 83ᵇ. 93ᵇ. 96ᵇ. 109ᵃ. 151ᵃ. 158ᵃ. 164ᵇ. 169ᵇ. 177ᵃ. 304ᵃ. — L. Choulant: Geschichte und Bibliographie der anatomischen Abbildung, Leipzig 1852, S. 2.

[2] Mondino: de anatomia (matricis). — Mag. Richardus bei Haeser a. a. O. I, S. 736. — J. Hyrtl: Vergangenheit und Gegenwart des Museums für menschliche Anatomie an d. Wiener Universität, Wien 1869, p. XII.

[3] So erklärte Taddeo Alderotti (1223—1303), dass er über das Wesen der Schwangerschaft nicht genaue Auskunft geben könne, weil er leider niemals Gelegenheit gehabt habe, eine Schwangere zu seciren. — A. Corradi: Dello studio e dell' insegnamento dell' anatomia in Italia nel medio evo in Rendiconti del R. istit. Lombardo, Milano 1873, ser. II, vol. VI, p. 634.

mit der Anatomie zu beschäftigen, und verordnete, dass kein Chirurg zur Praxis zugelassen werde, bevor er den Nachweis geliefert habe, dass er sich ein Jahr hindurch dem Studium der Anatomie gewidmet habe. Auf den Antrag des Martianus, Protomedicus von Sicilien, erliess er i. J. 1288 den Befehl, dass alle fünf Jahre in Gegenwart der Ärzte und Chirurgen eine Leiche secirt werde.[1]

In Bologna fanden wahrscheinlich schon im 13. Jahrhundert Sektionen menschlicher Leichen statt. Im J. 1302 wurde auf Befehl des Richters dort sogar eine gerichtsärztliche Sektion vorgenommen, da der Verdacht vorlag, dass ein Mann vergiftet worden sei; zu dieser Untersuchung wurden 2 Ärzte und 3 Chirurgen hinzugezogen.

Aus der Schilderung dieses Ereignisses geht nicht hervor, dass es der erste Fall dieser Art war, sondern im Gegentheil, dass man in solchen Untersuchungen und der Beurtheilung ihrer Ergebnisse bereits einige Erfahrungen besass.[2] Aus dem gleichen Grunde soll Wilhelm von Saliceto den Leichnam des Neffen- des Marchese Pallavicini secirt haben.[3]

Der Minoriten-Mönch Salimbeni erzählt, dass während einer Seuche, die i. J. 1286 in Italien wüthete, ein Arzt viele Leichen, deren Tod dadurch herbeigeführt worden war, öffnete, um die Ursache des Leidens zu ergründen. Während der grossen Pestepidemie von 1348 haben verschiedene Ärzte diesen Versuch gemacht;[4] leider war das Resultat, zu welchem sie dabei gelangten, nicht viel werth.

· Man scheute sich auch nicht, die Leichen vornehmer Personen, welche fern von ihrer Heimath starben, durch Kochen und Maceration für den Transport herzurichten. So erging es den Bischöfen, Fürsten und adeligen Herren, die mit dem Heere Friedrich Barbarossa's 1167 in die Nähe von Rom kamen und dort einer Seuche erlagen,[5] und dem Kaiser selbst, als er im Flusse Saleph bei Jerusalem ertrank.[6] Ebenso machte man es mit der Leiche Ludwigs IX. von Frankreich, der 1270 bei Tunis starb,[7] sowie mit derjenigen Philipps des Kühnen und seiner Gemahlin.[8]

---

[1] A. Burggraeve: Précis de l'histoire de l'anatomie, Gand 1840, p. 47.

[2] Medici a. a. O. p. 5 u. ff. 10.

[3] Puccinotti: Storia della medicina II, pars II, 357.

[4] A. Corradi: Annali delle epidemie in Italia, Bologna pro a. 1286 u. 1348.

[5] G. H. Pertz: Monum. Welforum ant. in Script. rer. German., Hannov. 1869, p. 41.

[6] Benedictus Petroburg: Gesta regni Henrici II. in Script. rer. Brit. med. aevi, London 1867, T. 49, Vol. II, p. 89.

[7] Corradi a. a. O. anno 1270.

[8] Muratori: Rer. script. it. VIII, 861.

Pabst Bonifaz VIII. verbot dieses Verfahren i. J. 1300[1] und nahm damit der anatomischen Forschung, welche damals eben wieder begann, ein Hilfsmittel, dessen Verlust ihr empfindlich war. Mondino schrieb, dass gewisse Knochen nur deutlich zu erkennen seien, wenn sie durch Kochen präparirt würden, dass er dies aber nicht thue, weil er sich fürchte, eine Sünde zu begehen.[2] Sein Commentator Berengar von Carpi sagt ihm freilich nach, dass er dieser Sünde nicht immer Widerstand geleistet und doch manchmal menschliche Knochen gekocht habe.[3]

Mondino, welcher in Bologna die Lehrthätigkeit ausübte, hat eine grosse Anzahl von Leichen-Sektionen ausgeführt.[4] Er selbst erklärt bei einer Gelegenheit, wo er über die Grössenverhältnisse des jungfräulichen, des in der Menstruation begriffenen und des schwangeren Uterus spricht, dass er i. J. 1315 zwei weibliche Leichen zergliedert habe.[5] Bei seinen Arbeiten sollen ihn sein Prosector Otto Agenio aus Lustrula und eine junge Dame, Alessandra Giliani aus Persiceto, unterstützt haben.[6]

Der praktische Unterricht an der Leiche wurde in vier Lektionen beendet, wie Guy von Chauliac berichtet, welcher bei Bertuccio, einem Schüler Mondino's, gehört hatte. In der ersten Vorlesung wurden die Organe der Ernährung, d. h. diejenigen der Bauchhöhle, „weil sie am schnellsten der Verderbniss anheimfallen,“ in der zweiten die *membra spiritualia*, also die der Brusthöhle, in der dritten die *membra animata* (Gehirn) und in der vierten die Extremitäten besprochen.[7]

Um die Bänder, Knorpel, Gelenke, grösseren Nerven u. a. m. zu sehen und zu studieren, wurden die Leichen längere Zeit an der Sonne getrocknet, in die Erde vergraben, damit sie faulen, oder in fliessendes,

---

[1] Decr. de sepulturis. S. auch Corradi: Dello studio dell anatomia a. a. O. p. 865.

[2] Mondino: De anatomia auris.   [3] Comment. Bonon. 1521, f. 510.

[4] *multoties*, wie Guy von Chauliac in seiner Chirurgie (I, 1, 1) schreibt.

[5] Mondino: de anatom. matricis.

[6] Wenn Al. Macchiavelli (Effemeridi sacro-civili, Bologna 1736, p. 60 u. ff.) von der letzteren erzählt, dass sie verstanden hätte, die Blutgefässe selbst in ihren feinsten Verästelungen zu reinigen, ohne sie zu zerreissen, und sie dann mit einer gefärbten Flüssigkeit gefüllt habe, welche nach der Gerinnung die Form der Gefässe deutlich wahrnehmen liess, so wird diese Erzählung durch keine älteren Autoren verbürgt. Es ist nicht recht wahrscheinlich, dass man zu einer Zeit, da die Anatomie noch einen sehr niedrigen Standpunkt innehatte, bereits die Kunst der Gefäss-Injektion gekannt habe. Vergl. M. Medici a. a. O. p. 28 u. ff.

[7] Guy v. Chauliac: Chirurgia a. a. O.

zuweilen auch in kochendes Wasser gelegt. Manche Anatomen, wie der Magister RICHARDUS, fanden eine derartige Behandlung des menschlichen Körpers „schrecklich" und zogen es deshalb vor, die Anatomie an den Leibern von Thieren zu lehren. Andere wird weniger die religiöse Scheu, als der Umstand, dass sich nur selten die Gelegenheit zu Sektionen menschlicher Körper bot, dazu veranlasst haben.

Manche Ärzte verschafften sich die Leichen, wenn sie dieselben nicht auf rechtmässige Weise erhalten konnten, durch Diebstahl. So spielte i. J. 1319 ein Prozess in Bologna, in welchem ein dortiger Lehrer der Medicin und vier seiner Schüler angeklagt waren, die Leiche eines Gehenkten heimlich aus dem Grabe genommen zu haben, um sie zu seciren.[1] Derartige Fälle mögen sich in jener Zeit ziemlich häufig ereignet haben. Man rechnete mit dieser Thatsache und liess die Leichen nehmen, weil man sie nicht gern geben wollte. „Die Gesetze gegen die Entweihung der Gräber schwiegen", wie CORRADI sagt,[2] „ohne dass sie aufgehoben wurden, und man schritt nur dann ein, wenn offenbare Gewalt angewendet oder grosses Ärgerniss gegeben worden war."

Nur ganz allmälig wurden für die Vornahme der Sektionen menschlicher Leichname legale Formen gefunden. Der Senat von Venedig verordnete i. J. 1368, dass alljährlich eine Sektion stattfinde, damit sich die Ärzte und Chirurgen über die Lage der einzelnen Theile des Körpers unterrichten könnten.[3]

Die Universität Montpellier erhielt 1376 das Recht, alle Jahre die Leiche eines Verbrechers, an dem die Todesstrafe vollzogen worden war, zu zergliedern,[4] und der Universität zu Lérida wurde 1391 dasselbe Privilegium vom König Johann I. verliehen.[5] Derselbe bestimmte, dass die Stadtobrigkeit zu diesem Zweck den Leichnam eines Verbrechers liefere, welcher durch gewaltsames Untertauchen ins Wasser getödtet worden war, damit der Körper völlig unversehrt erscheine.

Ferdinand der Katholische erlaubte den Ärzten und Chirurgen zu Saragossa, die Leichen der Personen, welche in dem dortigen Spital gestorben waren, zu öffnen, wenn sie es für nützlich hielten,[6] und der Pabst gestattete dies den Ärzten des Klosters della Guadelupe zu Estremadura.[7] Die medicinische Facultät zu Tübingen erhielt vom Pabst

---

[1] MEDICI a. a. O. p. 36. 427 u. ff.   [2] CORRADI a. a. O. p. 642.

[3] CORRADI a. a. O. p. 635.   [4] ASTRUC a. a. O. p. 32.

[5] GERMAIN a. a. O. III. 134. — DENIFLE a. a. O. I, S. 507.

[6] A. H. MOREJON: Historia bibliografica de la medicina española, Madrid 1842, I, 252.

[7] MOREJON a. a. O. II, 25. Leider sagt er nicht, wann dies geschehen ist.

Sixtus IV. i. J. 1482 das Recht, die Leichname von hingerichteten Verbrechern zu seciren.[1]

In den Statuten der Universität Bologna v. J. 1405 wurde angeordnet, „dass sich kein Doktor oder Student der Medicin, überhaupt Niemand eine Leiche aneignen dürfe ohne Erlaubniss des Rectors." Wenn Sektionen unter der Leitung eines Professors stattfanden, so wurde eine bestimmte Anzahl von Studierenden aufgefordert, denselben beizuwohnen; bei der Zergliederung einer männlichen Leiche durften nicht mehr als 20, bei derjenigen einer weiblichen, weil dieselbe seltener vorkam, nicht mehr als 30 Schüler anwesend sein, damit Jeder Alles deutlich sehen konnte. Kein Student wurde zu diesen Demonstrationen früher zugelassen, als nachdem er bereits zwei Jahre medicinische Vorlesungen gehört hatte.

Der Rector musste dafür sorgen, dass allmälig sämmtliche Mediciner Gelegenheit erhielten, eine Leichensektion zu sehen, und dass bei den Einladungen dazu die Mitglieder aller Scholaren-Corporationen die gleiche Berücksichtigung erfuhren. Aus diesem Grunde wurde bestimmt, dass kein Student, welcher die Sektion eines männlichen Leichnams gesehen hatte, in demselben Jahre ein zweites Mal zu der gleichen Demonstration hinzugezogen würde. War dies im folgenden Studienjahre geschehen, so wurde er überhaupt nicht mehr zu der Sektion einer männlichen, sondern nur noch zu derjenigen einer weiblichen Leiche eingeladen, so dass er während seiner Studienzeit im günstigsten Falle der Zergliederung von zwei männlichen und einem weiblichen Körper beiwohnen konnte.

Die Kosten, welche die Erwerbung, der Transport, die Herrichtung und Bestattung der Leiche verursachte, mussten die anwesenden Studierenden tragen; doch durften sie bei einem männlichen Körper nicht über 16, bei einem weiblichen nicht über 20 Bologneser Pfund betragen. Von dieser Summe erhielt der Professor, welcher die Sektion vollzog, 100 Solidi. Die Mitglieder des Lehrer-Collegiums lösten sich in dieser Funktion ab; kein Lehrer durfte die Aufforderung der Studierenden, die Zergliederung einer Leiche vorzunehmen, ablehnen.[2]

Im J. 1442 wurde gesetzlich angeordnet, dass die Obrigkeit oder die Gerichtsbehörden von Bologna der Universität alljährlich zwei Leichen und zwar eine männliche und eine weibliche oder, wenn die letztere nicht zu erlangen war, zwei männliche für anatomische Zer-

---

[1] L. F. Froriep: Die anatomischen Anstalten zu Tübingen, Weimar 1811, Beil. I, 14.

[2] Statut. dell' univ. di Bologna v. 1405, Rubr. 96, bei Corradi: Dello studio dell' anat. in Italia a. a. O. p. 638 u. ff. 647.

gliederungen liefern. Es war dabei nicht vorgeschrieben, dass sie von hingerichteten Verbrechern stammen, sondern dem Ermessen der Behörden überlassen, sie zu beschaffen, auf welche Art es möglich war (*quomodocumque fieri poterit*); nur durften sie nicht von Personen herrühren, welche in Bologna ihre Heimath hatten.[1] Ähnliche Verhältnisse bestanden in Padua, Ferrara und Pisa.[2]

Im Allgemeinen pflegte man zu anatomischen Untersuchungen die Körper von Verbrechern zu verwenden, an welchen die Todesstrafe vollzogen worden war. Das Volk betrachtete, wie schon im Alterthum, die Verstümmelung oder Zerschneidung des todten Leibes als eine Entweihung, welcher man höchstens Personen aussetzen durfte, die durch fluchwürdige Verbrechen die allgemeine Verachtung auf sich geladen hatten.

Als die wissenschaftlichen Bedürfnisse wuchsen, genügte diese Art, das Leichenmaterial zu beschaffen, nicht, und man musste dasselbe noch auf anderen Wegen zu erwerben suchen. Aber auch dann hielt man daran fest, dass zu diesem in der öffentlichen Meinung entehrenden Zweck nur die Leichen fremder oder, wenn einheimischer, doch nur solcher Personen verwendet wurden, welche von niederem Herkommen waren. Es war eine Ausnahme, wenn man in Pisa dazu auch die todten Körper der Bürger dieser Stadt, sowie der Studenten und Doktoren, wenn es ihre Verwandten gestatteten, benutzte, und erklärt sich vielleicht aus dem demokratischen Geist, welcher damals dort herrschte.[3]

Später und in weit geringerem Umfange als an den Hochschulen Italiens entwickelte sich der praktische Unterricht in der Anatomie an den Universitäten der übrigen Länder. In Paris begann man erst im 15. Jahrhundert mit derartigen Demonstrationen. In Prag fanden seit 1460 anatomische Zergliederungen statt, nachdem die dortige medicinische Facultät durch Schenkung in den Besitz eines eigenen Hauses gelangt war.[4] In Wien veranstaltete der von Padua dorthin berufene Professor GALEAZZO DI S. SOFLA i. J. 1404 die ersten anatomischen Demonstrationen, zu welchen ihm eine männliche Leiche geliefert wurde. Sie geschahen im Bürgerspital und dauerten acht Tage. Nach der Beendigung derselben sammelte der Professor bei den Zuschauern Geld, welches in die Kasse der Facultät floss.[5] Es vergingen 12 Jahre, bis die nächste öffentliche anatomische Sektion stattfand; dies geschah dann

---

[1] Statut v. 1442, Rubr. 19, bei CORRADI a. a. O. p. 648.

[2] CORRADI a. a. O. p. 638.

[3] FABRONI: Hist. acad. Pisan., Pisa 1792, T. II, 73.

[4] HYRTL: Geschichte der Anatomie in Prag, 1841, S. 9.

[5] HYRTL: Vergangenheit und Gegenwart a. a. O. S. VIII.

wieder 1418. Zu diesen Demonstrationen wurden Doktoren und Stüdenten der Medicin, Chirurgen, Apotheker, Gelehrte und vornehme Standespersonen eingeladen.

Im J. 1433 wurde ein besonderer Lector der Anatomie, Dr. Joh. Aigel aus Nürnberg, angestellt. Auf eine seltsame Weise wurde die Facultät i. J. 1440 in ihren Erwartungen einer anatomischen Sektion getäuscht. Es war ihr zu diesem Zweck der Körper eines Verbrechers, welcher gehenkt worden war, übergeben worden; aber als man die Zergliederung vornehmen wollte, kam derselbe wieder zum Leben. Er wurde in Folge dessen begnadigt und in Begleitung des Universitäts-Pedells in seine Heimath Alt-Ötting in Bayern abgeschoben, wo er später wegen neuer Verbrechen doch noch am Galgen starb.

Im J. 1452 wurde in Wien zum ersten Male eine weibliche Leiche zergliedert; doch wurden dabei nur Ärzte und Chirurgen zugelassen. Im 15. Jahrhundert fanden dort ungefähr alle 8 Jahre einmal anatomische Demonstrationen an der Leiche statt.

Die Statuten der medicinischen Facultät zu Tübingen v. J. 1497 bestimmen, dass alle 3 oder 4 Jahre eine menschliche Leiche öffentlich zergliedert werde; ein Professor musste während dessen die Erklärung dazu aus Mondino's Anatomie den Zuschauern vorlesen. Ähnlich verfuhr man an anderen deutschen Hochschulen.

Es war unter solchen Verhältnissen kein Wunder, dass die anatomische Wissenschaft in jener Periode keine sichtbaren Fortschritte machte. Mondino's anatomisches Werk, welches seit den Zeiten des Alterthums das erste war, dessen Verfasser menschliche Leichen zergliedert hatte, befand sich trotzdem noch vollständig auf dem Standpunkte Galen's.

Auf teleologischer Grundlage ruhend, liefert es auf etwa 80 Seiten eine ziemlich dürftige Beschreibung der Lage der einzelnen Theile des Körpers, namentlich der Organe der drei grossen Körperhöhlen, und ihres vermeintlichen Nutzens; von den Muskeln werden nur diejenigen der Bauchwand ausführlicher beschrieben. Zahlreiche Bemerkungen über Krankheiten und Operationen an einzelnen Körpertheilen, welche in die Schilderung derselben eingestreut sind, weisen darauf hin, welchem Zweck das Buch dienen sollte. Gleichwohl erlangte dasselbe ein ausserordentliches Ansehen und bildete durch mehr als zwei Jahrhunderte das beliebteste Lehrbuch der Anatomie.

Das anatomische Wissen erfuhr auch durch Guy von Chauliac, Matthaeus de Gradibus, Peter von Argelata und ihre Nachfolger keine bemerkenswerthen Bereicherungen. Die rohen Holzschnitte, welche der Leipziger Professor Magnus Hundt seinem anatomischen Werk beigegeben hat,[1] werfen ein schlimmes Licht auf den Zustand der Anatomie im 15. Jahrhundert.

Auf einer höheren Stufe stehen die anatomischen Zeichnungen in dem Werk des JOHANNES DE KETHAM, weil sie zum Theil von tüchtigen Künstlern, wie BENED. MONTAGNA, herrühren.

Der Unterricht in der Arzneibereitung und der ärztlichen Praxis.

Zum Studium der Arzneipflanzen bot sich in den Gärten, welche bei vielen Klöstern bestanden, Gelegenheit. Auch manche Ärzte, wie MATTHAEUS SYLVATICUS in Salerno und der Magister WALTER in Venedig, welchem der Senat zu diesem Zweck i. J. 1333 einen Platz anwies,[2] legten derartige Gärten an. Aber die Universitäten besassen in jener Zeit dieses werthvolle Lehrmittel noch nicht, und die Kenntniss der Arzneipflanzen wurde hauptsächlich durch den theoretischen Unterricht und durch Bücher, welche manchmal mit botanischen Zeichnungen verziert waren, vermittelt.

Die Droguen und die Bereitung der Heilmittel lernten die Studierenden in den Apotheken kennen, die vom 13. Jahrhundert ab in allen grösseren Städten entstanden. STAINPEIS empfahl den Studenten und jungen Ärzten, zu diesem Zweck oft die Apotheken zu besuchen. FELIX PLATTER[3] erzählt, „dass er in Montpellier neben stetigem Studieren und Lektionen-Zuhören sich sehr übte in Präparationen von allerlei Arznei, wohl aufzumerken in der Apotheke,“ und viele Kräuter sammelte, die er „zierlich“ in Papier einhüllte.

Die Apotheker bezogen einen grossen Theil der Droguen von auswärts, und es entwickelte sich in diesen Dingen im Mittelalter ein reger Handel, der aus dem Orient über Italien führte.[4] Ausser den Arzneistoffen hielten die Apotheken übrigens noch andere Artikel, verschiedene Specereien, Gewürze, Wachskerzen, Papier, Zucker und Süssigkeiten zum Verkauf; an vielen Orten, namentlich in Deutschland, übten die Apotheker zugleich das Pfefferküchler-Handwerk aus und waren

---

[1] CHOULANT a. a. O. S. 24.   [2] MEYER a. a. O. IV, 255.
[3] PLATTER a. a. O. S. 151.
[4] W. HEYD: Geschichte des Levantchandels, Stuttgart 1879, II, 550 u. ff.

14*

verpflichtet, den Rathsherren der Stadt alljährlich in der Fastenzeit allerlei Näschereien als Geschenk zu übersenden.[1]

Über die Arzneistoffe, welche damals in den Apotheken vorräthig gehalten und am meisten gebraucht wurden, und deren Preise giebt ein Vertrag v. J. 1424 Aufschluss, in welchem ein Apotheker sich verpflichtet, die erforderlichen Medicamente für den herzoglichen Hof zu Este zu liefern.[2] Eine Bestätigung und Ergänzung erfahren diese Mittheilungen durch die Angaben, die über den Inhalt einer Apotheke zu Kosel in Schlesien i. J. 1417[3] und über die Droguen und Medicamente, welche die Apotheker in Frankfurt a. M. i. J. 1450 verkauften,[4] gemacht worden sind.

Von den Einrichtungen der Apotheken jener Zeit zeichnen einzelne Abbildungen des oben erwähnten Dresdener Codex und verschiedener medicinischer Incunabeln ein deutliches Bild.[5]

In Italien und Frankreich bildeten die Apotheker schon im 13. Jahrhundert Genossenschaften, die sich ihre eigenen Gesetze gaben und streng darüber wachten, dass ihre Rechte nicht verletzt wurden.[6] In Deutschland sollen die ersten Apotheken zu Wetzlar 1233, in Schweidnitz 1248, in Würzburg 1276, in Augsburg 1285, in Esslingen 1300 und in Frankfurt a. M. 1343 errichtet worden sein. Im 15. Jahrhundert besassen nicht blos alle grösseren Städte, sondern schon viele mittlere und kleine Orte, wie z. B. Znaim, Pressburg, Krems, Budweis, Olmütz, Brünn und Kuttenberg Apotheken.[7]

Die Ausbildung der Apotheker geschah handwerksmässig.[8] Als Lehrbücher dienten hauptsächlich die Werke des NICOLAUS MYREPSOS, NICOLAUS PRAEPOSITUS, CHRISTOPH DE HONESTIS, SALADIN VON ASCULO, QUIRICUS DE AUGUSTIS u. A. Bevor den Apothekern die Erlaubniss zur Ausübung ihrer Thätigkeit ertheilt wurde, mussten sie sich einer

---

[1] A. PHILIPPE: Geschichte der Apotheker, übers. v. H. LUDWIG, Jena 1859, I, S. 87.

[2] A. CONRADI: Su i documenti storici spett. alla medicina, chirurgia, farmaccutica, in Annal. univ. di med., vol. 273, Milano 1885.

[3] HENSCHEL im Janus, Breslau 1847, II, 152.

[4] J. A. FLÜCKIGER: Die Frankfurter Liste, Halle 1873.

[5] Cod. Galeni No. 92, fol. 181^b. 182^a. 193^a. 265^a. 266^a. — CHOULANT in NAUMANN's Arch. f. d. zeichnenden Künste, Leipzig 1855, Bd. 1, 2, S. 264. — H. PETERS: Mittelalterliche Apotheken im Anzeiger des germ. Nationalmuseums, Nürnberg 1885, Bd. I, H. 1/2. — A. ESSENWEIN in d. Beil. z. Anz. d. germ. Nat., Bd. I, No. 11/12.

[6] A. CONRADI: Gli antichi statuti degli speziali in Annali univ. di med., Vol. 277, Milano 1886.

[7] STAINPEIS a. a. O. f. 29.   [8] STAINPEIS a. a. O. f. 29^b.

Prüfung unterziehen, bei welcher ihre Meister und einige Ärzte die Fragen stellten. Die Aufsicht über die Apotheken und ihre Visitationen wurde von den Ärzten, in späterer Zeit überall von den Stadtärzten, ausgeübt.

Wie der praktische Unterricht in der Heilmittellehre, so lag auch die praktische Unterweisung in der Behandlung der Kranken ausserhalb der Aufgaben, welche sich die Universitäten stellten. Aber man darf daraus nicht etwa schliessen, dass die Studierenden jener Zeit überhaupt keinen Unterricht am Krankenbett erhalten hätten. Namhafte Historiker kamen zu dieser irrigen Meinung, weil in den Nachrichten, welche von der älteren Geschichte der Hochschulen und medicinischen Facultäten handeln, darüber wenig oder gar nichts gesagt wird.

Der praktische Unterricht in der Krankenbehandlung geschah unabhängig von den Universitäten, weil die letzteren nicht in Verbindung standen mit Hospitälern.

Wenn der Studierende der Medicin das Baccalaureats-Examen abgelegt hatte, so trachtete er, sich unter der Anleitung seines Lehrers, bei dem er die theoretischen Vorlesungen gehört hatte, oder eines anderen erfahrenen Arztes in der medicinischen Praxis auszubilden. Er begleitete ihn zu diesem Zweck, wenn derselbe seine Patienten besuchte, oder bemühte sich, in den Krankenhäusern die Gelegenheit zu erhalten, die Heilung der Leiden zu sehen und zu erlernen. Hatte er bereits einige Kenntnisse auf diesem Gebiet erworben, so durfte er seinen Meister unterstützen und vertreten und unter dessen Aufsicht und Verantwortung beginnen, selbst die Kranken zu behandeln.

Diese Methode der ärztlichen Ausbildung, welche der heutigen gleicht, wurde schon in der medicinischen Studienordnung des Kaisers Friedrich II. empfohlen. Die jungen Ärzte zu Salerno standen, wie erwähnt, nach Beendigung der gesetzlichen Studienzeit noch ein volles Jahr unter der Aufsicht eines älteren Praktikers, bevor sie selbstständig ihre Kunst ausüben durften.

In dem schon mehrmals erwähnten Galen-Codex des 15. Jahrhunderts zu Dresden finden sich mehrere Initialen-Miniaturen, welche auf klinische Unterweisung hindeuten. So zeigt No. 93 fol. 461^{b} das Bild eines an Marasmus leidenden, im Bett liegenden Kranken, bei welchem der Arzt steht und seinem Schüler ein Recept diktirt; ausserdem sind noch zwei Wärterinnen anwesend. Die Abbildung auf fol. 565^{b} stellt einen Arzt dar, welcher seinen Schülern zwei Kranke, deren Schenkel mit Geschwüren bedeckt sind, demonstrirt; fol. 468^{b} zeigt eine chirurgische Operation am Unterschenkel, welche der Schüler in Gegenwart des Lehrers ausführt, 500[b] die Eröffnung eines Abscesses in der Achselhöhle. In Cod. 92 fol. 268[b] erscheint eine Kinder-Poliklinik. und fol. 158[a] und 295[b] werden nackte Schwangere vorgestellt.[1]

In Montpellier, wo schon i. J. 1198 ein Hospital existirte, war es üblich, dass die Studierenden der Medicin, nachdem sie das Baccalaureat erlangt hatten, unter der Anleitung eines erfahrenen Arztes die ärztliche Praxis ausübten. ASTRUC[2] führt in den Biographien der früheren Lehrer der Medicin an der Schule zu Montpellier verschiedene Fälle an, in welchen dieses System beobachtet wurde, und betrachtet dieselben keineswegs als besondere Ausnahmen, sondern als allgemeine Regel.

Die medicinische Facultät zu Paris forderte i. J. 1449 von ihren Baccalaureen, dass sie fleissig die Hospitäler besuchten oder einen tüchtigen Arzt bei seinen Krankenbesuchen begleiteten, und verweigerte ihnen, wenn diese Vorschrift nicht erfüllt wurde, die Zulassung zur Licenz.[3]

In den ältesten Statuten der Wiener medicinischen Facultät aus dem 14. Jahrhundert wurde bestimmt, dass die Baccalaureen der Medicin die Heilkunst innerhalb der Mauern Wiens nur mit Wissen und unter der Leitung ihres Lehrers oder eines anderen Doktors der Wiener Facultät ausüben durften.[4] STAINPEIS gab den Studierenden vortreffliche Rathschläge, wie sie dabei verfahren sollten.[5] Vor Allem gilt es. wie er sagt, die Ursache der Krankheit zu ergründen; hierauf wird der leidende Theil genau besichtigt und dann der übrige Körper einer sorgfältigen Untersuchung unterzogen.

An der Universität zu Ingolstadt mussten die Baccalaureen der Medicin nach den Statuten von 1472 dem Dekan einen Eid leisten, dass sie innerhalb der Stadt und im Umkreise von sechs Meilen nur

---

[1] Vergl. auch Cod. Galeni No. 92, fol. 7[b]. 17[b]. 43[a]. 75[b]. 121[a]. 128[a]. 208[a]. 224[a]. No. 93, fol. 458[a]. 471[b]. 475[b]. 482[b]. 496[a]. 504[a]. 535[b]. 560[b].

[2] ASTRUC a. a. O. p. 236 *(après son baccalauréat, il alla en Provence pour y exercer la médecine, suivant l'usage de ce temps-là)*, p. 243 *(après quoi il alla passer le temps, qu'il étoit alors destiné pour s'exercer à la pratique après le baccalauréat)* u. a. m. — Vergl. PLATTER a. a. O. S. 154. — In den Statuten von 1240 heisst es: *Item nullus magister presentet aliquem* (zur Licenz), *nisi ille steterit in practica extra villam Montispessulani per dimidium annum* (nach GERMAIN a. a. O. III, 424).

[3] HAZON: Eloge historique de la faculté de médecine de Paris, 1770, p. 20 *(qu'ils suivissent les hôpitaux ou la pratique de quelque maître pendant le cours de la licence, faute de quoi ils n'étoient point admis à ce degré)*.

[4] J. ZEISL: Chronol. dipl. universit. Vindob. Vienn. 1755, Statut. p. 80.

[5] STAINPEIS a. a. O. f. 102[b] u. ff.

Kranke besuchen und prakticiren würden, wenn sie als Stellvertreter ihres Lehrers oder eines anderen Doktors der dortigen Facultät aufgestellt worden seien.[1] Sie hatten also ungefähr dieselben Funktionen, wie unsere Praktikanten an den poliklinischen Instituten mancher Hochschulen.

An Hospitälern, in welchen die Baccalaureen der Medicin Gelegenheit zur praktischen Ausbildung in der Heilkunst fanden, war im Mittelalter kein Mangel. Ihre grosse Anzahl muss umsomehr Erstaunen erregen, als uns nur ein Theil derselben bekannt ist. Die Nachrichten, welche sich darüber erhalten haben, sind unvollständig und lückenhaft. Soweit sie sich auf Deutschland beziehen, oder die Leprosenhäuser betreffen, wurden sie von VIRCHOW zusammengestellt.[2]

Ein reiches Material liegt ausserdem zerstreut in den Archiven und Bibliotheken; viele Quellen sind wahrscheinlich noch unerschlossen. Es wäre eine dankenswerthe Aufgabe, eine Geschichte der Gründung und Entwickelung der Spitäler im Mittelalter zu schreiben; sie würde auf die Geschichte der Medicin wie auf die allgemeine Culturgeschichte manchen Lichtblick werfen.

Das Christenthum hatte eine Menge von Wohlthätigkeitsanstalten ins Leben gerufen, wie ich in einem früheren Abschnitt auseinandergesetzt habe. Überall wo seine Lehren verkündet wurden und Gläubige fanden, entstanden neben den Kirchen und Klöstern auch Hospitäler und Häuser für Arme und Gebrechliche aller Art. Die christlichen Missionäre, welche aus Italien und Frankreich nach den Ländern des Nordens und Ostens Europas kamen, waren Träger der Cultur, indem sie Humanität predigten und Wissenschaften lehrten, wenigstens soweit sie dabei mit ihren eigenen Interessen nicht in Conflikt geriethen.

Unvergängliche Triumphe feierte die christliche Wohlthätigkeit durch Gründung zahlreicher geistlicher und weltlicher Ordensgenossenschaften, deren Mitglieder die Pflege der Kranken zu ihrer Lebensaufgabe machten. Ein Enthusiasmus der Menschenliebe erfüllte die Herzen, wie ihn die Welt nur ein einziges Mal gesehen hat. Hochgeborene Fürstinnen und arme Bauern, Ritter und Bürger wetteiferten miteinander in den Werken der Barmherzigkeit. Wohl möglich, dass Viele nicht so sehr der Idealismus der Liebe, als die Hoffnung auf die Belohnungen des Jenseits und andere weniger edele Beweggründe dazu führten, ihr

---

[1] C. PRANTL: Geschichte der Ludwig Maximilians-Universität zu Ingolstadt. Landshut, München 1872, I, 50. II, 43.

[2] VIRCHOW's Archiv, Bd. 18, S. 138—162. 273—329. Bd. 19, S. 43—93. Bd. 20, S. 166—198. 459—512.

Leben dem Dienst der Menschheit zu weihen; aber haben ihre guten Thaten deshalb vielleicht weniger Segen gestiftet? —

Das Sehnen und Ringen nach Idealen, welche die von der Gegenwart unbefriedigte Menschheit in einer übersinnlichen Welt der Zukunft verwirklicht glaubte, wirkte veredelnd auf den Charakter, milderte die Rohheit der Sitten und umgab manches Unternehmen mit einem Zauber, ohne welchen es vielleicht thöricht oder verächtlich erschienen wäre.

Dieser romantische Zug drückte auch den Kreuzzügen, in welchen sich wilde Lust nach Abenteuern und gemeine Habsucht mit frommer Glaubenseinfalt verbanden, ein eigenthümliches Gepräge auf. Wenn auch das eigentliche Ziel dieser militärischen Expeditionen, das Land, in welchem die Wiege des Christenthums stand, von der Herrschaft der Mohammedaner zu befreien, nicht, wenigstens nicht dauernd erreicht wurde, so hatten sie doch für die Entwickelung der Cultur manche wohlthätige Folgen: denn es wurden dadurch Handelsbeziehungen zwischen dem Orient und dem Occident eröffnet, der geistige Gesichtskreis der Bewohner Europas erweitert und bei den Christen im Verkehr mit den Andersgläubigen das Gefühl der Zusammengehörigkeit geweckt, welches sich in der Stiftung von Hospitälern und Ordensgenossenschaften äusserte, die sich zu gemeinsamem Wirken auf dem Felde der Krankenpflege verbanden.

Das grosse Hospital, welches die Johanniter im 12. Jahrhundert in Jerusalem besassen, vermochte 2000 Kranke aufzunehmen. Es bestand aus mehreren Gebäuden, welche, wie der Ritter Johann von Maundeville berichtet, von 124 Marmorsäulen getragen wurden. 5 Ärzte und 3 Chirurgen, welche an diesem Krankenhause angestellt waren, besorgten den ärztlichen Dienst.[1]

Im J. 1236 besass der Orden 4000 Ordenshäuser, welche über die verschiedenen Länder der Christenheit vertheilt waren; aber schon ein Jahrhundert später klagte Pabst Clemens VI. darüber, dass sich die vornehmen Ritter desselben lieber an schönen Pferden und Hunden, an Schmausereien, prächtigen Kleidern, goldenen und silbernen Gefässen und Kostbarkeiten aller Art ergötzten und Reichthümer anhäuften, als dass sie Kranke pflegten und Almosen spendeten.[2]

Auch der deutsche Orden, welcher eine grosse Anzahl von Hospitälern errichtete, wandte sich seit dem 14. Jahrhundert mehr und mehr von der Krankenpflege ab und zog es vor, durch kriegerische Eroberungen politische Macht zu gewinnen.

[1] F. v. Raumer: Geschichte der Hohenstaufen, Leipzig 1858, VI, 439.

[2] J. Taaffe: The history of the holy military sovereign order of St. John of Jerusalem, London 1852, ad ann. 1343.

Der Orden der Lazaristen, welcher ebenfalls in Palästina entstand und die Pflege der Aussätzigen zur Aufgabe hatte, gründete eine Menge von Leprosen-Häusern.[1] Als der Aussatz in Folge der Verbesserungen der Hygiene und der richtigeren Diagnostik der verschiedenen Leiden, welche man bis dahin unter seinem Namen zusammengefasst hatte, allmälig seltener wurde, und in einzelnen Ländern schon im 16. Jahrhundert gänzlich erlosch, fühlten sich die Ritter des hl. Lazarus ihrer Pflicht, Kranke zu pflegen, überhoben.

Treuer hielten an dieser Aufgabe die bürgerlichen Krankenpfleger-Genossenschaften fest, wenn auch einzelne derselben später ebenfalls entarteten. Der Orden des hl. Geistes war eine Schöpfung des Pabstes Innocenz III., der ihn zum Werkzeug ausersehen hatte, um dadurch der Krankenpflege eine die ganze Christenheit umfassende Organisation zu geben.[2] Es macht, wie VIRCHOW schreibt, einen ergreifenden und zugleich versöhnenden Eindruck, zu sehen, wie „dieser gewaltige Mann, welcher den Kaiser demüthigte und Könige entsetzte, der unerbittliche Verfolger der Albigenser, seinen Blick mitleidsvoll auf die Armen und Kranken wendete und die Hilflosen und Elenden aufsuchte“.[3]

Der Orden des hl. Geistes wird zuerst in einer Urkunde v. J. 1198 erwähnt; damals besass er bereits zwei Hospitäler in Rom, eines in Montpellier und noch sieben andere in Frankreich. Im J. 1204 wurde das von Innocenz III. erbaute Hospital zu S. Spirito in Rom eingeweiht; der Boden, auf dem es errichtet wurde, soll schon unter dem Pabst Symmachus im 6. Jahrhundert das alte Sachsen-Hospiz getragen haben.[4]

Der Orden zum hl. Geist entfaltete eine ausserordentliche Thätigkeit. Schon bald nach seiner Entstehung stiftete er an verschiedenen Orten, wie z. B. in Zürich, Halberstadt, Wien, Spandau, Breslau, Riga, Lübeck, Bremen und Hamburg, Krankenhäuser oder übernahm die Leitung von Anstalten, welche wie diejenigen zu Memmingen, Freiburg i/Br., Mainz und Ulm, schon in früherer Zeit bestanden. VIRCHOW hat die Nachrichten über 154 Krankenhäuser dieses Ordens in Deutschland, welche mit wenigen Ausnahmen im 13. und 14. Jahrhundert gegründet wurden, gesammelt.[5] Daneben bestanden noch viele Spitäler, welche von anderen Krankenpfleger-Genossenschaften geleitet wurden.

Die Gründung von Wohlthätigkeits-Anstalten folgte dem Wege,

---

[1] F. v. RAUMER a. a. O. VI, 534.

[2] HURTER: Geschichte des Pabstes Innocenz III., Hamburg 1842.

[3] VIRCHOW: Gesammelte Abhandlungen, Berlin 1879, II, S. 24.

[4] C. L. MORICHINI: Degli istituti di carità, Roma 1870, p. 99. — GREGOROVIUS: Geschichte der Stadt Rom im Mittelalter, Stuttgart 1859, II, 467.

[5] VIRCHOW a. a. O. II, 45 u. ff.

auf welchem sich die Cultur in Europa verbreitete. Italien, Frankreich und das südliche und westliche Deutschland gingen voran, und die nördlichen und östlichen Länder unseres Welttheils folgten ihnen. Um ein Urtheil über diese Thätigkeit und ihre Erfolge im Einzelnen zu erhalten, ist es am besten, ein beschränktes Gebiet ins Auge zu fassen. Thüringen, Sachsen, Brandenburg, Pommern und Schlesien, also diejenigen Länder, welche damals etwa die Grenze der Cultur bildeten, waren schon im 13. Jahrhundert reich versehen mit Hospitälern und Leproserien;[1] selbst kleine Orte, deren Namen in der Geschichte kaum genannt werden, besassen derartige Anstalten. In Schlesien gab es deren zu Breslau (1214), Kloster-Trebnitz, Neisse (1226), Neumarkt (1234), Bunzlau (1261), Brieg (1273), Glatz (1275), Münsterberg (1276), Liegnitz (1280), Sagan (1283), Steinau (1290), Ratibor (1295), Gr. Glogau (1296), Görlitz (1298), Sprottau und Schweidnitz (1299), Beuthen (1302), Oels (1307), Frankenstein (1319), Freistadt (1320), Löwenberg (1322), Leubus (1330), Strehlen (1347), Goldberg (1348) u. a. O. Allerdings sind die Angaben, welche darüber gemacht werden, unvollständig und ungenau; aber sie liefern doch ein Bild von dem Reichthum an Anstalten, welche man zur Pflege der Kranken getroffen hatte.

Es darf wohl angenommen werden, dass es in jenen Ländern, deren Cultur älter und mehr entwickelt und deren Reichthum grösser war, jedenfalls nicht schlechter, sondern wahrscheinlich noch besser damit bestellt war. Frankfurt a/M. besass im 13. Jahrhundert schon drei oder vier Krankenhäuser.[2] Das für Kranke und Sieche errichtete Katharinen-Hospital zu Regensburg hatte in der Mitte des 13. Jahrhunderts 250 Pfleglinge. Eine derartige Zahl bildete damals sicherlich eine Ausnahme; denn die meisten Hospitäler jener Zeit waren klein und konnten nur wenige Personen aufnehmen.

Die Leiter der Regensburger Anstalt machten auch darauf aufmerksam, dass dieselbe überfüllt war, und dass in Folge dessen die Luft verpestet und Krankheiten auf gesunde Leute übertragen wurden. Welche Unreinlichkeit und sanitätswidrigen Verhältnisse noch im 15. Jahrhundert in einzelnen dieser Spitäler herrschten, zeigen die drastischen Mittheilungen, welche Thomas Platter über seinen Aufenthalt im Krankenhause zu Breslau hinterlassen hat.[3]

Es ist leider noch wenig erforscht, inwieweit und in welcher Art

---

[1] Virchow's Archiv, Bd. 18, S. 150 u. ff. 275 u. ff. 310 u. ff.

[2] G. L. Kriegk: Deutsches Bürgerthum im Mittelalter. Frankfurt a/M. 1868, I, S. 76 u. ff. W. Stricker: Geschichte der Heilkunde in Frankfurt a/M., 1847, S. 129.

[3] Platter a. a. O. S. 22.

die Spitäler des Mittelalters zum Unterricht der Studierenden der Medicin und jungen Ärzte verwendet wurden.

Die Errichtung von Krankenanstalten erfolgte an vielen Orten früher, als sich dort wissenschaftlich gebildete Ärzte niederliessen. Die Krankenpflege ging somit häufig der Krankenbehandlung voraus.

Die ärztlichen Prüfungen.

Die medicinischen Prüfungen, welche die Studierenden der Heilkunde ablegen mussten, bevor sie zur Praxis zugelassen wurden, hatten ihr Vorbild an den Einrichtungen, die der Kaiser Friedrich II. zu Salerno geschaffen hatte.

Im Verlauf der Zeit traten jedoch an die Stelle des einen Examens, welches am Schluss der Studien stattfand, die Prüfungen für das Baccalaureat, die Licenz und das Magisterium oder Doktorat. Diese akademischen Grade wurden zuerst, wie es scheint, in Bologna und Paris eingeführt. In Salerno und Neapel wurden sie von CARL VON ANJOU 1278 und 1280 angeordnet, wie aus den von S. DE RENZI citirten Documenten hervorgeht.[1]

Wer sich um das Baccalaureat der Medicin bewarb, musste zwei oder drei Jahre hindurch medicinische Vorlesungen gehört haben und dann in einem mündlichen Examen, welches vor den Mitgliedern der medicinischen Facultät stattfand, den Nachweis liefern, dass er sich eine allgemeine theoretische Kenntniss der einzelnen Zweige der Heilkunde erworben hatte. Durch einen feierlichen Akt, die Determination, bei welcher der Candidat eine ihm gestellte wissenschaftliche Frage erörterte, wurde er aus der Klasse der Scholaren in diejenige der „Baccalarien“, wie es in dem corrumpirten Latein des Mittelalters heisst, versetzt. Das Wort wird von einigen Erklärern mit *baculum*, dem Stock, in Verbindung gebracht, der den Baccalaureen angeblich als Zeichen ihrer neuen Würde überreicht worden sein soll.[2] Mit grösserer Wahrscheinlichkeit wird es von *bacca lauri* abgeleitet; es erinnert an die Krönungen der Dichter mit dem Lorbeerkranz, von denen die Geschichte des Mittelalters erzählt.

Auf das Baccalaureat folgten nach einem Zeitraum von zwei oder drei Jahren, welche der Candidat zu seiner weiteren fachwissenschaft-

---

[1] S. DE RENZI: Storia docum. della scuola med. di Salerno, Doc. No. 287. 291.
[2] DE RENZI: Storia docum. della scuola med. di Salerno, p. 556.

lichen, namentlich aber zur praktischen Ausbildung benutzte, die Prüfungen, welche der Ertheilung der Licenz vorausgingen. Bei der Zulassung wurde vorausgesetzt, dass der Baccalaureus ausser den Vorlesungen, die er besucht hatte, an den Disputationen Theil genommen und dabei den Professoren mehrmals geantwortet, einige Vorträge gehalten, den anatomischen Demonstrationen beigewohnt und sich in der praktischen Heilkunst ausgebildet habe. Die Examina wurden ebenfalls von der medicinischen Facultät abgehalten, bestanden in der Erklärung eines Hippokratischen Aphorismus, der Beschreibung einiger Krankheiten und der Beantwortung der Fragen, welche daran geknüpft wurden. War das Ergebniss günstig, so wurde der Candidat durch zwei Mitglieder der Facultät dem Kanzler der Universität vorgestellt, welcher ihm in feierlicher Weise die Licenz ertheilte.

Da die Kanzler-Würde überall von hohen Geistlichen bekleidet wurde, welche sich als Vertreter des Pabstes, des obersten Schutzherrn des Unterrichts, betrachteten, so fand dieser Akt in der Kirche statt. Derselbe trug daher gleichsam einen religiösen Charakter, welcher Andersgläubige, z. B. die Juden, von der Erlangung der Licenz ausschloss; doch scheint man schon in sehr früher Zeit einen Ausweg gefunden zu haben, indem man die Verleihung der Licenz in solchen Fällen der Facultät überliess.[1]

Die Ärzte, welche in den Prüfungen ihre Befähigung zur Ausübung der ärztlichen Praxis gezeigt und die Erlaubniss dazu erhalten hatten, wurden Meister oder Magistri genannt. Nachdem bei den Juristen zu Bologna der Doktor-Titel üblich geworden war[2] und in allen Rechtsschulen Eingang gefunden hatte, begannen auch die medicinischen Facultäten, denselben zu gebrauchen.

Das Wort „Doctor“ kommt schon in der Literatur des Alterthums vor[3] und bezeichnet dort einen Lehrer (von *docere*). In diesem Sinne wurde der Doktor-Titel auch von den medicinischen Facultäten zunächst Denjenigen ertheilt, welche als Lehrer der Heilkunde thätig waren. Dies geschah an den meisten Hochschulen bereits im 13. Jahrhundert. Da das Recht, zu lehren, jedem Arzt zustand, welcher zur Ausübung seiner Kunst legitimirt war, so wurde auch der Doktor-Titel allmälig allen Ärzten gegeben.

---

[1] DE RENZI a. a. O. p. 558. 572.

[2] SAVIGNY a. a. O. I, 476. — GRUNER's Almanach für Ärzte, Jena 1789, S. 250 u. ff.

[3] CICERO: de orat. I, 19. SUETON: Caesar c. 42. — Valer. Maxim. II, 3. — QUINTILIAN: Instit. orat. XI, 3, XII, 2. — ERSCH u. GRUBER: Encyklop. sect. I. Th. 25, S. 237 u. ff.

Als man anfing, zwischen den *Doctores legentes et non legentes*, zwischen Denjenigen, welche die Lehrthätigkeit ausübten, und Jenen, welche dies unterliessen, zu unterscheiden, entstand der Gebrauch, die ersteren Professoren zu nennen. Auch dieser Ausdruck stammt aus dem Alterthum;[1] er kommt von *profiteri*, „eine Kunst oder Wissenschaft öffentlich ausüben oder lehren“. An den deutschen Universitäten kam der Titel „Professor“ erst im 16. Jahrhundert auf, und zwar wurden damit nur diejenigen Lehrer der Hochschule bezeichnet, welche mit der Abhaltung von Vorlesungen beauftragt waren und für diese Lehrthätigkeit eine Besoldung oder Remuneration bezogen. Es waren dies also die Mitglieder des Lehrer-Collegiums, welche man früher *Doctores regentes* genannt hatte.

Der Wechsel in der Bedeutung der Titulaturen und Formen der Höflichkeit, wie er sich im Verlauf der Zeiten vollzieht, hat seinen Grund zum grossen Theile in der menschlichen Eitelkeit. Heut ergeht es dem Professor-Titel wie einst dem Doktor-Titel; er wird an Ärzte verliehen, welche dem Lehramt gänzlich fernstehen, während manche Lehrer der Hochschulen schon nicht mehr so gern den Titel von Professoren, als denjenigen von Geheimen Räthen, Hofräthen oder Regierungsräthen führen.

Die Würde eines Doktors der Medicin konnte Jeder erlangen, der die Licenz zur Ausübung der ärztlichen Praxis besass. Zu diesem Zweck waren keine besonderen Prüfungen erforderlich; dagegen wurde verlangt, dass der Candidat von ehrenhafter und ehelicher Abkunft, unbescholten und sittsam, mindestens 26 Jahre alt, ohne körperliche Mängel und wohlgestaltet sei. An einigen Universitäten wurde das Alter auf 28 Jahre festgesetzt und ein Nachlass in dieser Hinsicht nur dann gestattet, wenn der Candidat nicht zu weibisch und jugendlich aussah. Personen, welche missgestaltet oder abschreckend hässlich waren, sollten nicht zugelassen werden und zwar aus einem sonderbaren Grunde; man befürchtete nämlich, dass sich schwangere Frauen an ihnen versehen könnten.

Der Promotions-Akt war mit einer öffentlichen Disputation und verschiedenen Ceremonien verbunden, welche die Aufnahme des Candidaten in die ärztliche Zunft versinnbilden und ihm die hohe Bedeutung seiner neuen Würde deutlich vor Augen führen sollten. Die Feier wurde unter Glockengeläute und Theilnahme der ganzen Facultät

---

[1] CELSUS: Praef. u. II, 6. — SUETON: Rhetor. 5. — QUINTILIAN: Institut orat. Prooem. u. I, 9. XII, 11. — SAVIGNY a. a. O. I, 396. — H. CONRING: Antiq. acad. I, 25.

vollzogen. Sie begann mit einem Vortrage des Doktoranden, dessen Verdienste von dem Professor, welcher den Akt leitete, in einer Rede beleuchtet wurden. Der Candidat legte dann einen Eid ab, dass er jeder Zeit seine Pflichten gegen die Facultät und den ärztlichen Stand überhaupt erfüllen werde; hierauf wurde ihm der sogenannte Doktorhut aufgesetzt, ein Ring an den Finger gesteckt als Zeichen des ritterlichen Ranges, dem die Doktorwürde gleichgeachtet wurde, ein goldener Gürtel umgelegt, und ein Buch des HIPPOKRATES vor ihm aufgeschlagen. Dann wurde er eingeladen, sich an der Seite des Promotors niederzulassen, von Diesem umarmt und ihm der Segen ertheilt. Mit dem Dank des neuen Doktors schloss die Feier, welcher ein Gastmahl folgte, an welchem alle Mitglieder der Facultät Theil nahmen.

Die Ausgaben dafür, sowie die Taxen, welche gezahlt, und die Geschenke, die an verschiedene Personen vertheilt wurden, machten die Doktor-Promotion zu einer ziemlich kostspieligen Sache. In Wien hatte der Candidat die Verpflichtung, einem Doktor der medicinischen Facultät einen vollständigen Anzug zu schenken; es mussten dazu 14 Ellen Tuch von guter Qualität verwendet werden. Übrigens blieb es ihm unbenommen, mehrere seiner Collegen auf diese Weise zu erfreuen. Ferner erhielt jeder Doktor der Facultät ein Barett und ein Paar gewirkter Handschuhe, jeder Licentiat und Baccalaureus ein Paar gewöhnlicher Handschuhe, „wobei jedoch der Anstand und die Ehre der Facultät zu berücksichtigen sind.“[1] Ähnliche Anforderungen wurden auch an anderen Universitäten gestellt. Am meisten betrugen die Ausgaben, welche die Promotion in Paris verursachte. Armen Doktoranden wurden, wenn sie sich durch ihre Kenntnisse auszeichneten, die hohen Spesen ausnahmsweise erlassen, und an einzelnen Hochschulen geschah dies regelmässig in bestimmten Zeiträumen.[2]

Manche wurden durch die mit der Promotion verbundenen Unkosten von der Bewerbung abgeschreckt und begnügten sich damit, als Licentiaten die ärztliche Praxis auszuüben. Die letzteren genossen in dieser Hinsicht die gleichen Rechte wie die Doktoren. Es bestand zwischen ihnen nur der einzige Unterschied, dass die Doktoren vollberechtigte Mitglieder der Facultät waren, über die Angelegenheiten derselben Berathungen pflegten und Beschlüsse fassten und an einzelnen Beneficien Theil nahmen.

In dem Wesen des *Studium generale* lag es, dass die Doktor-Würde in allen Ländern der Christenheit Geltung hatte. Allerdings wurden

---

[1] ROSAS a. a. O. I, S. 85. — HAUTZ a. a. O. I, 160.
[2] COPPI a. a. O. p. 204.

schon in früher Zeit einige Beschränkungen geltend gemacht; doch richteten sich dieselben nicht so sehr gegen das Recht, überall die ärztliche Berufsthätigkeit auszuüben, als gegen den Anspruch, als vollberechtigtes Mitglied in die medicinische Facultät einer anderen Universität aufgenommen zu werden. Die Facultäten sahen in der Promotion eine wichtige Einnahmequelle, welche geschmälert wurde, wenn Doktoren, die an fremden Hochschulen promovirt worden waren, ohne Weiteres als Mitglieder derselben betrachtet wurden. So weigerten sich die Ärzte von Bologna i. J. 1298, einen Collegen, den Sohn eines dortigen Bürgers, in ihre Genossenschaft aufzunehmen, weil er in Salerno die medicinische Doktorwürde erworben hatte und noch nicht 30 Jahre alt war. Derselbe antwortete selbstbewusst, dass er den Mangel an Jahren durch Kenntnisse ersetze.[1]

Zwischen Paris und Montpellier herrschten beständig derartige Streitigkeiten, und ebenso war es auch an anderen Hochschulen. Denselben wurde erst ein Ende gemacht, als bestimmt wurde, dass die Doktoren, wenn sie die Aufnahme in eine Facultät nachsuchten, von welcher sie nicht ihren akademischen Grad erhalten hatten, einige Prüfungen, die jedoch in der Hauptsache nur eine Formalität waren, ablegten und bestimmte Taxen bezahlten.

Die zur Praxis berechtigten Ärzte, welche an den Universitäten ihre theoretische Ausbildung erlangt hatten, zerfielen also in die Doktoren und die Licentiaten, die sich aber nicht durch ihr Wissen, sondern lediglich durch den Titel unterschieden.

Die Chirurgie und Geburtshilfe.

Nach ihrer Thätigkeit sonderten sich die Ärzte in solche, welche hauptsächlich innere Krankheiten, und in solche, welche äussere Leiden behandelten. Die Trennung der Chirurgie von der internen Medicin bestand, wie früher auseinandergesetzt worden ist, schon im Alterthum. Sie dürfte sich auch nachher während der ersten Jahrhunderte des Mittelalters erhalten haben, ohne dass jedoch eine strenge Scheidung der Vertreter dieser beiden Disciplinen stattfand. Wenn sie durch ihre Kenntnisse und ihre Tüchtigkeit einander ebenbürtig waren, so werden sie sicherlich auch im gesellschaftlichen Leben dasselbe Mass von Achtung genossen haben.

---

[1] Meiners: Geschichte der hohen Schulen, Bd. II, S. 267.

In der Studienordnung des Kaisers Friedrich II. wurde die Zusammengehörigkeit dieser beiden Theile der Heilkunst hervorgehoben, und die medicinischen Schulen zu Salerno und Montpellier widmeten der Chirurgie im Lehrplan die gebührende Aufmerksamkeit und bildeten beide Kategorien der Ärzte aus. Man bezeichnete die Heilkundigen als *medici physici* und *medici chirurgi* und wollte damit vielleicht andeuten, dass sie eine äquivalente fachmännische Ausbildung besassen. Auch wurde der Titel Physici anstatt Medici gebraucht.

Leider vernachlässigten später die meisten Universitäten nach dem Vorgange von Paris den Unterricht in der praktischen Heilkunde, besonders in der Chirurgie. Da gleichzeitig den Ärzten, welche dem geistlichen Stande angehörten, die Ausübung der Chirurgie untersagt wurde, so stellte sich das Bedürfniss heraus, dass eine Klasse von Heilkundigen existire, welche die Wundarzneikunst zu ihrer besonderen Aufgabe machten. Dazu kam, dass die Kriege und beständigen Fehden zwischen den kleinen Territorialherren, die Kreuzzüge, namentlich aber die grossen Seuchen, welche im Mittelalter die Länder verheerten, den Beweis lieferten, dass die vorhandenen Ärzte weder nach ihrer Zahl, noch nach ihren Kenntnissen den Bedürfnissen genügten. Diese Umstände begünstigten die Bildung eines chirurgischen Standes, die eigentlich erst im 13. Jahrhundert deutlich hervortrat.[1]

Derselbe setzte sich zusammen aus Doktoren und Licentiaten der Medicin, welche hervorragende Neigung oder Begabung zur Chirurgie führte, aus Heilkünstlern, denen aus religiösen oder socialen Gründen die Erlangung akademischer Grade versagt war, und aus jener Masse von Empirikern, welche sich eine bemerkenswerthe Sicherheit in der Behandlung chirurgischer Leiden erworben hatten. Er barg also Elemente von sehr verschiedener wissenschaftlicher Qualität in sich.

Die Chirurgen Italiens und Frankreichs standen im Allgemeinen den Ärzten ihrer Heimath ebenbürtig zur Seite. Sie besuchten einige Zeit hindurch die Vorlesungen an der Universität[2] und erwarben sich eine allgemein-wissenschaftliche und fachmännische Bildung, welche den Forderungen jener Zeit entsprach. Viele waren zugleich zur Behandlung der inneren Krankheiten berechtigt und zeichneten sich darin eben so sehr aus als in der Chirurgie. Die Namen eines Hugo und Teodorico Borgognoni, Bruno von Longoburgo, Wilhelm von Saliceto, Lanfranchi, Henri de Mondeville, Guy von Chauliac,

---

[1] A. Chiapelli: Studii sull' esercizio della medicina in Italia negli ultimi tre secoli del medio evo, Milano 1885, p. 5.

[2] Coppi a. a. O. p. 199.

Peter von Argelata. Marcello Cumano. Leon. Bertapaglia u. A. gehören zu den glänzendsten, welche die chirurgische Literatur jener Zeit wie die Geschichte der Heilkunde überhaupt aufweisen kann.

Die Pariser Chirurgen bildeten schon um die Mitte des 13. Jahrhunderts eine Genossenschaft, welche sich nach dem Muster der medicinischen Facultät organisirte. Sie wurde nach dem hl. Cosmas, welchen sie zu ihrem Schutzpatron wählte, das Collège de St. Côme genannt.

Die Mitglieder desselben hielten regelmässige Versammlungen ab, in welchen sie die Standes- und Unterrichtsangelegenheiten besprachen, und ertheilten ihren Schülern Unterricht in ihrer Kunst. Der letztere war, wie es scheint, vorzugsweise praktischer Natur, indem die Lehrlinge ihre Meister zu den Kranken begleiteten und dort die chirurgischen Verrichtungen kennen lernten. Lanfranchi, welcher am Collège de St. Côme lehrte, führte in Gegenwart seiner Schüler die chirurgischen Operationen aus und wurde dabei von ihnen unterstützt. Auch wohnten die Schüler den öffentlichen unentgeltlichen Krankenordinationen bei, welche die Mitglieder des Collège abhielten, und besuchten mit ihnen die Hospitäler, an denen ihre Lehrer angestellt waren. Einzelne versahen dort vielleicht die Funktionen, welche unsere Heilgehilfen und Krankenwärter verrichten. Ausserdem wurden sie zu anatomischen Demonstrationen zugezogen, wenn sich dazu die Gelegenheit bot.

Die Schüler mussten sich am Schluss ihrer Studien einer Prüfung unterziehen: schon 1254 verlangten die Chirurgen, dass zu diesem Zweck Examinatoren ernannt würden. Ein Edikt Philipp des Schönen v. J. 1311 bestimmte, dass Niemand die chirurgische Praxis ausüben dürfe, der nicht von den Meistern für fähig erachtet und vom Leibchirurgen des Königs die Licenz dazu erhalten habe.[1] Später wurden die Studierenden der Chirurgie genöthigt, an der Universität den Grad eines *Magister artium* zu erwerben und einige Vorlesungen an der medicinischen Facultät zu hören.

Im J. 1416 wurde das Collège de St. Côme als besondere Facultät der Pariser Hochschule einverleibt.

Die Zöglinge desselben erlangten somit eine wissenschaftliche Ausbildung, welche keineswegs hinter derjenigen der Ärzte zurückstand. Trotzdem wurden sie ihnen in der socialen Rangordnung nicht gleichgeachtet. Diese Zurücksetzung des chirurgischen Standes, welche zuerst in Paris zu Tage trat, hatte ihren Grund theils in dem schon erwähnten Umstande, dass sich der Klerus, welcher damals im gesellschaftlichen Leben die erste Stelle behauptete, von ihm fern hielt, theils darin, dass

---

[1] Bcchez: De la faculté de méd. de Paris a. a. O. 1822.

sich unter den Berufsgenossen der Chirurgen auch viele ungebildete Leute von niederem Herkommen befanden, vor Allem aber in den Eifersüchteleien und Streitigkeiten mit der medicinischen Facultät, welche eine unberechtigte wissenschaftliche Superiorität in Anspruch nahm.

Der Kampf zwischen den Ärzten und den Chirurgen dauerte bis zum Beginn des 18. Jahrhunderts und wurde mit einer Erbitterung geführt, welche auf beiden Seiten beklagenswerthe Ausschreitungen im Gefolge hatte. Die medicinische Facultät zu Paris legte i. J. 1350 ihren Mitgliedern und Studierenden die Verpflichtung auf, keine Chirurgie auszuüben, und schloss dieselben aus, wenn sie dieses Verbot übertraten.[1] Da sie bei den Chirurgen zu wenig Demuth und Unterwürfigkeit fand, so setzte sie es 1372 durch, dass den Barbierern das Recht ertheilt wurde, nicht blos den Aderlass auszuführen, sondern die ganze sogenannte kleine Chirurgie auszuüben und Geschwüre und Wunden zu behandeln, so lange sie nicht lebensgefährlich seien. Übrigens mag sich auch wohl die Nothwendigkeit einer Klasse von Heilgehilfen ergeben haben, welche den Ärzten zu jeder Zeit zu Diensten standen, um die alltäglichen niederen chirurgischen Verrichtungen auszuführen; denn die eigentlichen Wundärzte mit fachmännischer Bildung waren selten und daher sehr beschäftigt.

Durch diese Einrichtungen wurde die Grenze zwischen den Chirurgen und den Barbierern, welche wahrscheinlich niemals unübersteigbar war, noch mehr verwischt. Die Pariser medicinische Facultät war bestrebt, den letzteren die Möglichkeit, sich zu Chirurgen heranzubilden, zu erleichtern, indem sie i. J. 1491 Vorlesungen für sie eröffnete, welche in französischer Sprache gehalten wurden und die verschiedenen Theile der Chirurgie und Operationskunst behandelten.[2] In der That gingen auch aus dem Stande der Barbierer eine grosse Anzahl von Chirurgen hervor, von denen sich Einige um die Vervollkommnung der Heilkunst unvergängliche Verdienste erworben haben.

In den übrigen Ländern des christlichen Europas befand sich die Chirurgie auf einer niedrigeren Stufe, als in Italien und Frankreich. Wenn der Niederländer JEHAN YPERMAN im 13. Jahrhundert und der Engländer JOHN ARDERN im 14. Jahrhundert ihre Berufsgenossen in der Heimath an Wissen weit überragten, so verdankten sie dies lediglich dem Umstande, dass sie ihre fachmännische Bildung in Frankreich erhalten hatten.

---

[1] A. F. Théry: Histoire de l'éducation en France, Paris 1858.
[2] Hazon a. a. O.

Nur in Spanien scheinen einige Zeit hindurch günstigere Verhält-
nisse bestanden zu haben. In Saragossa wurden die Ärzte in der
Chirurgie geprüft und erhielten den Titel von Medico-Chirurgen; eine
Einrichtung, die erst i. J. 1585 aufgehoben wurde.[1]

Welche Art von Heilkünstlern in Deutschland die Chirurgie ausübte, zeigen einige Thatsachen, die aus dem Ende des 12. Jahrhunderts
berichtet werden. Als der Markgraf Dedo von Rochlitz und Groiz den
Kaiser Heinrich VI. i. J. 1190 nach Italien begleiten sollte, fürchtete
er wegen seiner Dickleibigkeit das heisse Klima und die Strapazen der
Reise und liess einen Arzt kommen, der ihm ohne Weiteres den Leib
aufschnitt, um das Fett herauszunehmen. Der Markgraf ging an dieser
seltsamen Operation natürlich zu Grunde.[2]

Der Herzog Leopold V. von Österreich brach sich i. J. 1195 durch
einen Sturz vom Pferde den Unterschenkel, so dass die Bruchenden
des Knochens durch die Haut hindurch drangen. Seine Ärzte behandelten ihn mit Pflastern und Arzneien, bis der Brand eintrat. Sie
weigerten sich, die Amputation vorzunehmen, obwohl der Patient sie
verlangte. Einer seiner Diener vollzog sie dann; aber der Erfolg war,
wie vorauszusehen, ein ungünstiger. Der Herzog starb am folgenden
Tage.[3] Verwegenheit und Feigheit, die Kinder der Unwissenheit, waren
die Eigenschaften, welche die grosse Masse der deutschen Chirurgen
jener Zeit kennzeichneten.

Selbst die Bündth-Erzney des deutschen Ordensritters Heinrich
von Pfolspeundt, des hervorragendsten Wundarztes, welchen unser
Vaterland im 15. Jahrhundert hervorgebracht hat, kann sich nicht
mit den chirurgischen Werken der Italiener und Franzosen messen;
denn sie war eigentlich nicht viel mehr als eine Anleitung zum Verbinden und Behandeln der Wunden und äusseren Schäden.

Nirgends vermochte sich die Chirurgie während des Mittelalters
zu der Höhe zu erheben, welche sie im Alterthum erreicht hatte.
Allerdings finden sich in den Schriften einzelner Wundärzte Bemerkungen,
welche eine richtige Erkenntniss der Aufgaben der Chirurgie, eine vortreffliche Beobachtungsgabe und eine reiche Erfahrung bekunden; aber
der Grundton derselben war die geistige Unselbstständigkeit, die das
ganze Zeitalter beherrschte.

Teod. Borgognoni empfahl eine möglichst einfache Behandlungs-

---

[1] V. de la Fuente a. a. O. II, p. 479.

[2] Chron. mont. seren. ed. Eckstein im Progr. d. latein. Hauptschule zu
Halle. Halle 1844, p. 53.

[3] Will. of Newburgh: Hist. rer. Angl. lib. V, c. 8 in Rer. brit. med. aevi
script., T. 82, Abth. 2, p. 432 u. ff., London 1885.

weise und wies auf die Heilung *per primam* hin.[1] Unter den Blut-
stillungsmitteln wurde von LANFRANCHI u. A. auch die Unterbindung
erwähnt. Derselbe suchte ferner die Diagnostik der Schädel-Frakturen
zu fördern und beschränkte die Trepanation auf diejenigen Fälle, in
denen das Gehirn durch eingedrungene Knochen-Fragmente in Mitleiden-
schaft gezogen war.[2] GUY VON CHAULIAC schrieb, dass der Verletzte,
wenn man einen Metallstab, den er zwischen den Zähnen hält, berührt,
einen Schmerz an der Stelle des Schädels, wo der Bruch ist, empfindet.
Er stellte ebenfalls die Indicationen zur Trepanation fest und schilderte
die Ausführung derselben.[3]

Der Amputation ging er aus dem Wege; trat Brand in einer Ex-
tremität auf, so wartete er, bis sich derselbe in dem zunächst gelegenen
Gelenk abgrenzte und sich das Glied von selbst ablöste.[4] Bei der Behandlung der Fraktur des Oberschenkels wendete er die dauernde Ex-
tension des Gliedes an, die er durch ein Gewicht, welches an einer
über Rollen laufenden Schnur zog, herbeizuführen suchte.[5] Die Binden,
die zum Verband gebrochener Extremitäten gebraucht wurden, bestrich
man vorher mit Eiweiss, welches nach der Gerinnung eine gewisse Un-
beweglichkeit des Gliedes bewirkte.[6]

Man kannte die Schlundsonde und benützte sie zur künstlichen
Ernährung.[7]

Fisteln wurden durch die Enzianwurzel erweitert oder mit dem
Messer in offene Wunden umgewandelt.[8] In der Operation der Mast-
darmfisteln genoss JOHN ARDERN einen grossen Ruf.[9] Die Hernien
wurden durch andauernde Rückenlage oder durch Bruchbänder behandelt.[10] Eine wesentliche Förderung erfuhr die Herniologie durch
GUY V. CHAULIAC, welcher verschiedene Formen der Hernien nach
ihren Bruchpforten unterschied und die Varicocele, Hydrocele und
Sarcocele überhaupt davon absonderte.[11] Die Radikalheilung suchte man

---

[1] Chirurg. II, c. 27.   [2] LANFRANCHI: Chir. parva, c. 7.

[3] GUY V. CHAULIAC: Ars chirurg. tr. III, doctr. 2, cap. 1, Venet. 1546.

[4] GUY V. CHAULIAC a. a. O. tr. VI, d. 1, c. 8.

[5] GUY V. CHAULIAC a. a. O. tr. V, d. 1, c. 7 *(ad pedem ligo pondus plumbo
transeundo chordam super parvam polegeam; itaque tenebit tibiam in sua
longitudine).*   [6] GUY V. CHAULIAC a. a. O. tr. V, d. 1, c. 1.

[7] M. C. BROEKX: La Chirurgie de M. J. Yperman in den Annal. de l'acad.
d'archéol. de Belgique. Anvers 1863, p. 128—326.

[8] GUY V. CHAULIAC a. a. O. tract. IV, d. 1. c. 5.

[9] A. GORE im Dublin Journal of medical science 1883. p. 269 u. ff.

[10] BROEKX: Yperman a. a. O. p. 178.

[11] GUY V. CHAULIAC a. a. O. tr. VI, d. 2, c. 6. 7. — E. ALBERT: Die Herniologie d. Alten, S. 161 u. ff.

durch Ätzungen der Bruchpforte nach Reposition der vorgefallenen
Eingeweide zu erzielen. Zu der Entfernung des Hodens, welche bei
Scrotal-Hernien angewendet wurde, entschlossen sich nur die herum-
ziehenden Empiriker.

Auch der Steinschnitt, welcher nach der Methode des CELSUS ausgeführt wurde, lag in den Händen von Specialisten dieser Art. Bei
Strikturen der Harnröhre wurden Bougies aus Wachs, Zinn oder Silber
gebraucht. Bei Erkrankungen der Blase und beim Tripper verordnete
JOHN ARDERN Einspritzungen.

Einzelne Beschreibungen von Geschwüren und brandigen Zerstörungen an den Geschlechtstheilen beziehen sich mit grosser Wahrscheinlichkeit auf venerische Affectionen. Auf die ältere Geschichte der
Syphilis, von der man lange Zeit irrthümlicher Weise annahm, dass
sie am Ende des 15. Jahrhunderts überhaupt erst entstanden sei, wirft
die Erzählung, dass YPERMAN mit einer Quecksilber-Salbe viele „Aussätzige“ geheilt habe, ein klärendes Licht.[1] Übrigens wurde dieses
Mittel damals häufig bei Geschwüren und Hautleiden gebraucht.[2]
GUY v. CHAULIAC gab den Rath, hartnäckige Geschwüre durch Auf-
legen einer Bleiplatte, welche mit Quecksilbersalbe bestrichen war, zu
behandeln. Beim Carcinom empfahl er das Glüheisen und den subli-
mirten Arsenik.[3]

Eine bedeutende Bereicherung erhielt die Chirurgie durch das
Wiederaufleben der plastischen Operationen, welche, wie erwähnt, schon
im Alterthum bekannt waren. In Norcia und Preci in Calabrien beschäftigten sich die Mitglieder mehrerer Familien seit jeher mit der
Ausführung einzelner chirurgischer Operationen, z. B. der Bruchoperation,
dem Steinschnitt, der Staaroperation u. a. m. Hier tauchte auch die
erste Kenntniss der Rhinoplastik auf. Der Wundarzt BRANCA, welcher
im Beginn des 15. Jahrhunderts zu Catania in Sicilien die Praxis ausübte, erregte durch die Kunst, fehlende Nasen und Lippen durch
Herüberziehen benachbarter Theile der Gesichtshaut zu ersetzen, berechtigtes Aufsehen.[4] Auch sein Sohn ANTONIO besass darin eine
grosse Geschicklichkeit; doch wurde später statt der Haut des Gesichts
eine geeignete Stelle der Haut des Oberarms zum Ersatz des Substanzverlustes verwendet. Dieses Operationsverfahren wurde allmälig bei

---

[1] BROEKX: Yperman a. a. O. p. 145.

[2] Annalen von Waverley bei ALF. CORRADI: Nuovi documenti per la storia
delle malattie veneree in Ann. univ. di med. Milano 1884, vol. 269, p. 289.

[3] GUY v. CHAULIAC a. a. O. tr. IV, doctr. 2, c. 6.

[4] BARTH. FACIUS: De viris illustr. Florent. 1745, p. 38. — E. ZEIS: Geschichte
der plast. Chirurgie, Leipzig 1863, S. 188 u. ff.

den Chirurgen bekannt und gelangte sogar nach Deutschland, wie aus Pfolspeundt's Buch hervorgeht.

Nicht unerwähnt darf bleiben, dass man bei den grossen chirurgischen Operationen bereits anästhesirende Inhalationen anwendete. Sie wurden zuerst im Antidotarium des Nicolaus Praepositus erwähnt; man liess zu diesem Zweck Lösungen narkotischer Substanzen, z. B. von Opium, Hyoscyamus u. a., von einem neuen Schwamm aufsaugen, der hierauf an der Sonne getrocknet, vor dem Gebrauch in heisses Wasser gelegt und dann dem Kranken an die Nase gehalten wurde, damit die aufsteigenden Dünste ihn in einen Zustand von Betäubung und Schmerzlosigkeit versetzen. [1]

Die Augenheilkunde lag grösstentheils in den Händen von Empirikern, welche mit Salben und Medicamenten die Heilung der Krankheiten des Auges versuchten. Die besten Augenärzte gab es, wie Al. Benedetti sagt, im Orient:[2] von dort kamen Einzelne, wie Benvenutus Grapheus, nach Europa und erzielten durch ihre Kunst grosse Erfolge. Die Staaroperation wurde, wie im Alterthum, durch Depression der erkrankten Linse, ausgeführt; Guy v. Chauliac schreibt, dass man sie, um ihr Wiederaufsteigen zu verhüten, so lange darniederhalten soll, bis man drei Vaterunser oder ein Miserere gebetet hat.[3]

Noch schlimmer als mit der Augenheilkunde, stand es mit der Geburtshilfe im Mittelalter. Die Ärzte, welche dem geistlichen Stande angehörten, durften sich nicht damit befassen, damit sie vor einer unziemlichen Vertraulichkeit mit Frauen bewahrt wurden, und die übrigen Heilkünstler thaten es auch nicht. Unwissenheit, Bequemlichkeit und andere Ursachen hielten die Ärzte ab, Geburtshilfe zu treiben. Sie wurden zu Gebärenden nur gerufen, wenn es sich darum handelte, abgestorbene Früchte aus dem Mutterleibe zu entfernen oder die nach der Geburt zurückgebliebene Nachgeburt zu lösen. Auf diese beiden Aufgaben beschränkte sich im Allgemeinen die ärztliche Thätigkeit auf diesem Gebiet. Guy v. Chauliac sagt in seinem chirurgischen Werk, dass er sich dabei nicht lange aufhalten wolle, weil die Geburtshilfe gewöhnlich nur von Frauen ausgeübt werde.

Allerdings ist in dem naturwissenschaftlichen Werk des Thomas von Cantimpré, sowie in dem Breviarium, welches vielleicht mit Unrecht dem Arnald von Villanova zugeschrieben wird, von der Wendung

---

[1] Guy v. Chauliac: Chirurg., tr. 1, doct. 1, c. 5. — A. Corradi: Escursioni d'un medico nel Decamerone in Atti dell' istituto Lombardo, 1878, p. 127 u. ff.

[2] A. Hirsch: Geschichte der Augenheilkunde a. a. O. S. 295.

[3] Guy v. Chauliac a. a. O. tr. VI. doctr. 2, c. 2.

auf den Kopf und die Füsse die Rede,[1] und auch Guy spricht von der Umwandelung der anomalen Kindeslage in eine normale; aber es lässt sich nicht entscheiden, inwieweit diese Bemerkungen nicht blos auf literarischen Reminiscenzen, sondern auf eigenen Erfahrungen beruhten.

Der Kaiserschnitt wurde ausgeführt, wenn die Schwangere vor der Geburt starb, um wenn möglich das Leben des Kindes zu retten. Auch an Lebenden wurde die Operation in einzelnen Fällen unternommen. Schon der wegen seiner ärztlichen Geschicklichkeit berühmte Bischof Paulus von Merida, welcher im 6. Jahrhundert lebte, entfernte bei einer Extra-Uterin-Schwangerschaft durch einen Einschnitt in den Unterleib ein abgestorbenes Kind.[2] Im J. 1350 wurde an einer schwangeren Frau zu Medingen in Schwaben, welche, weil sie angeblich drei Hostien gestohlen hatte, um sie den Juden zu verkaufen, zum Tode verurtheilt worden war, der Kaiserschnitt vollzogen, bevor sie verbrannt wurde.[3]

Die Geburtshilfe lag hauptsächlich den Hebammen ob, welche auch die bei der Geburt erforderlichen manuellen Eingriffe unternahmen. Ihre Ausbildung geschah wahrscheinlich handwerksmässig. Ihre medicinischen Kenntnisse waren sehr verschieden in den einzelnen Ländern. In Italien und Frankreich erhoben sich Einzelne derselben zu Ärztinnen, deren Wissen sich über die gesammte Heilkunde erstreckte; in Deutschland waren sie selten mehr als geübte Wartefrauen, welche in der Geburtshilfe einige Erfahrungen gesammelt hatten.

Prüfungen wurden Anfangs nicht von ihnen verlangt. Über ihre Befähigung urtheilte die öffentliche Meinung, welche in diesem Falle durch die angesehensten Frauen des Ortes vertreten wurde. Dieselben führten auch eine gewisse Aufsicht über die Hebammen. Später standen die letzteren unter den Stadtärzten, welche sie über ihre Kenntnisse examinirten. Um die Mitte des 15. Jahrhunderts begannen einzelne Städte in Deutschland, Hebammen anzustellen. Ihre Besoldung war freilich nicht bedeutend; so erhielt die erste Stadt-Hebamme in Frankfurt a. M. jährlich vier Gulden, und von den übrigen jede zwei Gulden.[4]

---

[1] Arnald v. Villanova: Breviarium, lib. III, c. 4.

[2] C. F. Heusinger im Janus I, 764 u. ff.

[3] G. Lammert: Volksmedicin u. medicin. Aberglaube in Bayern, Würzburg 1868, S. 12.

[4] Kriegk a. a. O. I, 14.

Der ärztliche Stand und die medicinische Literatur jener Zeit.

Ausser den Ärzten für innere Krankheiten, den Chirurgen und Augenärzten gab es Zahnärzte und Specialisten für verschiedene innere und äussere Leiden.[1]

Die Barbierer und Bader waren ebenfalls zu gewissen ärztlichen Verrichtungen berechtigt. Sie unterschieden sich in den ersten Jahrhunderten des Mittelalters von einander und verschmolzen erst später zu einer Zunft. Die Bader waren damals zahlreicher als heut, weil die Sitte des Badens allgemeiner verbreitet war. Jede Stadt, ja sogar viele Dörfer hatten öffentliche Bäder. Frankfurt a. M. besass im J. 1387 wenigstens 15[2] und zählte unter seinen Bürgern 29 Bader; Mainz hatte im 14. Jahrhundert 4, Würzburg im 15. Jahrhundert 8, Ulm 11, Nürnberg 13, Augsburg 17 und Wien 29 öffentliche Bäder.[3]

Zu diesem zur Heilkunst durch die gesetzlichen Verordnungen mehr oder weniger legitimirten Heilpersonal traten noch andere Kategorien, welche das Herkommen als Rechtstitel für diese Beschäftigung betrachten durften. Hierher gehörte zunächst der Scharfrichter und zwar nicht etwa in dem Sinne, dass derselbe durch seine Berufsthätigkeit allen Leiden des Menschen in summarischer Weise ein Ende macht, sondern der Henker verrichtete in der That ärztliche Dienste, indem er die Wunden, welche die Folter geschlagen hatte, behandelte, die ausgerenkten Glieder wieder einrichtete u. a. m.

Die Ausübung der ärztlichen Praxis war allerdings in den meisten Ländern nur Denjenigen gestattet, welche durch erfolgreiche Prüfungen ihre Befähigung dazu nachgewiesen hatten. In Paris wurde die Kurpfuscherei schon i. J. 1220 verboten. Übertretungen dieses Gesetzes wurden streng bestraft, wie die Akten eines darauf bezüglichen Prozesses v. J. 1311 beweisen.[4] Es kam sogar zur Excommunication. Auch in Wien wurden Leute dieser Art vom Empfang der Sakramente ausgeschlossen.[5] Gleichwohl fehlte es nicht an Kurpfuschern beiderlei

---

[1] CHIAPELLI a. a. O. p. 7 u. ff. — S. DE RENZI: Storia docum. della scuola med. di Salerno, p. 559.

[2] KRIEGK a. a. O. II, 15 u. ff.

[3] G. ZAPPERT: Über das Badewesen mittelalterlicher und späterer Zeit im Archiv für Kunde österr. Geschichtsquellen, Wien 1858, Bd. 21. — R. HOFFMANN: Die Augsburger Bäder und das Handwerk der Bader in d. Zeitschr. d. histor. Vereins f. Schwaben, 1886, Jahrg. 12.

[4] HAZON a. a. O.   [5] ROSAS a. a. O. I, 124 u. ff.

Geschlechts. Übrigens kam es nicht selten vor, dass Empiriker, welche keine systematische medicinische Ausbildung erhalten hatten, von hohen Herren und Behörden Zeugnisse und Diplome empfingen, wenn sie Erfolge in der Heilkunst erzielten, und Mangel an Ärzten herrschte.

Über die Höhe der ärztlichen Honorare lässt sich ein ungefähres Urtheil fällen, wenn man die gesetzlichen Taxen, die in einzelnen Orten bestanden, in Betracht zieht. Darnach wurde im 14. und 15. Jahrhundert zu Venedig für jede ärztliche Visite bei alltäglichen Krankheiten 10 Soldi gezahlt; in Mailand durfte der Arzt für jeden Tag der Behandlung 12—20 Soldi, für einen Besuch in der Nacht einen Dukaten, und ausserhalb der Stadt für jeden Tag 4—6 Lire fordern.[1] John Ardern verlangte für die Operation der Mastdarmfistel ein Honorar von mindestens 100 Gold-Sols. Reiche und vornehme Patienten beschenkten ihre Ärzte mit grossen Summen und Landgütern, während die Armen ihre Schuld durch ein Paar Hühner, durch Eier, oder Früchte abzutragen suchten.[2]

Auch die Besoldungen, welche die Leibärzte und Stadtärzte bezogen, zeigen, wie hoch die ärztlichen Dienste damals geschätzt wurden. Die Herzöge von Savoyen, welche bekanntlich nicht zu den reichen Fürsten gehörten, gaben ihren Leibärzten einen jährlichen Gehalt von 40 bis 60 Gulden; am Hofe zu Neapel erhielten sie dagegen 100 bis 300 Dukaten. In Prag wurde den königlichen Leibärzten der Niessbrauch mehrerer Landgüter eingeräumt.

Das Institut der *Archiatri populares,* der besoldeten Stadtärzte, wie es im Alterthum bestand, hat sich in manchen Städten Italiens wahrscheinlich ohne Unterbrechung durch das ganze Mittelalter erhalten. Die Ostgothen und Longobarden übernahmen es von den Römern und überlieferten es vielleicht unverändert ihren Nachfolgern in der Herrschaft Italiens.

In Rom, ebenso wie in Dänemark und Schweden, war der Name Archiater als Titel für einen höheren Medicinalbeamten bis in die neueste Zeit üblich.

Die Stadtärzte hatten die Pflicht, die städtischen Beamten, sowie die Armen der Stadt unentgeltlich zu behandeln, den ärztlichen Dienst in den städtischen Krankenhäusern zu versehen, den Gerichtsbehörden als Sachverständige zur Seite zu stehen und in Kriegszeiten die Bürger ins Feld zu begleiten; ferner führten sie die Aufsicht über die Apotheken und öffentlichen Häuser und leiteten die öffentliche Gesundheits-

---

[1] Chiapelli a. a. O. p. 29.
[2] Chiapelli a. a. O. p. 28.

pflege. Später übernahmen sie an manchen Orten auch den Unterricht des niederen Heilpersonals und examinirten dasselbe.

In Venedig gab es 12 Ärzte und 12 Chirurgen, welche von der Stadt angestellt waren; davon empfingen die ersteren Jahrgelder von 15 bis zu 100 Dukaten, die letzteren von 10 bis 130 Dukaten. Selbst kleinere Orte widmeten diesem Zweck in ihrem Ausgaben-Budget eine bestimmte Summe. Treviso zahlte seinen drei Communalärzten 728 Lire jährlich, Conegliano den Ärzten 350, den Chirurgen 250 Lire, und Palermo bewilligte den beiden dortigen Stadtärzten 50 Goldunzen jährlich. [1]

In Deutschland wurden erst im 14. Jahrhundert Communalärzte angestellt. In einer Verordnung des Kaisers Siegmund v. J. 1426 heisst es: „Es soll in jeder Reichsstadt ein Meister-Arzt sein; der soll haben hundert Gulden. Die mag er niessen von einer Kirche. Und soll männiglich arzneien umsonst und soll seine Pfründt verdienen ernstlich und getreulich."[2] Frankfurt a. M. hatte 1348 einen Stadtarzt, welcher die Kleidung und 10 Malter Korn erhielt;[3] später gab es deren drei, deren Besoldungen sich zwischen 10 und 100 Gulden bewegten.

Auch für das Militär. die Hospitäler, die Klöster und für einzelne Gefängnisse wurden Ärzte gehalten, welche eine bestimmte Besoldung erhielten.

Die Ärzte. wenigstens die Stadtärzte, genossen an vielen Orten Steuerfreiheit und andere Vorrechte. Einige erhielten von den Städten. in denen sie sich niedergelassen hatten, kostenfrei das Bürgerrecht. In gesellschaftlicher Beziehung standen sie im Range der Adeligen.

Die Mitglieder des ärztlichen Standes gehörten grösstentheils den wohlhabenden Klassen an; man findet unter ihnen z. B. die Namen der vornehmsten Familien Italiens vertreten. Dagegen gingen die Chirurgen, namentlich in Deutschland. wohl vorzugsweise aus den ärmeren Ständen hervor.

Ungemein zahlreich waren die Juden unter den Ärzten. Als während der ersten Jahrhunderte des Mittelalters das medicinische Studium in den christlichen Staaten des Abendlandes darniederlag. war es ihnen vergönnt, durch die Berührung mit der arabischen Cultur und aus den Forschungen gelehrter Rabbiner Belehrung zu schöpfen. Es war daher nicht wunderbar. dass sie ihre christlichen Zunftgenossen

---

[1] CHIAPELLI a. a. O. p. 22. 31.

[2] MOEHSEN: Geschichte der Wissenschaften in Brandenburg, Berlin 1783. S. 564. — P. FRANK: System der medicin. Polizei. Wien 1817. VI. 1, S. 174.

[3] KRIEGK a. a. O. S. 8.

an Wissen und Geschicklichkeit übertrafen. So kam es, dass sie, besonders in jenen Ländern. in denen wie z. B. in Deutschland, die Heilkunst am meisten vernachlässigt wurde. die gesuchtesten Ärzte wurden.

Nicht blos Fürsten und regierende Herren, selbst Bischöfe und Päbste hatten jüdische Leibärzte; in den meisten Klöstern waren Juden als Ärzte angestellt, wie ARNALD VON VILLANOVA schreibt.[1] In Prag war im 12. Jahrhundert fast die ganze ärztliche Praxis in den Händen jüdischer Ärzte: ähnlich scheint es in Avignon gewesen zu sein.[2] In Frankfurt a. M. war i. J. 1574 ADAM LONICERUS der einzige christliche Arzt: seine dortigen Collegen gehörten sämmtlich dem israelitischen Glauben an.[3] Es erklärt sich dies zum Theil daraus, dass den Juden die meisten übrigen gelehrten Carrieren verschlossen waren. Allerdings wurde auf mehreren Kirchen-Concilien bestimmt, dass die Christen keine jüdischen Ärzte zu Rath ziehen sollten; aber die Geistlichen kehrten sich selbst nicht an dieses Verbot. Auch hatte es keine Geltung, wenn an dem Ort gar kein oder wenigstens kein tüchtiger Arzt des christlichen Glaubens vorhanden war.

Als die Wogen der religiösen Leidenschaften höher gingen, und die Judenverfolgungen begannen. machten sich die Folgen auch auf diesem Gebiet bemerkbar. In den Statuten der medicinischen Facultät zu Ingolstadt v. J. 1472 wurde den christlichen Ärzten verboten. mit ihren jüdischen Collegen Consilien abzuhalten.[4] und in der Hebammen-Ordnung, welche 1451 zu Regensburg erlassen wurde, heisst es, dass dieselben zu jeder ihrer Hilfe bedürftigen Frau gehen sollen, „nur allein zu einer Jüdin sollen sie nit kommen".[5]

Der Klerus wurde von der Ausübung der ärztlichen Praxis sowohl durch die Gesetze der Kirche als durch die zunehmende ärztliche Concurrenz, welche ihm seit der Gründung der Universitäten entgegentrat, mehr und mehr zurückgeschreckt. Auf den Concilien zu Rheims (1131), im Lateran (1139). zu Montpellier (1162), Tours (1163), Paris (1212). im Lateran (1215) und durch die Decretalen der Päbste Alexander III. (1180) und Honorius III. (1219) wurde den Geistlichen untersagt, ärztliche Praxis, besonders Chirurgie. zu treiben.

Dieses Verbot wurde wahrscheinlich nicht befolgt, weil es so oft

<hr>

[1] GÜDEMANN: Geschichte des Erziehungswesens der Juden, Wien, I, S. 155.

[2] J. v. HASNER in der Prager Vierteljahrsschrift 1866, Bd. 90. — G. BAYLE a. a. O. p. 68.

[3] W. STRICKER: Geschichte der Heilkunde in Frankfurt a. M., 1847, S. 68.

[4] PRANTL a. a. O. II, 47.

[5] G. LAMMERT: Geschichte des bürgerlichen Lebens, Regensburg 1880, S. 289.

wiederholt werden musste, jedenfalls aber häufig umgangen, wozu Stipendien, Dispensationen[1] und manche andere Einrichtungen sogar direkt aufforderten. Immerhin wurde soviel erreicht, dass sich die Geistlichen wenigstens von der Ausführung chirurgischer Operationen und der Behandlung der Frauen fernhielten. Dagegen blieb das medicinische Lehramt an manchen Hochschulen noch lange Zeit in ihren Händen. Es lag dies daran, dass mit den Lehrstellen zuweilen Pfründen verbunden waren, deren Genuss den geistlichen Charakter ihres Inhabers zur Voraussetzung hatte. So war z. B. der Professor der Medicin an der Wiener Universität H. Lurcz zugleich Pfarrer von Hohlfeld in Bayern; er hielt sich dort einen Vikar, während er selbst in Wien die Lehrthätigkeit ausübte.[2]

In Folge dieser Verhältnisse wurde auch an vielen Universitäten das Cölibat von den Lehrern der Medicin gefordert. Als i. J. 1479 der Kurfürst Philipp einen Laien als Professor der Heilkunde in Heidelberg anstellen wollte, protestirte die Hochschule dagegen, weil er kein Kleriker war. Es wurde erst durchgesetzt, nachdem der Pabst i. J. 1482 gestattet hatte, dass auch Laien, sogar verheirathete, zu Professoren der Medicin ernannt wurden.[3]

In Paris, wo man das Cölibat so streng beobachtet hatte, dass dem Jean de Pois i. J. 1395, weil er sich verheirathet hatte, sogar die Licenz entzogen wurde, wurden diese Bestimmungen durch den Cardinal d'Estouteville 1452 aufgehoben. An manchen Orten setzte man sich stillschweigend darüber hinweg und gewährte in solchen Fällen auch Pfründen an Bewerber, welche nicht allen Vorschriften der kanonischen Gesetze zu genügen vermochten.[4]

Der Klerikalismus machte sein Übergewicht auf allen Gebieten des öffentlichen und privaten Lebens geltend. Er blickte aus allen geistigen Bestrebungen, welche die Periode der Scholastik erfüllten, siegesgewiss hervor. Auch die naturwissenschaftliche und medicinische Literatur wurde davon beherrscht. Sie diente ebenfalls nur dem einen Zweck, die Wissenschaft zur Begründung und Stütze des theologischen Dogma zu machen.

Die naturwissenschaftlichen Werke des 13. Jahrhunderts trugen einen encyklopädischen Charakter. Die hervorragendsten Autoren waren der Dominikanermönch und spätere Bischof von Regensburg Albertus

---

[1] A. Corradi in Rend. d. R. ist. Lomb. 1873, ser. II, v. VI. p. 863.
[2] Aschbach a. a. O. I, S. 410.
[3] J. F. Hautz a. a. O.
[4] Paulsen in Sybel's histor. Zeitschr. Bd. 45, S. 310. 434. — Hefele: Conciliengeschichte VII, 355.

Magnus, der Minorit Bartholomäus Anglicus, die Franzosen Thomas von Cantimpré und Vincenz von Beauvais, die Italiener Brunetto Latini, der Lehrer Dante's, und Ristorio d'Arezzo und der Deutsche Kunrat von Megenberg; auch die von Mönchen des Klosters Mainau verfasste Naturlehre gehört hierher.

Die eigentliche ärztliche Literatur lieferte hauptsächlich Erklärungsschriften zu den Werken der Alten und der durch lateinische Übersetzungen bekannten arabischen Schriftsteller. Dieser Art waren die Arbeiten von Taddeo Alderotti, genannt Florentinus, Dino und Tommaso di Garbo, Bartolomeo Varignana, Torrigiano, Giacomo della Torre, Giovanni und Marsilio di S. Sofia, Giacomo de Dondi, Francesco di Piedimonte und Jacques Despars aus Tournay.

Kurze für den Unterricht der Studierenden und den Gebrauch der Ärzte berechnete Auszüge der umfangreichen therapeutischen Werke der Araber und gedrängte Zusammenstellungen der gebräuchlichsten Heilmittel entsprachen den Bedürfnissen des Tages. Hierher gehören der *Clavis sanationis* des Simon von Genua, die medicinischen Pandekten des Matthäus Sylvaticus, der *Aggregator Brixianus* des Guglielmo Corvi, die medicinischen Compendien des Gilbertus Anglicus und des Schotten Gordon, und die Schriften des Johann von Tornamira, des Portugiesen Valescus von Taranta, des Florentiners Niccolo Falcucci, des Michele Savonarola, Antonio Guaineri u. A.

Einen unabhängigeren Standpunkt nahm der durch seine naturwissenschaftlichen Kenntnisse hervorragende Peter von Abano ein, welcher in seinem *Conciliator differentiarum* eine strenge, zuweilen zersetzende Kritik der damaligen Theorien der Heilkunde lieferte. Um dieselbe Zeit traten der Engländer Roger Bacon und der Catalonier Arnald von Villanova für die Freiheit der Forschung ein und erklärten, dass die Naturwissenschaften und die Medicin nur allein durch die Beobachtung und die Erfahrung eine sichere Grundlage erhalten. Sie bahnten dadurch eine selbstständigere Richtung in der Heilkunde an, welche sich in den Schriften ihrer Anhänger, besonders an den Schulen zu Montpellier und Prag, kund gab und sich auch in den zahlreichen Sammlungen von Krankengeschichten äusserte, welche im 14. und 15. Jahrhundert verfasst wurden. Bei allem Festhalten an den herrschenden Lehren brachten sie doch manche werthvolle eigene Beobachtung, welche eine Bereicherung der medicinischen Wissenschaft bildete.

So beschrieb Hugo Bencio Fälle von periodischem Wahnsinn, Spermatorrhoe und Syphilis. Matteo Ferrari de Gradibus behandelte einen Studenten, der am Schreibkrampf litt, und beobachtete die mit

Verzerrung des Gesichts verbundene Lähmung des N. Facialis, Hallucinationen des Gesichts und hartnäckigen Speichelfluss. BAVERIUS berichtete über einen Paralysis der oberen Extremitäten mit Störung der Sprache und Gedächtnissschwäche, welche angeblich nach einer heftigen Halsentzündung zurückgeblieben war.[1] HENRI DE MONDEVILLE und GUY VON CHAULIAC sahen Fälle von Verletzungen des Gehirns mit Verlust von Substanz desselben, ohne dass dauernde geistige Störung eintrat.[2]

Gleichzeitig mit dem Wiederbeginn einer selbstständigen Krankenbeobachtung wurde ein regeres Studium der Anatomie und ein erfolgreicher Aufschwung der Chirurgie vorbereitet, wie ich an einer früheren Stelle auseinandergesetzt habe. Auch andere Zweige der Heilkunde wurden gefördert; es entstand eine durch den Reichthum ihrer Erzeugnisse bemerkenswerthe balneologische Literatur, welche die meisten der damals bekannten Bäder in Betracht zog. Auch Deutschland war darunter vertreten: der Nürnberger Barbier und Meistersänger HANNS FOLZ verfasste i. J. 1400 ein „Büchlein von allen Bädern, die von Natur heiss sind."

Daneben erschienen besonders in Deutschland auch viele populäre medicinische Schriften; es waren dies für den häuslichen Gebrauch bestimmte Receptsammlungen oder diätetische Verhaltungsmassregeln, die nach dem Muster des *Regimen Salernitanum* bearbeitet waren, wie das Arzneibuch des ORTOLF von Bayerland. der Mainzer Gesundheitsgarten u. a. m.

Das Mittelalter war somit in geistiger Beziehung keineswegs so öde und unfruchtbar, als es von manchen Schriftstellern dargestellt wird. Es herrschte ein reges Leben auf allen Gebieten der intellektuellen Thätigkeit. Wenn die Ergebnisse derselben nicht den Mühen und Arbeiten, welche aufgewendet wurden, entsprachen, so lag dies daran, dass die letzteren eine falsche Richtung verfolgten oder auf ihrem Wege Hemmnisse fanden, die sie nicht überwinden konnten. Das Joch der Scholastik lastete auf der Wissenschaft, und die Autorität der Kirche wies ihr Ziele an. welche ihrem Wesen fern lagen und unerreichbar waren.

---

[1] CH. DAREMBERG a. a. O. 1, p. 338 u. ff.

[2] GUY V. CHAULIAC a. a. O. tract. III, doctr. 1, c. 1.

III. Der medicinische Unterricht in der Neuzeit.

Der Charakter des 16. Jahrhunderts.

Jemehr das Wissen sich vermehrte und verbreitete, desto mehr brach sich die Überzeugung Bahn, dass der Gedanke von den Fesseln, welche ihn darnieder hielten, erlöst werden müsse. Was im 13. Jahrhundert nur von wenigen auserlesenen Geistern gefühlt und kühn und unerschrocken verkündet worden war, erfüllte am Schluss des 15. Jahrhunderts die Herzen aller Gebildeten. Der Drang nach Freiheit und Selbstständigkeit machte sich auf allen Gebieten des geistigen Lebens geltend und bildete in der Kunst wie in der Wissenschaft, in der Religion wie in der Politik den Grundton, der überall hindurchklang.

Mächtige culturhistorische Bewegungen, wie diejenigen des 16. Jahrhunderts, entstehen nicht plötzlich, sondern sind die Frucht einer langen vorbereitenden Thätigkeit. Sie bestehen längst, bevor sie in die Erscheinung treten, der oberflächlichen Betrachtung entzogen und nur dem kundigen Auge erkennbar. Gleich den Keimen der Pflanzen, welche den Erdboden erfüllen, reifen sie in der Verborgenheit und brechen hervor, wenn ihre Zeit gekommen ist.

Die Wurzeln der reformatorischen Bestrebungen des 16. Jahrhunderts reichen weit in das Mittelalter zurück. Ihre Geschichte erzählt von vergeblichen Versuchen, fruchtlosen Mühen, zertretenen Hoffnungen und blutigen Opfern. Um die Freiheit des Gedankens wurde schon in früheren Jahrhunderten mit Begeisterung und Hingebung gerungen; aber die Kämpfer standen vereinzelt und wurden von ihren Gegnern überwältigt.

Luther und Melanchthon hatten ihre Vorläufer, welche für ihre Überzeugung in den Tod gingen.

Die Unterdrückung des Raubritterwesens und die Angriffe gegen den Feudalismus wurden durch die Entwickelung eines unabhängigen wohlhabenden Bürgerthums vorbereitet und begünstigt.

Kunst und Wissenschaft wurden durch den Humanismus, welcher seit PETRARCA in Italien gepflegt wurde, zum Studium der Antike und der Beobachtung der Natur zurückgeführt. Die Künstler machten sich von den mittelalterlichen Traditionen los und gaben ihren Gestalten einen freieren Ausdruck, welcher der Natur abgelauscht und darum wahr war und die Herzen erwärmte.

Was für die Kunst die Früh-Renaissance, das war für die Wissenschaft das Studium der römischen und griechischen Originalwerke und der Beginn einer selbstständigen Naturforschung. In den Schulen des Mittelalters hatte man die Schriften der römischen Classiker nur selten und diejenigen der griechischen niemals in ihrem ursprünglichen Text kennen gelernt. Das Latein, welches beim Unterricht und im täglichen Verkehr zwischen den Lehrern und Schülern gesprochen wurde, war sehr verschieden von der Sprache eines Cicero oder Quintilian. Die griechische Sprache wurde nirgends in den Bereich des Unterrichts gezogen, und die Kenntniss derselben war so selten, dass PETRARCA i. J. 1360 kaum zehn Gelehrte in Italien zu nennen vermochte, welche sie verstanden.[1]

In den übrigen Ländern stand es damit jedenfalls nicht besser. Die literarischen Werke des Alterthums wurden dem Mittelalter hauptsächlich durch lateinische Übersetzungen, Bearbeitungen und Auszüge zugänglich gemacht, welche häufig nicht nach dem Original, sondern nach arabischen Übertragungen angefertigt wurden. Auf die Form und den Ausdruck der Sprache legte man dabei wenig Gewicht; denn sie wurde nicht als Bildungsmittel des Geistes betrachtet, sondern galt nur als die werthlose Schale für den kostbaren Inhalt, den man suchte. Aber auch dieser erhielt sich nicht rein und unverfälscht; denn er erfuhr diejenigen Änderungen, welche man im Zeitalter der Scholastik für die Autorität der Kirche und das Seelenheil der Gläubigen für nothwendig hielt.

Als man erkannte, dass man bei diesem Verfahren nicht in den vollen ungeschmälerten Besitz der reichen Schätze des Wissens gelangte, welche das Alterthum hinterlassen hatte, begann man, die Schriften derselben wieder in ihrer ursprünglichen Überlieferung zu studieren. Die heidnischen Classiker erwachten zu neuem Leben und verkündeten mit flammenden Worten die Grösse und den Ruhm der Vergangenheit.

Am frühesten geschah dies in Italien, wo zahlreiche Überreste von Bauwerken, Statuen und Inschriften an die Cultur der Römer erinnerten.

---

[1] G. VOIGT: Die Wiederbelebung des classischen Alterthums, Berlin 1881. II. 107.

Auf diesem Boden lernte man zuerst wieder die echte Latinität kennen, und von dort gelangte diese Wissenschaft im 15. Jahrhundert auch in andere Länder. An den deutschen Hochschulen wurden Lehrkanzeln für lateinische Eloquenz und Rhetorik errichtet, deren Inhaber durch ihre Reden und Dichtungen die Bewunderung und den Neid ihrer Zeitgenossen erregten. Gleichzeitig erlangte die Kenntniss der griechischen Sprache eine allgemeine Verbreitung in den Kreisen der Gelehrten. Es war dies zum grossen Theile das Verdienst der griechischen Flüchtlinge, welche nach der Unterwerfung ihres Vaterlandes durch die Türken nach Italien kamen und dort eine neue Heimath fanden. Chrysolaras, Georgios von Trapezunt, Theodoros Gaza, Bessarion, Konstantin Laskaris u. A. brachten viele werthvolle griechische Handschriften mit und sammelten einen Kreis von auserwählten Schülern um sich.

An den Höfen der für Kunst und Wissenschaft empfänglichen Fürsten Italiens, namentlich unter den Municeern, entwickelte sich ein Cultus des Hellenenthums, welcher die hervorragendsten Männer des Staates vereinigte. Gelehrte Gesellschaften, welche sich Platonische Akademien nannten,[1] machten die Pflege der griechischen Literatur zu ihrer Lebensaufgabe. Die heiteren Formen des griechischen Lebens zauberten ihnen Bilder lachenden Menschenglücks vor die Seele, die sie dem traurigen Ernst der christlichen Entsagung entrückten, welcher die Freude hasste und verdammte. An den Idealen der Freiheit und antiken Heldengrösse richteten sie sich auf, wenn sie die Betrachtung der trostlosen politischen Zustände der Gegenwart darnieder drückte. Die Schriften der Weisen des Alterthums boten ihnen reiche Anregung und Belehrung auf allen Gebieten der wissenschaftlichen Thätigkeit; hier fanden sie die Grundlagen der Philosophie, Rechtswissenschaft, Mathematik, Astronomie, Geographie und Physik, der Naturwissenschaften und der Heilkunde.

Mit der Wiederbelebung der griechischen und römischen Literatur erschloss sich eine Welt von Ideen und Bestrebungen, welche geeignet erschienen, an die Stelle der abgestorbenen Lebensformen des Mittelalters zu treten. Der nach einer modernen Entwickelung der Cultur ringende Geist des Zeitalters glaubte darin eine wirksame Waffe für den grossen Kampf gegen die Kirche und die Scholastik zu finden und täuschte sich nicht. Allerdings blieb der Humanismus auf einen kleinen Kreis beschränkt; aber derselbe bestand aus der geistigen Elite der Völker.

---

[1] P. Villari: Nicolo Macchiavelli und seine Zeit, Deutsche Übers., Rudolstadt 1882, I, 147 u. ff.

Die Ideen des Humanismus ergriffen die Gemüther mit solcher Macht, dass sich ihnen Niemand entziehen konnte, nicht einmal Diejenigen, welche darin ihre natürlichen Feinde sehen mussten, die Vertreter der Kirche und des Klerikalismus. Selbst am päbstlichen Hofe fanden sie gastliche Aufnahme. Nicolaus V. war ihr wohlwollender Freund und Gönner, wenn auch vielleicht mehr aus persönlicher Eitelkeit, als aus innerer Überzeugung. Pius II. hatte vor seiner Thronbesteigung, als er noch den Namen Aeneas Sylvius führte, mit grossem Eifer für ihre Verbreitung in Deutschland gewirkt und blieb allezeit ihr treuer Anhänger und Vertheidiger in Wort und Schrift.

Ihre Wirkungen äusserten sich übrigens weniger in der Religion als in der Kunst und Wissenschaft. Die Humanisten vermieden im Allgemeinen direkte Angriffe gegen die Dogmen der Kirche. Auch war nicht zu befürchten, dass die lustigen, bisweilen sogar etwas frivolen Götter Griechenlands den christlichen Cultus verdrängen würden, wenn dies auch manchen Vertretern des Humanismus nach der Art eines Peter Luder, Buschius oder Ulrich von Hutten vielleicht erwünscht gewesen wäre. Der Einfluss, welchen die humanistischen Studien auf die christliche Religion ausübten, lag hauptsächlich darin, dass sie zu einer Vergleichung mit den supranaturalistischen und ethischen Anschauungen des Alterthums herausforderten und dadurch eine freiere Beurtheilung der christlichen Lehren ermöglichten.

Reiche Anregung verdankte die Kunst der Antike. Der engbegrenzte Ideenkreis der jüdisch-christlichen Legende, welcher bis dahin den Künstlern nahezu ausschliesslich die Stoffe geliefert hatte, die durch die beständige Wiederholung allmälig monoton wurden, erhielt eine angenehme Bereicherung durch die Mythologie der Griechen und die Heldengeschichte Roms. Dabei zeigte die Behandlung der Form einen ungezwungenen kühnen Charakter, welcher einen wohlthuenden Gegensatz zu der Steifheit und Unbeholfenheit früherer Zeiten bildete.

Dadurch traten die Gestalten, selbst diejenigen, welche der transcendenten Welt der religiösen Mystik entnommen wurden, dem Fühlen des Menschen näher. Verklärt von den Idealen des Guten, Schönen und Wahren erschienen sie dem Auge nicht mehr finster-drohend, überirdisch-gewaltig, sondern als Frohsinn verkündende, Segen spendende Mächte.

Wer kennt nicht das glänzende Dreigestirn in Florenz: Lionardo da Vinci, Rafael Sanzio und Michelangelo Buonarotti? Ein Jahrhundert, welches drei solche Künstler neben einander sah, durfte sich wohl dem vielgepriesenen Zeitalter des Perikles vergleichen. Alle Drei umfassten die Kunst als Ganzes; alle Drei waren Maler, Bildhauer und Architekten zugleich und schufen in jeder dieser Künste Grosses, der Unsterblichkeit Werthes. Lionardo war aber nicht blos Künstler, sondern auch Mathematiker, Ingenieur, Physiker und Physiologe und hat sich in der Geschichte der Wissenschaft ebenfalls einen ehrenvollen Platz erworben.

Die Blüthe der italienischen Kunst wirkte anregend auch auf die übrigen Länder, namentlich auf Deutschland und die Niederlande. Die Namen Albrecht Dürer, Hans Holbein und Lucas Cranach geben Zeugniss davon.

In Nürnberg gediehen die Holzschneidekunst und die Goldschmiedekunst zu hoher Vollendung. Deutschlands freie Städte erzeugten ein Bürgerthum, welches kunstsinnig und kunstverständig war und heitere Lebenslust mit sittlichem Ernst verband. In ihm fanden die künstlerischen und wissenschaftlichen Bestrebungen eifrige Anhänger und Vertreter.

Auf dem Felde der Wissenschaft wurde der Humanismus vorzugsweise von den gelehrten Vereinigungen gepflegt, welche allenthalben nach dem Muster der sogenannten Platonischen Akademien entstanden. Am bekanntesten unter ihnen wurde die Rheinische Gesellschaft, zu deren Mitgliedern Männer wie der gelehrte Abt Trithemius, der Nürnberger Patricier Willibald Pirkheimer, ferner Rudolf Agricola, der Dichter Conrad Celtes, Joh. Reuchlin, Erasmus von Rotterdam u. A. gehörten.

Das wachsende Interesse für die Literatur der Griechen und Römer hatte zunächst die Folge, dass die überlieferten Texte mit einander verglichen und auf Grund linguistischer und sachlicher Erwägungen ein Wortlaut festgestellt wurde, welcher allen Anforderungen zu entsprechen schien. Damit begann die wissenschaftliche Behandlung der Philologie, welche auf die Culturentwickelung der folgenden Zeiten den weittragendsten Einfluss ausübte. Die Philologie übernahm die Rolle des Zauberers, der das in tausendjährigem Schlafe befangene Dornröschen der Wissenschaft erlöste, und blieb ihr auch später ein väterlicher Freund, welcher ihre ersten Schritte mit ängstlicher Sorgfalt überwachte. Der Philologie verdanken es die Wissenschaften und nicht am wenigsten die Naturwissenschaften, dass sie die richtige Methode der Forschung einschlugen; denn von ihr lernten sie die peinliche Genauigkeit in der Sichtung des wissenschaftlichen Materials und die strenge Kritik der gewonnenen Ergebnisse.

Auch bei der Neugestaltung der Medicin leistete die Philologie wesentliche Dienste. Es wurden Ausgaben der meisten medicinischen Autoren des Alterthums veranstaltet. Die Ärzte, welche sich an dieser literarischen Thätigkeit betheiligten, bereiteten sich dazu durch eine tüchtige philologische Bildung vor; nicht wenige von ihnen wirkten als Lehrer der alten Sprachen, bevor sie sich der Heilkunde zuwandten. Die Kenntniss des Griechischen galt in jener Zeit als nothwendiges wissenschaftliches Hilfsmittel für Jeden, der auf den Namen eines gebildeten Arztes Anspruch erhob, ähnlich wie man heut von ihm verlangt, dass er mit dem Mikroskop umzugehen versteht.

Wenn die durch den Humanismus angefachte literarische Wirksamkeit der Ärzte in ungeahnter Weise sich entfaltete und zur Verbreitung der medicinischen Wissenschaft beitrug, so war dies allerdings zum grössten Theile das Verdienst der Buchdruckerkunst, welche im 15. Jahrhundert erfunden wurde. Sie trat nicht unvermittelt ins Leben; denn sie war vorbereitet durch die Holzschneidekunst, durch die Kupferstecherei, durch die vielleicht aus China nach Europa gebrachte, ziemlich unvollkommene Methode des Druckes mit feststehenden Lettern und durch andere Umstände. Gleichwohl war es ein ausserordentlicher Fortschritt, als man um das Jahr 1440 begann, beim Druck bewegliche Typen zu gebrauchen.

Erst dadurch wurde der Druck umfangreicher Werke, der Betrieb im Grossen, ermöglicht. Freilich litt die Buchdruckerkunst im Anfang an vielen Mängeln; sie war sehr mühsam und in Folge dessen auch sehr kostspielig. So dauerte z. B. der Druck der Bibel, des ersten grossen Werkes, das aus der von Guttenberg gegründeten, später Fust-Schöffer'schen Buchdruckerei in Mainz hervorging, 11 Jahre und erforderte 4000 Gulden, bevor noch der 12. Bogen vollendet war. Mit den Verbesserungen, welche die Buchdruckerkunst erfuhr, nahm sie allmälig einen grösseren Aufschwung. Daremberg schätzt die Zahl der medicinischen Schriften, welche bis zum J. 1500 gedruckt wurden, auf ungefähr 800.[1]

Die neue Erfindung übte auf die geistigen Bewegungen des 16. Jahrhunderts eine mächtige Wirkung aus. Die Kanzel, welche bis dahin der einzige Ort gewesen war, von dem aus zum Volke gesprochen wurde, erhielt einen Nebenbuhler, welcher ihr gelegentlich feindlich entgegen trat. Die freiheitlichen Ideen fanden hier einen Bundesgenossen, und der Kampf gegen die bisherigen Autoritäten wurde mit wirksamen Waffen geführt. Aber die grösste Bedeutung erlangte die Buchdruckerkunst für die Entwickelung der Wissenschaft; denn die geistigen Errungenschaften konnten jetzt zum Gemeingut Aller und Jedem leicht zugänglich gemacht werden.

---

[1] Ch. Daremberg: Histoire des sciences médicales, T. I, 313.

Das Studium der aus dem Alterthum übernommenen Überlieferungen regte zur kritischen Prüfung ihrer realen Begründung an, und die dadurch hervorgerufenen eigenen Beobachtungen führten zur Berichtigung alter Irrthümer und zur Entdeckung neuer Thatsachen.

Die Reformation der Wissenschaft welche sich auf diese Weise vollzog, bildet neben derjenigen des religiösen und politischen Lebens die markanteste Erscheinung der durch die Emancipation des individuellen Urtheils charakterisirten Strömung der Zeit.

Diese Richtung erhielt eine unerwartete Förderung durch die Entdeckung Amerikas, welche am Schluss des 15. Jahrhunderts die Verwunderung und das Staunen der Menschen erregte. Man fand dort eine Bevölkerung, die körperlich ebenso gebildet, geistig ebenso geartet war, wie diejenige Europas, und eine Cultur, welche viele Ähnlichkeiten zeigte mit manchen Einrichtungen der alten Welt. Von diesen Dingen, sowie von der Thierwelt und dem Pflanzen-Reichthum des neuen Welttheils hatte weder die Kirche noch das Alterthum etwas gewusst. Von den beiden höchsten Autoritäten, welche man damals kannte, verlassen wurden die Denker und Forscher plötzlich selbstständig und genöthigt, auf ihre eigenen Beobachtungen zu vertrauen.

Wenige Decennien nach der Entdeckung Amerikas erfolgte die erste Umschiffung der Erde, und damit wurde der unwiderlegbare Beweis geliefert, dass die Erde rund ist. Schon die griechischen Naturphilosophen ahnten die Kugelgestalt derselben, und ARISTOTELES nahm sie als sicher an; aber LACTANTIUS und andere Kirchenväter[1] hatten diese Ansicht verworfen und für absurd erklärt. Ihre Autorität erlitt somit eine bemerkenswerthe Niederlage. Noch mehr wurde die Autorität der Kirche erschüttert, als die angeblich schon von PYTHAGORAS aufgestellte heliocentrische Theorie durch KOPERNIKUS und KEPLER begründet wurde.[2] Die Theologen bekämpften dieselbe, weil sie sehr richtig erkannten, dass mit ihrer Annahme die Erde nur als einer der unzählbaren Sterne, welche das Firmament beleben, erscheinen und der Mensch als ihr Bewohner die ihm von der christlichen Weltanschauung vindicirte herrschende Stellung verlieren werde. Auch der Streit zwischen der heliocentrischen und der geocentrischen Lehre wurde gegen die Kirche entschieden.

Es ist begreiflich, dass durch diese Ereignisse der Glaube an die Unzulänglichkeit des menschlichen Erkenntniss-Apparats, welchen die

---

[1] O. PESCHEL a. a. O. S. 96 u. ff. — W. WHEWELL a. a. O. I, 226 u. ff.

[2] WHEWELL a. a. O. I, 381 u. ff. — J. W. DRAPER: Geschichte der geistigen Entwickelung Europas, Leipzig 1871, S. 521 u. ff.

von der kirchlichen Autorität gestützte Scholastik gepredigt hatte, untergraben wurde. Am weitesten ging der Protestantismus, indem er die Berechtigung des menschlichen Urtheils sogar auf das theologische Dogma ausdehnte.

Auf keinem Gebiet des geistigen Schaffens wirkte die errungene geistige Selbstständigkeit tiefer und nachhaltiger als auf demjenigen der Naturwissenschaften und der Medicin.

Die Mineralogie erfuhr zum ersten Male eine wissenschaftliche Betrachtung: der Arzt Georg Agricola machte den Versuch, die Mineralien auf Grund ihrer äusseren Merkmale in verschiedene Gruppen einzutheilen. Die Botanik begann aus dem Abhängigkeits-Verhältniss, in welches sie zur Arzneimittel- und Nahrungsmittellehre gerathen war, herauszutreten und sich zu einer Wissenschaft zu entwickeln, die um ihrer selbst willen getrieben wurde. Sie wurde durch eine Menge von Pflanzenbeschreibungen bereichert, und die Flora Europas sowohl wie diejenige der neu entdeckten überseeischen Länder genau erforscht. Einige Botaniker unternahmen es, zur leichteren Übersicht die Pflanzen nach bestimmten Ähnlichkeiten in verschiedene Abtheilungen zu scheiden: Conrad Gessner und A. Cesalpini benutzten dazu bereits die Blüthen und Früchte, waren also gleichsam Vorläufer Linné's.

Auch für die Zoologie begann eine neue Periode ihrer Geschichte. Des gelehrten Gessner's grosses Werk bildete den Markstein derselben; es enthielt nicht blos alle Thatsachen, welche auf diesem Gebiet in den vorangegangenen Zeiten festgestellt worden waren, sondern noch eine grosse Anzahl neuer Beobachtungen. Andere Forscher wählten einzelne Klassen des Thierreichs zum Gegenstande ihrer Untersuchungen, wie z. B. Belon die Vögel und Rondelet die Fische, oder beschäftigten sich mit der Thierwelt fremder Länder.

Ebenso machte sich in der Physik und Chemie eine rege Thätigkeit bemerkbar. Schon Nicolaus Cusanus, der freisinnige Bischof von Brixen, und der grosse Künstler Lionardo da Vinci bearbeiteten die Physik mit glücklichem Erfolge.[1] Während dann die Mathematik durch Hieronymus Cardanus, Tartaglia, welcher die Lösung der Gleichungen dritten Grades entdeckte, u. A. gefördert wurde, machte auch die Optik erhebliche Fortschritte, die sie hauptsächlich dem Giambattista Porta, dem Erfinder der *Camera obscura*, und Joh. Kepler verdankte. Bedeutende Erfolge errangen die Physik und Chemie jedoch erst im 17. Jahrhundert; erst in dieser Zeit erlangten sie für die Medicin eine grosse Bedeutung.

---

[1] Poggendorf a. a. O. S. 113 u. ff.

Die Emancipation vom Autoritätsglauben auf dem Gebiet der Medicin und die Fortschritte der Wissenschaft.

Die Heilkunde machte den gleichen Entwickelungsprozess durch, wie die ganze übrige Cultur; sie schüttelte das Joch der nur auf Traditionen beruhenden Autoritäten ab und wurde selbstständig. Nur in Verbindung mit den die ganze Zeitrichtung erfüllenden Bestrebungen erscheint diese Thatsache natürlich und begreiflich; losgelöst von ihnen kann sie sich wohl dem Gedächtniss, nicht aber dem Verstande einprägen.

Die Emancipationsbewegung gab sich in allen Zweigen der Medicin kund und erreichte in einzelnen Disciplinen, namentlich in der Anatomie, Arzneimittellehre, Chirurgie und Geburtshilfe, bereits im 16. Jahrhundert beachtenswerthe Resultate.

Die Anatomen hörten auf, an die Unfehlbarkeit GALEN's zu glauben, und fingen an, eigene Untersuchungen an der Leiche anzustellen. GABRIELE ZERBI sonderte in seiner anatomischen Beschreibung des menschlichen Körpers bereits die Knochen, Muskeln und Gefässe; er machte auf die schrägen und kreisförmigen Muskelfasern des Magens aufmerksam und erwähnte die Thränenpunkte, die *Ligamenti uteri* u. a. m.[1] AL. ACHILLINI bemerkte die Einmündung des *Ductus choledochus* in den Zwölffingerdarm, sowie die Blinddarmklappe.[2] BERENGAR VON CARPI berichtigte verschiedene Irrthümer MONDINO's und gilt als der Entdecker der Keilbeinhöhlen und des Wurmfortsatzes; ferner wies er darauf hin, dass beim Mann der Thorax, beim Weibe das Becken eine grössere Breite besitzt.[3] CANANI lieferte eine vortreffliche Schilderung der Muskeln und sah zuerst die Venen-Klappen an der *Vena azygos*.[4]

Alle diese Forscher übertraf an Reichthum der Entdeckungen ANDREAS VESALIUS, den man den Reformator der Anatomie nennen kann. Er stammte von einer deutschen Familie ab, welche ursprünglich den Namen WITING führte und von Wesel nach Brüssel übergesiedelt war.

VESAL's Untersuchungen umfassten alle Theile der Anatomie und schufen die Basis eines neuen anatomischen Lehrgebäudes.[5] Er gab Aufschlüsse über die Ernährung der Knochen durch die Gefässe des

---

[1] MEDICI a. a. O. p. 48.
[2] BURGGRAEVE a. a. O. p. 55. — MEDICI a. a. O. p. 51.
[3] CARPI: Commentaria cum ampl. addition. super anat. Mundini, Bonon. 1521.
[4] AMATUS LUSITANUS: Curat. med. cent.. Basil. 1556, p. 84.
[5] BURGGRAEVE a. a. O. p. 72 u. ff.

Periosts und die *Vasa nutrienta* und zeigte zuerst, dass der Nerv in den Muskel eindringt. An den Gefässwänden unterschied er zwei Lagen, von denen die innere eine stärkere Consistenz besitze und aus Muskelfasern zusammengesetzt sei. Ziemlich richtig beschrieb er das Herz, seine Lage, Bewegungen und Gestalt-Veränderungen, sowie die Klappen-Apparate; doch vermochte er sich niemals vollständig von dem alten Irrthum zu befreien, dass das Blut durch die Scheidewand des Herzens hindurchtrete. Aber während er in der ersten Ausgabe seines anatomischen Hauptwerkes v. J. 1543 daran noch gar nicht zweifelte, erklärte er in der zweiten Auflage v. J. 1555, vielleicht unter dem Einfluss Servet's, dass er nicht einsehen könne, wie es möglich sei, dass das Blut, wenn auch nur in einer sehr geringen Menge, aus dem rechten Herzen in das linke durch die dichte feste Substanz des Septums hindurchschwitze. [1]

Ein bedeutender Fortschritt zeigt sich in seiner Beschreibung des Bauchfells und Magens, sowie in der Schilderung der Leber und der männlichen und weiblichen Geschlechtstheile. Er kannte die Schwellkörper und die Samenkanälchen, deutete auf die Samenbläschen hin, und erörterte die Veränderungen, welche der Uterus durch die Schwangerschaft erfährt. Grosse Sorgfalt widmete er der Untersuchung des Gehirns; er hob den Unterschied zwischen der grauen und weissen Substanz hervor und bemerkte das *Corpus callosum,* das *Septum lucidum,* die Zirbeldrüse, die Vierhügel u. a. m.

Vesal's Entdeckungen riefen ein unerhörtes Aufsehen hervor; nicht blos in den Kreisen der Ärzte war man erstaunt über die Kühnheit, mit der er die Unrichtigkeit dessen nachwies, was man bisher für wahr gehalten hatte. Die Verehrer des Alten, die Anhänger der geltenden Autorität, befeindeten ihn auf's heftigste, Allen voran sein früherer Lehrer Sylvius, der ihn mit einem gerade nicht sehr feinen Wortspiel auf seinen Namen einen Vesanus, einen Verrückten, nannte, der mit seinem giftigen Hauche Europa verpeste. [2]

Die Entdeckungen Vesal's wurden in vielen Punkten verbessert und ergänzt durch seine Zeitgenossen Eustachio und Faloppio. Der erstere beschäftigte sich namentlich mit der Struktur der Nieren und erwähnte bereits die Bellinischen Röhren. [3] Dagegen wird ihm mit Unrecht die Entdeckung der nach ihm genannten Klappe an der Mündung der unteren Hohlvene zugeschrieben, da dieselbe schon früher

---

[1] H. Tollin im Biolog. Centralblatt 1885, Bd. 5, S. 474 u. ff.

[2] Jacob. Sylvius: Vesani cujusdam calumniarum in Hipp. et Galen depulsio, Paris 1551.

[3] Burggraeve a. a. O. p. 201 u. ff.

bekannt war. Er bereicherte ausserdem die Kenntniss des Gehörorgans, beobachtete die Muskeln der Paukenhöhle, die Spindel der Schnecke und die Ohrtrompete, welche noch jetzt seinen Namen führt, und hinterliess eine vorzügliche Beschreibung der Grundfläche des Gehirns.

Faloppio, der geniale Schüler Vesal's, controllirte die Entdeckungen seines Lehrers mit gewissenhafter Sorgfalt, und berichtigte und vervollständigte sie durch eine Menge neuer Thatsachen. Neben Vesal hat er am meisten zur Neubegründung der Anatomie beigetragen.

Er gab werthvolle Aufschlüsse über die Entwickelung der Knochen und Zähne, beschrieb das Felsenbein genauer, bereicherte die Myologie durch musterhafte Schilderungen der Muskeln des äusseren Ohres, des Antlitzes, des Gaumens und der Zunge, sprach sich über die anastomotischen Verbindungen einiger Gefässe aus, z. B. zwischen den Carotiden und den Vertebral-Arterien, und entdeckte den *Nervus trochlearis.* Auch die Anatomie der Sinnesorgane verdankte ihm einige Fortschritte; er stellte sehr genaue Untersuchungen an über die einzelnen Theile des Gehörorgans und des Auges, wobei er z. B. das *Ligamentum ciliare,* die *Tunica hyaloidea* und die Linse besser kennen lehrte. Ebenso war dies mit den weiblichen Geschlechtsorganen der Fall; die Eileiter haben seinen Namen in der anatomischen Terminologie verewigt.

Von den übrigen Anatomen jener Zeit haben sich Ingrassias durch seine osteologischen Arbeiten, besonders durch die Entdeckung des Steigebügels und der unteren Muscheln des Siebbeins, Aranzio, welcher die Anatomie des Fötus eingehend studierte, Varolio, an den die Brücke erinnert, durch seine Untersuchungen des Gehirns und Nervensystems, Volcher Koyter durch seine Beiträge zur Entwickelungsgeschichte und pathologischen Anatomie, Fabrizio ab Aquapendente durch die erste vollständige Beschreibung der Venenklappen, Casserio durch seine Arbeiten über die Organe der Stimme und des Gehörs, Adrian van den Spigel, der seine Aufmerksamkeit vorzugsweise der Leber zuwandte, von welcher ein Lappen noch heut seinen Namen trägt, Salomon Alberti durch seine Schilderung der Thränen-Werkzeuge und Peter Paaw, welcher zuerst auf die Rassen-Verschiedenheiten der Schädel aufmerksam machte, um die Entwickelung der anatomischen Wissenschaft verdient gemacht.[1]

Geringer waren die Fortschritte, welche die Physiologie in jener Zeit machte. Es war dies auch ganz begreiflich: denn man musste erst das Vorhandensein der anatomischen Thatsachen feststellen, ehe

---

[1] K. Sprengel: Versuch einer pragmat. Geschichte der Arzneikunde, Halle 1827, III, 64 u. ff.

man nach dem Zweck derselben fragen durfte. Doch erkannte man wenigstens die Fruchtlosigkeit der spekulativen Richtung und kehrte wieder auf den Weg der induktiven Forschung zurück. den schon ARISTOTELES gezeigt hatte.

So injicirte EUSTACHIO Wasser in die Nieren-Arterie, um die Bildung des Urins kennen zu lernen.[1] Recht bezeichnend für die vollständige Veränderung, welche sich in der Denkweise der medicinischen Forscher vollzog, sind die Worte REALDO COLOMBO's, dass man aus der Zergliederung eines Hundes an einem Tage mehr lernt, als wenn man beständig den Puls fühlt oder mehrere Monate hindurch GALEN's Schriften studiert.[2]

MICHAEL SERVET und REALDO COLOMBO, der Prosector und Nachfolger VESALS im Lehramt zu Padua, waren die Ersten, welche den alten Irrthum berichtigten, dass das Blut durch die Scheidewand des Herzens aus dem rechten Herzen in das linke übertrete, und auf den Weg durch die Lungen hinwiesen. Wem von Beiden die Priorität dieser Entdeckung gebührt. lässt sich nicht sicher feststellen, wenn auch eine Menge von Wahrscheinlichkeitsgründen für SERVET sprechen.[3] Übrigens hat weder der Eine, noch der Andere klar und unzweideutig auseinandergesetzt, wie der Übertritt des Blutes aus der Lungen-Arterie in die Lungenvenen erfolgt.

Der Aufschwung der Physiologie begann erst im 17. Jahrhundert, als mit der Entdeckung des Blutkreislaufs die Experimentalforschung zur Herrschaft gelangte.

Die Fortschritte in der Anatomie mussten namentlich auf die Chirurgie, also den Theil der Heilkunde, der auf die Kenntniss des Baues des menschlichen Körpers am meisten angewiesen ist, einen anregenden und fördernden Einfluss ausüben. Die Operationsmethoden der Chirurgen des Alterthums waren zum Theil seit langer Zeit vergessen oder wurden doch nur von Wenigen ausgeübt, die sie wie ein Geheimniss bewahrten und deren Kenntniss im engsten Kreise vererbten. Sie mussten gleichsam wieder aufs Neue erfunden werden; diese Aufgabe lösten einige geniale Praktiker, welche das Bedürfniss zur Verbesserung der bisherigen Heilmethoden führte.

Nur in beschränktem Maass wirkte darauf die Wiederbelebung des Studiums der alten Literatur hin; denn die ungelehrten Wundärzte wurden im Allgemeinen davon nicht berührt, und den studierten Ärzten

---

[1] BARTH. EUSTACHIUS: De renum structura, Venet. 1564, c. 37. 46.

[2] REALDO COLUMBO: De re anatomica, Venet. 1559, lib. XIV, p. 258.

[3] H. TOLLIN im Deutschen Archiv f. Gesch. d. Med.. Bd. VII. 1884, S. 171 u. ff. und in VIRCHOW's Archiv, Bd. 91, S. 39 u. ff.

fehlte häufig das praktische Verständniss für die Beurtheilung der von den Alten hinterlassenen Erfahrungen.

Eine ausserordentliche Bedeutung für die Entwickelung der Chirurgie hatte die Einführung der Schusswaffen in die Kriegskunst. Während man vorher hauptsächlich nur Hieb- und Stichwunden zur Behandlung bekam, traten jetzt die Schusswunden in den Vordergrund. Die dadurch erzeugten Verletzungen hatten Erscheinungen im Gefolge, die bis dahin vollständig unbekannt waren. Die Schriften der Alten gaben darüber natürlich gar keine Auskunft. Die Chirurgen waren daher genöthigt, selbst Beobachtungen anzustellen und Erfahrungen zu sammeln, wie die Schusswunden zu beurtheilen und zu behandeln sind. Dadurch erhielt ihre Emancipation von der traditionellen Autorität und ihre geistige Selbstständigkeit eine mächtige Förderung.

Die Grösse der durch die Schusswaffen herbeigeführten Zerstörungen und manche Zufälle und Nachkrankheiten, welche dabei beobachtet wurden, erregten den Verdacht, dass ausser der mechanischen Verletzung noch andere Umstände wirksam sind. So kamen die Chirurgen auf die Vermuthung, dass die Schusswunden durch Verbrennung und Vergiftung erzeugt werden, und erklärten dies durch die Natur der Stoffe, nämlich des Pulvers und Bleis, welche die Verletzung hervorrufen. Um diese vermeintliche Wirkung unschädlich zu machen, behandelten sie die Schusswunden mit reizenden und ätzenden Mitteln.

Diese Kurmethode erlangte allgemeine Gültigkeit, bis ein glücklicher Zufall einer richtigeren Erkenntniss die Wege ebnete. Es fehlte nach einer Schlacht an heissem Öl, um die Verwundeten zu cauterisiren. Der berühmte französische Chirurg AMBROISE PARÉ, welcher diese Thatsache in sehr anschaulicher Weise geschildert hat,[1] wendete daher statt dessen nur einen Verband aus einfacher Digestiv-Salbe an und sah mit Besorgniss den Folgen entgegen, welche dieses Verfahren haben würde. Wer aber beschreibt sein Erstaunen, als er am nächsten Morgen fand, dass diejenigen Wunden, welche er auf diese Weise behandelt hatte, ein gutes Aussehen darboten und weder schmerzhaft noch entzündet und geschwollen waren, wie die übrigen Wunden, die nach der alten Methode cauterisirt worden waren. Wiederholte Versuche bestätigten diese Erfahrung, und die günstigen Erfolge, welche man mit dieser einfachen Behandlungsweise erzielte, beseitigten allmälig die dem Kranken wie dem Arzt unbequeme Cauterisation.

---

[1] Oeuvres d'Ambroise Paré ed. par J. F. MALGAIGNE, Paris 1840, T. II. p. 127 u. ff. — LE PAULMIER: Ambroise Paré d'après des nouveaux documents, Paris 1885.

Paré und Maggi lieferten ferner den Nachweis, dass die Schusswunden auch nicht durch Verbrennung erzeugt werden, da man Flintenkugeln auf Säcke, die mit Schiesspulver gefüllt sind, abfeuern könne, ohne dass dieselben dadurch in Brand gerathen. [1]

Jedenfalls aber wurde das Wesen der Verletzungen durch die neue Art der Kriegsführung wesentlich verändert. Die Geschosse führten grosse Zerstörungen der Knochen herbei, welche mit den früher üblichen Waffen gar nicht oder nur selten erzeugt werden konnten.

Die bis dahin wenig geübte Amputation wurde daher jetzt häufiger erforderlich. Mit den vermehrten Erfahrungen gewannen die Wundärzte grössere Sicherheit in der Ausführung dieser Operation und fingen an, die bisherigen Methoden zu verbessern. Die hauptsächlichsten Fehler derselben bestanden darin, dass man die Amputation zu lange hinauszuschieben pflegte, sie im kranken, im brandigen Fleisch ausführte und den Stumpf mit dem Glüheisen oder heissem Öl cauterisirte, um die Blutungen zu stillen und die nekrotischen Gewebstheile zur Abstossung zu bringen.

Es war daher ein bedeutender Fortschritt, als Botallo die Forderung aufstellte, dass die Amputation sofort unternommen werde. wenn sich die Zeichen des drohenden Brandes zeigen, als ferner die Chirurgen wieder begannen, die Abtrennung in den gesunden Theilen vorzunehmen, und als Hanns von Gersdorf, welcher sich rühmen durfte, ungefähr 200 Amputationen ausgeführt zu haben, den Stumpf mit einer feuchten Thierblase bedeckte und mit kühlenden Mitteln behandelte. Er gewann dadurch eine ausreichende Bedeckung des Stumpfes mit Haut- und Weichtheilen, welche bei der Anwendung des Glüheisens in zu umfangreicher Weise zerstört worden waren.

Um der mit der Operation verbundenen Gefahr der Verblutung vorzubeugen, wurde das Glied oberhalb der Einschnittslinie mit Binden fest umschnürt. Durch den Druck, welchen die letzteren auf die Blutgefässe und Nerven ausübten, hoffte man, wie A. Paré schreibt,[2] nicht blos die Blutungen zu verhüten, sondern zugleich die Schmerzen zu vermindern und eine lokale Unempfindlichkeit herbeizuführen.

Die meiste Sicherheit gegen die drohenden Blutverluste gewährte die Unterbindung der Arterienstämme, welche durch A. Paré wieder empfohlen wurde.[3] Sie war, wie erwähnt, schon den Chirurgen des

---

[1] Oeuvres d'Ambr. Paré a. a. O. T. II. 134.

[2] Oeuvres d'Ambr. Paré a. a. O. T. II, p. 222.

[3] Oeuvres d'Ambr. Paré a. a. O. T. II, 226 u. ff. — Adamkiewicz: Die mechanischen Blutstillungsmittel bei verletzten Arterien von Paré bis auf die neueste Zeit. Würzburg 1872.

Alterthums bekannt; auch im Mittelalter wurde sie von einzelnen hervorragenden Operateuren gelegentlich ausgeübt. Paré erzählt, dass er
durch das Studium Galens zu dem Versuch, die Gefässe zu unter-
binden, angeregt worden sei; er brachte dieses Verfahren i. J. 1552 bei
einer Amputation des Unterschenkels zuerst wieder zur Anwendung.
Später nahm er anstatt der Unterbindung der isolirten Arterien die
Ligatur *en masse* vor, indem er die Nerven mit den Gefässen zusammen
unterband. Man glaubte dadurch das Ausströmen des „Nervengeistes"
zu verhüten. Bei Nachblutungen wurden die Gefässstämme von aussen
mit den Fingern comprimirt; auch ist von einer Methode die Rede,
welche nach der etwas dunkelen Beschreibung von A. Paré der per-
cutanen Ligatur zu entsprechen scheint.

Unter den in Folge von Verwundungen auftretenden Krankheiten
wurde das Erysipel, der Hospitalbrand, die Diphtherie, die Pyaemie,
sowie Trismus und Tetanus beobachtet.[1]

Eine bedeutende Bereicherung erfuhr die Technik des Steinschnitts
im 16. Jahrhundert. Die bis dahin gebräuchliche, von Celsus be-
schriebene und von Paulus Aegineta vereinfachte Methode wurde
dadurch verbessert, dass vor der Operation eine katheterartig gekrümmte
Hohlsonde, welche mit der Convexität nach dem Perineum drängte, in
die Harnröhre eingeführt wurde. Indem der Schnitt in die *Pars
membranacea* in der Rinne dieser Hohlsonde gezogen wurde, erhielt die
Hand des Operateurs eine sichere Leitung, welche für den Erfolg von
grosser Bedeutung war. Man nannte dieses Verfahren die Operation
mit der grossen Geräthschaft und betrachtet Bernardo di Rapallo
als den Erfinder derselben. Allgemeiner bekannt wurde sie durch
Mariano Santo.

Die Nachtheile, welche der Steinschnitt vom Perineum aus zuweilen im Gefolge hatte, namentlich die Vereiterung der Prostata und
der Samenausführungsgänge und die dadurch hervorgerufene Zeugungs-
Unfähigkeit, vor allen Dingen aber die Unmöglichkeit, sehr grosse
Steine oder, wenn sich dieselben abgesackt haben, auf diesem Wege
durch die Perineal-Wunde zu entfernen, regten zu dem Gedanken an,
ob es nicht möglich sei, den Stein von oben her durch einen Einschnitt über der Schambeinfuge herauszuholen.[2] Pierre Franco führte
den hohen Steinschnitt zum ersten Male i. J. 1560 mit glücklichem

---

[1] F. Würtz: Practica der Wundartzney, Basel 1612, S. 271. 538. 645 u. ff.
— Th. Billroth: Historische Studien über die Beurtheilung und Behandlung
der Schusswunden, Berlin 1859, S. 15 u. ff. — Wolzendorff im Deutschen Archiv
f. Gesch. d. Medicin, Bd. II, S. 23 u. ff., Leipzig 1879.

[2] C. B. Günther: Der hohe Steinschnitt seit seinem Ursprunge, Leipzig 1851.

Erfolge bei einem zweijährigen Kinde aus, nachdem er vergeblich versucht hatte, den Stein, der die Grösse eines Hühnereies hatte, nach der alten Methode zu entfernen. Er fühlte sich dazu besonders dadurch veranlasst, dass die Blase stark nach vorn drängte. ROUSSET gab deshalb auch später den sehr vernünftigen Rath, die Harnblase mit Wasser anzufüllen, bevor man zur Operation schreitet.

Auch der hohe Steinschnitt hatte manche Gefahren, welche den Erfolg der Operation in Frage stellten. Schon PIERRE FRANCO erkannte dies und beschäftigte sich aus diesem Grunde wieder mit dem Perineal-Steinschnitt, für welchen er eine neue Methode angab. Darnach wurde der Schnitt auf der in die Harnröhre eingeführten Furchensonde seitlich von der Raphe ausgeführt und durch die Prostata verlängert. Der Seitensteinschnitt, wie dieses Verfahren genannt wurde, hatte wenigstens den Vortheil, dass dabei selbst Steine von bedeutendem Umfange entfernt werden konnten.

P. FRANCO machte darauf aufmerksam, dass Blasensteine beim weiblichen Geschlecht häufig durch eine einfache Erweiterung der Harnröhre herausgebracht werden.

Die Lithothrypsie war nahezu in Vergessenheit gerathen. ALESS. BENEDETTI erzählte, dass einige Chirurgen den Blasenstein, ohne dass ein Einschnitt gemacht wird, mit eisernen Instrumenten zertrümmerten,[1] hielt aber von diesem Verfahren nicht viel.

Eine eigenthümliche Methode beschrieb PROSPER ALPINI,[2] welche er in Ägypten kennen gelernt hatte. Sie bestand darin, dass die Harnröhre erweitert und der Stein von aussen in dieselbe hineingedrängt wurde.

Die Hernien suchte man durch anhaltende Rückenlage oder Bruchbänder zur Heilung zu bringen; auch entschloss man sich nicht selten zur Radikaloperation. Zu diesem Zweck wurde bei Leistenbrüchen die Pforte nach der Reposition der vorgefallenen Eingeweide mit einem feinen goldenen oder bleiernen Draht oder einem Faden vernäht. AMBROISE PARÉ erwarb sich das grosse Verdienst, dass er das operative Eingreifen so viel als möglich auf die eingeklemmten Hernien beschränkte. Nur in diesen Fällen führte er die regelrechte Herniotomie aus. Allerdings haben andere Chirurgen, wie P. FRANCO und ROUSSET, dies schon vor ihm gethan; aber erst durch A. PARÉ wurde dieses Verfahren bei eingeklemmten Hernien wissenschaftlich begründet und

---

[1] AL. BENEDICTUS: Omnium a vertice ad calcem morborum signa, causae etc., Basil. 1508, lib. XXII, c. 48.

[2] De medicina Aegyptorum III, c. 14.

damit den Kranken dieser Art, welche man früher häufig ihrem Schicksal überlassen hatte, die Aussicht auf Rettung geboten.[1]

Auch die operative Beseitigung der Harnröhren-Strikturen durch gewaltsame Trennung mit dem Messer, welche schon die Chirurgen der römischen Kaiserzeit gekannt hatten, wurde durch A. Paré wieder der Vergessenheit entrissen. Ausserdem wendete man gegen dieses Leiden Bougies an, die mit geeigneten Arzneistoffen bestrichen waren; sie wurden namentlich von Laguna empfohlen.

Die Kenntniss der plastischen Operationen hatte im 16. Jahrhundert längst aufgehört, das Geheimniss der Empiriker von Norcia und Preci zu sein. Mehrere tüchtige Wundärzte befassten sich damit und erwarben sich in der Ausführung dieser Operationen eine grosse Geschicklichkeit. Die meisten Erfolge auf diesem Gebiet erzielte Gaspare Tagliacozzi, Professor in Bologna, welcher das Verfahren ausführlich beschrieben hat.[2]

Zum Ersatz des Substanzverlustes benutzte er, wie schon Ant. Branca, die Haut des Oberarms. Aus ganz Europa kamen die Patienten zu ihm, um sich von ihm operiren zu lassen. Wenn es auch nur eine witzige Anekdote ist, dass er einst in seinem Hospital zu gleicher Zeit 12 deutsche Grafen, 19 französische Marquis, 100 spanische Granden und einen englischen Esquire gehabt habe, welche sämmtlich durch Liederlichkeit ihre Nasen eingebüsst hatten und neue von ihm verlangten,[3] so zeigt sie doch, wie weit verbreitet sein Ruf als Operateur war.

Tagliacozzi erntete für seine menschenfreundlichen Handlungen wenig Dank. Ein bornirter Glaubensfanatismus sah in seinen Versuchen, den Verlust der Nase oder der Lippen zu ersetzen, einen frevelhaften Eingriff in die Rechte des Schöpfers. Als er gestorben war, hörten die frommen Schwestern des Klosters, in welchem man seine irdischen Überreste bestattet hatte, mehrere Wochen hindurch eine Stimme, welche ausrief: „Tagliacozzi ist verdammt!" Auf Betreiben der Geistlichkeit in Bologna wurde seine Leiche deshalb ausgegraben und an ungeweihter Stätte beerdigt.[4]

Die Glaubenseinfalt des 16. Jahrhunderts findet in dem niedrigen Culturzustande jener Zeit eine Entschuldigung. Die Menschen des 19. Jahrhunderts dürfen aber nicht mit geringschätzendem Lächeln darauf herabsehen; denn als vor etwa 40 Jahren die Anwendung der

---

[1] E. Albert: Die Herniologie der Alten, S. 180 u. ff. — A. Gyergyai im Deutschen Arch. f. Gesch. d. Medicin, Leipzig 1880, Bd. III, S. 326 u. ff.

[2] De chirurgia curtorum per insitionem, Ed. Troschel, Berol. 1831.

[3] J. Bickerstaff: The tatler, London 1723, IV, No. 260.

[4] A. Corradi: Dell' antica autoplastica italiana, Sep.-Abdr. 1874.

Äther-Narkose bei schweren Geburten vorgeschlagen wurde, eiferten die englischen Zeloten dagegen, indem sie sich auf das Wort der Bibel beriefen: „Das Weib soll mit Schmerzen gebären!"

Ausser Tagliacozzi machten sich auch andere Chirurgen, wie Griffon in Lausanne und Cortesi in Bologna, durch ihre glücklichen rhinoplastischen Operationen bekannt. Der Verlust der Nase wurde übrigens nicht blos durch Krankheiten, besonders die Syphilis, sondern zuweilen auch auf Befehl der Obrigkeit herbeigeführt. Eine derartige Strafe traf nach der Gesetzgebung des Kaisers Friedrich II. Ehebrecherinnen und Mütter, welche ihre Töchter der Prostitution überlieferten. Das Augsburger Stadtrecht v. J. 1276 bestimmte, dass den „fahrenden Fräulein oder Hübschlerinnen", wie sie genannt wurden, die Nase abgeschnitten würde, wenn sie sich während der Fastenzeit oder Samstags Nachts auf der Strasse herumtrieben, ausgenommen wenn vornehme fremde Herren in der Stadt anwesend waren.[1]

Die Augenheilkunde nahm an den grossen Fortschritten, welche die Chirurgie in jener Periode machte, keinen bemerkenswerthen Antheil. Sie lag nahezu gänzlich in den Händen herumziehender Kurpfuscher, welche oft, ohne irgend welche Kenntniss von dem Bau des Auges und dem Wesen der Krankheiten, die sie behandelten, zu besitzen, mit verwegener Dreistigkeit die schwierigsten Operationen unternahmen. Als einer dieser Leute, welcher kurz vorher noch Bedienter gewesen war, gefragt wurde, wie er denn so keck sein könne, den Staar zu stechen, antwortete er, dass der Patient dabei ja nichts zu verlieren habe; denn wenn die Operation misslinge, so bleibe er doch nur blind wie vorher.

Auch die Geburtshilfe wurde während der ersten Hälfte des 16. Jahrhunderts vollständig vernachlässigt. Wie gering die Kenntnisse der Ärzte auf diesem Gebiet damals waren, zeigt das Lehrbuch für Hebammen, welches Eucharius Röslin i. J. 1512 unter dem Titel: „Der schwangeren Frauen Rosengarten" herausgegeben hat. Dasselbe enthält unglaubliche Irrthümer und Abbildungen von verschiedenen Kindeslagen, die nur von einer fruchtbaren Phantasie ersonnen, in der Wirklichkeit aber niemals beobachtet werden können.

Auf einem ähnlichen Standpunkt befanden sich seine Nachahmer Walther Reiff und Jacob Rueff, Bürger und Steinschneider zu Zürich, auch als Dichter geistlicher Komödien bekannt. Noch unbedeutender war die der Lucrezia Borgia gewidmete Schrift des

---

[1] Huillard-Bréholles: Hist. dipl. Fried. II, a. a. O. IV, p. 168, 170, lib. III, tit. 74. 80. — Lammert: Zur Geschichte des bürgerlichen Lebens a. a. O. S. 76.

Lud. Bonacciuoli, Professor in Ferrara, in welcher unter Anderem erzählt wird, dass von Schwangeren manchmal 70 und mehr Früchte gleichzeitig abgingen; der Verfasser scheint dieselben mit Eingeweidewürmern verwechselt zu haben.[1]

Erst mit dem Aufschwung der Anatomie und Chirurgie eröffnete sich auch für die Geburtshilfe die Aussicht auf eine wissenschaftliche Gestaltung. Wiederum war es Ambroise Paré, welcher richtigere Anschauungen und bessere Behandlungsmethoden anbahnte. Er bestimmte die Indicationen für die Vornahme der Wendung, welche zwar schon im Alterthum bekannt war, aber nachher nur selten geübt wurde, und gab eine Anleitung zu ihrer Ausführung.[2] Ihm war es zu danken, dass dieselbe fortan einen dauernden Platz in der operativen Geburtshilfe behauptete.

Seine Lehren wurden von Pierre Franco und Jacques Guillemeau weiter entwickelt und fester begründet. Der erstere empfahl, zur Extraktion des Kindes ein dreiarmiges Speculum in die Scheide einzuführen, in welches er den Kopf oder die Füsse zu leiten suchte; er kam somit der Erfindung der Geburtszange schon ziemlich nahe.[3] Guillemeau beobachtete bereits die *Placenta praevia*, ohne dass er jedoch die Art ihrer Entstehung erkannte, und führte bei der Tochter des A. Paré das *Accouchement forcé* aus.

Der Kaiserschnitt wurde an Lebenden unternommen; doch scheint es sich in mehreren Fällen, über welche berichtet wird, nur um den Bauchschnitt bei Extra-Uterin-Schwangerschaft gehandelt zu haben. So erzählt Bauhin, dass Jacob Nufer, ein Schweizer Hodenschneider, i. J. 1500 seiner schwangeren Frau, nachdem 13 Hebammen und mehrere Chirurgen vergeblich versucht hatten, dieselbe auf natürlichem Wege zu entbinden, den Leib aufgeschnitten habe, „wie er es bei den Schweinen zu thun gewohnt war".[4] Dabei soll er sofort nach dem ersten Schnitt ein lebendes Kind herausbefördert haben.

Dagegen müssen andere Fälle auf den eigentlichen Kaiserschnitt bezogen werden.[5] Man scheint denselben sogar häufiger, als nothwendig war, ausgeführt zu haben; A. Paré warnte davor und wies auf die Gefahren der Operation hin. Aber man war noch nicht so weit in der Wissenschaft vorgeschritten, um die Bedingungen feststellen zu

---

[1] E. C. J. v. Siebold a. a. O. II, 17.

[2] Oeuvres d'Ambroise Paré ed. Malgaigne, T. II, 628 u. ff.

[3] Siebold a. a. O. II, 83.

[4] C. J. v. Siebold a. a. O. II, 94 u. ff.

[5] Siebold a. a. O. II, 106 u. ff. — O. Wachs: Der Wittenberger Kaiserschnitt von 1610, Leipzig 1868.

können, unter welchen der Kaiserschnitt vorgenommen werden soll, wenn auch ARANZIOS Arbeiten über die Beckenenge den Ärzten vielleicht eine Ahnung davon verschafften.

Auch auf anderen Gebieten der Heilkunde regte sich der Geist des Kriticismus und rüttelte an den durch die herrschenden Autoritäten gestützten Lehren und Einrichtungen.

PIERRE BRISSOT erklärte, dass es unrichtig sei, den Aderlass bei entzündlichen Krankheiten möglichst entfernt von der leidenden Stelle vorzunehmen, wie es damals üblich war, und führte ihn im Gegentheil in der Nähe des erkrankten Theiles aus. Seine an den hergebrachten Meinungen festhaltenden Gegner griffen ihn deshalb heftig an und behaupteten, dass seine Neuerung eben so gefährlich für die Körper sei, als der religiöse Glaube Luthers für die Seelen.[1] Wichtiger als dieser ganze Aderlassstreit war es, dass in Folge dessen Zweifel auftauchten, ob der Aderlass überhaupt in gewissen Fällen immer erforderlich sei.

Um dieselbe Zeit bekämpfte MICH. SERVET die irrige Lehre von der Kochung der Säfte. Ferner erfuhr die übertriebene Bedeutung, welche man dem Puls und der Harnschau beilegte, eine vernünftige und nothwendige Einschränkung. Gewissenlose Abenteurer und unwissende Empiriker trieben damit einen unerträglichen Missbrauch. Das Uringlas bildete gleichsam das Wahrzeichen des Arztes, wie man an den Bildern der niederländischen Schule sehen kann, und sollte über die geheimsten und wunderbarsten Dinge Auskunft geben. Es war begreiflich, dass sich ehrliche Ärzte und verständige Laien, wie der Bischof DUDITH VON HOREKOWICZ, gegen dieses Treiben wandten und eine wissenschaftliche Behandlung der Urinlehre anstrebten.

Freilich konnte dies erst dann mit Erfolg geschehen, wenn die Chemie eine höhere Entwickelung erreicht hatte. In dieser Richtung hat Niemand während des 16. Jahrhunderts mehr geleistet, als THEOPHRASTUS BOMBASTUS PARACELSUS von Hohenheim. Dieser Mann, welcher zu den merkwürdigsten Erscheinungen der Culturgeschichte gehört, ist von Einigen über Gebühr verherrlicht, von Andern mit Spott und Verachtung überhäuft, selten aber vorurtheilslos und gerecht beurtheilt worden. Er war eine Faustische Natur, welche die höchsten und edelsten Ziele ins Auge fasste, aber mit ihren kühnen, weitgreifenden Plänen Schiffbruch litt und im Kampf mit den umgebenden Verhältnissen Alles, sogar sich selbst verlor.

---

[1] K. SPRENGEL: Geschichte der Arzneikunde III, 176 nach MOREAU: De miss. sanguin. in pleurit., Paris 1630, p. 102.

Aber diese traurige Thatsache kann ihm nicht das grosse Verdienst rauben, welches er sich um die Medicin erworben hat, indem er die Säftetheorie der Alten bestritt und zuerst dem Gedanken Ausdruck gab, dass der Lebensprozess ein chemischer ist und chemische Veränderungen die Bedingungen der Gesundheit und Krankheit bilden. Er erkannte die Unrichtigkeit der aus dem Alterthum stammenden Lehre, dass das Herz der Sitz der Wärme sei, und sagte, dass jeder Körpertheil seine Wärmequelle in sich trage.[1] Er wies auf die Analogie der Gicht mit den Steinleiden hin, indem es bei beiden Krankheiten zur Ablagerung fester Stoffe komme, und empfahl in diesen Fällen den Gebrauch alkalinischer Säuerlinge. Die innere Anwendung verschiedener chemischer, besonders mineralischer Substanzen wurde von ihm zuerst versucht; zu diesen gehören das Quecksilber in verschiedener Gestalt, mehrere Bleiverbindungen, antimonhaltige Arzneien, die Schwefelmilch, der Kupfervitriol, der Eisensafran und andere Eisenpräparate.

PARACELSUS erklärte, dass die Chemie nicht die Aufgabe habe, Gold zu fabriciren, sondern Arzneien darzustellen. Er widmete dieser Wissenschaft ein eifriges Studium[2] und war z. B. der Erste, der sich zur Bestimmung des Eisengehalts der Mineralwässer der Galläpfeltinktur bediente. Die übelen Folgen, welche der länger fortgesetzte Gebrauch einzelner mineralischer Stoffe, z. B. des Quecksilbers, hinterlässt, entgingen ihm keineswegs; er hatte sie an den Arbeitern der Bergwerke von Idria kennen gelernt. Ebenso schilderte er die Wirkungen des Arseniks und die Krankheiten, denen die Bergleute beim Schmelzen mancher Metalle ausgesetzt sind. Indem er die Chemie aus den Händen der Alchymisten befreite und der Heilkunde nutzbar machte, gab er die Anregung zur wissenschaftlichen Bearbeitung der Chemie und zur Begründung der medicinischen Chemie.

Die Wirkungen dieser Thatsachen zeigten sich in der Pharmakologie; zahlreiche halb- oder ganz vergessene Arzneien wurden wieder in Erinnerung gebracht und andere neu erfunden. Gleichzeitig erfuhr der Arzneischatz durch die Medicamente, welche aus Amerika eingeführt wurden, manche Bereicherung.

Kaiser Carl V. gebrauchte auf VESALS Verordnung, als er an der Gicht darniederlag, eine Abkochung der China-Wurzel. Das Guajakholz erlangte einen grossen Ruf als specifisches Mittel gegen die Syphilis. ULRICH VON HUTTEN, welcher selbst an dieser Krankheit viele Jahre litt, hat die Wirkungen des Guajakholzes ausführlich geschildert.[3]

---

[1] PARACELSUS: Paramirum, Lib. I.   [2] KOPP: Gesch. der Chemie a. a. O. I, 96.

[3] U. v. HUTTEN: De Guajaci medicina, Mogunt. 1519. — F. F. A. POTTON: Livre du chevalier allemand Ulrich de Hutten sur la maladie française, Lyon 1865.

Auf dem Felde der inneren Medicin förderte der durch den Kampf gegen den Autoritätsglauben geweckte Geist der Selbstständigkeit eine Menge von Beobachtungen zu Tage, welche zur Kenntniss der Krankheiten viel beitrugen. Das Wesen der Syphilis, die damals mit ungewöhnlicher Heftigkeit und in seuchenhafter Ausbreitung auftrat, und deshalb für eine neue Krankheit gehalten wurde, die aus den neuentdeckten überseeischen Ländern nach Europa gelangt sei, wurde durch die Feststellung der genetischen Beziehungen zwischen den secundären und tertiären Folgezuständen und der primären Lokal-Affektion in ein überraschendes Licht gestellt. Mit dem Verlauf, den Erscheinungen und der Behandlung dieses Leidens beschäftigten sich zahlreiche Schriften, welche alle Theile des Krankheitsbildes berücksichtigten.

Aus derselben Zeit stammen die ersten Mittheilungen über den Scorbut. Vasco de Gama verlor auf seiner Expedition i. J. 1498 nicht weniger als 55 seiner Schiffsgefährten, die an dieser Krankheit zu Grunde gingen.[1] Auch in den Küstenländern der Nord- und Ostsee und in einzelnen andern Gegenden wurde das Auftreten derselben beobachtet.

In das Ende des 16. Jahrhunderts fallen ferner die ältesten Berichte über die Kriebelkrankheit, den Ergotismus convulsivus, der sich von der gangränösen Form dieser Intoxication, welche man in früheren Zeiten gewöhnlich als Ignis sacer bezeichnete, sowohl durch die Krankheitserscheinungen als durch die geographische Verbreitung unterschied.

Durch das sorgfältigere Studium der Krankheitserscheinungen und den Fortschritt der medicinischen Wissenschaft gelangte man auch allmälig dahin, dass die vielumfassenden nosologischen Begriffe des Aussatzes und der Pest in die einzelnen Krankheiten, aus denen sie sich zusammengesetzt hatten, zerlegt werden konnten. In Folge dessen erlangten neben verschiedenen Leiden, die sich durch Ablagerungen in der Haut kennzeichnen, die typhösen Erkrankungen einen selbstständigen Platz in der wissenschaftlichen Pathologie.

Fracastorio, der hervorragendste Epidemiograph des 16. Jahrhunderts, veröffentlichte die erste Beschreibung des exanthematischen Typhus. Baillou hinterliess die ersten unzweideutigen Schilderungen des Keuchhustens und des Croups.

Ausser diesen fundamentalen Arbeiten verdient die casuistische Literatur hervorgehoben zu werden, welche für die Entwickelung der Heilkunde von grosser Bedeutung war. Einzelne Beobachtungen bieten

---

[1] A. Hirsch: Handbuch der historisch-geographischen Pathologie, Stuttgart 1883, II, 358 u. ff.

noch jetzt Interesse, wie diejenigen über Gallensteine von AL. BENEDETTI, ferner die durch eine Abbildung illustrirte Beschreibung der Nierensteine des Herzogs Albrecht V. von Bayern, denen der Volksglaube die Gestalt von Jesuiten-Köpfen andichtete,[1] der von F. VALLERIOLA erzählte Fall, in dem eine Pistolenkugel, welche in die Bauchhöhle eingedrungen war, nach einiger Zeit, ohne weitere Folgen zu hinterlassen, durch den After entleert wurde,[2] der Bericht des DODONAEUS, welcher bei der Sektion eines französischen Prinzen, der lange Zeit am Tripper und an Nierenschmerzen gelitten hatte, Vereiterung der Ureteren und Verhärtung der Nieren fand,[3] die psychiatrischen Erfahrungen FELIX PLATTERS, welcher sich gegen die Zwangsmassregeln und die Einsperrung der Geisteskranken in Gefängnisse aussprach, u. ä. m.

Welche reiche Vermehrung des Inhalts die medicinische Wissenschaft im 16. Jahrhundert erfahren hat, lässt sich hier leider nur andeuten; denn eine ausführliche Schilderung der einzelnen Fortschritte würde zu weit führen und ist nicht die Aufgabe dieses Buches. Die angeführten Beispiele werden genügen, um zu zeigen, wie sich der Zeitgeist in der Entwickelung der Medicin wiederspiegelte.

Die Universitäten im 16. Jahrhundert.

Das mit ungeahnter Kraft sich entfaltende Geistesleben hatte die Gründung zahlreicher Universitäten zur Folge. In Spanien und Portugal, welche durch die überseeischen Entdeckungen in den Vordergrund der öffentlichen Interessen gedrängt wurden, wurden Hochschulen zu Toledo (1520), Baeza (1533), Compostella (1534), Granada (1540), Ossuna und Gandia (1549), Almagro (1552), Orchuela (1555), Terragona (1572) und Oviedo (1580) errichtet; selbst in der neuen Welt, in Lima (1551) und Mexiko (1553), entstanden Universitäten.

Aber ihre Bedeutung für die Entwickelung der Wissenschaft blieb gering. Sie sanken rasch in Vergessenheit, als Spanien, dem das Schicksal die Rolle der leitenden Seemacht zugedacht hatte, durch die kurzsichtige Glaubenspolitik seiner Herrscher und den beschränkten Klerikalismus seines Volkes von der politischen Höhe, die es erreicht hatte, herabgestürzt wurde.

[1] CREDÉ u. DISTEL in VIRCHOW's Archiv, Bd. 96, S. 501 u. ff.
[2] Observat. medicin., lib. IV, c. 9, Lugd. 1605.
[3] Medic. observat. exempla rara, Harderwyk 1521, p. 72, c. 41.

England und die Niederlande, welche an Spaniens Stelle traten und bald den Handel und Verkehr mit den überseeischen Ländern beherrschten, wussten besser den Vortheil ihrer Lage auszunutzen. Sie blühten empor und wurden die wohlhabendsten Länder der Welt. Sie vereinigten die Reichthümer Amerikas mit den Schätzen Asiens in ihrem Besitz; denn auch der Orienthandel, welcher bis dahin seinen Weg über Italien genommen hatte, schlug eine andere Richtung ein und gelangte zur See nach den Küsten Britanniens, Hollands und Norddeutschlands.

In dieser Thatsache liegt die Erklärung der merkwürdigen Erscheinung, dass diese Länder fortan auch auf den geistigen Gebieten, in der Kunst und Wissenschaft, eine hervorragende Rolle spielten, während sie andererseits auf den Verfall Italiens, der mit jener Zeit begann und am Schluss des 17. Jahrhunderts deutlich zu Tage trat, ein Licht wirft.

Italien erhielt im 16. Jahrhundert nur zwei Hochschulen, nämlich zu Macerata (1540) und zu Messina (1548). In Frankreich wurden Universitäten zu Rheims (1558), Douai (1561), Besançon (1564) und Pont-à-Mousson (1572)[1] gegründet, denen sich die in der französischen Schweiz gelegenen Universitäten zu Lausanne (1536) und Genf (1569) anschlossen. Ausserdem errichtete der König Franz I. das Collège de France, an welchem unentgeltliche Vorlesungen gehalten wurden, deren Besuch Jedermann gestattet war. Unter den reich dotirten 12 Lehrkanzeln befand sich auch eine für Medicin.

Auf den brittischen Inseln erhielt Edinburg 1583 und Dublin 1591 eine Universität. In den Niederlanden entstanden derartige Anstalten zu Leyden (1575) und Franecker (1585). An der östlichen Grenze der Cultur wurde Wilna (1597) zum Sitz einer Hochschule gemacht.

Auch die Zahl der deutschen Universitäten wurde erheblich vermehrt. Schon auf dem Reichstage zu Worms i. J. 1495 richtete der Kaiser Maximilian I. an die Kurfürsten die Aufforderung, dass Jeder in seinem Lande eine Hochschule gründe. Was die Kurfürsten thaten, das wollten auch die übrigen Landesherren durchsetzen, wenn es irgend möglich war. So wurde eine Menge von Universitäten ins Leben gerufen, von denen manche kaum die nothdürftigsten Mittel zu ihrer Existenz erhielten.

Im J. 1502 errichtete der Kurfürst Friedrich der Weise von Sachsen mit kaiserlicher Genehmigung die Hochschule zu Wittenberg, welche

---

[1] Tourdes: Origine de l'enseignement méd. au Lorraine. La faculté de méd. de Pont-à-Mousson, Paris 1876. — Legrand: L'université de Donai, Douai 1888.

in den folgenden Decennien den Mittelpunkt der religiösen Reformbewegung bildete. Darauf folgte 1506 die Gründung der Universität zu Frankfurt a/O. für die Markgrafschaft Brandenburg.

Die erste Hochschule, die nach der Kirchenspaltung entstand und einen ausgesprochen protestantischen Charakter trug, war diejenige zu Marburg in Hessen, welche 1527 errichtet wurde, aber erst 1541 die Bestätigung des Kaisers erhielt. Gleich der Marburger Universität entstand auch diejenige zu Königsberg in Preussen (1544) unter MELANCHTHONS Einfluss; sein Schwiegersohn SABINUS war ihr erster Rector.[1]

In Dillingen gründete der Augsburger Bischof O. von Truchsess i. J. 1549 eine Bildungsanstalt für Kleriker, welcher 1554 vom Pabst die Rechte einer Universität verliehen wurden. Sie wurde später von den Jesuiten geleitet und 1804 aufgehoben.[2]

Die Entstehung der Universität Jena (1558) hatte darin ihren Grund, dass der Kurfürst Johann Friedrich von Sachsen, als er nach der unglücklichen Schlacht bei Mühlberg genöthigt wurde, sein Land gegen dasjenige seines Vetters Moritz zu vertauschen, eine Universität in der Nähe seiner Residenz haben wollte. — Seinem Beispiel folgte Herzog Julius von Braunschweig und schuf 1576 die Universität Helmstädt, welche bis 1809 existirte. Die medicinische Facultät derselben führte in ihrem Wappen einen gekrönten Ochsen unter einem Stern.[3]

In den Ländern der Habsburgischen Dynastie wurden Hochschulen zu Olmütz (1573) und Graz (1585) mit katholischem Charakter errichtet, die jedoch nicht mit allen Facultäten ausgestattet waren.

Nur die Universität zu Würzburg, welche i. J. 1582 vom Fürstbischof Julius Echter wiedereröffnet wurde, besass reichere Hilfsmittel für das medicinische Studium. Übrigens hatten auch die übrigen der neu entstandenen Universitäten selten mehr als einen Professor der Medicin. Die Theologie stand immer noch im Vordergrunde.

Die protestantischen Hochschulen kämpften nicht weniger eifrig für den neuen Glauben, als die katholischen Universitäten unter jesuitischer Führung die Autorität des Pabstes vertheidigten. An der Hochschule zu Helmstädt wurde Niemand geduldet, der nicht dem lutherischen Glauben anhing. Der Herzog von Braunschweig erklärte 1584 dem General-Consistorium, dass es besser sei, wenn derartige Leute

---

[1] M. TÖPPEN: Die Gründung der Universität zu Königsberg, 1844.

[2] PAULSEN: Geschichte des gelehrten Unterrichts a. a. O. S. 268.

[3] Geschichte der ehemaligen Hochschule zu Helmstädt, Helmstädt 1876.

„zum Teufel führen, als dass sie seine Kirchen und Schulen verunreinten und befleckten".[1] Aber es war doch schon ein grosser Fortschritt zur Toleranz, dass er die Andersgläubigen nur ins Jenseits wünschte und nicht mehr gewaltsam dorthin befördern liess.

Leider kam auch dies unter der Herrschaft des Protestantismus nur zu oft vor, wie abgesehen von den grausamen und blutigen Verfolgungen, deren Schauplatz England und die ihm unterworfenen Länder waren, das Beispiel des unglücklichen Michael Servet beweist, der auf Calvins Betreiben in Genf den Scheiterhaufen besteigen musste, weil ihm das Verständniss für die Dreieinigkeit Gottes nicht gelang.[2]

Die Wirkung der Kirchenspaltung auf die Universitäten, welche sich der religiösen Reformbewegung anschlossen, äusserte sich zunächst in der Loslösung von Rom, in der Beseitigung der päbstlichen Ingerenz. Aber der kirchliche Einfluss wurde dadurch nicht aufgehoben; es traten nur an die Stelle der katholischen Theologen die protestantischen, deren Herrschaft in manchen Ländern, z. B. in England, sehr drückend war und sich in unberechtigter Weise auf alle möglichen Gebiete des geistigen Lebens ausdehnte.

Ein freierer Geist beseelte die protestantischen Hochschulen Deutschlands. Die Geistlichkeit der neuen Kirchen gewann hier geringere Macht und entwickelte sich allmälig zu einem Organ der Staatsgewalt, die aus Gründen der politischen Zweckmässigkeit brutale Ausbrüche der religiösen Intoleranz vermeiden musste. In Frankreich wurde die Verstaatlichung der Universitäten und überhaupt des gesammten Schulwesens, welche in den protestantischen Ländern Deutschlands unter dem Einfluss der Kirchenspaltung zu Stande kam, durch die Kraft der Regierungen allmälig herbeigeführt.

In den katholischen Ländern Deutschlands vollzog sich dieser Prozess erst im 18. Jahrhundert, in anderen Staaten, z. B. in Italien, im 19. Jahrhundert. Derselbe hatte manche Veränderungen in der Organisation der Universitäten im Gefolge. Die Kanzler-Würde wurde, wenn man sie nicht gänzlich abschaffte, mit hohen Beamten oder Vertrauensmännern der Staatsregierung besetzt und die Licenz nicht mehr von der Kirche, sondern vom Staat ertheilt.

Der kosmopolitische Charakter der Universitäten hörte damit auf; sie waren fortan nichts weiter als die höchsten Lehranstalten des Staates, und ihre akademischen Grade hatten nicht mehr, wie früher, Geltung

---

[1] Paulsen a. a. O. S. 178 nach E. L. T. Henke: Georg Calixtus und seine Zeit, Halle 1853.

[2] W. E. H. Lecky: Geschichte der Aufklärung in Europa II, 31 u. ff.

für alle Länder der Christenheit, sondern nur für einen engbegrenzten politischen Bezirk. Die schrankenlose Freizügigkeit, deren sich die gelehrten Stände im Mittelalter erfreuten, wurde aufgehoben, und es entwickelte sich allmälig ein Prohibitiv-System, welches die Wissenschaft nur anerkannte, wenn sie innerhalb der eigenen Grenzpfähle erworben worden war.

Eine grosse Umwälzung erfuhren im Allgemeinen die finanziellen Verhältnisse der Universitäten Deutschlands und mehrerer anderer Länder, welche sich dem Protestantismus anschlossen. Die Professoren verloren die Aussicht auf eine Vermehrung ihrer Einnahmen durch fette Kirchenpfründen. Die geringe Erhöhung ihrer Besoldungen, welche bei der Säcularisation der Kirchengüter erfolgte, bot dafür nur einen dürftigen Ersatz. Überall fühlte man, dass der sichere Rückhalt, den man an den reichen Geldmitteln der Kirche gehabt hatte, nicht mehr vorhanden war.

Wie geringfügig die Mittel waren, welche damals die Erhaltung einer Universität erforderte, zeigt das Jahres-Budget der Tübinger Hochschule von 1541/42. Die Einnahmen betrugen 5176 fl., die Ausgaben 4853 fl.; in den letzteren waren die Professoren-Gehälter für 3 Theologen, 6 Juristen, 2 Mediciner und 10 Artisten mit je 40—200 fl., im Ganzen 2394 fl. enthalten.[1]

Die Bedürfnisse einer kleinen Universität in jener Zeit waren nicht bedeutend, wie das Beispiel von Greifswald zeigt, wo sich sämmtliche Räumlichkeiten derselben in einem einzigen Hause befanden. Sie bestanden aus drei Hörsälen, dem Senatssaal, dem Laden für die akademische Buchhandlung, dem Bibliothekzimmer, dem Archiv, zwei Professoren-Wohnungen, mehreren Kammern, in denen Studenten wohnten, und dem Carcer im Souterrain.[2]

Die katholischen Hochschulen befanden sich in dieser Beziehung in einer günstigeren Lage. Pabst Julius III. erliess i. J. 1553 eine Bulle, nach welcher es gesetzlich gestattet war, geistliche Pfründen an weltliche Professoren zu verleihen, was übrigens schon seit langer Zeit gebräuchlich war und stillschweigend geduldet wurde.

Das Cölibat der Universitätslehrer wurde dadurch gegenstandslos und hörte allmälig auch in den katholischen Ländern auf. An den protestantischen Hochschulen war es selbstverständlich ausgeschlossen; doch wirkte die Gewohnheit so mächtig, dass man z. B. in Tübingen daran noch festhielt und es sogar von den Professoren der Medicin

---

[1] F. Paulsen in Sybel's histor. Zeitschr. 1881, Bd. 45, S. 278 u. ff.
[2] F. Paulsen a. a. O. S. 304. 407.

verlangte, nachdem die Universität schon längst protestantisch geworden war.

Die Besoldungen der Professoren waren verschieden in den einzelnen Ländern und Facultäten; diejenigen der Mediciner standen denen der Theologen und Juristen im Allgemeinen nach. In Paris erhielt jeder Professor der Heilkunde i. J. 1505 12 livres jährlich.[1] In Königsberg wurden den beiden Lehrern der Medicin i. J. 1544 Besoldungen von 200 und 150 fl. ausgesetzt.[2] In Heidelberg bezogen die drei Professoren der Medicin vor der Reformation Jahresgehälter von 180, 160 und 140 fl. Im J. 1588 wurden dieselben erhöht auf 270, 180 und 170 fl.; ausserdem erhielt Jeder freie Wohnung, sowie ein Fuder Wein und 12 Malter Korn jährlich.[3]

Der Herzog Wilhelm von Bayern stellte 1537 einen Rechtslehrer in Ingolstadt mit 300 fl. Gehalt an. Dies war die höchste Besoldung, die damals auf einer deutschen Universität gezahlt wurde.[4]

Die Studentenschaft wurde von den grossen Begebenheiten der Zeit ebenfalls mächtig ergriffen. Der auf allen Linien eröffnete Kampf gegen die Autorität, der Humanismus, welcher in den ungezwungenen Lebensformen der antiken Welt seine Ideale fand, vor Allem aber die Kirchenspaltung erzeugten einen Geist der Freiheit und Unabhängigkeit, welcher sich manchmal gegen jede Beeinträchtigung der Selbstständigkeit auflehnte.

Die Senatsprotokolle der Tübinger Universität enthalten merkwürdige Belege für die Sittengeschichte der Studierenden des 16. Jahrhunderts. So beschwerten sich die Nonnen von Silchen in einem Schreiben v. J. 1564 beim Senat, dass sie durch die häufigen und zudringlichen Besuche der Studenten belästigt wurden. Viele Studenten in Tübingen waren verheirathet und Familienväter; i. J. 1575 wurde den jungen Studierenden verboten, sich ohne Einwilligung ihrer Eltern zu verehelichen. Im J. 1589 wurde dem Senat angezeigt, dass eine Wittwe mit Studenten Unzucht trieb; zur Strafe dafür wurde· sie „in einem Stüblein an die Kette gelegt".[5]

---

[1] Hazon a. a. O.

[2] D. H. Arnoldt: Historie der Königsbergischen Universität, Königsberg 1746.

[3] Hautz a. a. O.

[4] Meiners: Geschichte der Entstehung der hohen Schulen, Göttingen 1802.

[5] R. v. Mohl: Nachweisungen über die Sitten und das Betragen der Tübinger Studierenden während des 16. Jahrhunderts, Tübingen 1871. — Joh. Huber: Deutsches Studentenleben in Kleine Schriften, Leipzig 1871, S. 364 u. ff. — B. Gebhardt in der Zeitschr. f. allgem. Gesch. her. v. Zwiedineck-Südenhorst, Bd. IV, 1887, S. 962.

In Wittenberg kamen ähnliche Excesse vor.[1] Auch unter den Studenten katholischer Universitäten herrschte ein roher gewaltthätiger Ton, wie die Nachrichten über Ingolstadt beweisen.[2]

Die Studenten wohnten theils in Bursen oder Convikten, wie sie schon im Mittelalter existirten, theils bei Privatleuten oder Professoren. Die letzteren fanden in dem Gelde, welches sie für die Aufnahme und Verpflegung der Studierenden empfingen, eine bisweilen recht erwünschte Einnahme-Quelle. Martin Luther's Sohn hielt eine vielbesuchte Studenten-Pension in Wittenberg.[3] In Heidelberg kam es nicht selten vor, dass die Professoren den Wein, welcher einen Theil ihrer Gehaltsbezüge bildete, öffentlich ausschenken liessen; sie durften sicher darauf rechnen, dass ihre Hörer dabei mindestens ebenso fleissig erscheinen würden, als in ihren Vorlesungen.

Arme Studenten waren der bittersten Noth ausgesetzt. Ein ergreifendes Bild dieses traurigen Daseins hat Thomas Platter in seiner Selbstbiographie gezeichnet. Hungernd und frierend, in Lumpen gehüllt und bettelnd durchzog er mit seinen Gefährten die Schweiz und Deutschland. Die fahrenden Studenten bildeten ein Vagabundenthum, welches die Leichtgläubigkeit und Unwissenheit brandschatzte und in manchen Gegenden zu einer argen Landplage wurde.

Eine tiefe gesellschaftliche Kluft trennte diese Bettelstudenten von den reichen und vornehmen Studierenden, welchen an den meisten Universitäten eine bevorzugte Stellung eingeräumt wurde. Dieselben suchten häufig durch kostspielige Schmausereien und Gelage, durch ein verschwenderisches Auftreten und übertriebenen Kleiderluxus Aufsehen zu erregen. So kosteten z. B. die Pluderhosen mancher Studenten über 100 fl.: eine Summe, deren Bedeutung man erst begreift, wenn man bedenkt, dass der aus drei Gängen und einem Quart Wein bestehende Mittagstisch für die Tübinger Studenten damals mit 38 fl. jährlich bezahlt wurde. Gesetze, Predigten und Bücher eiferten gegen die Verschwendungssucht der Studenten, aber, wie es scheint, ohne Erfolg.

Professor Musculus zu Frankfurt a/O. geisselte die Sitte der Pluderhosen in einer Schrift, welche den Titel führte: „Vermahnung und Warnung vom zerluderten, zucht- und ehrverwegenen pludrichten Hosenteufel. (Frankfurt a/O 1556.)“ Ein Senatsbeschluss der Tübinger Hochschule v. J. 1554 verwarnte „die Edelleute, so neuerlich hierher gekommen, wegen ihrer Bruttalhosen und Blossgesäss und forderte sie auf, solch' unfläthig und kriegerisch Kleid abzulegen.“

---

[1] J. F. A. Gillet: Crato von Crafftheim, Frankfurt a/M. 1860, I, 101.
[2] B. Gebhardt a. a. O. S. 957.   [3] Paulsen: Gesch. d. gel. Unterrichts S. 161.

Der medicinische Unterricht.

Die Veränderungen, welche die medicinische Wissenschaft erfuhr, äusserten ihren Einfluss auf den medicinischen Unterricht dadurch, dass die Summe des Lehrstoffes sowohl wie die Anzahl der Professuren und die Lehrmittel vermehrt wurden, und die Methode der ärztlichen Ausbildung, entsprechend der grösseren Bedeutung, welche die Anatomie und Chirurgie erlangt hatten, allmälig eine etwas mehr praktische Richtung erhielt. Die culturhistorischen Ereignisse, die Erfindungen und Entdeckungen, übten ebenfalls eine mächtige Wirkung auf das Unterrichtswesen aus.

Vor der Erfindung der Buchdruckerkunst gehörten Bibliotheken zu den seltensten und kostbarsten Dingen. Die medicinische Facultät zu Paris besass i. J. 1395 nicht mehr als 9 Werke, unter welchen der Continens des Rhazes am höchsten geschätzt wurde. Als der König Ludwig XI. dieses Werk i. J. 1471 ausleihen wollte, um es abschreiben zu lassen, fanden deshalb lange Berathungen der Facultät statt, und dieselbe ertheilte ihre Bewilligung erst, nachdem der König eine Caution von 12 Mark Silber erlegt und 100 Thaler Gold hergeliehen hatte. [1]

Privatleute waren nur mit Aufwand grosser Mittel im Stande, sich Büchersammlungen anzulegen. Selbst ein so hervorragender und vermögender Arzt, wie Taddeo Alderotti, hinterliess bei seinem Tode nur 4 Bücher; im Nachlass des Arztes Freidank fand man nicht mehr als 3 Bücher. [2]

Die Anfertigung der Abschrift eines Werkes nahm Jahre des angestrengtesten Fleisses in Anspruch und setzte Kenntnisse voraus, die damals wenig verbreitet waren. Mit der Erfindung des Bücherdrucks vollzog sich in dieser Hinsicht ein Umschwung, ähnlich demjenigen, der in neuester Zeit geschah, als die Maschinen-Arbeit den Handbetrieb in der Herstellung der Waaren ersetzte.

Die Gründung und Vermehrung der Bibliotheken der Hochschulen wurde dadurch erleichtert oder eigentlich erst ermöglicht. Die Universitäten gewannen damit ein Lehrmittel, welches die Entwickelung des Geistes und Charakters in gleicher Weise förderte. Sie erkannten die Wichtigkeit desselben sehr gut und waren bemüht, die für die

---

[1] J. C. Sabatier a. a. O. — Kosegarten (Geschichte der Universität Greifswald, Greifswald 1857, II, 282) giebt ein Verzeichniss der Bücher, welche sich 1482 im Besitz der dortigen medicinischen Facultät befanden.
[2] Krieck a. a. O. I, 17.

Erwerbung von Büchern erforderlichen Geldmittel herbeizuschaffen und die Benutzung der Sammlungen durch zweckmässige Einrichtungen und Vorschriften zu regeln.[1] Die Biblieksordnung der medicinischen Facultät zu Montpellier v. J. 1534 bestimmte, dass die Bibliothek im Sommer um 6 Uhr, im Winter um 8 Uhr früh geöffnet und Nachmittags um 4 Uhr geschlossen wurde, und machte die Studierenden, welche sie benutzten, für jeden Schaden, der durch Verlust oder Verunreinigung der Bücher entstand, verantwortlich.[2]

Im 16. Jahrhundert begann man auch, die Universitäten mit botanischen Gärten auszustatten. Die Republik Venedig ging darin allen übrigen Staaten mit gutem Beispiel voran, indem sie 1545 in Padua einen botanischen Garten anlegen liess.[3] Darauf entstanden diejenigen zu Pisa (1547) und Bologna (1568), wo später A. CESALPINI, „der grösste Botaniker seines Jahrhunderts", lehrte und wirkte. Leyden erhielt 1577, Montpellier 1593 einen botanischen Garten. An den deutschen Hochschulen wurden die ersten zu Leipzig (1580), Breslau (1587). Basel (1588) und Heidelberg (1593) gegründet.[4] Sie hatten zunächst wohl nur den Zweck, das Studium der Arzneipflanzen zu begünstigen.

Der Unterricht in der Botanik wurde mit Demonstrationen der Pflanzen verbunden, welche das Verständniss des Vortrags ausserordentlich erleichterten. Ausserdem wurden dazu Herbarien, Sammlungen getrockneter Pflanzen, welche ungefähr seit der Mitte des 16. Jahrhunderts eingeführt wurden,[5] sowie Abbildungen der Pflanzen benutzt.

Schon im Alterthum pflegte man botanische Werke mit Zeichnungen zu verzieren. Diejenigen der Handschriften des DIOSKORIDES, welche sich im Besitz der kaiserlichen Hofbibliothek zu Wien befinden, stammen aus dem 5. Jahrhundert. Auch aus der späteren Zeit, besonders aus dem 15. Jahrhundert, haben sich mehrere Pflanzen-Zeichnungen erhalten.[6]

Durch die Erfindung des Holzschnitts und Kupferstichs wurde es möglich, die Abbildungen in wünschenswerther Weise zu vervielfältigen. Hervorragende Künstler, ja sogar die Meisterhand eines GUIDO RENI, entwarfen die Zeichnungen dazu. Die botanische Literatur wurde im

---

[1] PRANTL a. a. O. I, 215.

[2] DUBOUCHET in der Gaz. hebd. des scienc. méd. de Montpellier 1887, No. 11, p. 124. Vergl. auch das sehr detaillirte Reglement der Bibliothek der Ecole de médecine zu Paris v. J. 1395 bei SABATIER a. a. O.

[3] MEYER a. a. O. IV, 256 u. ff.   [4] HAUTZ a. a. O.

[5] MEYER a. a. O. IV, 266 u. ff.

[6] MEYER a. a. O. IV, 273 u. ff.

15. und 16. Jahrhundert mit einer grossen Anzahl von illustrirten Werken dieser Art bereichert.

Noch mehr verdankte die Anatomie der bildenden Kunst. Die berühmtesten Maler jener Zeit widmeten der Anatomie des menschlichen Körpers ein eifriges Studium. LIONARDO DA VINCI liess sich von seinem Freunde, dem Anatomen MARC ANTONIO DELLA TORRE, über den Verlauf und die Form der Muskeln und die Lage der einzelnen Theile des menschlichen Körpers belehren. Er lieferte ihm die Zeichnungen zu einem anatomischen Werk, welches derselbe herausgeben wollte, das aber niemals erschienen ist. Dieselben kamen später grösstentheils in die Biblioteca Ambrosiana nach Mailand und dann nach Paris; ein Theil gelangte in den Besitz des englischen Königshauses und wurde theils durch den Stich, theils mit Hilfe der Photographie veröffentlicht.[1]

Auch MICHELANGELO beschäftigte sich viele Jahre hindurch mit anatomischen Studien und wurde dabei während seines Aufenthalts in Rom vom Anatomen REALDO COLOMBO unterstützt, der ihm den Leichnam eines wunderbar schönen jungen Negers zu diesem Zweck überliess.[2] An den Leichen in den Kellern von S. Spirito zu Florenz betrachtete er den Bau des Menschen; mit grosser Aufmerksamkeit folgte er den Sektionen, welchen er beizuwohnen Gelegenheit erhielt. Es ging sogar die Sage, dass er, als er den Heiland am Kreuz darstellen musste, einen lebenden Menschen als Modell benutzt habe, gerade so, wie man dies bekanntlich auch im Alterthum von PARRHASIOS erzählte, als er den vom Geier zerfleischten Prometheus malte.[3]

Von den anatomischen Zeichnungen MICHELANGELO's mag die Skizze einer Leichen-Sektion und das Bild eines männlichen Körpers, dessen Muskeln stark hervortreten, erwähnt werden; das letztere ist durch die genaue Abgrenzung der Proportionen ausgezeichnet. Auch RAFAELS Skelett-Studien sind streng nach der Natur gezeichnet; durch innere Wahrheit und den Ernst des Ausdrucks machen sie einen ergreifenden Eindruck.

---

[1] VASARI: Leben der ausgezeichneten Maler, Bildhauer und Baumeister. Deutsche Übersetzung, Stuttgart 1843, Bd. III, S. 26. — R. KNOX: Great Artists and great Anatomists, London 1852. — CHOULANT a. a. O. p. 6 u. ff. — K. F. H. MARX: Über Marc Antonio della Torre und Lionardo da Vinci in Abhdlgn. der Göttinger Soc. d. Wissensch., Bd. IV, 177 u. ff. — C. LANGER in d. Sitzungsber. d. k. k. Akad. d. Wiss. Math.-Naturwiss. Kl., Wien 1867, Bd. 55, I, 637.

[2] A. CORRADI in Rendic. del R. Ist. Lomb. di sc. e lett., vol. VI, ser. II, p. 643.

[3] HAESER a. a. O. II, 27. — CHOULANT a. a. O. p. 10 u. ff. — ANN. SENECA: Controvers., lib. X, c. 5 (No. 34).

Vortreffliche Darstellungen der Muskeln und des Skeletts des menschlichen Körpers gab Rosso DE Rossi, ein Schüler des Andrea del Sarto, welche durch den Kupferstich vervielfältigt wurden.[1] Auch die Skulptur wurde von dieser Richtung beeinflusst, wie die im Mailänder Dome befindliche, von Marco Agrate herrührende Statue des hl. Bartholomäus beweist, an welcher die Muskeln blosgelegt erscheinen.

Vesals anatomische Tafeln und die seinen beiden grösseren Werken beigegebenen Zeichnungen stammen aus der Schule Tizians, wahrscheinlich grösstentheils von Johann Calcar, einzelne Blätter und Verbesserungen auf anderen vielleicht von Tizian selbst. Möglicher Weise gehört dazu ausser den beiden bekannten Figuren eines männlichen und weiblichen Körpers auch das Titelblatt, auf welchem Vesal erscheint, wie er im anatomischen Theater in Gegenwart eines grossen Zuschauer-Publikums die Zergliederung einer Leiche ausführt.

Geringeren Werth haben die anatomischen Tafeln der Vor-Vesalischen Periode, wie z. B. Bart. Passarotti's Aderlassfigur, welche, wie és scheint, zum Unterricht der Chirurgen und Bader diente.[2]

Albrecht Dürer und Lionardo da Vinci gaben Werke über die menschlichen Proportionen heraus,[3] welche in fremde Sprachen übersetzt wurden und einen grossen Einfluss ausübten, wie aus den Arbeiten mehrerer spanischen Künstler hervorgeht. Einzelne Anatomen lieferten ebenfalls werthvolle anatomische Zeichnungen. Das Bild, welches Varolio von der unteren Fläche des Gehirns entwarf, zeigt richtige, wenn auch derbe Contouren und war offenbar für den Unterricht bestimmt.[4]

Berengar von Carpi war nach dem Zeugniss von Benvenuto Cellini nicht blos ein erfahrener Arzt und Anatom, sondern auch ein geschickter Zeichner. Er stattete seine anatomischen Werke mit Holzschnitten aus, welche ebenso sehr die Interessen der Künstler als diejenigen der Ärzte berücksichtigten. Auch die Myologie des Cannani, sowie die anatomischen Schriften von Charles Estienne (Stephanus), Eustachio und Volcher Koyter, welche selbst viele anatomische Zeichnungen machten, des Spaniers Valverde de Hamusco, ferner von Guidi (Vidius), Jacques Guillemeau, Felix Platter, Salomon Alberti, Giulio Casserio und Adrian van den Spigel waren mit Abbildungen versehen.

Neben den anatomischen Zeichnungen, welche für die ärztliche Ausbildung ohne Zweifel eine grosse Bedeutung hatten, und dem theo-

---

[1] Choulant a. a. O. S. 16 u. ff.   [2] Choulant a. a. O. S. 39 u. ff.

[3] A. W. Becker: Kunst und Künstler des 16. Jahrhunderts, Leipzig 1863, Bd. I, 341. IV, 163.

[4] Choulant a. a. O. S. 69.

retischen Vortrag bildeten die praktischen Demonstrationen, zu welchen die Leichen-Zergliederungen Gelegenheit boten, das gebräuchlichste Lehrmittel in der Anatomie. Dieselben wurden im Verlauf des 16. Jahrhunderts an allen Universitäten. welche mit medicinischen Facultäten verbunden waren, eingeführt.

Anfangs gingen sie in der Weise vor sich, dass der Professor vom Katheder aus die Beschreibungen und Erklärungen der einzelnen Theile des Körpers vortrug, während die Sektion selbst von einem Chirurgen oder Barbier ausgeführt wurde. Die gelehrten Doktoren glaubten häufig, dass ihre Würde herabgesetzt werde, wenn sie sich mit der Zergliederung von Leichen befassten. Als VESAL in Paris studierte, lag der anatomische Unterricht dort gänzlich in den Händen „unwissender Bartscherer", wie er erzählt,[1] „welche sich darauf beschränkten, die Muskeln des Unterleibs in zerrissenem und schmählich zerfetztem Zustande vorzuzeigen, sonst aber keinen andern Muskel und keinen Knochen demonstrirten und noch weniger eine geordnete Übersicht der Arterien, Venen und Nerven gaben". GUINTER VON ANDERNACH,[2] welcher in Paris den anatomischen Unterricht ertheilte, hielt sich von praktischen Arbeiten fern; VESAL sagt von ihm, dass er das Messer wohl niemals zu andern Dingen, als zum Zerschneiden des Bratens gebraucht habe.

Die italienischen Anatomen schlugen eine richtigere Methode ein, indem sie selbst die Leichen-Sektionen ausführten. Diesem Umstande war es gewiss hauptsächlich zu verdanken, dass fast alle grossen anatomischen Entdeckungen jener Zeit von Italien ausgingen.

Die anatomischen Schulen dieses Landes waren die besten auf der ganzen Welt. Alle hervorragenden Anatomen des 16. Jahrhunderts haben hier ihre Ausbildung erhalten; unter ihren Lehrern finden sich die glänzendsten Namen, welche die Geschichte dieser Wissenschaft kennt. Man beschränkte sich bei der Auswahl derselben keineswegs auf Italien, sondern nahm die tüchtigsten Lehrkräfte aller Länder; auch mehrere Niederländer und Deutsche wirkten als Lehrer der Anatomie an italienischen Hochschulen.

Auf ALESS. BENEDETTI's Veranlassung wurde i. J. 1490 in Bologna ein anatomisches Theater errichtet. Nach dem Muster desselben entstanden später auch in Padua (1548), Amsterdam (1555) und an anderen Hochschulen derartige Anstalten.[3]

Ein grosses Hemmniss der Entwickelung des anatomischen Unter-

---

[1] VESALIUS: Epist. dedicat. zu De corp. hum. fabrica.

[2] Über diesen Gelehrten s. E. TURNER in der Gaz. hebdom. de méd. Paris. 1881, No. 27. 28. 32.

[3] CERVETTO: Di alcuni illustri anatomici, Verona 1842, p. 150 u. ff.

richts war der Mangel an Leichen, welcher nur ganz allmälig beseitigt wurde. Noch VESAL erklärte, dass er so selten Gelegenheit gehabt habe, den Uterus schwangerer Frauen zu seciren, dass er eigentlich gar nicht wisse, wodurch sich derselbe von demjenigen einer schwangeren Hündin unterscheide.[1] Als Student in Paris und später in Löwen besuchte er mit seinen Gefährten Nachts die Friedhöfe, um menschliche Knochen auszugraben und zu sammeln; einmal soll er bei einem solchen Ausflug sogar auf den Galgen gestiegen sein und das Skelett des gehenkten Verbrechers herabgeholt haben.[2]

Ähnlich ging es auch an anderen Orten zu. FELIX PLATTER berichtet, dass er als Student in Montpellier mit seinen Freunden, unter denen sich ein „verwegener Mönch des Augustiner-Klosters" befand, bei Nacht, „nachdem sie einen tüchtigen Trunk gethan", auf dem Kirchhofe mit den Händen Leichen ausgegraben und die Knochen heimlich in die Stadt getragen habe.[3] Aber nicht blos die Studierenden, sondern auch die Professoren beklagten sich über den Mangel an Leichen. RONDELET in Montpellier soll deshalb sogar seinen eigenen Sohn, als dieser gestorben war, secirt haben. Ferner wird von ihm erzählt, dass er seinen Collegen FONTANO, während derselbe schwer krank darniederlag, gebeten habe, dass er seinen Körper nach dem Tode anatomischen Zwecken widmen möge.[4]

Allerdings gab es in den Statuten der medicinischen Facultäten Bestimmungen, dass jährlich eine oder mehrere anatomische Demonstrationen stattfinden und die Behörden das dafür erforderliche Leichen-Material liefern sollten. Aber die letzteren kamen diesen Verpflichtungen nicht immer nach, und selbst, wenn dies geschah, so genügte das Studien-Material kaum für den Unterricht, geschweige denn, dass es für die Untersuchungen der anatomischen Forscher ausreichend war.

Es war daher erklärlich, dass sie sich dasselbe, wenn sie es nicht auf legalem Wege erlangen konnten, auf andere Weise zu verschaffen suchten. Der Kauf und der Diebstahl der Leichen waren in Folge dessen nicht selten und wurden von den Behörden mit einer gewissen Toleranz betrachtet, wenn es zu wissenschaftlichen Zwecken geschah. Aber man scheint dies manchmal zu offenkundig getrieben und auch missbraucht zu haben, sodass dagegen eingeschritten werden musste.

In Padua verlangte das Volk i. J. 1550, dass die Gesetze gegen

---

[1] VESALIUS: Epist. radic. chyn. decoct. rat. pertractans nach A. CONRADI a. a. O. p. 634.

[2] H. TOLLIN im Biolog. Centralblatt 1885, Bd. V, 276 u. ff.

[3] FELIX PLATTER: Selbstbiographie a. a. O. S. 152.

[4] CONRADI a. a. O. p. 643. — PORTAL: Hist. de l'anatomie I, 522.

die Entweihung der Gräber und den Leichenraub strenger gehandhabt würden.[1]

Der Vornahme der Leichen-Sektionen standen nicht mehr, wie früher, religiöse, sondern sociale Vorurtheile entgegen. Nur das Wohlwollen einsichtsvoller Behörden und die thatkräftige Unterstützung vornehmer Herren, welche sich für die Anatomie interessirten, ermöglichte es den Forschern, das nothwendige Studien-Material zu erwerben.

FALOPPIO erhielt Gelegenheit, in einem einzigen Jahre 7 menschliche Leichen zu seciren, REALDO COLOMBO brachte es sogar auf 14.[2] FELIX PLATTER berichtet, dass er während einer 30 jährigen Thätigkeit mehr als 50 Leichen zergliedert habe:[3] eine Zahl, welche für jene Zeit aussergewöhnlich hoch war. VESAL erhielt während seiner erfolgreichen Wirksamkeit an den Hochschulen zu Padua, Pisa und Bologna soviel Leichen, als er wünschte; sie wurden ihm von den Richtstätten wie aus den Spitälern geliefert. Die Richter hatten die Gefälligkeit, für die Verurtheilten eine Todesart zu wählen, welche VESAL im Interesse der unversehrten Erhaltung der Körper vorschlug, oder die Hinrichtung auf seinen Wunsch aufzuschieben bis zu einer Zeit, in welcher Mangel an Leichen herrschte.

Dieses Entgegenkommen ging soweit, dass COSIMO VON MEDICI ihm, als er behufs Lösung der damals noch unentschiedenen[4] Frage, ob das *Hymen virginitatis* existire, in Verlegenheit war, woher er ein passendes weibliches Objekt nehmen sollte, den Leichnam einer frommen Nonne, welche kurz vorher gestorben war, zur Verfügung stellte. Dadurch konnte, wie HYRTL bemerkt, dieses wichtige Attribut der Jungfernschaft in seine Rechte eingesetzt werden, was vorher nicht möglich war, da die Jungfern, welche vom Galgen geliefert wurden, sich gewöhnlich nicht mehr im Besitz desselben befanden.

Der praktische Unterricht in der Anatomie bestand hauptsächlich in der Demonstration der Leichentheile; nur ausnahmsweise erhielten die Studierenden Gelegenheit, selbst an der Zergliederung mitzuarbeiten. Aus den Statuten der medicinischen Facultäten lässt sich übrigens erkennen, dass die Zahl der jährlichen Sektionen, welche zur Ausbildung der Ärzte gehörten, allmälig zunahm.

In Leipzig wurde 1519 angeordnet, dass jedes Jahr eine Leiche öffentlich zergliedert werde, da ohne anatomische Zergliederung die

---

[1] CORRADI a. a. O. p. 642.

[2] R. COLOMBO a. a. O. lib. XV, p. 262.

[3] F. PLATERUS: De corp. hum. structura et usu, Basil. 1583, in der Widmung nach dem Titelblatt.

[4] H. TOLLIN im Biolog. Centralbl. V, 347.

Kenntniss des menschlichen Körpers und seiner Krankheiten unmöglich sei.[1] Die gleiche Vorschrift findet sich in den Statuten, welche der Herzog Ulrich für Tübingen erliess.

In Prag lag nicht blos das anatomische Studium darnieder, sondern die ganze Universität war herabgekommen. Der Priester Jacob an der Teynkirche nannte sie i. J. 1517 ein „verrostetes Kleinod".[2] Medicin wurde im 15. und 16. Jahrhundert kaum mehr gelehrt. Anatomische Demonstrationen wurden erst durch JOHANN JESENSKY (JESSENIUS) eingeführt, welcher dort am Schluss des 16. Jahrhunderts eine Professur der Medicin übernahm.[3]

Nicht viel besser war es in Wien während der ersten Hälfte des 16. Jahrhunderts. Erst nachdem AICHHOLTZ das Lehramt der Anatomie angetreten hatte, fanden wenigstens in jedem Winter einmal öffentliche Zergliederungen statt. Doch hörte dies später wieder auf; denn 1567 baten die Studierenden der Medicin, dass wieder einmal eine Sektion vorgenommen werde, da dies seit mehreren Jahren nicht geschehen sei. Ihr Gesuch wurde aber abgewiesen; sie wiederholten es daher im folgenden Jahre, aber mit dem gleichen Erfolge; erst 1571 wurde ihr Wunsch erfüllt.[4]

In Basel hat VESAL um 1542 die erste Zergliederung einer menschlichen Leiche veranstaltet. Das Skelett derselben wird neben demjenigen, welches von FELIX PLATTER präparirt worden ist, noch jetzt im anatomischen Museum der dortigen Universität aufbewahrt.[5] Der letztere unternahm in Gegenwart der Ärzte und Wundärzte und anderer Zuschauer in den Jahren 1559, 1563 und 1571 öffentliche Sektionen. Regelmässige anatomische Demonstrationen wurden jedoch erst eingeführt, nachdem C. BAUHIN zum Professor der Anatomie und Botanik ernannt worden war. In Edinburg erhielt die Chirurgen-Zunft i. J. 1505 die Erlaubniss, einmal im Jahre die Leiche eines Gerichteten zu zergliedern.

Die Statuten der medicinischen Facultät zu Montpellier v. J. 1534 enthalten genaue Angaben, wie sich die Studierenden bei den Sektionen zu verhalten und wieviel sie dafür zu bezahlen hatten. Im J. 1598 wurde dort ein anatomisches Theater errichtet und ein Prosector mit 100 Thalern Gehalt angestellt.[6]

---

[1] ZARNCKE: Statutenbücher der Universität Leipzig, 1861, S. 39.

[2] W. TOMEK: Geschichte der Prager Universität, 1849.

[3] J. HYRTL: Geschichte der Anatomie in Prag, Prag 1841, p. 11.

[4] ROSAS a. a. O. II, 85. 89. 104.

[5] His im Correspond.-Blatt der Schweizer Ärzte, 1879, S. 121 u. ff.

[6] DUBOUCHET in der Gaz. hebd. d. scienc. méd. de Montpellier, 1887, No. 11 u. 17. — ASTRUC a. a. O. p. 66 u. ff.

In Paris wurde das Amt desselben schon 1576 geschaffen; es wurde mit einem Chirurgen besetzt, welcher die praktischen Verrichtungen ausführte, während ein Baccalaureus der Medicin, der sich durch seine anatomischen Kenntnisse auszeichnete, die theoretischen Erklärungen aus der Literatur zusammenstellen und vortragen musste. Der letztere führte den Titel Archidiaconus. Der Prosector hatte eine sehr abhängige Stellung. Er stand unter der Aufsicht des Professors der Anatomie, welcher, wie es in den Statuten von 1598 heisst, darauf achten sollte, dass sich der Prosector nicht herumtreibe, sondern fleissig mit anatomischen Zergliederungen und Demonstrationen beschäftige (*non sinat dissectorem divagari, sed contineat in officio dissecandi et demonstrandi*). Es wurde ferner bestimmt, dass jährlich mindestens zwei öffentliche Sektionen veranstaltet würden. Gleichzeitig wurden die Behörden angewiesen, keine Leiche ohne Wissen des Dekans der medicinischen Facultät zu anatomischen Zwecken herzugeben und bei der Lieferung derselben zunächst die Professoren und Doktoren der Medicin zu berücksichtigen, und sie nur, wenn die letzteren darauf verzichteten, den Chirurgen zu überlassen.[1]

Die mit den anatomischen Demonstrationen verbundenen Kosten wurden überall von den Zuschauern, also von den Studenten, getragen,[2] während die theoretischen Vorlesungen der Professoren seit dem Beginn des 16. Jahrhunderts unentgeltlich abgehalten wurden.

Bei weitem später als die anatomischen Zergliederungen wurde der praktische Unterricht in der Heilmittellehre und der Behandlung der Krankheiten in den Bereich der Universitäten gezogen.

Die Arzneistoffe und ihre Zusammensetzung lernten die Studierenden in den Apotheken kennen. In Paris wurde 1536 gesetzlich angeordnet, „dass die Baccalaureen der Medicin die Ärzte bei der Visitation der Apotheken begleiten sollten, damit sie sich über die Droguen unterrichten könnten".[3] Apotheken gab es damals bereits fast in allen Städten. Sie waren mit Destillations-Apparaten, chemisch-pharmaceutischen Feuerheerden und Öfen, pharmaceutischen Waaren und verschiedenen chirurgischen Utensilien, welche dort zum Verkauf vorräthig gehalten wurden, ausgestattet.[4]

---

[1] D. Peylon: Statuts de la faculté de médecine en l'université de Paris 1672, Art. 56 u. Nachtr. Art. 5. — A. Pixet: Lois, décrets, reglements et circulaires conc. les facultés et les écoles préparatoires de médecine, Paris 1880, I, Art. 56, Nachtr. Art. 8.

[2] Vergl. Cervetto a. a. O. p. 139.

[3] Philippe a. a. O. S. 153.

[4] H. Peters: Aus pharmaceutischer Vorzeit. Berlin 1886, S. 25 u. ff., 111 u. ff.

Durch ein Edikt Ludwig XII. v. J. 1514 wurden die Apotheker von Paris von der Gemeinschaft mit den Gewürzkrämern, mit denen sie bis dahin zu einer Zunft vereinigt waren, befreit. Wer sich dem Beruf des Apothekers widmete, musste, wie es in den von Franz I. erlassenen Statuten heisst, eine gute Schulbildung erhalten und soviel Latein gelernt haben, dass er die in lateinischer Sprache geschriebenen Lehrbücher der Pharmacie und die Pharmakopöen verstehen konnte, und hierauf eine vierjährige Lehrzeit in einer Apotheke durchmachen. In Paris wurde die Einrichtung getroffen, dass sie während der Dauer eines Jahres in jeder Woche zwei Vorlesungen über die Apothekerkunst hörten, welche ein dazu geeignetes angesehenes Mitglied der medicinischen Facultät hielt. Die Prüfung fand vor einer aus Ärzten und Apothekern bestehenden Commission statt und bestand aus einem theoretischen und einem praktischen Theile; in dem letzteren musste der Candidat zeigen, dass er in der Kenntniss der Arzneipflanzen erfahren war, und durch die Herstellung von fünf Compositionen sein Meisterstück liefern.[1]

Auch der Unterricht am Krankenbett lag ausserhalb des Lehrplans der Universität. Die Studierenden der Medicin wandten sich zu diesem Zweck an ihren Lehrer oder einen anderen beschäftigten Arzt, der ihnen in seiner Privatpraxis oder einem Hospital, an welchem er thätig war, die Gelegenheit bieten konnte, Kranke zu beobachten und ihre Behandlung zu lernen.

An einigen Hochschulen wurden die Professoren durch gesetzliche Bestimmungen aufgefordert, ihren Schülern die dazu erforderliche Anleitung zu geben. In Wien, Heidelberg, Würzburg, Ingolstadt u. a. O. erhielten sie den Auftrag, die Studierenden zuweilen an das Bett ihrer Patienten zu führen, vorausgesetzt dass die letzteren dadurch nicht belästigt würden. In Basel war der Stadtarzt, welcher zugleich das Lehramt der praktischen Heilkunde bekleidete und das städtische Hospital leitete, verpflichtet, den Studierenden der Medicin den Zutritt zu demselben zu gestatten und die Patienten, welche in diesem Krankenhause behandelt wurden, vorzustellen.[2] In Paris durften die Baccalaureen der Medicin unter der Aufsicht der Mitglieder der Facultät und in ihrer Vertretung die ärztliche Praxis ausüben.[3]

Aber die systematische Anleitung zur Behandlung der Kranken

---

[1] PHILIPPE a. a. O. S. 165 u. ff.

[2] O. BECKER: Zur Geschichte der medicin. Facultät in Heidelberg, 1876. — A. v. KÖLLIKER: Zur Geschichte der medicin. Facultät in Würzburg, 1871. — F. MIESCHER: Die medicin. Facultät in Basel, 1860, S. 32 u. ff. — W. VISCHER: Gesch. d. Univ. Basel, Basel 1860.

[3] PINET a. a. O. u. PEYTON a. a. O. Art. 59.

fehlte; diesen Mangel konnten gelegentliche Beobachtungen und zusammenhanglose Erfahrungen nicht ersetzen. Nicht blos die Ärzte, wie z. B. der schwedische Leibarzt W. Lemnius,[1] sondern auch verständige Laien sahen dies ein. Der Philosoph P. Ramus forderte i. J. 1562 in einem Briefe an Carl IX. von Frankreich, in welchem er verschiedene Reformen des Unterrichtswesens vorschlug, die Einrichtung klinischer Lehranstalten.[2]

Dieser Gedanke war damals bereits verwirklicht worden und zwar in Padua. Giambattista da Monte (Montanus), welcher gleichzeitig mit Vesal dort lehrte, soll die klinische Unterrichtsmethode schon 1543 angewendet haben.[3] Aber nach seinem Tode (1551) hörte diese Einrichtung auf und wurde erst 1578 wieder erneuert.

Um diese Zeit begannen die Professoren Albertino Bottoni und Marco Oddo, von denen der eine die Abtheilung für Männer, der andere diejenige für Frauen im Hospital des hl. Franciscus leitete, auf Verlangen der deutschen Studenten dort Klinik zu halten; auch wurden die Leichen der Patienten, welche im Krankenhause starben, wenn es die Jahreszeit gestattete, geöffnet, um den Studierenden den Sitz und die Ursachen der Krankheiten zu zeigen *(sed cum in fine Octobris coeli constitutio frigidior esset, professores cadavera aperiunt et loca affecta auditoribus demonstrant).* Leider wurden die Sektionen schon nach kurzer Zeit verboten, weil Ungehörigkeiten vorgekommen und Leichentheile aus der Anstalt verschleppt worden waren.[4]

Als Bottoni und Oddo starben, liess der Eifer unter den Lehrern und Schülern nach, und der Unterricht beschränkte sich zuletzt hauptsächlich auf die Untersuchung des Pulses und des Urins.

Die Versuche, den Unterricht in der Heilkunde praktisch zu gestalten, traten jedoch im Lehrplan der medicinischen Facultäten weit zurück gegenüber den theoretischen Vorlesungen, welche die massgebende Stellung behaupteten. Nach den Statuten der Würzburger medicinischen Facultät v. J. 1587 gab es dort drei Lehrkanzeln der Heilkunde. Der Inhaber der ersten, der Professor der Theorie sollte

---

[1] P. Frank a. a. O. VI, 2, S. 189.

[2] Ch. Jourdain: Histoire de l'université de Paris au 17 et au 18 siècle. Paris 1862—66, T. I, p. 3.

[3] G. Cervetto: Di Giambattista da Monte e della medicina italiana nel secolo XVI, Verona 1839, S. 51.

[4] A. Comparetti: Saggio della scuola clinica nello spedale di Padova 1793, p. 6 u. ff. — C. Neubert in d. Beiträgen zur prakt. Heilkunde, her. v. Clarus u. Radius, Leipzig 1836, II, 148 u. ff. — Dagegen bringt P. A. O. Mahon (Histoire de la médecine clinique. Paris 1804) nichts über den klinischen Unterricht.

im ersten Jahre *primam primi libri Avicennae et libros Galeni de morborum differentiis, causis et symptomatibus,* im zweiten *Galeni artem medicinalem cum Hippocratis prognosticis,* im dritten *de pulsibus et urinis* nach ACTUARIUS, ferner *de victus ratione in morbis acutis* nach HIPPOKRATES, *Galeni de alimentorum facultatibus* und *Avicennae tertiam primi* vortragen, der Professor der Praxis im ersten Jahre über allgemeine Therapie lesen und dabei auch den Aderlass und die Purgationen, sowie das Wesen der Fieber nach AVICENNA erörtern, im zweiten und dritten specielle Pathologie und Therapie der einzelnen Krankheiten vortragen, und der Professor der Chirurgie im ersten Jahre *de tumoribus* nach GALEN, im zweiten über Geschwüre und Wunden nach GALEN, HIPPOKRATES und den Arabern, und im dritten über Frakturen und Luxationen nach GALEN und HIPPOKRATES sprechen. Daneben musste er im Sommer Arzneimittellehre vortragen und die officinellen Pflanzen vorzeigen, und im Winter Anatomie und Physiologie lehren. Genauer wurde das Lektionsverzeichniss von den Professoren in den Hundstagsferien festgestellt, damit es mit demjenigen der übrigen Facultäten in den Katalog aufgenommen und veröffentlicht werden konnte.[1]

In einem amtlichen Bericht, welcher 1569 über die Lehrthätigkeit der Professoren der Medicin in Heidelberg erstattet wurde, heisst es: 1. Professor CURIO liest *de generibus morborum ex Galeno,* erklärt *Hippocratis de morborum signis* und hat 3—4 Zuhörer. 2. Professor ERASTUS hält keine Vorlesungen, weil er sich auf der Messe in Frankfurt a. M. befindet. 3. Professor SIEGMUND MELANCHTHON trägt über die Heilkunst nach GALEN vor und hat etwa 5 Schüler.[2]

Dieser Bericht wirft auch ein Licht auf die Frequenz der medicinischen Facultäten jener Zeit. Dieselbe war im Vergleich zu heut sehr gering. In Leipzig gab es selten mehr als 4—6 Mediciner. Die Hochschule zu Basel zählte 1556 2 Professoren und 2 Studenten der Medicin.[3] In Erfurt wurden in dem Zeitraum von 1392—1520 neben 120 Doktoren der Theologie und 40 der Jurisprudenz nur 5 Doktoren der Medicin creirt.

Viele Deutsche bezogen Universitäten des Auslandes, namentlich Paris, Bologna, Padua und Montpellier. In Padua gab es i. J. 1564 ungefähr 200 Deutsche, welche die Rechtswissenschaft studierten.[4] Die Mediciner suchten vorzugsweise Montpellier und Padua auf, wie aus

<hr>

[1] A. v. KÖLLIKER a. a. O. S. 58. — F. v. WEGELE: Geschichte der Universität Würzburg, 1885. II, 191—199.

[2] J. F. HAUTZ a. a. O.   [3] PLATTER a. a. O. S. 169.

[4] MEINERS: Geschichte der Entstehung u. Entwickelung der hohen Schulen, Göttingen 1802.

zahlreichen Lebensbeschreibungen hervorragender Ärzte des 16. Jahrhunderts hervorgeht.[1] Ein Göttinger Arzt hinterliess in seinem Testament 1420 ein Legat von 600 Fl., aus dessen Zinsen ein armer Student der Medicin durch 4 Jahre in Montpellier erhalten werden sollte.[2] Auch FELIX PLATTER begab sich von Basel dorthin, um die medicinischen Studien zu absolviren.

Der ärztliche Stand und seine Stellung zu den Bewegungen des 16. Jahrhunderts.

Die ärztlichen Prüfungen geschahen nach den gleichen Vorschriften, wie früher. Doch sanken die akademischen Grade durch die Leichtfertigkeit, mit der sie an manchen Hochschulen verliehen wurden, sehr im Werth. Schon 1503 klagte man darüber, dass „Pferdehändler, Viehhändler und andere gemeine Leute, die von ARISTOTELES nicht das Geringste wissen und nicht einmal die ersten Elemente der Grammatik kennen", die Magister-Würde in der philosophischen Facultät zu Paris erlangten.[3]

An einigen französischen Universitäten wurde sogar der medicinische Doktor-Grad für Geld verkauft. König Franz I. fühlte sich dadurch veranlasst, nur die medicinischen Diplome von Paris und Montpellier anzuerkennen.[4]

In Padua entstand die seltsame Sitte, dass die Examinanden Beistände zur Prüfung mitbringen durften, welche ihnen die Antworten auf die Fragen, die gestellt wurden, zuflüsterten. Noch bequemer wurde es den Prüflingen gemacht, wenn man ihnen, wie AUGUSTIN LEYSER in Helmstädt berichtet, die Fragen nebst den Antworten vorher schriftlich übergab.[5] Dazu kam, dass die Doktor-Würde nicht blos von den Universitäten, sondern auch vom Pabst und vom Kaiser verliehen wurde.

---

[1] MELCHIOR ADAM: Vitae Germanorum medicorum, Heidelberg 1620. — A. BUDINSZKY: Die Universität Paris und die Fremden an derselben im Mittelalter, Berlin 1876, S. 115 u. ff.

[2] SCHMIDT: Göttinger Urkundenbuch II, 20.

[3] BULAEUS: Hist. universitat. Paris 1673, T. VI, p. 11.

[4] H. TOLLIN in VIRCHOW's Archiv 1880, Bd. 80, S. 66 u. im Biol. Centralblatt Bd. V, S. 341.

[5] C. MEINERS: Über die Verfassung und Verwaltung deutscher Universitäten, Göttingen 1801, I, 328 u. ff. u. C. MEINERS: Geschichte der Entstehung u. Entwickelung der hohen Schulen, I, 188.

Im 14. Jahrhundert erhielten sogar die Pfalzgrafen das Recht, Doktoren zu ernennen, ebenso wie sie bekanntlich auch befugt waren, uneheliche Kinder zu legitimiren.

Für solche Verhältnisse mochte manchmal die drastische Schilderung passen, welche PETRARCA von der Doktor-Promotion hinterlassen hat. „Da erscheint der junge Mann, bläht sich auf und murmelt einiges unverstandenes Zeug, während ihn das Volk anstaunt und seine Freunde ihn mit Beifall begrüssen. Dabei werden die Glocken geläutet, Trompeten geblasen, Ringe und Küsse gewechselt und ihm das runde Barett des Meisters auf das Haupt gesetzt. Hierauf kommt derjenige, welcher als Dummkopf den Katheder bestiegen hatte, als weiser Mann herab. Dies ist eine Verwandlung, von welcher OVID nichts wusste".[1]

Viele Studierende verzichteten wegen der Kostspieligkeit und der geringen Achtung der Doktor-Würde gänzlich darauf, dieselbe zu erwerben. Daraus erklärt es sich vielleicht, dass man die Diplome verschiedener hervorragender Ärzte, wie JAC. SYLVIUS, VESAL, M. SERVET, J. THIBAULT u. A. nicht aufzufinden vermochte.

Die Chirurgen waren von der Erlangung des medicinischen Doktor-Grades überhaupt ausgeschlossen. Nur in Italien, wo die Trennung der Chirurgie von der übrigen Heilkunde niemals so vollständig war, wie in den übrigen Ländern, machte man eine Ausnahme.

Auch in Frankreich empfingen die Chirurgen eine wissenschaftliche Ausbildung. Das Collège de St. Côme erhielt 1545 das Recht, akademische Grade zu verleihen. Die Zöglinge desselben mussten 4 Jahre studieren und nicht blos Vorlesungen über Chirurgie, sondern auch über Anatomie, Arzneimittellehre u. a. m. hören. Leider dauerten die Eifersüchteleien und Streitigkeiten zwischen der chirurgischen Facultät, wie man das Collège de St. Côme nennen kann, und der medicinischen zum Schaden der gemeinsamen Wissenschaft auch in dieser Zeitperiode fort.

Die Ärzte waren bemüht, den Chirurgen in den sogenannten Barbier-Chirurgen ebenbürtige Gegner zu schaffen, indem sie Sorge trugen, dass die letzteren eine grössere Summe von allgemeinen und fachwissenschaftlichen Kenntnissen erwarben. Wenn dies zu manchen Unzuträglichkeiten zwischen den beiden Klassen von Wundärzten führte, so hatte es doch das Gute, dass dadurch hochbegabten Mitgliedern des niederen Chirurgen-Standes die Möglichkeit geboten wurde, sich zu Chirurgen, zu Operateuren in unserem Sinne zu entwickeln. Das Beispiel eines AMBROISE PARÉ zeigt, wieviel die Chirurgie und damit die Medicin überhaupt, diesem Umstande zu verdanken hat.

---

[1] PETRARCA: De vera sapienta, Dial. I. (Op. ed. Basil. 1554, p. 365.)

Freilich verfolgte die medicinische Facultät bei ihrem Vorgehen nicht diesen löblichen Zweck, sondern sie wollte das Ansehen der Chirurgie darnieder drücken und die Vertreter derselben zu ihren ergebenen Dienern machen, welche ihre geistige Überlegenheit bereitwillig anerkannten. Dieser Standpunkt kennzeichnet sich deutlich in den Worten M. SERVINS, welcher 1607 schrieb, *„que la science n'est pour ceux qui n'ont que la main, qu'ils doivent laisser à juger aux médecins.*[1] Als einer der Professoren, ROBERT LE SECQ, in der Prüfung der Chirurgen i. J. 1606 auch die Physiologie berührte und auf die Thätigkeit der Muskeln, den Mechanismus der Respiration u. ä. m. einging, protestirte die medicinische Facultät dagegen, weil dies wissenschaftliche Streitfragen seien.[2]

In Deutschland und anderen Ländern erhob sich die Chirurgie selten über das Handwerk. Nur an einzelnen Universitäten wurde dieselbe gelehrt. In Wien wurde 1537 ein Professor der Chirurgie angestellt, welcher eine jährliche Besoldung von 52 fl. erhielt.[3]

Die deutschen Wundärzte gingen fast ohne Ausnahme aus dem Stande der Barbierer und Bader hervor. Sie erlernten bei einem Meister die Behandlung der Wunden und Geschwüre, der Frakturen und Luxationen und bildeten sich dann in Spitälern und im Militärdienst weiter aus. Einzelne, wie HIERONYMUS BRUNSCHWYG, HANNS VON GERSDORF, FELIX WÜRTZ u. A. erwarben sich eine bedeutende operative Geschicklichkeit.

Der Mangel an studierten Ärzten, welcher in Deutschland herrschte, und die vielen Kriege und Seuchen, welche dieses Land im 16. Jahrhundert zu ertragen hatte, liessen die Chirurgen als eine Nothwendigkeit erscheinen; dazu kam, dass ihnen mit der Behandlung der äusseren Leiden auch diejenige der Geschlechtskrankheiten zufiel. Da sie die Ärzte an praktischer Gewandtheit und Erfahrung häufig übertrafen, dem Volk in socialer Beziehung näher standen und billigere Forderungen für ihre Dienste stellten, so erfreuten sie sich einer grossen Beliebtheit. Viele wurden als Leibärzte an fürstlichen Höfen, im Communaldienst oder in hervorragenden ärztlichen Stellungen beim Heere beschäftigt.

Die Ärzte nahmen an den geistigen Bewegungen des 16. Jahrhunderts lebhaften Antheil. Wie immer, so schlossen sie sich auch damals in ihrer grossen Mehrheit der freiheitlichen Richtung an.

Es war leicht begreiflich, dass der zum Radikalismus neigende

---

[1] D. PEYLON: Statuts de la faculté de médecine, Paris 1672.
[2] HAZON a. a. O. [3] ROSAS a. a. O. II, 51.

Paracelsus allen Strömungen, welche sich gegen die bestehenden Autoritäten richteten, mit Begeisterung folgte und ihr Anwachsen zur verheerenden Fluth ersehnte. Aber auch die besonnenen, ruhig urtheilenden Männer führte ihre Überzeugung in das Lager der Reformation, namentlich als sie sahen, dass sich dieselbe innerhalb der Grenzen der natürlichen Entwickelung vollzog.

Die Heerführer des Protestantismus widmeten der Medicin ein reges Interesse. Martin Luther liess seinen Sohn Paul die Heilkunde studieren; derselbe wirkte später als Leibarzt in Gotha, Berlin und Dresden und trat auch als medicinischer Schriftsteller auf. Melanchthon's Schwiegersohn, Caspar Peucer, war Professor der Medicin in Wittenberg, sein Neffe Siegmund in Heidelberg. Adam von Bodenstein, der Sohn des Theologen Karlstadt, übte in Basel die ärztliche Praxis aus. Crato von Crafftheim vertauschte auf Martin Luther's Rath das Studium der Theologie, welches er unter dessen Leitung begonnen hatte, mit demjenigen der Heilkunde; er hat darin grosse Erfolge errungen und als Leibarzt in Wien bei drei Kaisern hervorragende Dienste geleistet. Er war der Mittelpunkt des Protestantismus in Breslau und später der eifrigste Vertreter desselben am Wiener Hofe.[1] Auch sein College Diomedes Cornarus (Hagenbutt), Leibarzt des Kaisers Maximilian II., gehörte wahrscheinlich diesem Glauben an.

In Wien erklärten sich i. J. 1584 drei Ärzte vor ihrem Tode für confessionslos, und ein vierter verbat sich das Glockengeläut bei seinem Begräbniss und verlangte, dass sein Leichnam in ungeweihter Erde bestattet werde. Der Doktor der Medicin Caspar Pirchpach liess, als er 1568 das Rectorat der Wiener Universität bekleidete, die Forderung der Statuten, dass sich die Lehrer derselben zum römisch-katholischen Glauben bekennen sollen, beseitigen und das Wort *catholicae* durch *christianae (fidei)* ersetzen. Gleichzeitig wurde bestimmt, dass Angehörige der Augsburgischen Confession zur Doktor-Promotion zugelassen wurden.[2] Sogar in Ingolstadt, dem Mittelpunkt der kirchlichen Reaktion, huldigten mehrere Professoren der medicinischen Facultät einer freieren religiösen Meinung; sie wurden deshalb durch den Jesuitismus, der bald darauf dort zur Herrschaft gelangte, aus ihren Stellungen gedrängt.[3]

Als das 16. Jahrhundert zu Ende ging, hatten die geistigen Bewegungen, mit denen es begonnen hatte, fast überall den Sieg errungen.

---

[1] J. F. A. Gillet: Crato von Crafftheim u. seine Freunde, Frankfurt a/M. 1860, II, 14.

[2] Paulsen: Geschichte des gelehrten Unterrichts, S. 272.

[3] Prantl a. a. O. I, 319.

Soweit sie einen revolutionären Charakter trugen, waren sie allerdings gescheitert; aber sie erreichten ihr Ziel, wenn sie sich innerhalb vernunftgemässer Reformen bewegten. Ihr grösster Erfolg bestand jedoch darin, dass selbst ihre Gegner genöthigt wurden, ihre Berechtigung anzuerkennen, die bisherigen Wege verliessen und neue Bahnen einschlugen.

Wohl nirgends hatte die Pflugschar der geistigen Arbeit tiefere Furchen gezogen, als auf dem Boden der Naturwissenschaften und der Medicin. Doch muss ihre Bedeutung nicht so sehr in Dem, was erreicht wurde, gesucht werden, als in Dem, was die Zukunft der wissenschaftlichen Forschung versprach.

Erleuchtete Geister, wie Francis Bacon von Verulam, begannen zu erkennen, welche massgebende Rolle den Naturwissenschaften in der Cultur-Entwickelung der Menschheit beschieden war. Dieser hervorragende englische Staatsmann und Philosoph, welcher gleichsam das Facit aus den geistigen Errungenschaften des 16. Jahrhunderts zog, erklärte, dass der induktive Empirismus allein die Lösung der Fragen zu bieten vermag, welche die wissenschaftliche Forschung anstrebt.

War er auch selbst nicht im Stande, die Wissenschaft durch neue Entdeckungen zu bereichern, so hat er ihr doch die Wege gewiesen, welche zu ihnen führen. Er hat allerdings den richtigen Zusammenhang mancher Erscheinungen geahnt, deren klare Erkenntniss den späteren Jahrhunderten vorbehalten war. So sprach er bereits die Vermuthung aus, dass die Luft der Pflanze zur Nahrung dient, dass die Farbe eine Modifikation des Lichts, die Wärme eine Form der Bewegung sei, und dass es dereinst gelingen werde, die Mineralquellen künstlich nachzubilden.[1] Er wies auf den Werth der Vivisektionen, auf die Bedeutung der pathologischen Anatomie, der Statistik der Heilungs-Resultate u. a. m. hin. Aber seine verdienstvollsten Leistungen liegen auf dem Gebiet der Erkenntnisstheorie; er hat die Methode der Forschung so klar und ausführlich entwickelt, wie es vor ihm noch niemals geschehen war.

Bacon war weder jener seichte hohle Schwätzer ohne jede Originalität der Gedanken, wie ihn Einige dargestellt haben, noch jener schöpferische Genius, aus dessen Haupt die Wissenschaft in vollendeter Schönheit entsprang, wie ihn Andere geschildert haben. Er glich dem Zeiger am Zifferblatt der Uhr, welcher uns sagt, wie weit die Zeit vorgeschritten war.

---

[1] H. v. Bamberger: Über Bacon von Verulam, Würzburg 1865, S. 15. 21 u. ff.

Die experimentelle Richtung der Naturwissenschaften, der Physik und Chemie während des 17. Jahrhunderts.

Die Erwartungen, welche der Aufschwung der Naturwissenschaften im 16. Jahrhundert erregt hatte, wurden im folgenden Jahrhundert im reichsten Maasse erfüllt. Hatte man sich vorher darauf beschränkt, die Thatsachen in der Natur zu beobachten und die Existenz der Dinge festzustellen, so begann man jetzt, nach deren Ursachen zu forschen und ihre gegenseitigen Beziehungen zu ergründen. Man wollte die Vorgänge im organischen Leben in ihrer Entwickelung kennen lernen und stellte zu diesem Zweck Versuche an, bei denen das Vorgehen der Natur auf künstliche Weise nachgeahmt wurde.

Das Experiment trat in den Vordergrund und gab der Denkweise des 17. Jahrhunderts eine charakteristische Färbung. Kein Gebiet des geistigen Schaffens wurde dadurch mehr berührt, als die Naturwissenschaften und die Medicin. Sie verdankten dieser Richtung die Anregung zu neuen Forschungen und gewannen dabei diejenige Sicherheit ihrer Lehren, welche zum Wesen der Wissenschaft gehört.

Die Physik, Chemie und Physiologie, also diejenigen Disciplinen, welche hauptsächlich auf das Experiment angewiesen sind, wurden in dieser Zeit durch eine Menge Entdeckungen bereichert. Für sie begann eine neue Periode ihrer Geschichte.

Auch die Mineralogie, Botanik, Zoologie und Anatomie machten bedeutende Fortschritte. Die Krystallographie wurde durch die Beobachtungen Nic. Steno's und Gulielmini's über die Streifung und Zusammensetzung der Krystalle und die Unveränderlichkeit der Winkel gefördert. Rob. Boyle bemerkte die Krystallisation des Wismuths aus dem Schmelzfluss, und der dänische Arzt Erasmus Bartholinus fand am isländischen Kalkspath die doppelte Strahlenbrechung (1670), welche dann von Huygens genauer untersucht wurde und für seine Undulations-Theorie des Lichts von Bedeutung war.[1]

Gleichzeitig erfuhr die Botanik wichtige Veränderungen. Während die specielle Pflanzenkenntniss durch zahlreiche Arbeiten über die Flora einzelner Gegenden und Länder vermehrt wurde, trugen die verschiedenen Versuche, die Pflanzen nach der Ähnlichkeit ihrer Organe in Familien und Gruppen zu sondern, dazu bei, dass ihr Bau genauer studiert wurde. Aber erst die Begründung der Phytotomie durch Malpighi und Grew und ihre vortrefflichen Untersuchungen der fei-

---

[1] F. v. Kobell: Geschichte der Mineralogie, München 1864, S. 8 u. ff.

neren Struktur der Pflanzen, besonders ihre Arbeiten über die Blüthen, Früchte und Samen, sowie der experimentelle Beweis der Sexualität im Pflanzenreiche durch R. J. Camerarius ermöglichten die Aufstellung eines Systems, welches den Forderungen der Wissenschaft entsprach.

Linné, welcher diese Aufgabe löste, gab der Botanik durch die mit der Durchführung der binären Nomenclatur verbundene methodische Charakteristik der Gattungen und Arten eine bestimmte abgeschlossene Form, neben welcher die Entdeckung eines natürlichen Systems als wünschenswerthes Postulat der Zukunft vorbehalten blieb.[1]

Der Zoologie wurde mit der Verwendung der Loupe und des Mikroskops zu wissenschaftlichen Untersuchungen eine neue Welt von Lebewesen erschlossen, von deren Dasein man bis dahin keine Ahnung gehabt hatte. Leeuwenhoek entdeckte die Infusionsthierchen, beschrieb einzelne Räderthiere, beobachtete die facettirten Augen der Insekten und studierte die Entstehung und Entwickelung verschiedener niederer Thierarten. Malpighi gab über die Struktur und Zusammensetzung der Organe des thierischen Körpers merkwürdige Aufschlüsse und sprach bereits den Gedanken aus, dass der complicirte Bau der höher entwickelten Organismen dem einfacheren der niederen Wesen analog ist und durch ihn verständlich wird. Er kam sogar der Entdeckung der thierischen Zelle schon ziemlich nahe, während Rob. Hooke auf den zelligen Bau der Pflanzen aufmerksam machte.

Die zootomischen Arbeiten Swammerdams, von deren Genauigkeit seine Untersuchungen mehrerer Mollusken, der Urogenital-Organe des Frosches, der Anatomie der Biene u. a. m. Zeugniss geben, und die Beobachtungen F. Redi's über die Urzeugung, durch welche er den Nachweis lieferte, dass sich im faulenden Fleische keine Maden entwickeln, wenn man die Fliegen davon abhält, übten natürlich auf die wissenschaftlichen Anschauungen einen klärenden Einfluss aus. Auf Grund dieser Ergebnisse durften dann John Ray, J. Th. Klein, Linné u. A. den Versuch machen, durch eine systematische Klassifikation der Thiere das Studium derselben zu erleichtern und eine übersichtliche Darstellung der zoologischen Wissenschaft zu liefern.[2]

Die bedeutendsten Umgestaltungen erlebten in jener Zeit aber die Physik und die Chemie. Als die letztere durch Paracelsus und seine Anhänger von der Alchymie abgelenkt und auf die Arzneimittellehre hingewiesen wurde, da nahm sie einen Aufschwung, welcher für die

---

[1] J. Sachs: Geschichte der Botanik, München 1875, S. 84 u. ff., 246 u. ff., 417 u. ff.

[2] V. Carus: Geschichte der Zoologie, München 1872, S. 386 u. ff.

Medicin wie für die Chemie gleich segensreich war. Es wurde eine grosse Anzahl neuer Arzneien entdeckt und die Technik ihrer Bereitung in mannigfacher Weise gefördert.

Vielleicht nicht weniger bedeutend war die Wirkung, welche die chemischen Anschauungen und Kenntnisse auf die Physiologie und Pathologie ausübten. Ein Theil der Ärzte sah in allem organischen Geschehen Gährungs- und Zersetzungsprozesse und wollte die meisten Äusserungen des gesunden und kranken Körpers durch chemische Vorgänge erklären. Diese chemiatrische Richtung ging manchmal zu weit, indem sie sich an Aufgaben wagte, deren Lösung bei der geringen Entwickelung, welche die Chemie zu jener Zeit erlangt hatte, unmöglich war; aber sie hatte das grosse Verdienst, dass sie die Ärzte an den Gedanken gewöhnte, von der Spekulation wenig, von der Untersuchung der Thatsachen viel, wenn nicht Alles zu erwarten.

Die Chemie verdankte dieser Erkenntniss viele Entdeckungen und eine bedeutende Vermehrung ihres Inhalts. Der Arzt LIBAVIUS erfand die Bereitung der Schwefelsäure aus Schwefel und Salpeter und erkannte, dass sie identisch war mit derjenigen, welche sich aus Vitriol oder Alaun bildet. Er stellte zuerst das Doppelt-Chlorzinn durch Destillation des Quecksilbersublimats mit Zinn dar und kannte die Färbung der Glasflüsse durch Zusatz von Gold. TURQUET DE MAYERNE lehrte die Sublimation der Benzoë-Blumen.

Auch J. B. VAN HELMONT bereicherte die Chemie mit einer Menge neuer Thatsachen. Er sprach den Satz aus, dass nur diejenigen Metalle aus einer Lösung ausgeschieden werden, welche schon vorher darin enthalten waren, und gab damit der Goldmacherkunst den Todesstoss. Er entdeckte die Kohlensäure und führte den Begriff der Gase für Luftarten, welche nicht mit der atmosphärischen Luft übereinstimmen, in die Chemie ein. Von der experimentellen Methode seiner Forschung liefert der Versuch, welchen er anstellte, um den Antheil des Bodens, des Wassers und der Luft an der Ernährung der Pflanze zu studieren, einen deutlichen Beweis.

In den Schriften GLAUBERS, welcher über das schwefelsaure Natron und mehrere andere Salze genauere Aufschlüsse gab, findet sich sogar schon ein ahnungsvolles Verständniss der chemischen Verwandtschaft.[1] Eine tiefere Begründung erhielt dieselbe durch ROBERT BOYLE, welcher in seiner Corpuscular-Theorie die Auflösung chemischer Verbindungen in ihre Bestandtheile und deren Vereinigung mit denjenigen anderer

---

[1] KOPP a. a. O. I, 111. 114. 120 u. ff. 130.

chemischer Verbindungen durch die Anziehung und Abstossung, welche
sie aufeinander ausüben, zu erklären suchte.

Mit BOYLE begann die Zeit, da man die Chemie um ihrer selbst
willen studierte und nicht mehr als blosses Hilfsmittel betrachtete, um
den Stein der Weisen zu finden, wie die Alchymisten, oder um neue
Medicamente darzustellen, wie die Chemiatriker. Er entdeckte die
Phosphorsäure, das Kupferchlorür, die flüchtige Schwefelleber und war
der Erste, welcher das entgegengesetzte Verhalten der Säuren und
Alkalien gegenüber gewissen Pflanzenfarben beobachtete. Von ihm
rührt der Gebrauch her, Papierstreifen mit Pflanzenfarben zu tränken
und als Reagentien zu benutzen. BOYLE erwarb sich grosse Verdienste
um die Begründung der analytischen Chemie, sowie um die Verwendung
der Chemie zu technischen Zwecken.[1]

An dem weiteren Aufbau der wissenschaftlichen Chemie nahmen
KUNKEL, BECHER, W. HOMBERG, LEMERY, STAHL, F. HOFFMANN, welcher
sich vorzugsweise mit der chemischen Untersuchung der Mineralquellen
beschäftigte und z. B. in dem Seidlitzer Mineralwasser das Bittersalz
auffand. MARGGRAF, der Begründer der Runkelrübenzucker-Fabrikation,
DU HAMEL, der auf die Verschiedenheit des Natrons und Kali aufmerksam machte, die Darstellung der Soda lehrte und ihr Vorkommen
in der Asche von Pflanzen, die an der Meeresküste wachsen, nachwies,
H. CAVENDISH, dessen Untersuchungen über das Wasserstoffgas, welches
er leider für das gesuchte, nicht existirende Phlogiston hielt, über die
Wirkungen, das specifische Gewicht und die Absorbirbarkeit der Kohlensäure durch Wasser, Öl und Alkohol hier Erwähnung verdienen, BERG-
MANN, welcher die Lehre von der chemischen Verwandtschaft bearbeitete,
SCHEELE, der sich um die organische Chemie Verdienste erwarb und
ausser verschiedenen Pflanzensäuren die Milchsäure und die Harnsäure
entdeckte, aber auch die anorganische Chemie durch die Auffindung
mehrerer neuer Elemente, wie das Chlor und Mangan, förderte, u. A.
einen hervorragenden Antheil. Viele unter ihnen waren zugleich Ärzte
und widmeten daher den Beziehungen der Chemie zur Medicin ihre
besondere Aufmerksamkeit.

Leider wurde der Fortschritt der Chemie beeinträchtigt durch vor-
gefasste irrige Meinungen, welche sich zu Dogmen von allgemeiner
Geltung entwickelt hatten. So nahm man an, dass der Verbrennungs-
prozess von dem Vorhandensein eines Stoffes, den man Phlogiston
nannte, abhängig sei, und dass die grössere oder geringere Verbrenn-
lichkeit eines Körpers darauf beruhe, in welcher Menge er diesen

---

[1] Kopp a. a. O. I, 165 u. ff.

hypothetischen Brennstoff enthalte. Die phlogistische Theorie, nach deren Analogie man den Säuren einen sauern Stoff, die sogenannte Ursäure, und den kaustischen Alkalien einen kaustischen Stoff zu Grunde legte, beherrschte die Geister nahezu ein Jahrhundert und wurde erst durch LAVOISIER beseitigt.

Ein glücklicherer Stern waltete über der Physik,[1] indem die Forscher hier nicht durch haltlose unbegründete Hypothesen in ihrem Urtheile beeinflusst und auf Irrwege geleitet wurden, sondern ihre ganze geistige Kraft dazu gebrauchten, Bausteine herbeizutragen, welche zu der Errichtung eines Lehrgebäudes der wissenschaftlichen Physik verwendet werden konnten.

GALILEI, dessen Leistungen in der Astronomie und dessen Martyrium für seine Überzeugung bekannter sind als seine Verdienste um die Physik, entdeckte die Fall- und Pendelgesetze. Er erkannte die Bedeutung des Satzes vom Parallelogramm der Kräfte und versuchte mit Hilfe desselben die Bahn geworfener Körper zu bestimmen. Gleichzeitig mit STEVINUS bearbeitete er auch die Hydrostatik und Hydrodynamik. „Wenn ein Einzelner auf die Ehre des Begründers einer so vielfach verzweigten Wissenschaft, wie die Physik ist, Anspruch machen kann, schreibt POGGENDORFF (a. a. O. S. 268), so ist sie unbedenklich keinem Andern als GALILEI zu ertheilen; denn er hat den Grund zu der wissenschaftlichen Mechanik gelegt, die alle übrigen Theile der Physik mehr oder weniger als Nerv durchzieht“.

Schon 1597 verfertigte GALILEI einen Thermometer, mit dessen Herstellung sich auch ROB. FLUDD, SANCTORIUS und CORN. DREBBEL beschäftigt haben.

GALILEI's hochbegabter Schüler TORRICELLI stellte die Gesetze des Ausfliessens von Flüssigkeiten aus Röhren fest, erfand (1643) den Barometer und erklärte die Veränderungen des Luftdruckes für die Ursachen des Steigens und Fallens der Quecksilbersäule. PASCAL lieferte dafür unwiderlegbare Beweise und zeigte, dass man mit Hilfe des Barometers die Höhenunterschiede zweier Orte feststellen kann. MARIOTTE, J. PECQUET und SINCLAIR führten diesen Gedanken weiter aus und brachten ihn seiner Verwirklichung näher. PASCAL construirte einen Wein-Barometer, während BERTI und O. v. GUERICKE statt des Quecksilbers Wasser in die Röhre einschlossen.

Der Bürgermeister von Magdeburg und ehemalige Ingenieur der Festung Erfurt, OTTO VON GUERICKE, ersann die Luftpumpe und setzte die auf dem Reichstage zu Regensburg i. J. 1654 versammelten Fürsten

---

[1] J. C. POGGENDORFF, Geschichte der Physik, Leipzig 1879, S. 204 u. ff.

durch die Versuche, welche er damit anstellte, in kein geringes Erstaunen. Er machte gute Beobachtungen über das Gewicht der Luft und verfertigte den ersten Manometer, um den Grad der Dichtigkeit und des Druckes der Luft zu messen. Auch wies er nach, dass im luftleeren Raume kein Ton zu Stande kommt und keine Verbrennung stattfindet.

Seine Beobachtungen wurden durch BOYLE vervollständigt, welcher die Elasticität der Luft genauer studierte und das irriger Weise nach MARIOTTE genannte Gesetz entdeckte, dass die Volumina derselben Luftmasse im umgekehrten Verhältnisse zu dem auf ihnen lastenden Drucke stehen.

Um die gleiche Zeit versuchte man die Geschwindigkeit des Schalles zu bestimmen. GASSENDI gab an, dass derselbe in einer Sekunde einen Weg von 1473 Fuss zurücklege. MERSENNE kam der Wahrheit schon etwas näher, indem er diese Zahl auf 1380 Fuss ermässigte. Waren auch die Resultate, zu denen sie gelangten, unrichtig, so schlugen sie doch die richtige Methode der Untersuchung ein, und dies war schon ein ausserordentlicher Fortschritt. Selbst ein NEWTON vermochte nicht alle Fehlerquellen zu vermeiden; er berechnete die Geschwindigkeit des Schalles auf 906 Pariser Fuss in der Sekunde, weil er, wie LAPLACE gezeigt hat, den Einfluss der Wärme nicht genügend berücksichtigte.

Die bedeutendsten Fortschritte geschahen in der Optik. Sie wurden begünstigt und zum Theil überhaupt erst ermöglicht durch verschiedene Instrumente, deren Erfindung in jene Zeit fiel. Das Fernrohr befähigte das Auge zum Sehen in die Ferne, das Mikroskop eröffnete ihm die Einsicht in die Welt des Kleinen. Durch diese beiden optischen Hilfsmittel wurde das menschliche Sehvermögen in ungeahnter Weise verstärkt und der Forschung Gebiete erschlossen, welche jenseits der natürlichen Grenzen des menschlichen Erkennens lagen.

Die Heimath dieser Erfindungen war Holland. Wem ihre Priorität gebührt, ist zweifelhaft; doch scheint es, dass die Brüder JANSSEN, welche im Beginn des 17. Jahrhunderts als Glasschleifer in Middelburg lebten, wenigstens in Bezug auf das zusammengesetzte Mikroskop die meisten Ansprüche darauf haben. Es ist hier nicht meine Aufgabe, auf die Geschichte dieser Entdeckung näher einzugehen, und auch überflüssig, da sie von HARTING eine ziemlich erschöpfende Darstellung erfahren hat.[1] Welche ausserordentliche Bedeutung das Mikroskop für die Naturwissenschaften erlangt hat, lässt sich mit Worten nicht genügend schildern.

---

[1] P. HARTING: Das Mikroskop, ins Deutsche übers. v. THEILE, III. Theil, Braunschweig 1866.

Die Instrumente wurden allmälig in mannigfacher Weise verbessert und vervollkommnet. Die Erfindung der Spiegel-Teleskope durch JAMES GREGORY, diejenige des Mikrometers oder Fadenkreuzes durch ROB. HOOKE, die erste Construktion achromatischer Linsen aus einer Combination von Kron- und Flintglas durch MORE HALL u. a. m. schlossen sich später daran an.

Man wagte sich jetzt sogar an die schwierigen Probleme des Lichts und der Farben. Der grosse Denker DESCARTES (CARTESIUS), dem die Mathematik die Einführung der negativen Wurzeln der Gleichungen und die Begründung der analytischen Geometrie verdankt, versuchte eine Erklärung des Regenbogens und entwickelte dabei das Gesetz des Einfalls- und Reflexwinkels. SNELL stellte das Verhältniss der Medien zu der Brechung der Lichtstrahlen fest, und GRIMALDI entdeckte die Diffraction oder Inflexion des Lichts, sowie die Dispersion oder Farbenzerstreuung.

Schon der Letztere, noch mehr aber HOOKE, als er seine Beobachtungen über die Farben dünner Blättchen veröffentlichte, hatte eine Ahnung von der wellenförmigen Bewegung des Lichts, welche HUYGENS, gestützt auf das Phänomen der doppelten Strahlenbrechung, in seiner Undulations-Theorie zu einer wissenschaftlichen Thatsache erhob. Freilich dauerte es länger als ein Jahrhundert, bis sie allgemein anerkannt wurde; denn NEWTON hatte behauptet, dass das Licht aus konkreten Theilchen bestehe, die mit grosser Schnelligkeit vom leuchtenden Körper ausgesandt werden, und seine Autorität war so mächtig, dass ihr gegenüber alle Versuche, der Wahrheit zum Siege zu verhelfen, vergeblich waren. Erst 1815 gelang es den Bemühungen eines FRESNEL und ARAGO, der Undulations-Theorie überall Eingang zu verschaffen.

Aus dem Ende des 17. Jahrhunderts stammen auch die ersten Mittheilungen über die Erscheinungen der Polarisation, welche NEWTON zwar beobachtete, aber selbstverständlich nicht zu erklären vermochte. Dagegen kam er bei seinen Versuchen über die Dispersion des Sonnenlichts, welche er in der Weise anstellte, wie es schon GRIMALDI und vor diesem der Prager Arzt MARCUS MARCI von Kronland gethan hatten, zu dem wichtigen Ergebniss, dass das weisse Licht aus unzählig vielen Farbenstrahlen von verschiedener Brechbarkeit zusammengesetzt wird und jedem Grade von Brechbarkeit eine bestimmte Farbe entspricht. NEWTONS Ansicht über die Entstehung und das Wesen der Farben war nicht richtig; es scheint, dass hier LEONH. EULER zuerst (1746) den richtigen Zusammenhang geahnt hat.

Dem 17. Jahrhundert gehören ferner eine Anzahl physikalischer Entdeckungen an, welche die Cultur nach verschiedenen Richtungen mächtig gefördert haben. HOOKE vervollkommnete die Taschenuhren durch die Spiralfeder, und HUYGENS erfand die Pendel-Uhren.

Der Marquis von WORCESTER, der Kapitän SAVERY, MORELAND, PAPIN u. A. studierten die Dampfkraft genauer und ersannen Maschinen zu ihrer praktischen Verwerthung. Dieselben litten Anfangs an manchen Unvollkommenheiten. So musste das Öffnen und Schliessen der Hähne am Einspritzrohr und Dampfrohr von Menschenhand besorgt werden. Da bemerkte eines Tages ein kluger Bursche, dem dieses Geschäft anvertraut war, dass das Drehen der Hähne mit der Bewegung des Balanciers zusammenhing. Er verband sie daher mit Bindfäden und sah, dass die Maschine fortan von selbst ging. Der Bindfaden wurde später natürlich durch andere praktische Vorrichtungen ersetzt. PAPIN machte sogar schon den Vorschlag, die Dampfkraft zur Bewegung von Schiffen zu benutzen.

Auch die ersten Beobachtungen der elektrischen Erscheinungen reichen in jene Periode zurück.[1] Der Engländer GILBERT, welcher den tellurischen Magnetismus entdeckte, fand, dass die Elektricität durch Reiben entsteht, aber nicht in allen Körpern erzeugt werden kann und vom Magnetismus verschieden ist. O. v. GUERICKE beobachtete mit Hilfe eines von ihm construirten Apparates, der eine Vorstufe zur Elektrisirmaschine bildete, ausser der schon bekannten elektrischen Anziehung auch die Abstossung, von der man bis dahin nichts wusste, sowie das Leuchten und Knistern beim Elektrisiren. Den eigentlichen elektrischen Funken beschrieb dann der englische Forscher WALL. i. J. 1698, welcher dieses Licht und das beim Elektrisiren entstehende Knistern bereits mit dem Blitz und Donner verglich. STEPHAN GRAY stellte (1729) den Unterschied zwischen Leitern und Nichtleitern der Elektricität durch Experimente fest, zeigte, dass die Elektricität von einem Körper dem andern mitgetheilt wird, und dass dazu nicht immer die direkte Berührung erforderlich ist, sondern schon die Annäherung genügt; er wies ferner nach, dass es bei der Elektrisirung der Körper nicht auf deren Masse, sondern nur auf ihre Oberfläche ankommt, und war der Erste, welcher das Wasser und den Menschen elektrisirte und sich dabei bereits des Isolirschemmels bediente.

Bald darauf machte DUFAY die wichtige Entdeckung, dass es zwei verschiedene Arten der Elektricität giebt, von denen die eine am Glase, die andere am Harz haftet. Daran schlossen sich die Verbesserungen der Apparate zur Erzeugung von Elektricität durch BOSE, J. H. WINKLER u. A., welche zur Construktion der Elektrisirmaschine führten, ferner

[1] E. HOPPE: Geschichte der Elektricität, Leipzig 1884.

die Erfindung der Verstärkungsflasche, die ziemlich gleichzeitig von MUSSCHENBROEK in Leyden und dem Baron KLEIST in Pommern gemacht wurde, sowie die Entdeckung der atmosphärischen Elektricität durch LE MONNIER, die Erfindung des Blitzableiters durch BENJAMIN FRANKLIN und die Herstellung des ersten Elektrometers durch JOHN CANTON.

Endlich müssen hier noch einige Fortschritte in der Physik erwähnt werden, welche der gleichen Zeit angehören. Der Thermometer wurde auf Anregung des Mediceers Ferdinand II. verbessert. Man erfand auch schon den Differential-Thermometer. AMONTONS, der das Hygroskop ersann und den Einfluss der Wärme auf den Barometer studierte, verfertigte den ersten wirklichen Luft-Thermometer. Durch die Graduirung und Anbringung einer Skala am Thermometer, wodurch sich namentlich der Danziger FAHRENHEIT Verdienste erwarb, wurde seine praktische Verwendbarkeit sehr erhöht.

In Florenz machte man die ersten Beobachtungen über die specifische Wärme, die man Wärme-Kapacität nannte.

ALF. BORELLI gab Aufschlüsse über die schon von LIONARDO DA VINCI gekannten Erscheinungen der Capillarität.

Aber alle diese Thatsachen traten an Bedeutung zurück vor J. NEWTON's Entdeckung der allgemeinen Gravitation,[1] durch welche die unendlich complicirten Bewegungen der Himmelskörper nach den allgemein gültigen Gesetzen der Mathematik und Physik erklärt und der Beweis geliefert wurde, dass die letzteren im ganzen Weltall Geltung haben. Dieser Gedanke übte den grössten Einfluss auf die Emancipation des menschlichen Geistes von den mystisch-transcendenten Gewalten aus und gab ihm eine Macht, die in das Gebiet des Überirdischen zu reichen schien.

Wenn sich NEWTON sonst kein Verdienst um die Physik erworben hätte, so würde die Gravitationstheorie genügen, seinen Namen in der Geschichte dieser Wissenschaft unter den Ersten zu nennen. Er war einer der grössten Mathematiker und Physiker, die jemals gelebt haben. Will man die für die Physik an Ergebnissen und Entdeckungen so ungemein fruchtbare Geistesrichtung jener Zeit mit einem Worte bezeichnen, so darf man nur an NEWTON erinnern, der ihr hervorragendster Vertreter war.

Welcher mächtige Umschwung in der Denkweise hatte sich vollzogen in dem Zeitraume von GALILEI bis NEWTON! Die Naturwissen-

---

[1] W. WHEWELL: Geschichte der inductiven Wissenschaften, Stuttgart 1840, II, 158 u. ff.

schaften, welche noch im 16. Jahrhundert von den herrschenden Autoritäten unterdrückt und bevormundet, von der öffentlichen Meinung mit Gleichgültigkeit oder Missachtung behandelt und nur von Wenigen gepflegt und thatkräftig gefördert wurden, standen jetzt im Brennpunkte der geistigen Interessen und durften ohne Scheu die höchsten Probleme des menschlichen Daseins in den Bereich ihrer Untersuchungen ziehen.

Mit jugendlichem Feuereifer ging die Naturforschung an ihre Aufgaben, und die raschen, alle Erwartungen übersteigenden Erfolge, die sie errang, schienen zu der Hoffnung zu berechtigen, dass ihr keine Schranke gesetzt sei. Als sich dieselbe nicht erfüllte und der menschlichen Erkenntniss unüberwindliche Hindernisse entgegentraten, da erlahmte der Fleiss, und die Arbeit begann zu stocken. Man wandte sich wiederum anderen Bestrebungen zu, welche mehr Erfolg versprachen, als die Beschäftigung mit den Naturwissenschaften.

Auf den siegreichen Aufschwung, welchen die Naturwissenschaften im 16. und 17. Jahrhundert erlebten, folgte ihr Niedergang oder Stillstand im 18. Jahrhundert, welches keine wesentliche Vermehrung des Wissensinhalts brachte, aber unter dem Einfluss einer encyklopädischen Richtung der Geister zu einer Sammlung und Sichtung der gewonnenen Ergebnisse führte, die für ihre weitere Entwickelung nützlich und nothwendig war.

Die mikroskopische Forschung in der Anatomie und das Experiment in der Physiologie.

Das 16. Jahrhundert sah die glänzenden Triumphe der Anatomen, welche den Bau des menschlichen Körpers erforschten; dem 17. Jahrhundert drückte das physiologische Experiment, welches eine auf Thatsachen begründete Wissenschaft schuf, die Signatur auf.

Die Anatomie wurde, soweit es durch Untersuchungen mit dem unbewaffneten Auge möglich war, in ihren wesentlichen Grundzügen schon im 16. Jahrhundert festgestellt. Die folgenden Zeiten hatten die Aufgabe, die errungenen Wissens-Resultate zu prüfen, zu berichtigen und durch Detailforschungen zu vervollständigen und weiter auszuarbeiten.

Diese Untersuchungen gewannen durch die Loupe und das Mikroskop eine Tiefe und Gründlichkeit, welche man früher nicht erreichen konnte. Die Anatomen widmeten daher ihre Aufmerksamkeit hauptsächlich der feineren Struktur der Organe, welche mittelst der neu entdeckten optischen Instrumente in erfolgreicher Weise untersucht wurde. Die besten Mikroskope besass LEEUWENHOEK, welcher sie selbst zusammensetzte. Sie ermöglichten eine 160—270fache Vergrösserung, während die Instrumente, welche andere Forscher benutzten, höchstens eine 143fache Vergrösserung zuliessen.

LEEUWENHOEK schilderte den röhrigen Bau der Knochen und bemerkte bereits die Knochen-Körperchen, welche später von PURKINJE wieder entdeckt und genauer beschrieben wurden.[1] Er wies ferner auf die Schmelzsubstanz der Zähne hin, deren übrige Struktur von MALPIGHI aufgeklärt wurde. CLOPTON HAVERS entdeckte die noch jetzt seinen Namen führenden Knochenkanäle;[2] DU HAMEL studierte die Bildung des Knochengewebes und erkannte, dass sich dasselbe unter Betheiligung des Periosts aus Knorpel entwickelt, wobei die Gefässe nach seiner Angabe das erforderliche Bildungsmaterial zuführen; J. TH. KLINKOSCH in Prag lehrte dann die Entstehung des Knochens aus Bindegewebe, während HALLER an der Entwickelung desselben aus Knorpel festhielt und die Umwandlung von den Gefässen, welche die von ihm entdeckten Primordial-Knochenkerne umspinnen, ausgehen liess.

Daneben wurde auch die makroskopische Kenntniss der Osteologie bereichert. NATH. HIGHMORE entdeckte die Höhle des Oberkiefers, OLAUS WORM beschrieb die nach ihm genannten, schon von EUSTACHIO gekannten Nahtknochen, TH. KERCKRING verfolgte die Entwickelung des Skeletts am Fötus, und FRIEDR. RUYSCH machte auf die Verschiedenheiten des männlichen und weiblichen Skeletts, namentlich auf die Unterschiede in der Form des Beckens und des Brustkorbes bei beiden Geschlechtern aufmerksam. Die Bänderlehre erfuhr durch JOSIAS WEITBRECHT eine sorgfältige Bearbeitung.[3]

Die Struktur der äusseren Haut wurde von MALPIGHI, an den das *Rete mucosum* noch heut erinnert, und LEEUWENHOEK untersucht, welcher die glatten Schuppen der Epidermis, sowie die durch die Bildung von Schwielen und Narben erzeugten Veränderungen der Haut und die Ablagerung des Pigments bei farbigen Menschenrassen beobachtete. Über die Struktur und die Funktion der Nasenschleimhaut gab C. V. SCHNEIDER einige Aufschlüsse.[4]

Mit der Zusammensetzung der Muskelsubstanz beschäftigten sich A. BORELLI, R. HOOKE und vor Allen NICOLAUS STENO, welcher auf

---

[1] P. J. HAANMANN in der Nederl. Tijdschr. v. Geneesk 1871, II, 1—86.

[2] CL. HAVERS: Observationes de ossibus, Amstelod. 1731, p. 63.

[3] Jos. WEITBRECHT: Syndesmologie, Deutsche Ausgabe, Strassburg 1779.

[4] K. F. H. MARX in den Abhandlungen d. kgl. Ges. d. Wiss. zu Göttingen, Bd. 19, 1873.

die Gleichartigkeit ihres Baues bei Menschen und Thieren hinwies und zeigte, dass Gefässe und Nerven in die Muskeln eintreten, und dass die letzteren aus Fibrillenbündeln bestehen und von einer Haut umgeben sind, welche auch zwischen die einzelnen Fibrillenbündel eindringt. Leeuwenhoek bemerkte die Querstreifung der Muskelbündel und lehrte, dass das Wachsthum der Muskeln nicht durch die Vermehrung, sondern durch die Vergrösserung der Primitivbündel erfolgt. Er erklärte, dass die Muskelsubstanz aus kleinen Kugeln zusammengesetzt sei. R. Hooke hielt dieselben für Prismen.

Das Studium der Gefässlehre wurde durch das neu entdeckte Injektions-Verfahren, um dessen Vervollkommnung sich Swammerdam und Ruysch die meisten Verdienste erwarben, ausserordentlich erleichtert.[1] Zur Einspritzung in die Gefässe verwendeten sie gefärbte, leicht gerinnbare harzige Flüssigkeiten. Ruysch, von dem man sagte, dass er die Hände einer Fee und die Augen eines Luchses besitze, konnte dadurch das Vorhandensein und die Vertheilung der Blutgefässe an Körperstellen nachweisen, die man früher für gefässlos gehalten hatte. Er beschrieb auch die Bronchialgefässe und die Kranzgefässe des Herzens; Kerckring fand an der Pfortader des Pferdes die *Vasa vasorum*, und Leeuwenhoek erläuterte die Struktur der Gefässhäute.

Der Bau des Herzens wurde von Steno, Lower und Vieussens aufgeklärt. Daran schlossen sich später die Arbeiten von Winslow und Senac an. Die Lungen wurden von Malpighi sorgfältig untersucht; derselbe wies nach, dass sie aus kleinen Bläschen bestehen, deren Wände mit Gefässen reich versehen sind.[2] Eine musterhafte Darstellung der anatomischen Verhältnisse der Leber gab Glisson,[3] während Malpighi, welcher auch zuerst den acinösen Bau der Drüsen erkannte,[4] der Milz seine Aufmerksamkeit widmete.

Die Ausbreitung des Bauchfells schilderte James Douglas, dessen Name sich noch durch andere Beobachtungen in der Geschichte der Anatomie erhalten hat. Die Schweizer Ärzte Peyer und Brunner entdeckten die Drüsen des Darmkanals. G. Wirsung fand den *Ductus pancreaticus*, Steno den Ausführungsgang der Parotis, Wharton denjenigen der Unterkieferdrüse und Quirinus Rivinus denjenigen der *Glandula sublingualis*.

Den Bau der Nieren untersuchten Malpighi, Bellini und Bertin,

---

[1] Burggraeve a. a. O. p. 294 u. ff.

[2] De pulmonibus epist. duae in Malpighi: Op. omnia, London 1686, III, 133 u. ff.

[3] F. Glisson: Anatomia hepatis, Amstelod. 1659.

[4] M. Malpighi: De structura glandularum conglob., London 1697.

während die Kenntniss der Sexualorgane durch W. COWPER, der die nach ihm genannten, schon früher bekannten Drüsen beschrieb, durch REINIER DE GRAAF, welcher die Follikel des Eierstocks schilderte, durch D. SANTORINI, der die *corpora lutea* einer näheren Untersuchung unterzog, und besonders durch WILLIAM HUNTER gefördert wurde, welcher die besten Beobachtungen über die Anatomie des Hodens anstellte und die erste richtige Darstellung der Veränderungen, welche der Uterus durch die Schwangerschaft erfährt, veröffentlichte.

Auf einem niedrigen Standpunkte befand sich die Neurologie. STENO gestand offenherzig, dass er von dem Bau des Gehirns nichts verstehe, und meinte, dass es den übrigen Anatomen ebenso ergehe. Er verlangte, dass man die Nervenfasern durch die Gehirnsubstanz verfolge, war sich indessen der Schwierigkeiten dieser Untersuchungsmethode wohl bewusst, und zweifelte, ob man jemals ohne besondere Apparate damit zum Ziele kommen werde.[1]

WILLIS, der Entdecker des *Nervus accessorius*, SYLVIUS und HUMPHRY RIDLEY lieferten gute Beschreibungen des Gehirns; J. J. WEPFER schilderte die Verbreitung der Blutgefässe desselben; VIEUSSENS bemerkte die Pyramiden und Oliven der *Medulla oblongata* und fand, dass die harte Hirnhaut Nervenfäden vom *Trigeminus* erhält;[2] LANCISI machte auf die Faserung des *Corpus callosum* aufmerksam und untersuchte den Bau der Zirbeldrüse; MALPIGHI gab über die Vertheilung der grauen und weissen Substanz des Gehirns Aufschlüsse und beobachtete den Übergang der Faserzüge des Rückenmarks in das Gehirn.[3]

In Betreff der feineren Struktur der Gehirnmasse gelangte man zu keiner klaren Anschauung. Man huldigte im Allgemeinen der Hypothese, dass die graue Substanz des Gehirns aus Blutgefässen und kleinen Follikeln bestehe, von denen weisse Nervenfasern ausgehen.

Die peripherischen Nerven wurden genauer beschrieben und mehrere Ganglien entdeckt, wie z. B. das Ganglion Gasseri am *Nervus trigeminus*.[4]

Mit grösserem Erfolge wurde die Anatomie der Sinnesorgane bearbeitet. RUYSCH entdeckte die nach ihm genannte Membran der Chorioidea des Auges; LEEUWENHOEK schilderte die Zusammensetzung der Linse aus Fasern, die sich zu Blättern vereinigen; MEIBOM be-

---

[1] W. PLENKERS in den Maria-Laacher Stimmen 1884, VII, H. 25. 26. — TH. PUSCHMANN in der Wiener Neuen freien Presse 1886, 26. November.

[2] R. VIEUSSENS: Neurographia universalis, Lugd. 1685, p. 82. 170.

[3] M. MALPIGHI: De cerebro in Op. omnia a. a. O. III, 1 u. ff.

[4] A. B. R. RUYSCH: Paris quinti nervorum encephali disquisitio anatomica, Vienn. 1765, p. 20.

schrieb (1666) die in der Substanz des Augenlidknorpels eingelagerten Drüsen[1] und STENO die Thränen-Organe; POURFOUR DU PETIT fand den zwischen den beiden Blättern der *Membrana hyaloidea* des Glaskörpers um den Rand der Linsenkapsel verlaufenden Kanal; ZINN machte auf die *Zonula ciliaris* aufmerksam; DEMOURS beobachtete die seinen Namen führende Haut an der hinteren Fläche der Cornea.

Mit der Anatomie des Gehörorgans beschäftigten sich DUVERNEY, VIEUSSENS, VALSALVA, CASSEBOHM, COTUGNO u. A., während der Bau der Stimmwerkzeuge, besonders des Kehlkopfes, durch die Untersuchungen von DRELINCOURT, SANTORINI und WRISBERG aufgeklärt wurde.

Die grössten Erfolge feierte die physiologische Forschung. Das Zeitalter des Experiments, wie man das 17. Jahrhundert nennen kann, führte eine vollständige Umwälzung der bisherigen Anschauungen herbei und machte die Physiologie zu einer Wissenschaft.

Die Entdeckung des Blutkreislaufs bildete den Grundstein, auf dem das Lehrgebäude derselben errichtet wurde. Schon SERVET und REALDO COLOMBO lehrten, dass das Blut aus dem rechten Herzen durch die Lungen-Arterie und die Lungen-Venen in das linke Herz gelange; aber erst WILL. HARVEY lieferte den Beweis dafür, indem er auf diesem Wege Wasser von der *A. pulmonalis* in das linke Herz trieb.

Es lag nahe, dieses Schema auch auf die übrigen Gefässe des Körpers zu übertragen. Dieser Annahme stand jedoch die damals herrschende Lehre entgegen, dass die Arterien hauptsächlich Luft, und nur wenig Blut enthalten, und dass das Blut ebensowohl in den Venen, wie in den Arterien in centrifugaler Richtung fliesse.

HARVEY beseitigte diese Irrthümer.[2] Er öffnete Arterien unter Wasser und sah, dass keine Luftblasen aufsteigen; er schnitt Arterien auf und beobachtete, welche Menge von Blut sie enthalten. Er beschäftigte sich ferner mit dem Mechanismus der kurz vorher entdeckten Venenklappen und machte den Versuch, von den Stämmen aus Luft in die mit Klappen versehenen Venen einzublasen. Dabei fand er, dass die Klappen so gestellt sind, dass sie den Blutstrom in der Richtung von den Stämmen zur Peripherie hemmen und erschweren, in der umgekehrten, also centripetalen Richtung dagegen erleichtern und fördern.

War diese Thatsache richtig, so tauchte die Frage auf, woher das in den feinen Verästelungen der Venen vorhandene Blut stamme. Da sich nicht denken liess, dass das Arterienblut in den Organen vollständig verbraucht wird, so ergab sich von selbst die Erklärung, dass

<hr>

[1] H. MEIBOM: De vasis palpebrarum novis, Lugd. Batav. 1723, p. 135 u. ff.
[2] W. HARVEY: Works ed. by R. WILLIS, London 1847.

es, wie es beim Lungenkreislauf nachgewiesen worden war, in die Venen übertritt. Die Art, wie sich dieser Übergang vollzieht, wurde erst von MALPIGHI aufgeklärt, welcher die Capillaren entdeckte und zuerst mit dem Mikroskop den Übertritt des Blutes aus den Venen in die Arterien beobachtete.

HARVEY hielt an der irrigen Ansicht fest, dass die Leber die Bereitungsstätte des Blutes bilde. Den richtigen Sachverhalt erkannte man erst, als GASPARE ASELLI die Chylus-Gefässe, JEAN PECQUET den *Ductus thoracicus* und O. RUDBECK und TH. BARTHOLINUS das Lymphgefässsystem auffanden und auf deren Bedeutung für die Bereitung des Blutes hinwiesen.

An die Entdeckung des Blutkreislaufs schlossen sich eine Reihe von Untersuchungen über das Gefässsystem, das Blut, seine Zusammensetzung, Bereitung, Bewegung u. a. m. an. A. BORELLI führte zuerst den Gedanken aus, dass das Gefässsystem einem hydraulischen Werke gleiche, und versuchte die Kraft zu berechnen, mit welcher das Blut durch die Gefässe fliesst. Er kam dabei freilich zu falschen Resultaten, da die dabei in Betracht kommenden Verhältnisse noch nicht genügend bekannt waren. So schätzte er z. B. den Widerstand, den die sich immer mehr verengernden Arterien leisten, ausserordentlich hoch.[1] WILLIAM COLE machte deshalb darauf aufmerksam, dass die Summe der Querschnitte der Gefässe mit ihrer Entfernung vom Herzen zunimmt und das Gefässsystem sich als ein Kegel darstellt, dessen Grundfläche in der Peripherie des Körpers und dessen Spitze sich am Herzen befindet.[2]

BELLINI zeigte, dass das Blut um so langsamer fliesst, je mehr sich die Gefässe in Zweige vertheilen. STEPHAN HALES suchte die Stärke des Blutdruckes und die Geschwindigkeit der Blutbewegung durch eine Reihe von Experimenten festzustellen und führte zu diesem Zweck eine Glasröhre in die durchschnittene Arterie eines lebenden Thieres ein, um zu beobachten, wie hoch das Blut getrieben wird.[3] MOLYNEUX und LEEUWENHOEK beobachteten unter dem Mikroskop die Geschwindigkeit der Blutbewegung.[4]

Der irländische Arzt ALLEN MOULIN machte den ersten Versuch, die Menge des im Körper enthaltenen Blutes zu bestimmen. Er öffnete die Herzen lebender Thiere und berechnete aus der Blutmenge, die sie

---

[1] ALF. BORELLI: De motu animalium, Lugd. Bat. 1685, I, p. 94 u. ff.
[2] WILL. COLE: De secretione animali, Genev. 1696, c. 7, p. 26.
[3] ST. HALES: Haemostatique ou la statique des animaux, Französ. Übers. mit Bemerkungen von DE SAUVAGE, Geneve 1744.
[4] Philos. Transactions, London 1685, No. 177, p. 1236.

fassten, und der Geschwindigkeit der Blutbewegung die Quantität des im Körper enthaltenen Blutes. Bei dieser ziemlich unvollkommenen Methode gelangte er zu dem Ergebniss, dass das Gewicht der Blutmenge ungefähr den zwanzigsten Theil des Körpergewichts ausmache.[1]

Auf die Zusammensetzung des Blutes warf die Entdeckung der Blutkörperchen, welche MALPIGHI zuerst bemerkte, ein aufklärendes Licht. Sie wurden von SWAMMERDAM als eiförmige Gebilde, von MALPIGHI als korallenartige Schnüre, und von LEEUWENHOEK, der ihre Gestalt an verschiedenen Thierklassen studierte, als flach-ovale Kügelchen beschrieben. HEWSON glaubte, dass sie ein kleines Bläschen enthalten, und sprach die Ansicht aus, dass sie hauptsächlich in der Milz entstehen. VIEUSSENS und CHIRAC dachten sogar schon an die chemische Untersuchung des Blutes. A. BADIA und MENGHINI lieferten den Nachweis, dass das Blut Eisen enthält; F. QUESNAY, der um die National-Ökonomie hochverdiente Begründer des physiokratischen Systems, lehrte, dass das Blut folgende Bestandtheile enthält: 1) Wasser, 2) Eiweissartige Stoffe, welche in der Hitze gerinnen und, wenn sie faulen, eine alkalische Schärfe entwickeln, 3) Fette, welche in der Kälte starr werden, in der Wärme zerfliessen und eine ranzige Schärfe erzeugen, 4) Gelatinöse Stoffe und 5) Gallige, seifenartige Substanzen.[2] HEWSON setzte die Untersuchungen über das physikalische und chemische Verhalten des Blutes fort und beschäftigte sich eingehend mit der Gerinnung desselben, deren Ursachen er durch verschiedene Experimente zu erforschen bemüht war.[3]

Man hatte beim Aderlass oft zu beobachten Gelegenheit gehabt, dass das Blut sich röther färbt, wenn es mit der Luft in Berührung kommt. Ebenso war schon den Alten die Thatsache bekannt, dass das arterielle Blut heller ist, als das venöse. Die Iatrophysiker, wie MALPIGHI, PITCAIRN u. A. erklärten diese Erscheinung dadurch, dass das Blut durch die eingeathmete Luft eine feine Zertheilung erfahre, während die Chemiatriker einen chemischen Einfluss der Luft annahmen. Ihre Versuche, den Bestandtheil derselben, der diese Wirkung äussert, zu ergründen, führten natürlich nicht zum Ziele. R. BATHURST und N. HENSHAW sprachen die Ansicht aus, dass es derselbe Stoff sei, welcher auch in der Salpetersäure eine wichtige Rolle spiele.

Die Art, in welcher die Luft auf das Blut wirkt, wurde von DOM.

<hr>

[1] Philosophical Transactions, London 1687, Decemb., No. 191, p. 433 u. ff.

[2] F. QUESNAY: Essai physique sur l'economie animale, Paris 1747, II, 342 u. ff., III, 31 u. ff. — HAESER a. a. O. II, 592.

[3] WILL. HEWSON: Vom Blut, Deutsche Übers., Nürnberg 1780. — E. BRÜCKE: Vorlesungen über Physiologie, Wien 1885, I, 81 u. ff.

MISTICHELLI genauer untersucht, indem er durch Einblasen von Luft in die Lungen sterbender Thiere nicht blos den Farbenwechsel des Blutes hervorzurufen, sondern auch die Bewegungen des Herzens gleichsam neu zu beleben vermochte.[1] Um die gleiche Zeit stellten PEYER und HARDER Experimente mit den Herzen abgestorbener Thiere und gehenkter Menschen an, welche sie durch Einblasen von Luft wieder in Bewegung setzten.[2]

SANTORIO, welcher sich durch die Erfindung verschiedener physikalischer Instrumente bekannt machte,[3] wollte das Verhältniss zwischen den Einnahmen und Ausgaben des Körpers bestimmen, unternahm zu diesem Zweck durch 30 Jahre genaue Wägungen der Nahrung, die er zu sich nahm, und der Excremente, welche ausgeschieden wurden, verglich die Ergebnisse mit dem Körpergewicht und fand dabei, dass ein Theil der aufgenommenen Nahrung auf unsichtbare Weise in der Form von Gasen *(Perspiratio insensibilis)* den Körper verlässt.[4] DENYS DODART wiederholte diese Versuche und bemerkte dabei, dass bei zunehmendem Alter die sichtbaren Produkte der Ausscheidung vermehrt werden.

Die Prozesse der Verdauung, Ernährung und Absonderung wurden von den Iatrophysikern und den Chemiatrikern in verschiedenartiger Weise beurtheilt. Während die Einen der Ansicht huldigten, dass der Magen eine zerkleinernde, zerreibende Wirkung auf die Nahrung ausübe, glaubten die Anderen, dass dieselbe durch die chemischen Kräfte des Speichels, des Magensaftes, des pankreatischen Saftes und der Galle zersetzt und in einen Brei verwandelt werde. Die künstlichen Verdauungsversuche, welche SPALLANZANI und CARMINATI später anstellten, zeigten, inwieweit beide Momente in Frage kommen.[5]

Ähnlich verhielt man sich dem Vorgang der Absonderung und Ernährung der Organe gegenüber; doch war es keinem Zweifel unterworfen, dass die Erklärung der Iatrophysiker, welche auf den Blutdruck, die Form, die Verästelungen und Krümmungen der Gefässe, und die Porosität der Capillaren hinwiesen, sich mehr auf dem Boden der Thatsachen bewegte, als diejenige der Chemiatriker.

Die Entdeckung des Blutkreislaufs lenkte die Aufmerksamkeit der Forscher auf die thierische Bewegung überhaupt. NICOL. STENO machte

---

[1] Philosoph. experiments and observations of ROB. HOOKE etc. p. by W. DERHAM, London 1726, p. 372 u. ff.

[2] PEYERI: Parerga anatom. et medica, Genev. 1681, p. 198.

[3] K. SPRENGEL a. a. O. IV, 422 u. ff.

[4] SANCT. SANCTORIUS: De statica medicina, Venet. 1614, sect. I.

[5] SPALLANZANI: Versuche über das Verdauungsgeschäft des Menschen und verschiedener Thierarten, Deutsche Übers., Leipzig 1785.

den ersten Versuch, die Thätigkeit der Muskeln nach den allgemein-
gültigen Lehrsätzen der Mechanik zu erklären.[1] Bei dieser Gelegenheit
veröffentlichte er seine Beobachtungen über die Veränderungen der
Form und Consistenz, welche der Muskel bei der Zusammenziehung
und Ausdehnung erfährt.

Wenige Jahre später (1680) erschien A. BORELLI's berühmtes
Werk *de motu animalium*, in welchem die complicirten Bewegungen in
die Thätigkeitsäusserungen der einzelnen Muskeln aufgelöst wurden.[2]
Der Verfasser verglich darin die Knochen und die sich daran ansetzenden
Muskeln mit physikalischen Hebel-Apparaten. Um die Kraft eines
Muskels zu bestimmen, hing er an demselben so viele Gewichte an, bis
seine Fasern zerrissen.

Schon STENO machte die Beobachtung, dass die Muskelsubstanz
das vom Einfluss der Gefässe und Nerven unabhängige Vermögen besitze, zu Bewegungen angeregt zu werden, wie es DE MARCHETTIS nur
für das Herz und die Darmmuskeln angenommen hatte. Durch Experimente an Fröschen und Schildkröten wurde festgestellt, dass die
Bewegungsfähigkeit selbst nach der Entfernung des Gehirns noch vorhanden ist. STENO wies auf die Rolle hin, welche dabei das Blut spielt;
er unterband die absteigende Aorta des Frosches und zeigte, dass darauf
die Lähmung der Muskeln des Hinterleibes folgt. Auch BAGLIVI suchte
die Ursache der dem Muskelgewebe innewohnenden Contractilität im
Blute und sah in den Nerven nur die Erreger der Bewegung. Er
machte bei dieser Gelegenheit Andeutungen, welche sich auf die Unterscheidung der glatten von den quergestreiften Muskelfasern beziehen
lassen.[3] MAYOW hob dagegen den Einfluss der atmosphärischen Luft
auf die Muskelthätigkeit hervor.

GLISSON betrachtete die Irritabilität als eine der Materie über-
haupt zukommende Eigenschaft;[4] WILLIS schrieb dieselbe nur den
Muskeln zu. Auf Grund einer grossen Anzahl von Untersuchungen
und Vivisektionen stellte A. HALLER später fest, welchen Grad von
Sensibilität und Irritabilität die verschiedenen Gewebe und Organe des
Körpers besitzen. Er kam dabei zu dem Schluss, dass die Sensibilität
an das Vorhandensein von Nerven, die Irritabilität an dasjenige von
Muskelsubstanz gebunden sei.

---

[1] Nic. STENONIS elementorum myologiae specimen seu musculi descriptio
geometrica, Flor. 1667.   [2] a. a. O. I, p. 19 u. ff.

[3] G. BAGLIVI: De fibra motrice et morbosa in dessen Opera omnia medico-
pract. et anatom., Antwerpen 1719.

[4] GLISSON: De ventriculo et intestinis, Amstelod. 1677. p. 168 u. ff. nach
G. H. MEYER in HAESER's Archiv, Jena 1843, V, p. 1 u. ff.

Die Nerven dachte man sich mit einem Fluidum gefüllt, und GLISSON sprach sogar von Strömen, die in den Nerven auf und nieder gehen. Selbstverständlich haben dieselben mit dem, was man heute darunter versteht, nur die Ähnlichkeit des Ausdrucks gemein.

In der Erklärung der Nerven-Thätigkeit gingen die Iatrophysiker und die Chemiatriker auseinander, indem Jene mit NEWTON Vibrationen, Spannungen und Erschlaffungen, Diese chemische Umsetzungen des Nerven-Inhalts annahmen. Diejenigen, welche weder die eine noch die andere Deutung befriedigte, nahmen ihre Zuflucht zu den hypothetischen Lebensgeistern, die auf alle Fragen die gewünschte Antwort gaben.

Das Gehirn galt allgemein als das Centrum der geistigen Thätigkeit. WILLIS wagte sogar, die verschiedenen Seelen-Vermögen in den einzelnen Theilen des Gehirns zu lokalisiren; so verlegte er den Sitz der Empfindung in die Streifenhügel, des Gedächtnisses in die Marksubstanz, und der animalischen Funktionen in das Kleinhirn.

R. WHYTT lieferte durch eine Menge von Vivisektionen den Nachweis, dass die Bewegungsfähigkeit noch lange Zeit nach dem Tode erhalten bleibt, und wies darauf hin, dass sich enthauptete Frösche „planmässig und wie mit Bewusstsein bewegen". Er schloss daraus, dass das Gehirn nicht das einzige Centrum der geistigen Thätigkeit sein könne.[1] Die physiologischen Funktionen des Rückenmarks suchte CALDANI zu erforschen, der zu diesem Zweck partielle Zerstörungen desselben vornahm.

Der grosse Astronom KEPLER entwarf die Grundzüge einer richtigen Theorie des Sehens, bemerkte die Verschiedenheit der Kugelabschnitte an der vorderen und hinteren Fläche der Linse, erklärte, dass dieses Organ keineswegs der Sitz des Sehvermögens sei, wie man damals glaubte, sondern dazu diene, die einfallenden Lichtstrahlen in entsprechender Weise zu brechen, verfolgte die Schicksale der letzteren, bis sie die Netzhaut treffen,[2] und zeigte, dass Kurzsichtigkeit und Fernsichtigkeit auf Anomalien der brechenden Medien beruhen und durch passende Brillen mit concaven oder convexen Gläsern ein richtiges Bild des Sehobjekts hervorgebracht wird. Pater SCHEINER in Wien vervollständigte diese Untersuchungen und bewies durch das nach ihm genannte Experiment, dass ein Gegenstand nur innerhalb einer bestimmten Entfernung vom Auge deutlich gesehen wird. Er machte dabei auch die Beobachtung, dass sich die Pupille bei der Betrachtung naher Gegen-

---

[1] ROB. WHYTT: An essay on the vital and involuntary motions of animals, Edinburgh 1751, p. 344 u. ff., 384 u. ff. — R. WHYTT: Physiological essays, Edinburgh 1755, p. 107 u. ff., 214 u. ff.

[2] POGGENDORFF a. a. O. S. 168 u. ff.

stände verengert. Der Prior des Klosters zu St. Martin, E. Mariotte, machte die Entdeckung, dass die Eintrittsstelle des Sehnerven für Lichtstrahlen unempfindlich ist.[1]

Die Physiologie des Gehörs wurde von Cl. Perrault, dem berühmten Arzt und Architekten, dem Erbauer des Louvre in Paris, begründet. Er sah zuerst die auf dem Spiralblatt der Schnecke sich ausbreitenden Nervenfäden und erklärte sie für das Organ der Gehör-Empfindung;[2] auch erkannte er die Rolle, welche das Labyrinth mit den halbzirkelförmigen Kanälen bei der Fortleitung des Schalles spielt. Duverney verfolgte die Verbreitung des Gehörnerven im innern Ohre genauer und ergänzte die Ergebnisse Perrault's in einzelnen Punkten. Darauf folgten Valsalva's vortreffliche Arbeiten.

Cl. Perrault versuchte auch die Entstehung der Stimme zu erklären, indem er auf den Bau des Kehlkopfes hinwies. Denys Dodart meinte, dass der Ton durch die in Folge der Schwingungen der Luft entstehende Zusammenziehung oder Erweiterung der Stimmritze erzeugt wird; Ant. Ferrein erkannte, dass dabei die Vibrationen der Stimmbänder die wichtigste Bedeutung haben.[3]

P. Camper wollte aus den Verschiedenheiten im Bau der Stimmwerkzeuge verschiedener Thierklassen die Differenzen ihrer Stimmen erklären. Mit der Physiologie der Sprache beschäftigten sich Ammann, W. v. Kempelen und Kratzenstein, welche die ersten Maschinen zur Nachahmung der menschlichen Sprache construirten.

Als Organe des Geschmacksinns wurden schon von Malpighi und Bellini die Papillen der Zunge erklärt. In die Papillen der Haut verlegte Malpighi den Sitz der Tastempfindung. Bohn wies auf die Verschiedenheit des Tastsinns vom Wärme-Sinn hin, und der Genfer Philosoph Bonnet warf bereits die Frage auf, ob die Zunge für jede Art von Geschmacksempfindung besondere Nerven und das Ohr für jeden Ton eine besondere Chorde besitze.[4]

Zu den wichtigsten Tagesfragen, welche die Naturforscher des 17. und 18. Jahrhunderts beschäftigten, gehörte die Lehre von der Erzeugung und Entwickelung des thierischen Embryo. Auch hier war

---

[1] Lettres écrites par Mariotte, Pecquet et Perrault sur le sujet d'une nouvelle découverte touchant la veuë par Mariotte im Recueil de plusieurs traitez de mathematique de l'acad. royale des sciences, Paris 1676.

[2] Oeuvres diverses de physique et de mechanique, Leyden 1721, Vol. I, p. 247 u. ff. (du bruit, partie III).

[3] Hist. de l'acad. royale des sciences avec les mémoires etc., Paris 1700, p. 244 u. ff., 1706 p. 136 u. ff., 388 u. ff., 1707 p. 66 u. ff., 1741 p. 409 u. ff.

[4] Brief Bonnets an Haller nach Haeser a. a. O. II, 596.

es WILL. HARVEY, welcher den Untersuchungen eine feste Basis gab, indem er den Satz aussprach: *Omne animal ex ovo.* Er lehrte, dass sich die Frucht aus dem von der Mutter stammenden Ei entwickele und der männliche Samen nur die Anregung zu diesem Vorgange gebe.

Man huldigte der Meinung, dass sich das Ei während der Begattung vom Ovarium loslöse; aber schon KERCKRING berichtet, dass ihm weibliche Personen erzählt hätten, es werde bei jeder Menstruation ein Ei ausgestossen.[1] Die Eiertheorie wurde noch mehr begründet durch SWAMMERDAM, MALPIGHI und REDI, welche den HARVEY'schen Satz in *Omne vivum ex ovo* erweiterten und sogar auf die Pflanzen anwendeten.

Eine mächtige Erschütterung erfuhr diese Lehre durch die Entdeckung der Samenthierchen, welche JOH. HAM i. J. 1677 zuerst bemerkte. LEEUWENHOEK, welcher diese Beobachtung bestätigte und die Spermatozoen als geschwänzte, mit einem runden Kopf versehene, in fortwährender Bewegung begriffene, ausserordentlich kleine Thierchen beschrieb, stellte auf Grund dessen die Hypothese auf, dass nicht die Eier, sondern die Samenthierchen die Keime der Frucht bilden. HARTSOEKER glaubte eine Ähnlichkeit zwischen den Spermatozoen und der menschlichen Gestalt zu erkennen und betrachtete dieselben als präformirte Embryonen. Der schöngeistige LEIBNITZ sprach sogar von der Unsterblichkeit der Samenthierchen.

Diesen Träumereien machte ANTONIO VALLISNERI ein Ende, indem er die hohe Bedeutung des Eies für die Entwickelung der menschlichen Frucht bestätigte; doch beging er den Fehler, dass er die Spermatozoen für unwesentliche zufällige Bestandtheile des Samens hielt und daher als einflusslos für die Zeugung erklärte. Diese Ansicht wurde auch von BUFFON, HALLER u. A. vertheidigt und erlangte nahezu allgemeine Geltung; erst SPALLANZANI beschäftigte sich wieder genauer mit der Frage, wo die wirkende Ursache der Befruchtung liege, und unternahm zu diesem Zweck eine Reihe künstlicher Befruchtungsversuche mit männlichem Samen.[2]

Über die Entwickelung der Frucht, besonders über die Bildung des Gefässsystems gab HALLER einige werthvolle Aufschlüsse; der fötale Kreislauf wurde schon von DUVERNEY ausführlich dargestellt.

Die meisten Forscher huldigten der alten theologischen Evolutions-Theorie, nach welcher die Keime der organischen Wesen von der

---

[1] TH. KERCKRING: Anthropogenia ichnographica, Amstelod. 1671, p. 3.

[2] SPALLANZANI: Versuche über die Erzeugung der Thiere und Pflanzen. Deutsche Übers., Leipzig 1786.

Schöpfung des ersten derselben präformirt seien und gleichsam schachtel-
artig in einander stecken. Sie wurde beseitigt durch die Lehre von
der Epigenesis, in welcher CASPAR FRIEDR. WOLFF auf Grund einer
grossen Anzahl sorgfältiger Beobachtungen den Nachweis lieferte, dass
die Organe in ihrer Anlage nicht von Anfang an vorhanden sind,
sondern dass die einzelnen Theile des Körpers in Folge einer Reihe
von Differenzirungen allmälig in die Erscheinung treten. [1]

Mit grossem Scharfsinn wies er auf die analoge Entwickelung der
Pflanzen und Thiere hin und machte dabei bereits Andeutungen der von
GOETHE entwickelten Metamorphosenlehre im Pflanzenreiche, ebenso wie
er auch bemerkte, dass das Nervensystem, der Darmkanal und die Ge-
fässe und Muskeln des thierischen Körpers aus gesonderten Keimlagen
hervorgehen. Für die Grundbestandtheile des Körpers erklärte er kleine
Kügelchen oder Bläschen; vielleicht spricht sich darin bereits eine
Ahnung der Zelle aus? —

Die Fortschritte in den übrigen Theilen der Heilkunde während des 17. und 18. Jahrhunderts.

Wie in der Physiologie, so machten sich auch in der Pathologie
die Gegensätze zwischen den Iatrophysikern und den Chemiatrikern
geltend. Man versuchte die Krankheiten theils durch mechanische
Störungen, z. B. durch Stockungen des Blutes oder des Nerven-Inhalts,
theils durch chemische Vorgänge, durch Gährungen und Zersetzungen
zu erklären. Hervorragende Denker unter den Ärzten, wie BORELLI,
PITCAIRN, HELMONT, SYLVIUS, WILLIS, BOERHAAE und FR. HOFFMANN
errichteten auf diesen Theorien kunstvolle Lehrgebäude der Pathologie, deren Hinfälligkeit mit dem Fortschritt der Wissenschaft zu
Tage trat.

Die Lücken und Fehler, besonders die Einseitigkeit, welche einige
dieser medicinischen Systeme zeigten, führte dazu, dass man sie mit
dynamischen Hypothesen verschmolz, wie es schon von PARACELSUS versucht und dann von HELMONT und WILLIS wiederholt wurde. Doch
wurde die dynamische Theorie, welche in manchen Beziehungen an die
Lehren der Pneumatiker des Alterthums erinnerte, aber selbstverständ-

---

[1] C. F. WOLFF: Theoria generationis, Halle 1759. — C. F. WOLFF: Über
die Bildung des Darmkanals im bebrüteten Hühnchen, Berlin 1812, S. 57. 125. 148.

lich dem christlichen Glauben entsprechend umgeformt worden war, zunächst nur zur Erklärung der letzten Ursachen des organischen Geschehens benutzt.

STAHL entwickelte dieselbe zu einem Animismus, der die wissenschaftliche Erforschung der Medicin als überflüssig betrachtete. Zu einem ähnlichen Schluss, wenigstens in Bezug auf die theoretischen Grundlagen der Medicin, gelangten jene Ärzte, welche, wie SYDENHAM, unbefriedigt von den Versuchen, die Theorie mit der Praxis zu versöhnen, an der Lösung dieser Aufgabe verzweifelten und die auf der Erfahrung ruhende Heilkunst für das einzige Ziel ihres Strebens erklärten.

Die künstlichen Schulsysteme, welche dem Scharfsinn und der Phantasie entsprangen, überlebten sich rasch und glichen den schillernden Seifenblasen, welche durch ihren Farbenreichthum einen Augenblick blenden, um dann spurlos unterzugehen. Nur was die Erfahrung in jener Zeit errungen, was die Beobachtung der Wissenschaft erschlossen hat, das ist geblieben und einer der vielen Bausteine geworden, welche das Fundament der Heilkunde bilden.

Eine reiche casuistische Literatur förderte die Kenntniss der Krankheiten im Einzelnen und lenkte die Aufmerksamkeit der Ärzte auf Symptomen-Gruppen, welche früher nur wenig oder gar nicht beachtet worden waren. Gleichzeitig wurde die Diagnostik der Leiden mit neuen Hilfsmitteln bereichert und mit der Sammlung der Berichte über die Veränderungen an den Leichen die wissenschaftliche Bearbeitung der pathologischen Anatomie vorbereitet. SYLVIUS beschrieb die Tuberkelherde der Lungen und leitete von dem eiterigen Zerfalle derselben die Schwindsucht ab.[1] WILLIS schilderte den *Diabetes mellitus* und hob dabei den süssen Geschmack des Urins hervor, den er sich nicht zu erklären vermochte.[2] WERLHOF lieferte die erste Beschreibung der Blutflecken-Krankheit.[3]

Aus dem 17. Jahrhundert stammen auch die frühesten Mittheilungen über die Rachitis, deren Erscheinungen schon von B. REUSNER skizzirt, von WHISTLER, A. DE BOOT und GLISSON ausführlicher dargestellt wurden. In die gleiche Zeit fallen verschiedene Berichte über das endemische Vorkommen des Kretinismus, welches schon PARACELSUS in einigen Alpengegenden beobachtet hatte, sowie die ältesten Nachrichten über das epidemische Auftreten der unter dem Namen der

---

[1] FR. DE LE BOË SYLVII Opera medica, Traject. ad Rhenum et Amstelod. 1695, p. 692 u. ff.

[2] TH. WILLIS: De urinis in Op. omnia, Amstelod. 1663, p. 333 u. ff.

[3] P. G. WERLHOF: Opera med. ed. Wichmann, Hannover 1775, II, p. 624. 761.

Sibbens in Schottland und unter dem der Radesyge in Skandinavien bekannten Syphilisformen.

Auch die Diagnostik der Krankheiten erfuhr in dieser Periode einige bemerkenswerthe Fortschritte, deren volle Bedeutung allerdings erst später erkannt wurde. Ausser der Untersuchung des Urins und des Pulses, über welchen SOLANO DE LUQUES, TH. BORDEU u. A. neben vielen seltsamen und sogar absurden Angaben auch einzelne neue werthvolle Mittheilungen machten, begann man noch andere diagnostische Hilfsmittel anzuwenden.

SANTORIO benutzte den Thermometer zur Bestimmung der Wärme des Körpers, und BOERHAAVE, COCKBURN u. A. machten davon in der ärztlichen Praxis einen ausgedehnten Gebrauch.[1] ANTON DE HAËN stellte auf diese Weise fest, dass die Temperatur des Körpers während des Fieberfrostes nicht herabgesetzt, wie man damals allgemein annahm, sondern im Gegentheil erhöht sei, machte zuerst auf die merkwürdige Erscheinung der postmortalen Wärme aufmerksam und beobachtete, dass das subjektive Wärmegefühl der wirklichen Temperatur zuweilen gar nicht entspricht, und dass die Temperatur gelähmter Gliedmassen niedriger ist als diejenige gesunder.[2]

Grosses Interesse erregten die Erkrankungen des Herzens. LANCISI brachte die Undulation der Jugularvenen mit der durch die Insufficienz der Tricuspidalklappe erzeugten Erweiterung des rechten Herzens in Verbindung.[3] ALBERTINI bemerkte sehr treffend, dass die Schwierigkeit der Diagnose der Herzkrankheiten zum grossen Theile darin ihren Grund habe, dass bei ihnen Krankheitszustände verschiedener Art zusammentreffen, und gab den Rath, bei der Untersuchung des Herzens die Hand auf die Herzgegend des Kranken aufzulegen.[4]

Weitaus die grösste Errungenschaft, welche die Diagnostik dieser Zeit zu verdanken hat, war die Entdeckung der Percussion durch den Wiener Arzt AUENBRUGGER.[5] Leider blieb sie fast gänzlich unbeachtet; erst im 19. Jahrhundert wurde sie zu einer „Fackel, welche, wie CH. G. LUDWIG in Leipzig i. J. 1763 sagte, Licht brachte in die Finsterniss, die über den Krankheiten der Brusthöhle lagerte".

Auch die pathologische Anatomie that einen mächtigen Schritt nach vorwärts. Man hörte auf, in den Veränderungen an der Leiche

---

[1] WUNDERLICH: Das Verhalten der Eigenwärme in Krankheiten, Leipzig 1870.

[2] TH. PUSCHMANN: Die Medicin in Wien, 1884, S. 19.

[3] LANCISI: De motu cordis et aneurysmatibus, Lugd. Batav. 1740, p. 306, pars II, cap. 6, prop. 60.

[4] ALBERTINI: Opuscula ed. M. H. Romberg, Berol. 1828.

[5] AUENBRUGGER: Inventum novum, Vindob. 1761.

nichts weiter als Curiositäten zu sehen, welche die Schaulust der nach Seltenheiten haschenden Sammler befriedigten, und begann ihren Zusammenhang mit den Erscheinungen am Kranken zu ahnen und zu erforschen. Schon W. HARVEY erklärte, dass man aus der Sektion eines Menschen, der an der Schwindsucht oder einer anderen chronischen Krankheit gestorben sei, mehr lernen könne als aus der Zergliederung von zehn Gehenkten. BENEVIENI, TH. BARTHOLINUS, BONET, RIDLEY, LANCISI, VALSALVA u. A. legten in ihren Schriften eine Menge werthvoller Beobachtungen nieder.

WEPFER machte den ersten Versuch, die Lehre von den Erkrankungen des Gehirns von dem Wust mystisch-transcendenter Spekulationen zu befreien und durch die pathologisch-anatomischen Veränderungen dieses Organs zu begründen. Er beobachtete die Vernarbung apoplektischer Herde und beschrieb bereits den später nach FOTHERGILL genannten Gesichtsschmerz. Im 18. Jahrhundert machte FONTANA die wichtige Entdeckung, dass die Drehkrankheit der Schafe durch Hydatiden im Gehirn verursacht wird.

Die Pathologie des Gefässsystems verdankte den Arbeiten von VIEUSSENS, LANCISI und SENAC wesentliche Fortschritte. VIEUSSENS[1] beobachtete die Verwachsung des Herzens mit dem Herzbeutel und beschrieb den *Hydrops pericardii* und die *Pericarditis*. Mit bewunderungswürdiger Klarheit schilderte er die gegenseitigen Beziehungen zwischen den pathologischen Veränderungen an der Leiche und den Erscheinungen am Lebenden in einem Falle, in dem er von der Stenose des linken *Ostium venosum* die Erweiterung der Pulmonalvenen, das Lungenödem, die Vergrösserung des rechten Herzens, die wassersüchtige Anschwellung der Füsse und die Kleinheit des Pulses ableitete, sowie bei einer anderen Gelegenheit, wo er Verknöcherung der Aorta ascendens und Verknöcherung mit Insufficienz der Semilunarklappen beobachtete und daraus den theilweisen Rückfluss des Blutes in das linke Herz und das Herzklopfen erklärte.

LANCISI gab nähere Aufschlüsse über die krankhaften Veränderungen, besonders die Verknöcherungen der Klappen und die Erweiterung und Vergrösserung des Herzens.[2] SENAC machte zuerst auf die durch pathologische Verhältnisse hervorgerufene rechtsseitige Lagerung des Herzens aufmerksam.[3] Bedauerlicher Weise standen der richtigen Beurtheilung der Thatsachen häufig die irrigen Ansichten der Ärzte

---

[1] J. PHILIPP im Janus II, 580—598. III, 316—326.

[2] PHILIPP im Janus III, 318 u. ff.

[3] SENAC: Traité de la structure du cœur, Paris 1749.

über die Bedeutung der sogenannten Herzpolypen entgegen, obwohl schon Kerckring dieselben für eine Leichenerscheinung erklärt hatte.[1]

Ihren Höhepunkt erreichte die pathologische Anatomie jener Periode in J. B. Morgagni, der im Besitze des gesammten Wissens, welches sich auf diesem Gebiete angesammelt hatte, die gewonnenen Ergebnisse durch zahlreiche eigene Erfahrungen berichtigte und ergänzte und die Aufgabe dieser Disciplin zum ersten Male klar und deutlich entwickelte.[2]

Er zog bei seinen Untersuchungen auch das Experiment zu Rath.[3] Auch Stephan Hales bediente sich desselben und erzeugte mittelst Einspritzung von Wasser in das Gefässsystem künstlichen Hydrops.

Haller's Arbeiten über die Sensibilität und Irritabilität stützten sich hauptsächlich auf Versuche an Thieren und Vivisektionen. Er erkannte deren Nutzen und erklärte: „Ein einziges derartiges Experiment hat oft die aus der Arbeit ganzer Jahre hervorgehenden Täuschungen beseitigt. Diese Grausamkeit hat der Physiologie mehr genutzt als fast alle anderen Künste, deren Zusammenwirken unsere Wissenschaft gekräftigt hat."[4]

Grosses Aufsehen erregten Spallanzani's Versuche über die Wiedererzeugung abgefallener Glieder bei niederen Thieren.[5]

Am meisten trug John Hunter dazu bei, dass die experimentelle Methode in die Pathologie eingeführt wurde.

Aber nicht blos die ersten Anfänge der experimentellen Pathologie, sondern auch diejenigen der Bakteriologie fallen in diese Periode. Leeuwenhoek beschrieb Bakterien von runder, stäbchenförmiger, fadenartiger und schraubenförmiger Gestalt, welche er zwischen den Zähnen der menschlichen Mundhöhle gefunden zu haben behauptete.[6] In Folge dieser Entdeckungen entwickelte sich die Theorie, dass manche Krankheiten durch solche „kleine Thiere" verursacht würden. Diese Ansicht liess sich damals freilich nicht beweisen; aber gleichwohl hielten einzelne hervorragende Naturforscher, wie Linné und Plencicz, am *Contagium animatum* fest.

Werthvolle Vorarbeiten für die Begründung der Hygiene lieferten Lancisi, welcher sich mit den Ausdünstungen der Sümpfe und der

---

[1] Th. Kerckring: Spicilegium anatomicum, Amstelod. 1670, p. 145.

[2] F. Falk: Die pathol. Anatomie des J. B. Morgagni, Berlin 1887.

[3] Philipp in der deutschen Klinik, 1853, No. 45.

[4] Vergl. Ad. Valentin in der Denkschrift auf A. v. Haller, Bern 1877, S. 78.

[5] Spallanzani: Sopra le riproduzioni animali, Modena 1768.

[6] F. Löffler: Vorlesungen über die geschichtliche Entwickelung der Lehre von den Bakterien, Leipzig 1887, Th. I.

Assanirung der römischen Campagna beschäftigte,[1] und PRINGLE, der sich grosse Verdienste um die Militär-Gesundheitspflege erwarb und Untersuchungen über septische und antiseptische Substanzen anstellte.

Der Arzneischatz wurde durch mehrere Heilmittel bereichert. Man erkannte die Wirkung der Chinarinde gegen das Fieber, entdeckte in der Ipecacuanha-Wurzel ein kräftiges Brechmittel und empfahl den Gebrauch des Arseniks beim Krebs.

Auch suchte man über die Ursachen, auf denen die Heilwirkungen der Arzneistoffe beruhen, sowie über die geeignetste Art ihrer Anwendung richtigere Anschauungen zu gewinnen. Schon WILLIS forderte zu Untersuchungen über die Veränderungen auf, welche die Medicamente im Magen, im Blut und in den einzelnen Organen hervorrufen. Dieser Gedanke wurde von WEPFER und in grösserem Massstabe später von A. STÖRCK ausgeführt, welche zahlreiche pharmakodynamische Experimente mit verschiedenen arzneilichen Substanzen anstellten.[2]

Unter dem Einfluss der Entdeckung des Blutkreislaufs wurden auch die ersten Versuche unternommen, Arzneistoffe in die Venen zu injiciren, sowie grosse Blutverluste durch Ueberführung von Blut aus einem anderen Körper zu ersetzen.[3] Aber die ungünstigen Erfolge dieser Operationen, welche zum Theile in der mangelhaften Technik ihrer Ausführung ihren Grund hatten, brachten die Infusion und Transfusion bald in Miskredit und allmälig in Vergessenheit.

C. STALPERT VAN DER WIEL wendete zur künstlichen Ernährung bereits eine Art von Schlundsonde an.[4]

Die specielle Therapie förderten BENNET durch seine Empfehlung der Inhalationen bei der Schwindsucht,[5] DOLAEUS, welcher gegen das Podagra die Milchkur verordnete, sowie EDW. BAYNARD und J. FLOYER, die bei starkem Fieber den Kranken in kaltes Wasser eintauchen liessen. Die beiden HAHN, BRANDIS und CURRIE empfahlen die Uebergiessung mit kaltem Wasser beim Typhus und gaben dadurch die Anregung zum Aufschwunge der Hydrotherapie, während die Balneotherapie durch R. BOYLE und FR. HOFFMANN auf eine wissenschaftliche Grundlage gestellt wurde.

Geringere Fortschritte als die übrigen Disciplinen der Heilkunde

---

[1] C. LANGER in den Mitth. d. Ver. d. Ärzte in Nieder-Österreich 1875, No. 2.

[2] PUSCHMANN a. a. O. S. 35 u. ff.

[3] P. SCHEEL: Die Transfusion des Blutes und Einspritzung in die Adern, Kopenhagen 1802. — DIEFFENBACH in Rust's Handwörterbuch, Berlin 1838.

[4] STALP. V. D. WIEL: Observat. rar. cent. II, 27 und KRUL im Weekbl. v. h. Nederl. Tijdschr. v. Geneesk, 1883, No. 47.

[5] CHR. BENNET: Tabidorum theatrum, Lugd. Bat. 1714, cap. 28.

machte die Chirurgie im 17. Jahrhundert. Es lag dies theils daran,
dass die begabtesten Vertreter der ärztlichen Wissenschaft sich vorzugsweise den Erfolg versprechenden chemischen und physikalischen Forschungen, sowie der Physiologie und mikroskopischen Anatomie zuwandten, theils an der sich mehr und mehr erweiternden Kluft zwischen
der inneren Medicin und der Chirurgie, durch welche die studierten
Ärzte von der Beschäftigung mit der Wundarzneikunst abgehalten wurden, während die empirisch gebildeten Praktiker vollauf damit zu thun
hatten, den grossartigen Umschwung ihrer Kunst, welchen das voran-
gegangene Jahrhundert in Bezug auf die chirurgischen Operations-
methoden herbeigeführt hatte, zu verstehen und in sich aufzunehmen.
Allerdings fehlte es nicht an einzelnen Verbesserungen in der Technik
der Operationen; aber ein alle Zweige der Chirurgie umfassendes,
reformirendes und in neue Bahnen drängendes Genie, wie Ambroise
Paré, war nicht vorhanden.

Erst in der zweiten Hälfte des 18. Jahrhunderts vollzog sich in
der Chirurgie ein neuer Aufschwung, der sich aber nicht so sehr in
der Entwickelung der Operationskunst, als in der Begründung der
chirurgischen Pathologie äusserte.

Zur Stillung der Blutungen bediente man sich nur selten der
Unterbindung, weil sie mehr anatomische Kenntnisse voraussetzte, als
den meisten Chirurgen zu Gebote standen. Dazu kamen die zahlreichen
Misserfolge derselben, welche zum Theile in der unvollkommenen, rohen
Methode der Ausführung ihren Grund hatten. Man wendete daher
lieber die Compression der Gefässe an, welche durch die Erfindung des
Knebel-Tourniquets von Morel i. J. 1674 bedeutend erleichtert wurde.
Petit ersetzte den Knebel 1718 durch eine Schraube. Auch kam die
Digital-Compression durch Saviard und Loris wieder in Gebrauch.
Die preussischen Chirurgen Theden und Schmucker empfahlen die
Tamponade. Daneben wurden das Glüheisen, die Kälte und verschiedene
styptische Mittel zur Anwendung gebracht.

Die Unterbindung fand bei den Chirurgen erst allgemeinere Anerkennung, als man den Fehler erkannte, welchen man durch die
Hereinziehung der Nerven, Venen und des umliegenden Zellgewebes
in die Ligatur begangen hatte, und anfing, die Arterie isolirt zu unter-
binden. Man wagte sich nun selbst an die Unterbindung grosser Gefässstämme, wie der *A. cruralis* und *axillaris*; Warner und Else
unternahmen i. J. 1775 sogar die Unterbindung der Carotis.

Die Amputation wurde hauptsächlich am Fuss, Unterschenkel,
Vorderarm und an der Hand, seltener oberhalb des Ellenbogens und
des Knies ausgeführt. Die Technik dieser Operation erfuhr durch die

Einführung des zweizeitigen und dreizeitigen Zirkelschnitts, des Lappenschnitts und Trichterschnitts, durch welche die ausreichende Erhaltung von Hauttheilen zur Bedeckung des Stumpfes bezweckt wurde, einige Bereicherungen.

Die Amputation wurde übrigens häufiger ausgeführt, als nothwendig war. So berichtet Schmucker, dass er i. J. 1738 im Hôtel Dieu zu Paris einen Kranken sah, welchem beide Oberschenkel wegen einfacher Fraktur derselben amputirt worden waren. Die conservativen Chirurgen traten diesem unter dem Einfluss der französischen Schule entstandenen Missbrauch entgegen und suchten die Amputation in vernünftiger Weise einzuschränken.

Die Vermehrung der anatomischen Kenntnisse und die Verbesserungen in der Technik der chirurgischen Operationskunst ermuthigten auch zu Exartikulationen, welche im Ellenbogen schon von A. Paré, im Kniegelenk zuerst von Fabry von Hilden und in der Schulter von Morand und Le Dran ausgeführt wurden. Die nach Chopart genannte Exartikulationsmethode im Fusswurzelgelenk wurde 1791 veröffentlicht. Die Exartikulation im Hüftgelenk wurde zwar versucht, aber wegen ihrer ungünstigen Erfolge wieder aufgegeben.

Auch wurde die Resektion einzelner Knochen oder Knochentheile, z. B. am Oberarm von Ch. White, am Schlüsselbein von Cassebohm unternommen, während die ersten erfolgreichen Gelenk-Resektionen am Knie von Filkin (1762) und Park (1781) und an der Schulter von Ch. White (1768) und J. Bent (1771) ausgeführt wurden.

Die Trepanation geschah häufig aus ganz geringfügigen Ursachen; es ist unglaublich, mit welcher Leichtfertigkeit man sich dazu entschloss. Am Prinzen Phil. Wilhelm von Oranien wurde sie, wie Corn. Solingen erzählt, 17 mal ausgeführt. Nur vereinzelte Stimmen erhoben sich gegen diese gefährliche Operationswuth.

In jene Zeit fällt auch die erste operative Eröffnung der Kieferhöhle bei Erkrankungen derselben. — Der Katheterismus der Tuba Eustachii verdankte dem tauben Postmeister Guyot in Versailles, welcher ihn an sich selbst erprobte, seine Entdeckung.[1]

Die Tracheotomie wurde nicht blos zur Entfernung von fremden Körpern und zur Erleichterung der Respiration, sondern auch bei Croup und Diphtherie empfohlen und ausgeführt.[2]

Die Oesophagotomie wurde im 18. Jahrhundert zum ersten Male unternommen, während die erste Gastrotomie schon im Jahre 1635

---

[1] Machines et inventions, appr. par l'académie royale, Paris 1724, IV, No. 253.

[2] B. Schuchardt in Langenbeck's Archiv 1887, Bd. 36, H. 3.

geschah.[1] Über die erste erfolgreiche Exstirpation der Milz berichtete GIOV. FANTONI.[2]

In der Lehre von den Hernien machte sich das Studium der anatomischen Verhältnisse, welche ihr zu Grunde liegen, geltend. Man begann neben den Leisten- und Nabelbrüchen auch andere Formen der Hernien zu unterscheiden, und wurde auf die Schenkelhernie, diejenige der grossen Schamlippen, die Hernia obturatoria und ischiadica aufmerksam. Auch suchte man über die Entstehung der Brüche Klarheit zu gewinnen; HALLER wies auf die Beziehungen der angeborenen Hernien zur Embryologie hin.

Bei der Behandlung erlangten die Bruchbänder eine grössere Anerkennung, besonders seitdem NICOL. LEQUIN 1663 die elastischen federnden eingeführt hatte. Die Radikal-Operation wurde seltener ausgeführt und allmälig mehr auf die eingeklemmten Brüche eingeschränkt. Man war dabei darauf bedacht, den Samenstrang zu erhalten; nur bei Geistlichen hielten es manche Chirurgen, wie DIONIS, für gestattet, die Castration mit der Operation zu verbinden.

Die Operation der Mastdarmfistel kam dadurch auf die Tagesordnung, dass Ludwig XIV. sich derselben unterziehen musste. Diese Krankheit übte einen grossen Einfluss auf die Politik aus; MICHELET hat die Regierungszeit dieses Monarchen bekanntlich in die Perioden *avant et après la fistule* eingetheilt.[3] Die Debatten über die Ausführung der Operation führten zur Erfindung verschiedener Fistelmesser, unter denen dasjenige von POTT mit den Verbesserungen von SAVIGNY die meiste Beachtung verdiente. Die Colotomie behufs Herstellung eines künstlichen Afters bei angeborenem Verschluss der natürlichen Öffnung desselben wurde 1783 zum ersten Male unternommen.

Unter den Methoden des Steinschnitts gewann die *Sectio lateralis* die meiste Verbreitung. CHESELDEN modificirte das Verfahren einigermaassen, und FRÈRE CÔME empfahl zur Ausführung das *Lithotome caché*. Seltener kam der hohe Steinschnitt über der Schamfuge zur Anwendung. Die Lithothrypsie wurde von CIUCCI beschrieben, welcher dabei eine dem Civiale'schen Lithotryptor ähnliche, in einer Scheide befindliche Canülen-Zange mit gezähnten Branchen gebrauchte.

Bei der Behandlung der Harnröhren-Strikturen genossen die von DARAN empfohlenen elastischen Bougies, welche in der Harnröhre aufquollen, grosses Ansehen.

HENDRIK VAN DEVENTER, A. J. VENEL u. A. entwarfen die Prin-

---

[1] HAGENS in der Berliner klinischen Wochenschr. 1883, No. 7.
[2] J. FANTONI: Opusc. med. Genev. 1738.   [3] HAESER a. a. O. II, 432.

cipien der Orthopädie. Um dieselbe Zeit machten HENDRIK VAN ROON-
HUYSE und später TULP die ersten Versuche, mittelst Durchschneidung
des *M. sternocleidomastoideus* die Heilung des *Caput obstipum* zu bewirken. I. J. 1784 liess M. G. THILENIUS die erste Trennung der
Achillessehne beim Klumpfuss ausführen.

Die chirurgische Pathologie erfuhr durch PERCIVAL POTT, welcher
die chronische Gelenkentzündung, den *Tumor albus,* und die nach ihm
genannte Caries der Wirbel zum Gegenstande sorgfältiger Beobachtungen
machte, wesentliche Bereicherungen, während J. L. PETIT auf die nach
Verletzungen auftretende eiterige Osteomyelitis aufmerksam machte.
PETIT und JOHN HUNTER beschäftigten sich auch mit den feineren
Vorgängen, welche sich bei der Thrombus-Bildung, der Eiterung, Vernarbung und Granulation in den Geweben abspielen.

Einen wichtigen Fortschritt machte die Ophthalmologie in jener
Periode, indem der alte Irrthum beseitigt wurde, dass die Cataracta
durch eine extrabulbäre Feuchtigkeit erzeugt werde, die sich in der
Form eines undurchsichtigen Häutchens vor der Linse lagere, und der
Nachweis geliefert wurde, dass sie in einer Erkrankung der Linse selbst
besteht.

Eine glänzende Bestätigung erhielt diese Entdeckung durch die
Extraktions-Methode, nach welcher DAVIEL i. J. 1746 die erste Staaroperation ausführte. Die Extraktion behauptete fortan neben der Depression des Staares einen ständigen Platz in der operativen Oculistik.

Eine weitere Errungenschaft der letzteren war die künstliche Pu-
pillenbildung, welche von WOOLHOUSE angeregt und von CHESELDEN
i. J. 1728 zuerst ausgeführt wurde. Das Verfahren bestand in der
Incision der Iris; der ältere WENTZEL änderte es dahin ab, dass er
statt dessen ein Stück der Iris ausschnitt, also die Iridectomie vornahm.

Die Geburtshilfe verdankte dieser Zeit die segensreiche Erfindung
der Zange. Längst vorbereitet durch die Instrumente, deren sich die
Geburtshelfer zur Herausbeförderung abgestorbener Früchte bedienten,
trat sie im 17. Jahrhundert ins Leben und nahm Formen an, welche
sie für ihren Zweck geeignet erscheinen liessen.

Die Chamberlen gebrauchten bei schweren Geburten Vorrichtungen,
welche aus Hebeln oder stählernen, mit Leder überzogenen Blättern
bestanden. Diese Erfindung blieb Geschäftsgeheimniss, bis sie durch
JEAN PALFYN, der sie in mehrfacher Hinsicht verbesserte, der Öffentlichkeit übergeben wurde.[1] Sie wurde dann weiter vervollkommnet

----

[1] J. H. AVELING: The Chamberlens and the midwifery forceps, London
1882. — A. GOFFIN: Jean Palfyn, Bruxelles 1887.

von Dusé, welcher die Kreuzung der beiden Löffel einführte, vom jüngeren Gregoire, der sie fenstern und durch ein Schloss verbinden liess, und vor Allem von Levret, welcher die gerade Form der Löffel in eine gekrümmte umänderte, ihre Verbindung durch einen beweglichen Stift bewerkstelligte und die Indicationen für den Gebrauch der Zange feststellte.

Um den Gefahren des Kaiserschnitts, der ziemlich selten ausgeführt wurde, auszuweichen, wurde die Symphyseotomie empfohlen, durch welche man irrthümlicher Weise eine Erweiterung des Beckens herbeizuführen hoffte; die übelen Folgen dieser Operation zeigten sich bald und bewirkten, dass sie allgemein verurtheilt wurde.

Dagegen errang sich das von Camerarius und Slevogt zuerst empfohlene Verfahren, in Fällen, wo, wie beim verengten Becken, auf natürlichem Wege kein ausgetragenes Kind geboren werden kann, im 7. oder 8. Monat die künstliche Frühgeburt einzuleiten, den Beifall der Geburtshelfer und erhielt sich in der gynaekologischen Therapie.

Auch die erste wissenschaftliche Bearbeitung der gerichtlichen Medicin, z. B. die Verwerthung der Lungenprobe zu forensischen Zwecken,[1] sowie die ersten Anfänge einer systematischen Medicinalstatistik gehören dieser Zeit an.[2]

Wenn man den Gang der Entwickelung der Medicin während des 17. und 18. Jahrhunderts verfolgt, so erkennt man dieselben Phasen, welche die Gesammt-Cultur jener Periode kennzeichnen. Die erfolgreiche Forscherthätigkeit, welche sich in dem rastlosen Ansammeln empirischen Wissens-Materials äusserte, gelangte allmälig zu einem gewissen Abschluss, und es machte sich das Bedürfniss geltend, die gewonnenen Ergebnisse zu sichten und in ihren Beziehungen zu einander und zum geistigen Leben der Menschheit überhaupt zu betrachten. Wie der Wanderer, wenn er nach anstrengendem Marsche eine Höhe erklommen hat, mit stolzer Befriedigung auf den Weg zurückblickt, den er zurückgelegt hat, so hält auch der Genius der Cultur nach grossen Errungenschaften eine kurze Rast, bevor er sich zu neuen Thaten rüstet.

Ein solcher Augenblick war für die Geschichte der Menschheit im 18. Jahrhundert gekommen, und die Bestrebungen der Encyklopädisten gaben dieser Thatsache einen deutlichen Ausdruck. Auch in der Medicin machte sich diese Richtung der Geister bemerkbar und trat in einer Reihe von Arbeiten zu Tage, welche hauptsächlich die Geschichte der Heilkunde behandelten.

---

[1] Blumenstock in der Vierteljahrsschr. f. gerichtl. Medicin, 1884, Bd. 38, S. 252—69. Bd. 39, S. 1—12.

[2] J. Graetzer: Daniel Gohl und Christ. Kundmann, Breslau 1884.

Die ersten hervorragenden Vertreter der historischen Literatur der Medicin waren DANIEL LECLERC, JOHN FREIND und JOH. HEINR. SCHULZE. An BOERHAAVE und namentlich an HALLER, welcher sich durch die Herausgabe medicinischer Schriften des Alterthums und durch seine bibliographischen Werke unvergängliche Verdienste um die Geschichte der Heilkunde erworben hat, fand sie einflussreiche Freunde und Förderer. Auch PORTAL, der eine Geschichte der Anatomie verfasste, WERTHOF, HENSLER und GRUNER, deren gediegene Untersuchungen über die Geschichte der Krankheiten einen dauernden Werth besitzen. ASTRUC, BALDINGER, TRILLER, MOEHSEN, ACKERMANN, MEZLER u. A. gaben Zeugniss dafür, dass der Sinn für historische Forschungen unter den Ärzten des 18. Jahrhunderts weit verbreitet war und reiche Früchte trug.

Der Charakter jener Zeit in der Kunst und Philosophie.

Das geistige Leben des 18. Jahrhunderts hatte einen anderen Charakter als sein Vorgänger. Diese Veränderung gab sich entweder in einem Nachlass der empirischen Forschung kund, wie in den Naturwissenschaften, oder führte eine Wandelung der Richtung herbei, in welcher sich die Thätigkeit bewegte, wie dies am deutlichsten die Leistungen der bildenden Kunst zeigten. Das 17. Jahrhundert sah einen GUIDO RENI, SALVATOR ROSA, die Spanier VELASQUEZ und MURILLO, die französischen Meister NICOLAS POUSSIN und CLAUDE LORRAIN und die grossen Niederländer RUBENS und REMBRANDT. Das 18. Jahrhundert vermochte diesen Künstlern nur Wenige an die Seite zu stellen, deren Namen vor dem Glanz, den Jene ausstrahlten, nicht gänzlich erblassen.

An die Stelle der classischen Schönheit der Formen, welche durch die grossartige Einfachheit der Linien und durch die richtige Abwägung der Farbentöne ein Muster für alle Zeiten geworden sind und selbst, wenn sie wie bei RUBENS einen derbsinnlichen Naturalismus zur Schau tragen, niemals blos die Sinne fesseln, sondern immer zum Herzen sprechen, trat eine ungesunde Überladung mit barocken Zuthaten, welche durch die Sucht, originell zu erscheinen, hervorgerufen wurde und die Kunst auf Abwege brachte.

Ein wahrheitsgetreues Spiegelbild der geistigen Kämpfe und Wandelungen jener Periode lieferten die philosophischen Meinungen und

Systeme, welche damals aufgestellt wurden. Der induktive Empirismus Bacon's, welcher in dem Aufschwunge der Naturwissenschaften und einer Menge von Entdeckungen und Erfindungen eine alle Erwartungen bei weitem übersteigende Rechtfertigung erhielt, entwickelte sich unter dem Einfluss der letzteren auf einer materialistischen Grundlage, welcher der Pantheismus einen idealistischen Zug verlieh. Was der unglückliche Giordano Bruno als seine heilige Überzeugung verkündet hatte, für die er den Tod in den Flammen erlitt, Das suchte sein späterer Gesinnungsgenosse, der wegen seines religiösen Freisinns aus dem Judenthum ausgestossene Baruch Spinoza durch wissenschaftliche Thatsachen zu begründen und zur allgemeinen Weltanschauung zu machen. Er lehrte die Gesetzmässigkeit alles Geschehens und die Einheit der Substanz, die sich, wie er im Anschluss an Cartesius erklärte, in zweifacher Form, nämlich als Geist und Materie, äussere.

Einen Schritt weiter ging John Locke. Als Arzt gewohnt, das Metaphysische aus dem Kreise der Erörterungen zu bannen, stellte er sich auf den Boden des reinen Empirismus und verkündete, dass es keine angeborenen Ideen gebe, sondern dass sich alle Erkenntniss auf die Erfahrung gründet. Die menschliche Seele gleicht, wie er schreibt, bei der Geburt einem leeren Blatt, auf welchem die Sinneswahrnehmungen als Erfahrungen niedergelegt werden, bis sie durch die Reflexion, durch den Verstand, den Locke den inneren Sinn nennt, zu Vorstellungsbildern zusammengestellt werden. Er führte somit die Philosophie wieder in die Arme der Naturforschung zurück, indem er die Erkenntnisstheorie auf die Untersuchung der Dinge mittelst der sinnlichen Beobachtung anwies.

Der Sensualismus Locke's fand in Frankreich hervorragende Vertreter an E. B. de Condillac und Voltaire und regte in England zum Skepticismus an, wie er von David Hume zum Ausdruck gebracht wurde, während ihm in Deutschland in Leibnitz ein mächtiger Gegner entgegentrat.

Der Letztere verband die angeborenen Ideen Platon's mit den Grundzügen der Demokrit'schen Atomistik, an welche schon G. Bruno und P. Gassendi angeknüpft hatten, und passte dies den christlichen Lehren von der Weisheit des Schöpfers und der Zweckmässigkeit der Natur an. Er nahm untheilbare und unräumliche, metaphysische Punkte an, die er Monaden nannte und mit einem Vorstellungs-Inhalt begabt dachte; ihre gegenseitigen Beziehungen und Verbindung zu der Einheit des Bewusstseins glaubte er durch die phantastische Hypothese einer vor Beginn aller Zeiten festgesetzten „praestabilirten" Harmonie zu erklären.

Auf die Entwickelung der Naturwissenschaften und speciell der Medicin hat LEIBNITZ keinen fördernden Einfluss ausgeübt; für die Philosophie, wie überhaupt für die Literatur, hat er vielleicht grössere Bedeutung erlangt, als er verdient. Sein System blieb hauptsächlich auf Deutschland beschränkt, wo CHRISTIAN WOLFF sein eifrigster Apostel wurde. Er ordnete die Ideen, die LEIBNITZ in wilder Ungebundenheit hingeworfen hatte, mit schulmeisterhafter Pedanterie zu einem Schematismus, der dort, wo Jener Lücken zeigte oder eine zu hochfliegende Phantasie walten liess, sich aus den Lehren anderer Philosophen ergänzte.

Consequenter und einheitlicher im Aufbau, aber rücksichtsloser und erschreckender in seinen Folgerungen war der Materialismus, wie er um die Mitte des 18. Jahrhunderts in Frankreich auftrat. Der radikalste Vertreter desselben, der französische Arzt LAMETTRIE, machte in seiner Histoire naturelle de l'âme und seinem Werke „L'homme machine" den Versuch, sogar die Denkprozesse, die geistigen Fähigkeiten und sittlichen Gefühle aus dem Wesen der Materie, aus der körperlichen Organisation abzuleiten. Den transcendenten Charakter der menschlichen Seele bestritt er, indem er sich dabei unter Anderem auch auf die Thatsache der auf Veränderungen des Gehirns beruhenden psychischen Erkrankungen bezog. Die Unsterblichkeit gab er zu, jedoch nur insoweit, als die Materie, aus welcher die Dinge dieser Welt bestehen, nicht untergeht, sondern nur die Form ändert und wieder an einem anderen Körper Theil nimmt.

Leider predigte LAMETTRIE gleichzeitig einen Hedonismus, welcher auf eine schamlose Verherrlichung des Vergnügens, bes. der Wollust hinauslief. Lediglich in diesem Umstande, keineswegs aber in seinen philosophischen Theorien liegt der Grund der heftigen Angriffe, die er erfahren musste. Es mag ja sein, dass er in seinem Leben keineswegs dem frivolen Cynismus huldigte, welchen er in seinen Schriften zur Schau trug; aber selbst F. A. LANGE, welcher die Ehrenrettung LAMETTRIES unternahm, vermochte zu dessen Vertheidigung nur anzuführen, dass er weder seine Kinder ins Findelhaus geschickt, wie ROUSSEAU, noch zwei Bräute betrogen habe, wie SWIFT, nicht der Bestechung überführt worden sei, wie BACON, und sich auch nicht der Urkundenfälschung verdächtig gemacht habe, wie VOLTAIRE.[1] Jedenfalls hat LAMETTRIE durch seine Lehren die Sittlichkeit schwer geschädigt und viele reine Gemüther vergiftet, und ist vorzugsweise schuld daran, dass die materialistische Philosophie lange Zeit von unverständigen Menschen mit der schrankenlosen Befriedigung des Sinnesgenusses identificirt wurde.

---

[1] F. A. LANGE: Geschichte des Materialismus, Iserlohn 1876, I, 349.

Die übrigen Anhänger des Materialismus, namentlich diejenigen, welche unter dem Namen der Encyklopädisten bekannt geworden sind, suchten ihre Aufgaben weniger in der wissenschaftlichen Begründung ihrer philosophischen Meinungen, als in der Bekämpfung der kirchlichen und politischen Autoritäten. Der Verfasser des Système de la nature entwickelte den Kreislauf des Lebens und die innigen Wechselbeziehungen der drei Naturreiche; aber ungleich grösseren Werth legte er auf die rationalistische Aufklärung und die Erörterungen über das Recht der Völker auf Selbstregierung, welche er damit verband.

Diese Theorien trugen ohne Zweifel viel dazu bei, die mächtigen Umwälzungen vorzubereiten, welche am Schluss des 18. Jahrhunderts Frankreich und dann ganz Europa erschütterten, und erklären es zum Theile, dass der Materialismus von Manchen als die Quelle der Irreligiosität und als Feind der Monarchie betrachtet wurde.

Die gelehrten Gesellschaften und Universitäten im 17. und 18. Jahrhundert.

Wie im 16. Jahrhundert, so wurde auch im 17. Jahrhundert die Entwickelung des wissenschaftlichen Geistes wesentlich gefördert durch die Gründung von gelehrten Gesellschaften und Universitäten. In Italien stiftete der Fürst Federigo Cesi i. J. 1603 die Accademia dei Lincei, so genannt, weil deren Mitglieder zu ihren Untersuchungen gleichsam Luchsaugen bedurften und im Vereins-Wappen einen Luchs führten; in Florenz entstand unter dem Schutz der Mediceer 1657 die Accademia del cimento, welche die Pflege des Experiments zu ihrer Aufgabe erklärte.

Nach diesem Muster bildeten sich auch in andern Ländern gelehrte Vereinigungen. In Deutschland wurde Schweinfurt der Mittelpunkt einer Gesellschaft von Ärzten und Naturforschern, welche i. J. 1672 vom Kaiser Leopold zu einer Akademie erhoben wurde. In Paris trat die Académie des sciences um das Jahr 1666 ins Leben, welche 1793 in das Institut national umgewandelt wurde. Auch die königliche Gesellschaft der Wissenschaften in London, deren Verhandlungen in nahezu ununterbrochener Reihenfolge bis heut erschienen sind und eines der wichtigsten und inhaltsreichsten Aktenstücke zur Geschichte der Wissenschaften bilden,[1] wurde 1666 gegründet. Es folgten darauf die Akademie

[1] Ch. R. Weld: History of the royal society, London 1848, 2 Bde.

zu Berlin, welche i. J. 1700 auf LEIBNITZ' Betreiben gestiftet wurde, die Göttinger gelehrte Gesellschaft i. J. 1733, die Akademie zu Petersburg 1725, welche zwar auf russischem Boden entstand, aber hauptsächlich eine deutsche Schöpfung war, die Akademie zu Mannheim 1755 und diejenige zu München 1760.

Das wissenschaftliche Leben jener Periode brachte in England und den Niederlanden die reichsten Früchte hervor. Auch Italien zeitigte noch einzelne Spätlinge, welche an die besten Zeiten der grossen Vergangenheit dieses Landes erinnerten.

Auf Frankreich warf der glänzende Hof Ludwig XIV. ein weithin strahlendes Licht, welches neben mancher inneren Hohlheit eine überraschende Fülle von Talent und Thatkraft beleuchtete. Während des 18. und bis tief hinein in das 19. Jahrhundert stand das französische Volk an der Spitze des geistigen Fortschritts; seine Gelehrten und Forscher wirkten nicht blos in formaler Hinsicht bahnbrechend für die Wissenschaft, sondern sie erweiterten auch den Umfang der letzteren und vertieften ihren Inhalt nach verschiedenen Richtungen.

Deutschland wurde durch den unglückseligen Religionskrieg, welcher es 30 Jahre hindurch verwüstete, in seiner politischen und geistigen Entwickelung gehemmt und fand erst zwei Jahrhunderte später die sichere Ruhe zur vollen Bethätigung seiner Kraft.

Als das 16. Jahrhundert zu Ende ging, bestanden in den einzelnen Ländern bereits so viele Hochschulen und Bildungsanstalten, dass den vorhandenen Bedürfnissen im Allgemeinen Genüge geleistet wurde. In England bildeten die alten Universitäten zu Oxford und Cambridge den wichtigsten Mittelpunkt der höheren Studien. Frankreich centralisirte die Wissenschaften mehr und mehr in Paris. Holland erhielt neue Hochschulen zu Gröningen (1614), Utrecht (1634) und Harderwyk (1648). In Italien entstanden Universitäten zu Parma, Cagliari, Mantua, Urbino, Piacenza, Sassari und Mailand, von denen einzelne ihre Entstehung wohl nur einer kleinlichen Eifersüchtelei dieser Städte und ihrer Beherrscher verdankten. Im J. 1608 wurde in Pampellona eine Universität errichtet, die jedoch ebenso unbekannt blieb, als die übrigen Hochschulen Spaniens. Auch die Anstalten dieser Art, welche im östlichen Europa gegründet wurden, wie diejenige zu Tyrnau in Ungarn, welche später nach Pest verlegt wurde, zu Klausenburg in Siebenbürgen und zu Kiew und Moskau traten nicht sonderlich hervor. Für Finnland wurde 1640 zu Abo eine Hochschule gestiftet, die 1828 nach Helsingfors kam, und Schweden erhielt 1668 eine zweite Universität zu Lund.

Unverhältnissmässig gross war die Zahl der Hochschulen, welche während dieser Periode in Deutschland entstanden. Zum Theil wurden sie keineswegs durch das Bedürfniss nach akademischer Bildung, sondern nur durch die Eitelkeit der kleinen Territorialherren hervorgerufen, welche in der Gründung einer Hochschule ein nicht zu kostspieliges Mittel sahen, um ihre Souverainetät zu documentiren und sich in Reden und Gedichten als Beschützer der Wissenschaften preisen zu lassen.

Als 1652 das Gymnasium zu Herborn in Nassau zur Universität erhoben wurde, kostete es dem Landesfürsten grosse Mühe, die für die Ertheilung der kaiserlichen Privilegien erforderliche Taxe von 4100 fl. zu schaffen. Die Stadt Rinteln besass, als sie im J. 1621 zum Sitze einer Universität gemacht wurde, weder eine Apotheke noch einen Gasthof.[1] Die Theilung der hessischen Länder unter verschiedene Linien der Dynastie führte im J. 1607 zur Errichtung der Hochschule zu Giessen; doch war sie von 1625—1650 wieder mit ihrer benachbarten Schwester-Anstalt zu Marburg vereinigt.

Die Universität Strassburg ging aus dem dortigen akademischen Gymnasium hervor, an welchem ausser andern Facultätswissenschaften auch Medicin gelehrt wurde; sie erhielt 1566 und 1621 die kaiserliche Bestätigung. Im J. 1602 studierten dort 70 Theologen, 77 Juristen, 11 Mediciner und 145 Philosophen.[2] Später sank die Frequenz der Hochschule und betrug im Durchschnitt jährlich nicht viel mehr als 4 Studierende in sämmtlichen Facultäten; erst seit 1718 hob sie sich wieder, nachdem unter der französischen Herrschaft ruhige politische Zustände eingetreten waren.[3]

In ähnlicher Weise entstand im J. 1622 die Universität Altdorf auf dem Gebiet der freien Reichsstadt Nürnberg.[4] Das Gymnasium zu Bremen glich ebenfalls einer Hochschule; im J. 1610 wurde dort auch eine Lehrkanzel der Heilkunde errichtet. Denselben Charakter trugen die höheren Lehranstalten zu Steinfurt, welche für die Grafschaft Bentheim-Tecklenburg, zu Neustadt an der Haardt, die für die Pfalz bestimmt war, zu Hanau und zu Lingen. In Duisburg entstand 1655 und in Kiel 1665 eine Universität. Die Hochschule zu Dorpat verdankte ihre Errichtung im J. 1632 dem Könige Gustav Adolf von Schweden; doch bestand sie nur wenige Jahrzehnte und erwachte erst 1802 wieder zu neuem Leben.

In den katholischen Staaten Deutschlands kam das höhere Unter-

---

[1] A. Tholuck: Das akademische Leben des 17. Jahrhunderts, Halle 1854, Bd. I, Abth. 2, S. 96. 303.

[2] Tholuck a. a. O. I, 2, 122.

[3] F. Wieger: Geschichte der Medicin in Strassburg, 1885, S. 71.

[4] G. A. Will: Geschichte und Beschreibung der Universität Altdorf, Altdorf 1795.

richtswesen allmälig vollständig in die Hände des Jesuiten-Ordens. Mehrere neue Anstalten, welche auf dessen Betreiben errichtet wurden, waren, auch wenn sie die Rechte einer Universität erhielten, eigentlich nur geistliche Seminarien. So entstand zu Molsheim im Elsass ein Jesuiten-Gymnasium, welches 1617 vom Pabst zur Universität erhoben, 1702 nach Strassburg verlegt und mit der dortigen Hochschule vereinigt wurde. Gleichzeitig erhielt die Domschule zu Paderborn den Charakter einer Universität; ebenso geschah dies mit der Domschule zu Osnabrück. Die 1647 zu Bamberg errichtete Akademie entwickelte sich allmälig ebenfalls zu einer vollständigen Universität. Im J. 1734 wurde auch das Jesuiten-Gymnasium zu Fulda zur Universität erhoben, während die Domschule zu Münster erst 1780 dieses Ziel erreichte.

Dazu kamen eine Anzahl von Hochschulen in den Ländern der habsburgischen Krone. In Salzburg errichteten gelehrte Benediktiner eine höhere Unterrichtsanstalt, welche der Pabst im J. 1623 zur Universität erhob. Die gleiche Ehre widerfuhr 1673 dem Jesuiten-Gymnasium zu Innsbruck. Auch das Jesuiten-Collegium zu Breslau entwickelte sich nach und nach zur Universität und wurde 1702 als solche anerkannt. Die Anstalt zu Brünn erhielt erst 1779 die Privilegien einer Universität, als die Olmützer Hochschule dorthin verlegt und mit ihr vereinigt wurde. Aber schon nach wenigen Jahren verlor sie diesen Charakter wieder und wurde in ein Lyceum umgewandelt, welches später mit einer medicinisch-chirurgischen Lehranstalt verbunden wurde und in Olmütz seinen Sitz erhielt.[1]

Einen hervorragenden Einfluss auf die Entwickelung des wissenschaftlichen Geistes erlangten die Universitäten Halle und Göttingen. Die erstere wurde 1694 errichtet, nachdem das Erzstift Magdeburg mit den dazu gehörigen Landestheilen an Brandenburg gefallen war.

Schon der grosse Kurfürst hatte sich mit der Gründung einer Art von Akademie beschäftigt, welche einen Vereinigungspunkt aller wissenswerthen Dinge bilden, mit einem chemischen Laboratorium, physikalisch-technologischen Institut, zoologischen und botanischen Garten, Maschinenhause, Museen u. a. m. ausgestattet und allen Lernbegierigen ohne Unterschied der Nationalität und des religiösen Bekenntnisses zugänglich sein sollte.[2] Für die Ausführung eines solchen grossartigen, der rationalistischen Denkweise des 18. Jahrhunderts vorauseilenden Planes war aber weder die Zeit reif, noch das erforderliche Geld vorhanden.

---

[1] F. J. Richter: Geschichte der Olmützer Universität, Olmütz 1841.

[2] Erman u. Reclam: Mém. p. servir à l'histoire des refugiés francois, T. III, p. 293 u. ff., Berlin.

Auch die Universität Halle war in ihren finanziellen Mitteln ziemlich beschränkt; ihre Jahresdotation betrug bis 1786 nicht mehr als 7000 Thaler, womit die Besoldungen sämmtlicher Lehrer und überhaupt alle Ausgaben der Hochschule bestritten werden mussten. Vergeblich baten die Professoren, dass ihr die Präbenden der ehemaligen Domstifte von Magdeburg und Halberstadt überwiesen würden.[1] Der Tüchtigkeit ihrer Lehrkräfte, unter denen sich die Juristen STRYK und THOMASIUS, der Theologe FRANCKE, der Philologe CELLARIUS und die Mediciner STAHL und F. HOFFMANN befanden, war es zu danken, dass die Universität Halle lange Zeit den ersten Platz unter den deutschen Hochschulen behauptete.

Sie trat erst zurück, als die hannöversche Regierung im J. 1734 in Göttingen eine Universität errichtete, für deren Unterhalt die Summe von 16 000 Thalern jährlich bewilligt wurde. Bei der Besetzung der Professuren und der Ordnung der Studienverhältnisse waltete ein freier Geist, welcher den Forderungen der Zeit nach jeder Richtung gerecht zu werden bemüht war.

Den Naturwissenschaften wurde eine grössere Berücksichtigung zu Theil als an anderen Hochschulen. WERLHOF, welcher beauftragt wurde, die Vorschläge für die Einrichtung der medicinischen Facultät zu erstatten, stellte in seinem Gutachten vom 16. Dezember 1733 den Antrag, Lehrkanzeln für Anatomie, Botanik, Chemie nebst Arzneimittellehre, sowie für medicinische Theorie und medicinische Praxis zu gründen, einen botanischen Garten und ein chemisches Laboratorium anzulegen, sowie ein Krankenhaus zu erbauen, welches für den Unterricht der Studierenden der Medicin benutzt werden sollte.[2]

Kleinere Universitäten entstanden im 18. Jahrhundert zu Erlangen (1743), zu Bützow in Mecklenburg (1760), zu Stuttgart (1781), die aus der Karlsschule hervorging, und zu Bonn (1784), welche sich aus einem Jesuiten-Gymnasium zur Hochschule erhob, aber als solche damals kaum ein Jahrzehnt bestand.

Deutschland besass somit bei einer Bevölkerung, welche kaum die Hälfte der heutigen betrug, ungefähr die doppelte Anzahl von Hochschulen, als gegenwärtig bestehen. Schon aus dieser Thatsache ergiebt sich, dass die damaligen Universitäten von den heutigen in manchen Beziehungen verschieden waren. Sie dienten nicht so ausschliesslich der Vorbereitung für einen speciellen Lebensberuf, wie jetzt, sondern in vielen Fällen nur zur Vervollständigung der Allgemeinbildung; sie

---

[1] J. Chr. FÖRSTER: Geschichte der Universität Halle in ihrem ersten Jahrhundert, Halle 1799.

[2] E. F. RÖSSLER: Die Gründung der Universität Göttingen, Göttingen 1855.

begnügten sich ferner mit einer weit niedrigeren Frequenz von Studierenden, da die Unterhaltungskosten auch viel geringer waren, als gegenwärtig.

In Wien studierten i. J. 1723 nur 25 Mediciner, in Göttingen in der Periode von 1767—78 jährlich 50 bis 80. Jena zählte 1768 17 und 1773 42 Studierende der Medicin; in Altdorf promovirten in der Zeit von 1623—1794 nicht mehr als 386 Mediciner. In Würzburg lagen um die Mitte des vorigen Jahrhunderts die medicinischen Studien gänzlich darnieder. Der russische Leibarzt M. A. WEIKARD erzählt in seiner Selbstbiographie (Berlin und Stettin 1784): „Als ich i. J. 1761 mit C. C. SIEBOLD und SENFFT in Würzburg Medicin zu studieren anfing, waren seit mehreren Jahren keine Zuhörer dagewesen, und hatten folglich auch keine Collegien stattgefunden. Ein Jahr vorher hatten zwei angefangen, und später mehrte sich die Zahl auf neun. Die Lehrer, die nur 200—300 Gulden Gehalt hatten, betrachteten natürlich ihr Lehramt als eine Nebensache und waren auch entwöhnt vom Schulgeschäft, und mussten wir mehrmals beim Rector magnificus klagen, ehe wir sie sämmtlich dahin brachten, wieder Collegien zu lesen. Sie mussten durch Ermahnungen und ernstliche Drohungen hierzu gezwungen werden. Dessen ungeachtet ging es damit äusserst sparsam zu; es war oft Vierteljahre lang Stillstand und doch bei alledem der Verlust nicht sonderlich."[1]

Stärker war der Besuch einiger ausländischer Hochschulen. ALEX. MONRO hatte während seiner 50jährigen Lehrthätigkeit in Edinburg 14 000 Schüler; die Zahl der dortigen Mediciner betrug in der zweiten Hälfte des 18. Jahrhunderts durchschnittlich 400. In Leiden gab es i. J. 1709 gegen 800 Studenten. In Padua betrachtete man es als ein schlechtes Jahr, als 1613 nicht mehr als 1400 Studierende dort immatriculirt waren. Pavia hatte 1782 unter 2000 Studenten 200 Mediciner.[2]

Die deutschen medicinischen Facultäten waren mangelhafter und dürftiger eingerichtet als diejenigen Hollands, Italiens und Frankreichs. Aus diesem Grunde begaben sich viele Studierende der Medicin aus Deutschland dorthin, um ihre fachmännische Ausbildung zu vervollständigen. Namentlich genossen die Universitäten Leiden, Padua,[3] Montpellier und Paris in dieser Hinsicht einen grossen Ruf und wurden gern besucht.

---

[1] KÖLLIKER a. a. O. S. 21.

[2] G. FISCHER: Chirurgie vor 100 Jahren, Leipzig 1876, S. 77.

[3] S. das Namensverzeichniss der Studenten, welche dort immatriculirt waren, in Dell' università di Padova, Padova 1841.

Dazu kam, dass sich Frankreich allmälig zum Mittelpunkt der weltmännischen Bildung entwickelte, welche an den deutschen Universitäten leider sehr vernachlässigt wurde. Im 16. Jahrhundert hatten die letzteren wohl ihrer Aufgabe entsprochen und jene Summe von Wissen geboten, welche damals als Inbegriff einer höheren Allgemeinbildung galt. Als aber die Vornehmen nicht mehr darnach trachteten, durch ihre Kenntniss der lateinischen oder griechischen Sprache zu glänzen, und die Entdeckungen und Fortschritte in den Naturwissenschaften einen anderen Ideenkreis in den Vordergrund drängten, genügte der Studienplan der deutschen Universitäten den Anforderungen nicht mehr, und man suchte im Auslande Das zu erwerben, was die Heimath nicht gewährte.[1]

Auf diese Weise entstand ein Zwiespalt zwischen der gelehrten und der weltmännischen Bildung, der sich zum Theil bis auf unsere Tage erhalten hat. Die Universitäten wehrten sich gegen die Aufnahme von neuen Bildungs-Elementen, und die auf den politischen, militärischen, künstlerischen, technischen und industriellen Gebieten hervorragenden Männer, welche durch den Aufenthalt im Auslande einen weiteren Gesichtskreis gewonnen hatten, spotteten über die Einseitigkeit der Stubengelehrten, die durch die Unbeholfenheit ihrer äusseren Erscheinung manchmal eine klägliche Rolle spielten.

An den deutschen Universitäten jener Zeit herrschte ein wüstes, rohes Leben. „Auf unsern deutschen hohen Schulen nimmt man unter den Studierenden statt der Bücher nichts als Streitigkeiten, statt der Hefte Dolche, statt der Feder Degen und Federbüsche, statt gelehrter Unterhaltungen blutige Kämpfe, statt des fleissigen Arbeitens unaufhörliches Saufen und Toben, statt der Studierzimmer und Bibliotheken Wirthshäuser und Hurenhäuser wahr“, schreibt der Arzt Loticheus i. J. 1631.[2] Der Pennalismus, d. i. die durch das Herkommen zur feststehenden Einrichtung gewordene Sitte der älteren Studenten, die jüngeren zu tyrannisiren, führte zu entsetzlichen Ausschreitungen, zu Grausamkeiten und sogar zu Verbrechen. Auch gegen die Bürgerschaft erlaubten sich die Studenten manche Unverschämtheiten.[3]

Der Senat der Universität Leipzig sah sich 1625 veranlasst, den

---

[1] Biedermann (Deutschland im 18. Jahrhundert, Leipzig 1858, II, 1, S. 18) schreibt: „Die Mehrzahl (der deutschen Universitäten) war zu Tummelplätzen orthodoxer Beschränktheit, pedantischer Buchstabengelehrsamkeit und scholastischer Spitzfindigkeiten ausgeartet.“

[2] Oratio de fatalibus academiarum in Germania periculis in acad. Rintel. rec. 1631, p. 67 nach Meiners: Gesch. d. hohen Schulen.

[3] Tholuck a. a. O. I, 1, 264 u. ff.

dortigen Studierenden zu verbieten, „die Hochzeiten zu stören, die Gäste zu stossen, die Frauen und Jungfrauen durch obscöne Bemerkungen zu beleidigen oder ihnen gar ein Bein zu stellen."[1] In Jena lieferten die Studenten i. J. 1660 der Polizei eine wirkliche Schlacht, bei der mehrere todtgeschossen wurden. Ähnliche Excesse ereigneten sich auch in Ingolstadt. Aber es war kein Wunder, wenn unter den Studenten derartige Dinge vorkamen; denn der Ton, welcher unter den dortigen Professoren herrschte, war manchmal auch nicht viel besser. Im J. 1663 wurde ein Professor vom Rector mit Carcer bestraft, weil er seinen Schwiegervater geprügelt hatte.[2] Die Universität Helmstädt wurde vom Landesherrn ermahnt, bei Neubesetzungen der Lehrkanzeln keine „versoffenen Professoren" in Vorschlag zu bringen.[3] Von der Universität Herborn berichtet STEUBING: „Die ganze hohe Schule war nicht nur in Parteien getheilt, sondern obendrein ein Professor dem andern zuwider. Sie stichelten nicht nur, wo sie konnten, in ihren Vorlesungen auf einander, sondern befehdeten sich auch vor der Regierung."[4] Derartige Verhältnisse existirten noch ein Jahrhundert später; als sich i. J. 1760 ein Professor beim Senat der Universität Ingolstadt beklagte, dass er von der medicinischen Facultät beleidigt worden sei, erklärte dieselbe, „dass sie den Kläger wegen seiner niederträchtigen Handlungen allerdings für einen schlechten Kerl halte, sich aber gerade nicht erinnere, ihn officiell so betitelt zu haben."[5]

Es war begreiflich, dass sich eine Reaktion gegen diese Verwilderung der Sitten und Umgangsformen geltend machte. Die Universität Göttingen begann damit, indem sie ihren Studierenden höflichere Manieren empfahl. Man nahm dabei das französische Wesen zum Muster, welches überall an den Fürstenhöfen Eingang gefunden hatte. Was die den Kreisen der Vornehmen angehörigen Studenten schätzen lernten, fand bald auch bei den übrigen Anklang. So entwickelte sich bei einem Theile der deutschen Studentenschaft das anerkennenswerthe Bestreben, das gesellige Leben durch gefällige Formen zu veredeln.

Die urwüchsige Derbheit, welche sich auf vielen, namentlich den kleineren Hochschulen breit machte, sah darauf mit Verachtung herab und bezeichnete es als „Petit-Maîterei" und unpatriotische Nachäffung fremdländischer Sitten. Auch ernste Historiker haben diese Auffassung getheilt und dabei zu wenig berücksichtigt, dass eine Reform nach dieser Richtung nothwendig war. Das deutsche Volk hat dem Um-

---

[1] GEBHARDT in ZWIEDINECK-SÜDENHORST's Zeitschr. 1887, IV, 955.
[2] PRANTL a. a. O. I, 500. 503.   [3] THOLUCK a. a. O. I, 1, 142.
[4] THOLUCK a. a. O. I, 1, 140.   [5] PRANTL a. a. O. I, 606.

stande, dass es stets beflissen war, seine Mängel zu verbessern und von seinen Freunden wie von seinen Feinden zu lernen, ohne Zweifel sehr viel zu verdanken.

Im Beginn des 17. Jahrhunderts umfasste die allgemeine Vorbildung der Studenten hauptsächlich die lateinische, griechische und hebräische Sprache, Rechnen nebst etwas Mathematik, Kirchengeschichte und die Lektüre alter Autoren, welche zur Mittheilung historischer, geographischer und naturwissenschaftlicher Bemerkungen Gelegenheit bot. Allmälig aber wurde den letzteren ein grösserer Spielraum gewährt.

Schon am Schluss dieses Jahrhunderts erschienen die französische und englische, manchmal auch die italienische oder spanische Sprache, die Geschichte, Geographie, Physik und Naturwissenschaften neben dem Tanzen, Fechten und Reiten als systemisirte Unterrichtsgegenstände im Studienplan der für die Söhne der Adeligen bestimmten Gymnasien. Man nannte diese Wissenschaften und Künste die „galanten“, wie man ja auch in andern Beziehungen diesen Ausdruck für „ritterlich“ oder „den vornehmen Ständen vorbehalten“ zu gebrauchen pflegte.

Leibnitz, Seckendorff, Thomasius und andere vorurtheilsfreie Männer verlangten mit Entschiedenheit, dass die Realien in den Lehrplänen eine grössere Berücksichtigung erhielten. Aber noch weit mehr als diese wurde die Muttersprache an den deutschen Unterrichtsanstalten vernachlässigt. In Pommern wurde den Lehrern an den Lateinschulen i. J. 1690 eingeschärft, sie möchten mit ihren Schülern stets lateinisch, niemals deutsch reden, weil das letztere leichtfertig, ärgerlich und schädlich sei.[1] Der Pädagog Francke in Halle klagte i. J. 1709 darüber, dass es selten einen Studenten gebe, welcher einen deutschen Brief ohne orthographische Fehler zu schreiben im Stande sei. Auch auf diesem Gebiet war eine Reform dringend geboten.

Die Modernisirung der gelehrten Schulen begann im 18. Jahrhundert und vollzog sich auf Kosten der Studien in den alten Sprachen, welche im Lehrplan eine wohlthätige Beschränkung erfuhren. Einige verrannte Philologen jammerten zwar darüber und prophezeiten für Deutschland die Wiederkehr „der Barbarei des Mittelalters“; aber ihre Worte erfüllten sich nicht, wenn man nicht in dem Auftreten von Lessing und Klopstock einen Rückschritt der Cultur erblicken will, wie Paulsen witzig bemerkt.[2]

---

[1] Tholuck a. a. O. I, 1, 173. — Biedermann a. a. O. II, 1, 511.
[2] Paulsen a. a. O. S. 378.

Der medicinische Unterricht in den theoretischen Fächern, sowie in der Anatomie, Botanik, Chemie und Arzneimittellehre.

In der Organisation des Unterrichts und im Lehrbetrieb der Universitäten änderte sich während des 17. Jahrhunderts nur wenig. Selbst bei den medicinischen Facultäten bildeten die theoretischen Vorlesungen die Hauptsache, wenn auch die Bedeutung der praktischen Demonstrationen mehr als früher anerkannt wurde.

In einem Lektionskatalog der Universität Würzburg v. J. 1604 werden folgende Vorlesungen von der medicinischen Facultät angekündigt: 1) HERM. BIRKMAN liest über die drei prognostischen Schriften des HIPPOKRATES. 2) JOH. STENGEL bespricht die Krankheiten der Brust und einiger anderer Organe. 3) GEORG LEYER trägt über die Unterschiede und die Ursachen der Krankheiten und ihrer Erscheinungen nach GALEN vor.[1] Die Professoren behandelten ihre Lehraufgaben mehr nach der literargeschichtlichen Methode der Scholastik, als im Sinne des induktiven Empirismus der Neuzeit.

Eine strenge Scheidung der Lehrkanzeln nach den verschiedenen Disciplinen kam erst im 18. Jahrhundert allmälig zu Stande. Sie wurde nothwendig, als die Entwickelung des praktischen Unterrichts in der Medicin eine Summe von Specialkenntnissen in einzelnen Disciplinen verlangte. Während vorher die Professoren ohne Schaden für den Unterricht ihre Lehrkanzeln wechseln durften, da der Zustand der Wissenschaft eine gleichmässige Ausbildung in derselben gestattete, blieben sie von jetzt ab auf ein bestimmtes Fach beschränkt, damit sie sich auf diesem Gebiete zum Meister entwickeln konnten. Doch brachte es die durch die niedrigen wissenschaftlichen Anforderungen ermöglichte und durch die ärmliche finanzielle Lage der Universitäten gebotene geringe Anzahl von systemisirten Lehrkanzeln mit sich, dass von demselben Lehrer fast überall mehrere Disciplinen gleichzeitig vertreten wurden. So war an den meisten Hochschulen das Lehramt der Botanik und Chemie mit dem der Arzneimittellehre, dasjenige der Anatomie mit dem der Chirurgie, dasjenige der Physiologie mit dem der Anatomie oder allgemeinen Pathologie vereinigt.

Es kam sogar vor, dass Professoren einer andern Facultät, z. B. der philosophischen, Vorlesungen über einzelne Theile der Heilkunde

---

[1] F. v. WEGELE: Geschichte der Universität Würzburg, Würzburg 1885, II, 226.

hielten, wie es sich auch andererseits nicht selten ereignete, dass Mediciner ihre Lehrthätigkeit auf Wissenschaften ausdehnten, die ihrem Berufe fern lagen.

H. Conring in Helmstädt lehrte nicht blos Medicin, sondern auch Philosophie und Politik und wurde „der Begründer der deutschen Rechtsgeschichte", wie O. Stobbe sagt. Meibom las neben der Medicin noch über Geschichte und Dichtkunst, und Joh. Heinr. Schulze hatte in Altdorf neben seiner medicinischen Professur den Lehrstuhl für griechische Sprache und in Halle, wohin er später übersiedelte, denjenigen der Beredsamkeit und Archäologie inne.

Die damaligen Universitäten waren in dieser Hinsicht unsern heutigen Gymnasien ähnlich, an denen ja auch bisweilen ein Mathematiker einen Theil der Unterrichtsstunden des Philologen übernimmt oder umgekehrt. Es wurde in jener Zeit vom akademischen Lehrer nicht verlangt, dass er die Wissenschaft, welche er vortrug, durch eigene Arbeiten gefördert habe. Protektionen, Vetterschaften, persönliche Vorzüge und allerlei Zufälligkeiten waren oft die Ursachen, welche die Verleihung einer Professur bewirkten.

Übrigens waren die damit verbundenen Besoldungen manchmal so gering, dass sich kaum Bewerber darum fanden. An kleinen Hochschulen musste man zufrieden sein, wenn einer der dortigen Ärzte sich bereit erklärte, eine Lehrkanzel der medicinischen Facultät zu übernehmen, die er dann vielleicht verliess, wenn sich ihm die Aussicht auf eine einträgliche Praxis in einer grösseren Stadt darbot.

An den deutschen Universitäten war es üblich, dass der Lehrer seinen Vorlesungen eine Schrift oder ein Lehrbuch, welches den Gegenstand behandelte, zu Grunde legte. An den Inhalt desselben pflegte er seine eigenen Bemerkungen anzuschliessen.

Die lateinische Sprache, welche dabei gebraucht werden musste, war nicht geeignet, ein allseitiges tiefes Verständniss der Sache zu ermöglichen; sie verleitete zu Missverständnissen und gewöhnte an hohle Redensarten, hinter denen sich die anspruchsvolle Oberflächlichkeit zu verbergen suchte. Es lässt sich leicht ermessen, dass diese Zustände für die Ausbildung des Arztes die übelsten Folgen haben mussten.

Freie Vorträge wurden, wenigstens an deutschen Universitäten, selten gehalten; denn sie setzten voraus, dass der Lehrer sowohl sein Fach gründlich beherrschte, als auch eine ausserordentliche Gewandtheit im Gebrauche der lateinischen Sprache besass.

Erst im 19. Jahrhundert gelang es, diese das Lehren und Lernen ohne Noth erschwerende Sitte abzuschaffen. Niemals kann die Schuld für den Schaden, der dadurch den Studierenden und den Kranken, der medicinischen Wissenschaft, wie der deutschen Culturentwickelung zugefügt wurde, gesühnt werden.

Der praktische Unterricht in der Medicin lag, wie erwähnt, Anfangs ausserhalb des Studienplanes der Universitäten. Er wurde nur allmälig in denselben aufgenommen; am frühesten geschah dies mit der Anatomie, am spätesten mit der klinischen Unterweisung am Krankenbett.

Die Fortschritte, welche der anatomische Unterricht in dieser Periode machte, bestanden in der Vermehrung des Studien-Materials, der vollständigeren Ausnutzung desselben, der Gründung anatomischer Sammlungen, der Errichtung von besonderen Professuren und Instituten für dieses Fach und in der Theilnahme der Studierenden an den Zergliederungen.

Der Mangel an menschlichen Leichen nöthigte freilich dazu, dass häufig in der früher üblichen Weise thierische Körper zu anatomischen Studien verwendet wurden; doch geschah dies jetzt mit grösserem Nutzen für die anatomische Ausbildung und führte zur Beobachtung mancher werthvollen zootomischen und vergleichend-anatomischen Thatsache.

Wenn die Zahl der menschlichen Leichen, welche den anatomischen Lehranstalten zur Verfügung standen, klein war, so muss man bedenken, dass auch nicht viele Studierende vorhanden waren, so dass der Einzelne Alles deutlich sehen und beobachten konnte. Doch wurden dem anatomischen Unterricht durch die Nachlässigkeit, mit welcher die Behörden die Lieferung des erforderlichen Leichenmaterials betrieben, durch die ermüdenden Weitläufigkeiten und zeitraubenden, von unverständigen Bureaukraten ersonnenen Schreibereien, die damit verbunden waren,[1] und vor Allem durch die unter dem Volke herrschenden Vorurtheile viele Schwierigkeiten bereitet.

In den Kreisen der Vornehmen liessen dieselben allerdings nach; sie machten hier einer wissenschaftlichen Neugier Platz, welcher bisweilen eine Haut-goût-artige Sinnlichkeit nicht fehlte. Die Leichen-Sektionen erschienen als piquante Schauspiele, zu denen sich die Zuschauer drängten; den Höhepunkt der dramatischen Situation bezeichnete die Demonstration der sexuellen Organe, für welche ein erhöhtes Eintrittsgeld gefordert wurde. Als der regierende Herzog von Würtemberg im J. 1604 den Besuch von drei sächsischen Prinzen empfing, führte er sie, um ihnen eine Unterhaltung zu verschaffen, nach Tübingen, wo sie der Zergliederung einer menschlichen Leiche beiwohnten, welche

---

[1] Prantl a. a. O. I, 496.

acht Tage dauerte.[1] Der Anatom Werner Rolfink in Jena wurde an den Hof nach Weimar beschieden, wo er in Gegenwart von Fürsten und vornehmen Herren eine Sektion ausführen musste; sie bildete gleichsam einen Theil der Vergnügungen, welche der Herzog seinen Gästen bot.[2] In Frankreich wurde das wissenschaftliche Interesse Modesache; selbst hochstehende Damen scheuten sich nicht, Gefallen an anatomischen Demonstrationen zu finden.

Anders dachte das Volk darüber. Hier erhielt sich der fromme Aberglaube, welcher in der anatomischen Zergliederung des menschlichen Körpers ein Verbrechen sah, das an ihm ausgeübt wurde. Dazu kam das aus alten Zeiten stammende Mährchen, dass die Anatomen, wenn sie keine Leichen zur Verfügung haben, auch lebende Menschen zu ihren Untersuchungen verwendeten. Die dadurch erzeugte Erbitterung wurde noch gesteigert durch die illegale Art, in welcher viele Leichen in den Besitz der anatomischen Anstalten gelangten.

In Jena erbaten sich Verbrecher, welche zum Tode verurtheilt waren, bevor sie dem Henker übergeben wurden, die Gnade aus, dass ihre Körper nicht dem Professor Rolfink überliefert würden, und die Bauern in der Umgegend von Jena liessen die Gräber ihrer Angehörigen bewachen, damit deren Leichen nicht „gerolfinkt“ würden. J. Becher musste 1661 aus Würzburg fliehen, weil er den Leichnam eines hingerichteten Weibes zergliedert hatte.[3] In Berlin und Lyon wurden die anatomischen Anstalten von dem aufgeregten Volk gestürmt und die Anatomen gemisshandelt;[4] aus dem gleichen Grunde wurde auch die Anatomie zu Edinburg im J. 1725 vom Pöbel zerstört.[5] Noch heut ist dieses Vorurtheil nicht gänzlich verschwunden. Vor wenigen Jahren richteten die Pfründner der Stadt Wien an den dortigen Magistrat die Bitte, dass ihre Leichen nicht der Anatomie übergeben würden.

Glücklicher Weise war man nicht überall so engherzig. Vieussens hatte in Montpellier Gelegenheit, über 500 Leichen zu zergliedern. Lieutaud konnte sich auf 1200 Sektionsberichte stützen. Haller erzählt, dass er während seiner Lehrthätigkeit in Göttingen (1736—1753) ungefähr 350 Sektionen ausgeführt habe; die unter seiner Leitung

---

[1] J. Säxinger: Über die Entwickelung des medicin. Unterrichts an der Tübinger Hochschule, 1883.

[2] G. W. Wedel: Oratio funebr. Rolfincio dicta, Jena 1675.

[3] Kölliker a. a. O. S. 11.

[4] J. P. Frank: System der medicinischen Polizei, Wien 1817, VI, 2, S. 60 Anm.

[5] A. Grant: The story of the university of Edinburgh, London 1884.

stehende dortige Anatomie erhielt jährlich 30—40 Leichen.[1] Ebenso
günstig stand es in Strassburg; im Winter d. J. 1725 wurden in der
dortigen Anatomie 30, 1760 sogar 60 Leichen zergliedert.[2] In Paris,
Leyden und an einigen italienischen Hochschulen war man so viel als
möglich bemüht, die anatomischen Lehranstalten mit dem nothwendigen
Studien-Material zu versorgen. ALBERTINI in Bologna erzählte, dass
man ihm selbst in wohlhabenden Familien bereitwillig die Erlaubniss
zur Sektion ertheilt habe, wenn es sich darum handelte, die Ursache
einer Krankheit zu ergründen.

An andern Orten hatte die Vernachlässigung der anatomischen
Demonstrationen nicht so sehr in dem Mangel an Leichen, als in der
Bequemlichkeit und dem Unverstand der Professoren ihren Grund. In
Prag wurden in einem Zeitraum von 22 Jahren (1690—1712) nur drei
Zergliederungen vorgenommen.[3] In Wien fand während des Jahres 1741
nicht ein einziger Actus anatomicus statt; als der Professor dieses Faches
von der Regierung deshalb getadelt wurde, brachte er unter Anderem
zu seiner Entschuldigung vor, dass er keinen Prosector zur Unterstützung gehabt habe.[4] Die medicinische Facultät zu Ingolstadt beantragte im J. 1753 sogar, die Professur der Anatomie gänzlich auf-
zuheben, da es am besten sei, diese Wissenschaft erst nach der Absolvirung der medicinischen Studien während der ärztlichen Praxis zu
erlernen.[5]

Doch traf man im 18. Jahrhundert in den meisten deutschen
Staaten Einrichtungen, um dem beständigen Leichen-Mangel, an welchem
die anatomischen Lehranstalten litten, abzuhelfen. Im J. 1716 verordnete die kurfürstlich sächsische Regierung, dass die Leichen aller zum
Tode verurtheilten Verbrecher des Leipziger Kreises auf Verlangen der
dortigen medicinischen Facultät ohne Weiteres der Anatomie übergeben
würden. Desgleichen wurde auch für die Bedürfnisse der Anatomie zu
Wittenberg Sorge getragen. Im J. 1723 wurde bestimmt, dass auch
Leichen von ertrunkenen und todt gefundenen Personen, insofern es
sich nicht um „honoratiores" handelte, sowie von Selbstmördern und
Sträflingen, die in den Gefängnissen starben, zu anatomischen Zwecken
verwendet werden sollten; ferner wurde verfügt, dass die armen Leute,
welche in den Krankenhäusern auf öffentliche Kosten verpflegt wurden,
wenn sie dort starben, und ihre Angehörigen die Begräbnisskosten nicht
erschwingen konnten, den medicinischen Facultäten überliefert wurden,

<hr>

[1] A. VALENTIN in der Denkschrift über A. v. Haller, Bern 1877, S. 72.
[2] WIEGER a. a. O. S. 82.
[3] HYRTL: Geschichte der Anatomie in Prag, 1841, S. 26.
[4] ROSAS a. a. O. II, 256.   [5] PRANTL a. a. O. I, 607.

„jedoch nur zur blossen Sektion und Demonstrirung der Viscerum, nicht aber zur völligen Anatomirung“.[1]

Die preussische Regierung erliess ebenfalls geeignete Verordnungen, damit das zum anatomischen Studium erforderliche Material nicht fehle. Die Anatomie zu Göttingen erhielt die Leichen der Prostituirten und der unehelichen Kinder. In Wien mussten seit 1749 die Hospitäler, wenn keine Hinrichtungen stattfanden, die Leichen für die anatomischen Untersuchungen und Demonstrationen liefern.[2] M. STOLL erwartete eine erhebliche Vermehrung des Studien-Materials, wenn auch die Leichen von Bankerottierern diesem Zweck überwiesen würden. Die Anatomie zu Åbo in Finnland durfte sogar die Leichen aller Derjenigen, welche eine Unterstützung vom Staat genossen, in Anspruch nehmen.

In dieser Periode begann man auch besondere Gebäude für die Anatomie zu errichten. HAZON hat eine Beschreibung des anatomischen Amphitheaters hinterlassen, welches im J. 1604 zu Paris erbaut wurde. Die Herstellung desselben geschah binnen 14 Tagen; es war sehr klein und durchaus nicht solid. Schon nach kurzer Zeit wurde an seiner Stelle ein grösseres und zweckmässigeres Gebäude errichtet, welches indessen auch recht schlecht war. Es hatte z. B. keine Fenster, sondern nur Luftlöcher, wie HAZON erzählt, der darin als Student im J. 1730 Vorlesungen hörte, und war daher der Kälte und dem Winde zugänglich.

Auf WINSLOWS Veranlassung und unter seiner Leitung erhielt die Pariser Anatomie im J. 1744 ein Gebäude aus Quadersteinen, welches mit Glasfenstern versehen war. Die anatomische Lehranstalt zu Leiden war mit Skeletten von Menschen und Thieren verschiedener Arten ausgestattet und geräumig eingerichtet.[3] Die Chirurgenzunft in Edinburg gründete 1697 ein anatomisches Theater, in welchem Demonstrationen stattfanden, und schuf 1705 eine Professur der Anatomie.

In Würzburg wurde im J. 1724 ein anatomisches Theater errichtet; es war ein Kuppelbau mit Oberlicht, hatte fliessendes Wasser und kostete 10 000 fl. Im Parnassus boicus (München 1725, p. 310) wird darüber berichtet: „Zur Aufnamb des Studii anatomici und chirurgici spahret man keine Kosten, und ist ein berühmter Chirurgus auß Paris, Monsieur Sivert, unter einer starken Besoldung (nämlich 400 Reichsthaler) dahin beruffen worden, umb die chirurgischen Griff geschickt zu zeigen und die Anatomie oder Zergliederung deß menschlichen Leibs

---

[1] J. P. FRANK a. a. O. VI, 2, S. 73 u. ff.

[2] J. D. JOUX: Lexikon der k. k. Medicinalgesetze, Prag 1798, VI, 712 u. ff.

[3] ALB. KYPER: Medicinam rite discendi et exercendi methodus, Lugd. Batav. 1643, p. 112.

zu lehren, worzu ihm aus dem prächtigen Spitall die Körper angeschafft
werden: wie er denn unlängst an einer in Raserey verstorbenen Frauen-
Person ein Probstuck abgelegt." Im J. 1788 wurde die anatomische
Anstalt zu Würzburg erweitert, indem an das Amphitheater zwei Säle,
in denen die anatomische Sammlung untergebracht wurde, ein Saal für
die Präparir-Übungen der Studierenden, ein Zimmer, in welchem der
Professor arbeitete, und eine Küche angebaut wurden.[1]

Die Universität Breslau wurde 1745, und diejenige zu Königsberg
1738 mit einem anatomischen Theater ausgestattet; das letztere verdankte seine Existenz dem damaligen Professor der Anatomie, der es
auf seine eigenen Kosten erbauen liess.[2] Das anatomische Theater zu
Pavia fasste 400 Zuschauer, war sehr hell und mit den Bildnissen der
berühmtesten Anatomen geschmückt. In dem daran stossenden Saale,
welcher mit breiten Steinplatten belegt, mit einem Herde, mit grossen
Kesseln und beständig fliessendem reinen Wasser versehen war, fanden
die Secir-Übungen der Studenten statt.[3]

Derartige Anstalten wurden auch in Städten, welche keine Universität besassen, wie in Berlin, Bremen, Frankfurt a. M., Nürnberg u. a. O.
errichtet und den dortigen Ärzten und Chirurgen zum Gebrauch übergeben. An manchen Orten wurde ein Schuppen oder ein anderes Lokal,
welches nicht benutzt wurde, für die anatomischen Sektionen und Demonstrationen verwendet.

Ausser den anatomischen Instituten entstanden auch anatomische
Museen, welche bald als werthvolles Lehrmittel beim medicinischen
Unterricht erkannt wurden. F. Ruysch legte eine Sammlung anatomischer Präparate an, welche er im J. 1717 um den enormen Preis
von 30 000 fl. an Peter den Grossen verkaufte. Binnen zehn Jahren
gelang es ihm, eine neue Sammlung herzustellen, welche zum grössten
Theile vom polnischen Könige Johann Sobieski erworben wurde, der
dafür 20 000 fl. bezahlte.

John Hunters berühmtes Museum enthielt 14 000 anatomische
Präparate; es wurde nach seinem Tode von der englischen Regierung
für 15 000 Pfd. Sterling angekauft und dem R. College of Surgeons zum
Geschenk gemacht, wo es sich noch heut befindet. Grossen Ruf genossen auch J. N. Lieberkühn's Injektions-Präparate, sowie J. G. Walter's
anatomische Sammlung, die Frucht einer angestrengten Arbeit von
54 Jahren; sie bestand aus 2808 Nummern, wurde im J. 1803 von der

---

[1] Kölliker a. a. O. S. 25. 75. 78.
[2] D. H. Arnoldt a. a. O. — Frank a. a. O. VI, 2, S. 88.
[3] J. P. Frank a. a. O. VI, 1, S. 327.

preussischen Regierung für 100 000 Thaler erworben und bildete den Grundstock des anatomisch-zootomischen Museums der Berliner Hochschule.

Auch wurden von geübten Künstlern Nachbildungen anatomischer Präparate in Wachs angefertigt, welche zum medicinischen Unterricht dienten. Einzelne Italiener erreichten in den Modellir-Arbeiten dieser Art eine bewunderungswürdige Geschicklichkeit. Der Kaiser Josef II. liess eine berühmte Sammlung von Wachs-Präparaten, welche in Florenz unter Fontana's Leitung hergestellt worden war, für 30 000 fl. ankaufen, nach Wien bringen und als Lehrmittel der militärärztlichen Akademie übergeben. Übrigens machte schon P. Frank darauf aufmerksam, dass diese Wachs-Nachbildungen sich nicht so sehr für den anatomischen Unterricht der Studierenden der Medicin eignen, als sie zu empfehlen sind, wenn es gilt, Laien, welche einen unüberwindlichen Abscheu vor Leichen haben, eine allgemeine oberflächliche Kenntniss des menschlichen Körpers und seiner verschiedenen Theile zu verschaffen.

Ein wichtiges Lehrmittel für den anatomischen Unterricht bildeten ferner die anatomischen Tafeln und Zeichnungen, welche theils selbstständig erschienen, theils den Lehrbüchern der Anatomie beigegeben wurden. Joh. Remmelin nahm die schon früher geübte Methode wieder auf, durch aufgeklebte und hinwegzuschlagende Bilder die Lagerung der Muskelschichten und Eingeweide kenntlich zu machen;[1] in derselben Weise verfuhr Clopton Havers.

Vortreffliche anatomische Tafeln, namentlich über die Vertheilung der Nerven, verdankt man dem Maler Pietro da Cortona; die Titelvignette der Ausgabe von 1741 stellt die Blut-Transfusion dar. Gerard de Lairesse lieferte die Zeichnungen für das anatomische Lehrbuch des G. Bidloo. Vorzugsweise für Künstler berechnet waren das anatomische Werk von B. Genga mit den Zeichnungen Ch. Errards, die *Anatomia dei pittori* des Carlo Cesio, welche auch in deutscher Übersetzung erschien, ferner das vom spanischen Anatomen und Maler Martinez entworfene Bild der Muskeln des Körpers, welches sich durch seine tadellosen Proportionen auszeichnet, die Tafeln von Ercole Lelli u. a. m. Auch die Kupfer, welche die anatomischen Schriften von W. Cheselden und Dom. Santorini zierten, ragten durch ihren hohen künstlerischen Werth hervor; die letzteren wurden von Morgagni für Musterbilder erklärt.

Ein weiterer Fortschritt bestand in der Einführung colorirter Zeich-

---

[1] Choulant: Geschichte der anat. Abbildung, Leipzig 1852, S. 39. 82 u. ff.

nungen für anatomische Darstellungen; dadurch konnten die Arterien, Venen, Nerven und die einzelnen Organe schärfer unterschieden werden. Zum ersten Male kam dies in den Holzschnitten zur Anwendung, mit welchen C. ASELLI seine Arbeit über die Chylus-Gefässe ausstattete. Im Beginn des 18. Jahrhunderts machte der Miniatur-Maler J. CHR. LE BLON die ersten Versuche in gefärbter Schabkunst; 1721 veröffentlichte er das erste anatomische Blatt, das nach diesem Verfahren hergestellt worden war. Aber in weiteren Kreisen bekannt und für die anatomischen Darstellungen verwerthet wurde die neue Erfindung des Buntkupferdrucks erst durch JAN LADMIRAL, welcher mehrere Abhandlungen der Anatomen B. S. ALBINUS und F. RUYSCH mit derartigen Abbildungen versah, sowie durch J. F. GAUTIER D'AGOTY der dabei hauptsächlich anatomische Präparate DUVERNEY's als Vorlage benutzte.

ALBINUS hinterliess eine ausführliche Beschreibung der Herstellung anatomischer Zeichnungen und gab dabei beachtenswerthe Rathschläge, welche Fehler zu vermeiden und welche Regeln zu berücksichtigen sind.[1] Er verwendete, wie er selbst erzählt, die Summe von 24 000 Gulden aus seinem eigenen Vermögen auf die Anfertigung anatomischer Tafeln.[2] Als Zeichner stand ihm JAN WANDELAER zur Seite. Auch HALLER, welcher eine Sammlung anatomischer Abbildungen veranstaltete, und W. HUNTER, dem man die beste Darstellung des schwangeren Uterus verdankte, wurden von tüchtigen Künstlern unterstützt. Endlich gab PIETER CAMPER, welcher den Zeichenstift ebenso geschickt zu führen verstand als das Secirmesser, werthvolle Aufschlüsse über die mathematische Conformation des Kopfes und machte auf die Bedeutung des nach ihm genannten Gesichtswinkels für die Beurtheilung der geistigen Begabung der Menschen aufmerksam.

Über die Art, in welcher der anatomische Unterricht ertheilt wurde, erhalten wir durch mehrere Bilder der niederländischen Schule, auf denen hervorragende Ärzte jener Zeit dargestellt werden, wie sie, umgeben von ihren Schülern oder befreundeten Collegen, über anatomische oder chirurgische Fragen Vorträge halten, eine klare Anschauung.

REMBRANDT's berühmtes Gemälde: „Die anatomische Vorlesung", welches zu den bedeutendsten Schöpfungen dieses grossen Meisters gehört, zeigt den Amsterdamer Anatomen NIC. TULP, der damals zugleich

---

[1] B. S. ALBINUS: Acad. annotat., Lugd. Bat. 1754, lib. I, Praef. p. 7 u. ff., lib. VIII, p. 30. 50.

[2] ALBINUS a. a. O. lib. III. p. 73.

die Würde des Bürgermeisters bekleidete, in dem Augenblick, da er seinen ärztlichen Collegen eine Leiche demonstrirt; das Bild befindet sich gegenwärtig in der königlichen Gallerie im Haag und ist durch den Kupferstich sehr bekannt geworden. Auf einem anderen Bilde hat REMBRANDT den Dr. DEYMANN, den Nachfolger TULP's im Lehramt, dargestellt, wie er nach Entfernung des Schädeldaches ein Gehirn präparirt.

Ähnliche Gemälde werden in Amsterdam und anderen Orten Hollands aufbewahrt; es befinden sich darunter Werke von AART PIETERSEN, TH. DE KEYSER, MICH. MIREWELL, ADRIAN BAKER, CORN. TROOST und T. REGTERS. Sie waren grösstentheils für die Chirurgen-Gilde in Amsterdam bestimmt.[1] Sie bilden wichtige Documente sowohl für die Geschichte des medicinischen Unterrichts als für die sociale Stellung, welche die Ärzte zu jener Zeit in den Niederlanden einnahmen.

Der anatomische Unterricht beschränkte sich nicht mehr, wie in früheren Zeiten, auf die Demonstration der Organe der grossen Körperhöhlen, sondern unterzog auch die Muskeln, Gefässe und Nerven einer eingehenden Betrachtung.

Auch wurden die Studierenden veranlasst, selbst an den anatomischen Arbeiten Theil zu nehmen. HALLER hatte als Student in Leyden Gelegenheit, unter der Leitung seines Lehrers ALBINUS drei Leichen zu seciren.[2] Am Collège de St. Côme zu Paris wurden i. J. 1750 anatomische Secirübungen für die Studierenden eingerichtet.[3] In Wien führte der geistreiche JOSEF BARTH die Präparir-Übungen für die Studierenden ein. STOLL und P. FRANK entwickelten die Nothwendigkeit, dass sich die künftigen Ärzte an den Zergliederungen selbst betheiligten.[4]

An den meisten Universitäten fiel dem Anatomen zugleich die Aufgabe zu, die pathologischen Veränderungen an der Leiche zu demonstriren und zu erklären. WERLHOF forderte dies ausdrücklich in seinem Gutachten über die Einrichtung der medicinischen Facultät in Göttingen. Es geht dies auch aus der Thatsache hervor, dass die bedeutenden Anatomen jener Periode, wie LANCISI, VALSALVA, MORGAGNI, LIEUTAUD, PORTAL, SANDIFORT, J. HUNTER, HALLER u. A. zugleich die Grundlagen der pathologischen Anatomie gezeichnet haben.

---

[1] J. B. THIJSSUS: Beschrijving der Schilderijen afkomstig van het Chirurgijnsgild te Amsterdam, Amsterdam 1865. — P. TRIAIRE: Les leçons d'anatomie et les peintres Hollandais, Paris 1887.

[2] VALENTIN a. a. O. S. 68.

[3] P. FRANK a. a. O. VI, 2. Abth., S. 331, Anm.

[4] FRANK a. a. O. VI, 2, S. 87.

Man begann auch schon Sammlungen pathologisch-anatomischer Präparate anzulegen. Bereits im 17. Jahrhundert bewahrte G. Riva in Rom eine Anzahl derselben auf, die er als Hospitalarzt gewonnen hatte. Später geschah dies häufiger. Sömmering besass eine reichhaltige pathologisch-anatomische Sammlung, welche auf Brambilla's Veranlassung um den Preis von 400 Dukaten für das Josefinum in Wien erworben wurde.[1]

Zum Unterricht in der Heilmittellehre boten die botanischen Gärten, in denen die Arzneipflanzen gezogen wurden, und die Apotheken Gelegenheit. Der Jardin des plantes zu Paris wurde i. J. 1626 auf Betreiben des königl. Leibarztes Labrosse angelegt. Gleichzeitig bestimmte ein Dekret des Königs Ludwig XIII., dass „in Anbetracht, dass an den medicinischen Schulen die pharmaceutischen Operationen nicht gelehrt werden, drei Doktoren aus der Pariser Facultät ausgewählt würden, welche den Schülern das Innere der Pflanzen und aller Medicamente demonstriren und die Bereitung jeder Art von Arzneien auf einfachem und chemischem Wege zeigen sollten, und dass in einem Zimmer Proben sämmtlicher Arzneien und allerlei seltener Naturgegenstände aufgestellt würden."[2] Für die Erhaltung dieser Anstalt wurde eine jährliche Summe von 21 000 Livres angewiesen. Naturforscher wie Tournefort, die beiden Jussieu, Dufay, Daubenton und vor Allen Buffon, welche hier thätig waren, machten den botanischen Garten zu Paris zu einer europäischen Berühmtheit.

Im Verlauf des 17. und 18. Jahrhunderts wurden die meisten Universitäten mit botanischen Gärten ausgestattet. Durch seinen Reichthum an officinellen Pflanzen zeichnete sich besonders derjenige zu Chelsea (London) aus, welchen Sir Hans Sloane i. J. 1686 der Londoner Apotheker-Genossenschaft schenkte.

Botanische Gärten entstanden ferner zu Amsterdam, Utrecht, Kopenhagen und Upsala in der ersten Hälfte des 17. Jahrhunderts, in Oxford (1632), Edinburg (1680), Cambridge (1702), Harderwyk (1709) und Petersburg (1725). In Deutschland wurden die Hochschulen zu Giessen (1609), Altdorf (1626), Jena (1629), Helmstädt (1634), Kiel (1669), Halle, Tübingen (1675), Würzburg (1695), Wittenberg (1711), Ingolstadt (1723), Göttingen (1737), Frankfurt a. O. (1744), Wien (1749), Greifswald (1765), Prag (1776), Salzburg, Marburg und Rostock mit botanischen Gärten verbunden.

---

[1] Rud. Wagner: Soemmerings Leben, Leipzig 1844, II, 89.

[2] Esquiros und Weil: Die wissenschaftlichen Institute zu Paris, Stuttgart 1850, I, S. 28.

Auch dienten dem botanischen Unterricht die Sammlungen getrockneter Pflanzen, sowie die botanischen Bilder-Atlanten, von denen manche durch ihre Naturtreue überraschen.[1] Zu dem gleichen Zweck unternahmen die Studierenden mit ihrem Lehrer gemeinsame botanische Ausflüge, welche Herbationen genannt wurden.

Ebenso wie beim botanischen Unterricht wurden auch beim chemischen vorzugsweise die Interessen der Pharmakologie und Pharmacie berücksichtigt. Es gab in jener Zeit bereits an mehreren Universitäten Lehrkanzeln der Chemie und chemische Laboratorien, in denen die Herstellung pharmaceutischer Präparate erlernt werden konnte. Das Verhalten des Senates der Universität zu Innsbruck, welcher i. J. 1740 die Errichtung von Professuren für Botanik und Chemie ablehnte, bildete sicherlich eine Ausnahme; er begründete dies damit, dass ein gründlicher botanischer Unterricht 10 Jahre erfordere, „da bei diesem neugierigen *saeculo* immer etwas Neues *in vegetabilibus* in Vorschein komme", während eine Lehrkanzel für Chemie zu viel Geld koste.[2] Die beste Gelegenheit zum Unterricht in der Chemie boten die Apotheken, deren innere Einrichtungen durch H. Peters, welcher in seinem Buche Bilder der Hofapotheke zu Rastadt v. J. 1700, der Sternapotheke zu Nürnberg v. J. 1710 und der Apotheke zu Klattau in Böhmen v. J. 1733 veröffentlichte, allgemein bekannt geworden sind.[3]

Die Ausbildung der Apotheker geschah handwerksmässig. Die naturwissenschaftlichen Kenntnisse, welche von ihnen verlangt wurden, waren nicht bedeutend.[4] So schrieb Fr. Hoffmann: „Dem Apotheker soll bekannt sein, dass ein Acidum mit einem Alcali ebullieret; aber es ist schon genug, wenn er nur den Effekt weiss, obschon er die Ursache davon nicht sagen kann."

Den Apothekern fiel neben der Bereitung der Arzneien auch die Aufgabe zu, Klystiere zusammenzusetzen und beizubringen. Diese Beschäftigung war sehr einträglich zu einer Zeit, da Ludwig XIII. in einem einzigen Jahre ausser 215 Purgantien 212 Klystiere zu sich nahm. Ein Kanonikus zu Troyes brachte es binnen zwei Jahren sogar zu der unglaublichen Zahl von 2100, welche dem Andenken der Nachwelt aufbewahrt worden ist, weil er sich weigerte, das dafür geforderte Honorar zu bezahlen, und deshalb verklagt wurde. Die Klystiere wurden Modesache, und die Pariser Damen raunten sich vertraulich zu,

---

[1] H. Peters a. a. O. S. 57.

[2] J. Probst: Geschichte der Universität zu Innsbruck, Innsbruck 1869.

[3] H. Peters a. a. O. S. 78 u. ff.

[4] Fr. Hoffmann: Medicus politicus, Lugd. Batav. 1746, II, 2, c. 16.

dass das Geheimniss der Ninon de l'Enclos, durch welches sie sich ihre vielbewunderte Schönheit bis ins hohe Alter erhielt, lediglich auf dem öfteren Gebrauche dieses Mittels beruhte.[1]

Der klinische Unterricht im 17. und 18. Jahrhundert.

Die grösste Errungenschaft, welche der medicinische Unterricht dieser Periode verdankte, bestand darin, dass die klinische Unterweisung an den meisten Universitäten eingeführt und in den Studienplan derselben aufgenommen wurde. Die ersten Versuche, welche damit, wie erwähnt, im 16. Jahrhundert zu Padua angestellt wurden, hatten keinen dauernden Erfolg und übten auch keinen sichtbaren Einfluss aus auf andere Hochschulen.

Der Universität Leyden gebührt das Verdienst, den klinischen Unterricht zu einer bleibenden Einrichtung gemacht und durch ihre Schüler auch nach andern Orten verpflanzt zu haben. Die Professoren Otto van Heurne und Ew. Schrevelius eröffneten denselben um das Jahr 1630 im Krankenhause zu Leyden.

Dabei wurde die Methode eingeschlagen, dass die Studierenden zunächst den Kranken über sein Leiden examinirten und untersuchten, dass hierauf ein Jeder derselben seine Ansicht über das Wesen, die Ursachen, Symptome, Prognosis und Behandlung der Krankheit äusserte, und der Professor zuletzt die richtige bestätigte, die falsche widerlegte und die nothwendigen Erklärungen dazu abgab. Aber dieses Verfahren gefiel den Studenten nicht, weil sie dabei Gefahr liefen, durch Fragen, die sie nicht beantworten konnten, blosgestellt zu werden, und O. v. Heurne sah sich daher zu seinem Bedauern veranlasst, dasselbe aufzugeben, statt dessen selbst die Krankenuntersuchung vorzunehmen und daran seine Anleitung zur Behandlung zu knüpfen.

Die Patienten, welche im Hospital starben, wurden secirt, um über die Ursache und den Sitz der Krankheiten Sicherheit zu gewinnen. Auch gehörte zu diesem Hospital eine Apotheke, in welcher die Studierenden die Bereitung der Arzneien sehen und lernen konnten.[2]

Im J. 1648 übernahm Albert Kyper aus Königsberg in Preussen, dem wir diese Nachrichten verdanken, die Leitung der Klinik zu Leyden.

---

[1] Philippe a. a. O. S. 131 u. ff.

[2] Alb. Kyper a. a. O. p. 112 u. ff., 256 u. ff.

Ihm folgte schon nach wenigen Jahren Franz de le Boë (Sylvius), welchen sein College Lucas Schacht in seiner klinischen Wirksamkeit geschildert hat.[1] „Wenn er mit seinen Schülern zum Kranken kam und den Unterricht begann, so schien er über die Ursache und Art seines Leidens, die Krankheitserscheinungen und die Behandlung vollständig im Unklaren zu sein und äusserte sich Anfangs gar nicht über den Krankheitsfall; er fing nun an, durch Fragen, die er bald an diesen, bald an jenen der Zuhörer richtete, Alles herauszufischen *(expiscabatur)*, und vereinigte die auf diese Weise ermittelten Thatsachen zu einem Krankheitsbilde, so dass die Studierenden den Eindruck empfingen, als ob sie die Diagnose nicht von ihm erfahren, sondern selbst aufgefunden hätten." Unter seiner Leitung erlangte die Klinik in Leyden einen solchen Ruf, dass Studierende und Ärzte aus Ungarn, Russland, Polen, Deutschland, Dänemark, Schweden, aus der Schweiz, Italien, Frankreich und England, also fast aus allen Ländern Europas, dorthin kamen, wie Schacht erzählt.

Die Leydener Klinik behauptete lange Zeit den ersten Rang unter allen derartigen Anstalten. Boerhaave, welcher bis 1738 an der Spitze derselben stand, war in der ganzen Welt bekannt und zählte zu seinen Schülern Haller, G. van Swieten, A. de Haën, Pringle, H. D. Gaub, Ribeiro Sanchez u. A., welche das 18. Jahrhundert mit ihrem Ruhm erfüllten.

Auch an andern Hochschulen Hollands, dessen Krankenhäuser von Augenzeugen sehr gelobt wurden,[2] wurde klinischer Unterricht ertheilt. In Utrecht lehrte Wilh. van der Straten, dessen Methode, die Studierenden zur Erkenntniss der Krankheiten anzuleiten, den uneingeschränkten Beifall Kypers fand.[3]

Im Hospital von S. Spirito zu Rom wurde auf Lancisi's Veranlassung im J. 1715 eine klinische Lehranstalt errichtet. Die Universität zu Edinburg erhielt 1738 ein Spital, welches seit 1746 zum klinischen Unterricht benutzt wurde.[4]

In Paris wurde im J. 1644 die poliklinische Unterweisung, welche dort seit Jahrhunderten bestand, dem Lehrplane der medicinischen Facultät einverleibt. Den Anlass dazu gab, wie es scheint, Theophraste Renaudot.

Dieser geistvolle und unternehmende Mann, welcher das erste Leihhaus und das erste Adressbureau in Paris gründete und die erste Zeitung,

---

[1] Oratio funebris in obitum F. de le Boë Sylvii in Sylvii opera medica, Amstelod. 1680, p. 931 und Neudert a. a. O. 1836, II, 162.

[2] Vergl. Tholuck a. a. O. I, 2, S. 205. [3] Kyper a. a. O. p. 255.

[4] A. Grant a. a. O.

welche in Frankreich erschien, nämlich die Gazette de France, redigirte,
schuf im Verein mit andern ärztlichen Collegen auch ein ambulato-
risches Institut, in welchem arme Kranke unentgeltlich behandelt
wurden. Von der medicinischen Facultät, mit der er in beständiger
Fehde lebte, weil er sich dem Zunftgeist derselben nicht fügen wollte,
erfuhr er deshalb viele Anfeindungen. Als sein Gönner, der mächtige
Cardinal Richelieu, gestorben war, setzte sie es sogar durch, dass die
Poliklinik RENAUDOT's, welche der ärmeren Bevölkerung eine Wohlthat
gewesen war, geschlossen wurde.[1]

Dafür übernahm die medicinische Facultät nun die Pflicht, selbst
eine derartige Anstalt zu erhalten. Es wurde daher angeordnet, dass
6 Doktoren, und zwar 3 alte und 3 junge, damit beauftragt würden,
zweimal wöchentlich in der Ecole de médecine unentgeltlich ambulante
Kranke zu untersuchen und ihnen Arzneimittel zu verabreichen. Die
chirurgischen Operationen sollten sie entweder selbst vornehmen oder
durch einen tüchtigen Chirurgen ausführen lassen. In schwierigen
Fällen mussten sie einander zu Rath ziehen; auch wurde dem Dekan
der Facultät befohlen, dabei oft anwesend zu sein.

Arme Kranke, welche wegen ihres Zustandes nicht zur Consul-
tation kommen konnten, wurden in ihren Wohnungen besucht und
unentgeltlich behandelt. Die Baccalaureen, also die älteren Studierenden
der Medicin, wurden verpflichtet, den poliklinischen Consultationen beizuwohnen; sie wurden dabei zugleich beschäftigt, indem sie die Recepte,
welche die Doktoren diktirten, niederschrieben und andere Dienstleistungen verrichteten. Ebenso sollten sie an den ärztlichen Besuchen
im Hôtel Dieu oder einem andern Hospitale Theil nehmen.[2] Diese
poliklinischen Studien dauerten zwei Jahre. Erst am Ende des 18. Jahrhunderts wurden in Paris stationäre Kliniken eingerichtet.

Auch in Deutschland entstanden die ersten Kliniken nicht vor der
Mitte des vorigen Jahrhunderts. Allerdings beantragte WERLHOF bei
der Gründung der Universität Göttingen die Errichtung einer damit
verbundenen Klinik, aber vergeblich. Ähnlich erging es der medicinischen Facultät zu Wien im J. 1718.

Auch F. HOFFMANN in Halle betonte, dass durch den Besuch
medicinischer Vorlesungen allein Niemand zum Arzt ausgebildet werde,
sondern dass dazu die klinische Unterweisung gehöre.[3] Die Überzeugung, dass die Klinik für den medicinischen Unterricht nothwendig

---

[1] GILLES DE LA TOURETTE: Theophraste Rénaudot, Paris 1884.
[2] HAZON a. a. O. — SABATIER a. a. O.
[3] F. HOFFMANN: Medicus politicus, Halle 1746, I, 1, 6.

sei, war also allgemein; aber die Ohnmacht der Professoren der Heilkunde, die Gleichgültigkeit der Behörden und vor Allem der Mangel
an Geldmitteln trugen Schuld, dass die Verwirklichung der dafür erforderlichen Anstalten stets auf spätere Zeiten verschoben wurde.

Wien war die erste deutsche Universität, welche eine Klinik erhielt. Auf GERHARD VAN SWIETENS Veranlassung wurde im J. 1753
im sogen. Bürgerspital eine klinische Abtheilung eingerichtet, welche
aus 6 Betten für Männer und 6 Betten für Weiber bestand; doch
wurde dem Vorstande derselben das Recht eingeräumt, Kranke aus den
übrigen Abtheilungen dieser Anstalt, sowie aus dem Dreifaltigkeits-
Hospitale, wenn es im Interesse des Unterrichts lag, in die Klinik ver-
legen zu lassen.

Zur Leitung derselben wurde der Niederländer A. DE HAËN berufen, welcher sie vollständig nach dem Vorbilde der Leydener Klinik
organisirte. „Täglich erschien er in früher Morgenstunde im Spital und
untersuchte die Kranken, um sich von den etwaigen Veränderungen
in ihrem Zustande zu unterrichten. Um 8 Uhr begann die Klinik, in
welcher die Kranken unter seiner Leitung von den Studierenden untersucht und behandelt wurden. Er befolgte dabei eine sehr empfehlens-
werthe Lehrmethode; jeder seiner Schüler musste ihm das Resultat
seiner Untersuchung leise ins Ohr flüstern, und DE HAËN theilte am
Schluss mit lauter Stimme die richtige Diagnosis mit, so dass sich Diejenigen, welche sich geirrt hatten, davon überzeugen konnten, ohne dass
sie einer Beschämung ausgesetzt waren.

Nach der Klinik begann die ärztliche Ordination für jene Kranken,
welche nicht im Spital verpflegt wurden. Auch dieser wohnten die
Studierenden bei. Hier sowohl, wie in der Klinik wurde über jeden
Kranken Buch geführt und dessen Leidensgeschichte nebst den getroffenen Verordnungen eingetragen. Wenn Patienten in der Klinik
starben, so wurde von DE HAËN in Gegenwart der Studierenden die
Sektion gemacht, das Ergebniss derselben mit der während des Ver-
laufs der Krankheit gestellten Diagnose verglichen und der Werth und
Nutzen der eingeschlagenen Behandlung besprochen.“[1]

DE HAËN begründete den Ruhm der Wiener Klinik. Sein Nach-
folger MAXIMILIAN STOLL vermehrte denselben durch seine grossen
Lehrerfolge und zog Studierende und Ärzte aus allen Ländern dorthin.
Unter ihm erreichte sie „eine Stufe der Vollkommenheit, auf der sie

[1] Freimüthige Briefe an den Herrn Grafen von V., Frankfurt a/M. und
Leipzig 1774, S. 69 u. ff. — TH. PUSCHMANN: Die Medicin in Wien während der
letzten hundert Jahre, Wien 1884, S. 17.

unbedingt als ein Vorbild aller klinischen Schulen aufgestellt werden konnte."[1]

Die Akademie der Wissenschaften zu Paris legte dem Könige Ludwig XVI. von Frankreich den Plan vor, dort eine Klinik nach dem Muster der von Stoll geleiteten Lehranstalt zu errichten.[2] Für die Kliniken, welche in den übrigen Provinzen Österreichs, sowie in Deutschland entstanden, war die Einrichtung der Wiener massgebend.

Prag erhielt 1769 eine Klinik, welche unter Plencicz im J. 1778 von 8 auf 50 Betten vermehrt wurde und ·daneben das unbedingte Recht besass, Kranke, welche für den Unterricht erwünscht waren, aus den übrigen Abtheilungen des Krankenhauses zu fordern.[3] In Pavia führte Borsieri 1770 den klinischen Unterricht ein; in Modena nahm er 1774 seinen Anfang.

In Würzburg wurden die Studierenden der Medicin schon seit langer Zeit angewiesen, den ärztlichen Besuchen im Julius-Hospitale beizuwohnen. Auch wurden dort schon 1729 unter Beringers Leitung klinische Übungen veranstaltet; doch scheinen dieselben später nicht fortgesetzt worden zu sein oder nur zeitweise stattgefunden zu haben,[4] da in der Studienordnung von 1749 wiederum darauf hingewiesen werden musste, wie nothwendig es zur Vollständigkeit der ärztlichen Bildung gehöre, dass die Professoren die Studierenden und jungen Ärzte in die Hospitäler und zu den Kranken ihrer Privatpraxis mitnehmen und dort mit der Krankenbehandlung bekannt machen.

Ein regelmässiger systematischer klinischer Unterricht wurde in Würzburg erst 1769 eingeführt. Auch in Strassburg kamen seit 1738 zuweilen klinische Demonstrationen vor; zu den Besuchern derselben gehörte bekanntlich auch Goethe, als er 1770 dort studierte.[5] Aber ein Recht auf die Benutzung des Lehrmaterials im dortigen Bürgerspital wurde der Strassburger Klinik erst viel später eingeräumt.[6]

Göttingen wurde 1764 durch R. A. Vogel mit einem Collegium clinicum ausgestattet, an dessen Stelle im J. 1781 eine stationäre Klinik trat. In Halle begann Johann Juncker klinische Übungen abzuhalten; doch wurde eine zum Universitäts-Unterricht gehörige stationäre Klinik

---

[1] J. F. C. Hecker: Geschichte der neueren Heilkunde, Berlin 1839, S. 506.

[2] M. Stoll: Über die Einrichtung der öffentlichen Krankenhäuser, Wien 1788, S. 28.

[3] Sebald: Geschichte der medicinisch-praktischen Schule zu Prag, Prag 1796.

[4] J. N. Thomann: Annales instituti medico-clinici Wirceb., Vol. I, p. 24, Würzburg 1799.

[5] Aus meinem Leben in Goethe's Werken, Leipzig 1870, IV, 167.

[6] F. Wieger a. a. O. S. 113 u. ff.

dort erst 1810 errichtet.[1] Erlangen erhielt 1779, Altdorf 1786, Kiel 1788, Jena 1791, Tübingen 1793, Leipzig 1798 eine Klinik.[2]

An den meisten übrigen Universitäten beschränkte man sich auf poliklinische Anstalten oder suchte die Studierenden zum Besuch der Spitäler anzuregen, damit sie Gelegenheit hatten, Kranke zu beobachten. Auch in andern Ländern musste man sich mit dieser Lehrmethode begnügen, wenn ein eigentlicher, mit Vorträgen am Krankenbett verbundener klinischer Unterricht fehlte.

Eine wohlthätige Ergänzung erfuhr die praktische Ausbildung in der Heilkunst durch die sehr verbreitete Sitte, dass ältere Studierende oder junge Ärzte längere Zeit als Praktikanten in einem Krankenhause wirkten und dort von den leitenden Ärzten mit den Anforderungen der Praxis vertraut gemacht wurden. In Frankreich und England, wo diese Einrichtung noch heut besteht, nahmen viele Hospital-Ärzte Schüler an, welche für die praktische Unterweisung, die ihnen zu Theil wurde, ein bestimmtes Lehrgeld entrichteten. Wie J. Hunczovsky berichtet, bot sich dazu die Gelegenheit im St. Bartholomews-Hospital in London, im Matrosen-Spital zu Portsmouth, sowie im Hôtel Dieu in Paris und zu Rouen.[3]

In Italien scheinen ähnliche Verhältnisse bestanden zu haben. Lancisi trat, nachdem er die medicinischen Studien absolvirt hatte, in das Hospital S. Spirito in Rom ein, um sich durch mehrere Jahre für die ärztliche Praxis vorzubereiten.[4] Er empfahl den Studierenden der Heilkunde, viele Kranke zu beobachten und Hospitäler zu besuchen, und rieth ihnen, mehrere Jahre auf dieses Studium zu verwenden.[5]

Auch im Dreifaltigkeitsspitale in Wien fanden stets eine Anzahl von Studierenden der Heilkunde als Praktikanten Aufnahme.[6] Im städtischen Krankenhause zu Bremen gaben die dort angestellten Ärzte den Studierenden, welche sich an den Visiten betheiligten, ebenfalls klinischen Unterricht.[7]

Es unterliegt keinem Zweifel, dass derartige Einrichtungen an

[1] P. Frank a. a. O. VI, 2, S. 221.

[2] G. W. A. Fikentscher: Geschichte der Universität Erlangen, Nürnberg 1806, II, 104.

[3] J. Hunczovsky: Medicinisch-chirurgische Beobachtungen auf Reisen durch England und Frankreich, Wien 1783, S. 7. 62. 84. 162.

[4] Eus. Souarius: Vita Lancisi in der Vorrede zu Lancisii opera vera, Venet. 1739.

[5] Lancisi: De recta medicorum studiorum ratione instituenda, Romae 1715.

[6] Nachrichten von dem Kranken-Spital zur allerheil. Dreifaltigkeit, Wien 1742.

[7] Kulenkampff: Die Krankenanstalten der Stadt Bremen, ihre Geschichte und ihr jetziger Zustand, Bremen 1884.

vielen Krankenhäusern bestanden. Die Archive mancher Anstalten dürften darüber wichtige Aufschlüsse enthalten; eine dankenswerthe Aufgabe wäre es, das in dieser Beziehung, namentlich für Deutschland, noch sehr unvollständige Material herbeizuschaffen und zu vervollständigen. Aber die angeführten Thatsachen werden genügen, um zu beweisen, dass die in den medicinischen Geschichtswerken bis zum Überdruss wiederholte Ansicht, dass vor der Gründung klinischer Lehranstalten die jungen Ärzte ihre fachmännischen Kenntnisse lediglich aus Büchern und durch theoretische Vorlesungen erlangt hätten, in dieser Allgemeinheit jedenfalls unrichtig ist.

Zu diesem Irrthume dürfte der Umstand beigetragen haben, dass der praktische Unterricht am Krankenbett im Allgemeinen ausserhalb des Studienplanes der Universitäten lag und häufig erst nach der Beendigung der Studien und der Doktor-Promotion aufgesucht wurde. Auch mag es wohl bisweilen vorgekommen sein, dass junge Doktoren der Medicin im Hochgefühl ihrer neuen Würde gewissenlos und vermessen genug waren, die Praxis zu beginnen, bevor sie sich die dazu erforderliche praktische Befähigung erworben hatten; aber die Meisten erkannten die Nothwendigkeit der praktischen Ausbildung und besuchten die Hospitäler zu diesem Zweck, wie aus zahlreichen Lebensbeschreibungen und Schriften hervorragender Ärzte jener Zeit deutlich hervorgeht.

Der Unterricht in der Chirurgie, Augenheilkunde und Geburtshilfe.

Nur ein spärlicher Raum wurde der Chirurgie in dem Lehrplane der Universitäten zugemessen. Man gab den Studierenden der Medicin eine allgemeine Übersicht dieser Disciplin und zeigte ihnen an der Leiche die wichtigsten Operationen.

HALLER, welcher neben seinen übrigen Obliegenheiten auch eine Zeitlang die Lehrkanzel der Chirurgie in Göttingen versah, konnte sich, wie er erzählt, niemals entschliessen, an einem lebenden Menschen zu operiren, obgleich er sich an Leichen sehr geübt hatte. Da die Ärzte damals nicht die Aufgabe hatten, chirurgische Operationen auszuführen, so konnte dieser theoretische Unterricht vielleicht genügen, um ihnen ein Verständniss der Bedeutung der Chirurgie für die innere Medicin zu verschaffen; aber er war in keiner Weise ausreichend, um ihnen ein Urtheil über chirurgische Fragen zu gestatten. Wenn man den Ärzten das Recht einräumte, die Chirurgen in ihrer Thätigkeit zu beaufsichtigen und zu belehren, und den letzteren die Pflicht auferlegte, jene wegen der Nothwendigkeit und der Art der chirurgischen Eingriffe zu Rath zu ziehen, so musste dies zu Streitigkeiten führen. Der Arzt wurde dadurch der Gefahr ausgesetzt, sich durch Unwissenheit blos zu stellen, und der Chirurg sah mit Recht in der Zumuthung, sich einem Manne unterzuordnen, der wenig oder gar nichts von der Sache verstand, eine unverdiente Kränkung.

F. Hoffmann gab den Ärzten im „Politischen Medicus" den vernünftigen Rath, „sie möchten sich mit den Chirurgen gut stellen, sie in Gegenwart der Kranken nicht scharf anfahren, sondern modeste ermahnen, auch nicht mit ihnen disputiren, namentlich nicht über chirurgische Dinge, weil die Chirurgen ihnen darin an Erfahrung überlegen seien." Aber bei den meisten Doktoren, besonders denen, welchen die Erfahrung mangelte, war der Hochmuth grösser als die Klugheit, und sie sahen mit dünkelhafter Verachtung auf die Chirurgen und die Chirurgie herab. Der Verfasser des Buches: „Des getreuen Eckharts unwürdiger Doctor (Augsburg und Leipzig 1698)" schildert diese Verhältnisse (S. 428 u. ff.) und erklärt dabei voll Ärger: „Es ist wohl ein stoltzes Thier umb einen jungen Doctor, bevoraus wann das Gehirn mit allerhand Vanitäten und Phantastereien angefüllt ist und sich gar auf keine Art will ändern noch regieren lassen. Er meinet, Jedermann müsse ihm weichen und ihm an der Stirne ansehen, dass er ein Doctor sei."

Allerdings hatte die gedrückte sociale Stellung der Wundärzte zum grossen Theile darin ihren Grund, dass ihre Allgemeinbildung sehr gering war, und die Trennung zwischen ihnen und den Badern und Barbierern nicht streng durchgeführt wurde. In Paris kam i. J. 1655 sogar ihre officielle Vereinigung mit denselben zu Stande; doch dauerte sie glücklicher Weise nur bis 1699.

Das Collège de St. Côme verlor unter diesen Verhältnissen an Bedeutung und Ansehen. Bessere Zustände traten erst wieder ein, als es i. J. 1724 den Bemühungen der königlichen Leibchirurgen Mareschal und La Peyronie, welche am Hofe grossen Einfluss besassen, gelang, die Anstellung von fünf Lehrern für Anatomie, theoretische und praktische Chirurgie, Operationskunst und Geburtshilfe durchzusetzen.

Noch mehr trug zur Hebung des Chirurgenstandes die Gründung der Académie de chirurgie zu Paris bei, welche 1743 die königliche Bestätigung erhielt. Sie bildete fortan den Mittelpunkt aller bedeutenden Vertreter der Chirurgie, und zwar nicht blos in Frankreich, sondern zählte auch viele hervorragende Wundärzte des Auslandes zu ihren Mitgliedern. Durch Preisaufgaben über chirurgische Fragen, welche alljährlich gestellt wurden, durch materielle Unterstützungen, die den Forschern zu Theil wurden, und durch die Herausgabe ihrer Memoiren, in denen werthvolle Beobachtungen und Erfahrungen veröffentlicht wurden, förderte sie die Entwickelung der Chirurgie und befestigte die wissenschaftlichen Grundlagen derselben. Sie wurde der medicinischen Facultät im Range gleichgestellt, von ihr unabhängig gemacht und erhielt das Recht, den akademischen Grad eines Magisters der Chirurgie zu verleihen; doch wurde bestimmt, dass Niemand denselben erlangen solle, der nicht die Würde eines Magisters der Philosophie besitze. Auch trat die Académie de chirurgie zum Collège de St. Côme in Beziehungen, indem mehrere hervorragende Mitglieder der ersteren als Lehrer am letzteren wirkten.

Im J. 1750 wurde angeordnet, dass der Lehrcursus für die Chirurgen, welche im Collège de St. Côme studierten, drei Jahre dauere; auch wurden praktische Übungen in der Anatomie und Operationskunst eingeführt.[1] Die medicinische Facultät verlor ihren Einfluss auf die Erziehung der Chirurgen nahezu vollständig und war nur noch bei ihrer Promotion zum Magisterium vertreten. Sie bekämpfte zwar die Emancipation des Chirurgenstandes mit allen Mitteln, suchte durch historische Auseinandersetzungen und durch Gutachten der medicinischen Facultäten zu Göttingen und Halle den Beweis zu führen, dass die Unterordnung desselben unter die Ärzte sowohl zu allen Zeiten bestanden habe, als nothwendig und in der Natur der Sache begründet sei, und verstieg sich sogar zu der absurden Behauptung, dass der Besitz einer grösseren Allgemeinbildung den Wundärzten Schaden bringe; aber Alles war vergeblich. Die Chirurgen behaupteten die Selbstständigkeit, um welche sie Jahrhunderte hindurch gerungen hatten, und ihre Leistungen zeigten, dass sie derselben würdig waren.

An der chirurgischen Hochschule zu Paris empfing nur die Elite der Wundärzte ihre fachwissenschaftliche Ausbildung; die meisten lernten die Chirurgie gleich einem Handwerk bei einem Meister und erwarben sich als Gesellen und chirurgische Praktikanten in den Krankenhäusern die erforderliche Übung und Gewandtheit. Es wurde bestimmt, dass kein Meister mehr als einen Lehrling halte, damit er sich mit dem Unterricht desselben genügend beschäftigen konnte. In Städten, in denen mehrere Chirurgen ihre Thätigkeit ausübten, bildeten sie Vereinigungen, versahen abwechselnd den Dienst in den Spitälern

---

[1] P. FRANK a. a. O. VI, 2, S. 331, Anm., *ou les elèves feront eux-mêmes les dissections et les opérations qui leur auront été enseignées.*

und unterstützten den Unterricht ihrer Schüler durch Vorträge und praktische Demonstrationen aus der Anatomie und Chirurgie. Im Beginn des Jahres schickte jede chirurgische Zunft ein Verzeichniss sämmtlicher Meister derselben an den königlichen Leibchirurgen, welcher an der Spitze aller Wundärzte Frankreichs stand.[1]

In England und Holland lag das höhere chirurgische Unterrichtswesen vollständig in den Händen der Chirurgen-Gilden, welche dort schon sehr früh als geschlossene Corporationen mit bestimmten Rechten auftraten. Eine Einrichtung von kurzer Dauer war es, als Cromwell i. J. 1656 das College of Physicians in Edinburg ermächtigte, die Chirurgie auszuüben, weil die letztere ja eigentlich ein Theil der Medicin sei.[2]

Die Chirurgen-Genossenschaften zu London, Edinburg, Dublin, Amsterdam, im Haag u. a. O. richteten Unterrichtscurse für die Studierenden der Chirurgie ein und sorgten dafür, dass sie sich in der Anatomie und Chirurgie praktisch ausbilden konnten. John Kay wurde schon unter Heinrich VIII. nach London berufen, um die Chirurgen in der Ausführung von Sektionen zu unterrichten.[3] Welche Sorgfalt die holländischen Wundärzte den anatomischen Zergliederungen widmeten, zeigen die schon erwähnten Bilder der niederländischen Maler. In der Privatpraxis ihres Lehrers und im Spitaldienste erhielten die Schüler Gelegenheit, Kranke zu beobachten und chirurgische Operationen zu sehen.

Die deutschen Chirurgen befanden sich im Allgemeinen auf dem Standpunkte des Barbierers; nur Wenige ragten darüber hervor und waren einer wissenschaftlichen Betrachtung der Wundarzneikunst fähig. Wer diesen Lebensberuf ergriff,[4] lernte zunächst bei einem Meister die Kunst, zu rasiren und Haare zu schneiden, Pflaster zu streichen, zu schröpfen und zur Ader zu lassen. Später wurde ihm gezeigt, wie Wunden und Geschwüre behandelt, Verrenkungen eingerichtet und Knochenbrüche geheilt werden. An grössere chirurgische Operationen wagten sich nur solche Chirurgen, welche in der Schule der Erfahrung gereift waren, oder Specialisten, die sich auf einem streng umgrenzten Gebiete eine hervorragende Geschicklichkeit erworben hatten.

Dem Stadtwundarzt in Zürich wurde i. J. 1716 befohlen, junge Chirurgen zu den Operationen, welche er unternahm, beizuziehen, „damit sie den Anlass haben mögen, in solchen Kuren mehrere Wissenschaft

---

[1] G. Fischer: Chirurgie vor hundert Jahren, Leipzig 1876, S. 254 u. ff.

[2] Historical sketch of the R. College of Physicians of Edinburgh, Edinburgh 1882.

[3] A. Corradi a. a. O. ser. II, vol. VI, p. 638.

[4] O. Buchner: Aus Giessens Vergangenheit. Giessen 1885, S. 27.

zu erlangen."[1] In Würzburg wurde der Oberchirurg am Julius-Hospital
i. J. 1725 beauftragt, Unterricht in seiner Kunst am Krankenbett zu
ertheilen.

In der Schrift: „Des getreuen Eckharts verwegener Chirurgus
(Augsburg 1698)" wurde den Studierenden der Chirurgie empfohlen,
tüchtig Anatomie zu treiben, und zwar, falls es an menschlichen Leichen
fehle, an thierischen Cadavern; denn wenn sich gelehrte Doktoren nicht
scheuen, daran zu studieren, so „würde es einem naseweisen Barbier-
oder Badergesellen an seiner Ehre auch nicht schaden." Ferner wurde
ihnen der Rath ertheilt, nach der Lehrzeit Hospitäler zu besuchen und
den Operationen beizuwohnen, welche berühmte Chirurgen vornahmen.
Auf ihre gesellschaftliche Bildung werfen die übrigen Ermahnungen,
die ihnen ertheilt werden, ein bezeichnendes Licht. So heisst es: „Er
soll nicht auf den Bierbänken von seinen Kuren plaudern, den Kranken
nicht wie die Sau den Bettelsack anfahren und mit ihm tyrannisch und
nach seiner Wuth umspringen. Er soll nicht 12 Thaler fordern, wo
er nur 2 Thaler verdient. Nicht blindlings darf er darauf losschneiden;
denn es ist Menschenfleisch und kein abgeschlachtetes Rindfleisch oder
Schweinefleisch; die Haut wird gar theuer angeschrieben. Auch soll
er in gefährlichen Umständen die Medicos und andere Mit-Meister zu
Rath ziehen."[2] Auch M. G. Purmann klagte darüber, dass die Chirurgen, um sich gegenseitig ihre Patienten abzuschwatzen, „Ränke und
falsche Tücke mit der Scheererei" verübten.[3]

Auf eine höhere Stufe gelangten die Chirurgen in Deutschland,
als man anfing, Lehranstalten zu ihrer Ausbildung zu errichten. Sie
waren zunächst dazu bestimmt, das für das Militär erforderliche Heilpersonal heranzubilden; aber das Bedürfniss nach Ärzten führte bald
dazu, dass auch Zöglinge aus dem Civilstande aufgenommen wurden.

Im J. 1716 wurde eine derartige Anstalt in Hannover gestiftet.
Berlin erhielt 1713 ein *Theatrum anatomicum*, welches den Anfang der
für den Unterricht von Militärärzten und Medico-Chirurgen bestimmten
Lehranstalt bildete, die 1724 eröffnet wurde und mit dem Charité-
Krankenhause, dessen Gründung wenige Jahre später erfolgte, in Ver-
bindung trat. Den Unterricht ertheilten 6 Professoren und ein De-
monstrator der chirurgischen Operationen; er umfasste nicht blos
Anatomie und Chirurgie, sondern auch Pathologie, Arzneimittellehre,
Botanik, Chemie und sogar Mathematik. „Nach dem Beispiele von

[1] Meier-Ahrens: Geschichte des Zürcherischen Medicinalwesens, Basel 1840.
[2] G. Fischer a. a. O. S. 33 u. ff.
[3] G. Purmann: Lorbeerkrantz oder Wundartzney, Frankfurt u. Leipzig 1722.

Paris, London und Amsterdam sollte in der Charité allen Medicis und Chirurgis hinlänglich Gelegenheit gegeben werden, sowohl die innerlichen als die äusserlichen Kuren zu sehen und zu begreifen."[1]

In Dresden wurde 1748 eine militärärztliche Schule errichtet. Die Schüler dieser Anstalten waren befähigte Barbierer, welche bereits längere Zeit als Chirurgen beim Heere Dienste geleistet hatten oder in Spitälern und in der Privatpraxis thätig gewesen waren, also keineswegs Anfänger, sondern Leute, welche bereits eine Summe von Erfahrungen in der Heilkunst besassen. Sie sollten in der chirurgischen Schule eine wissenschaftliche Fachbildung erhalten, damit sie später hervorragende Stellungen als Operateure und Lehrer der Chirurgie einnehmen konnten.

Auch die militärärztliche Lehranstalt in Wien, welche 1781 eröffnet wurde, hatte Anfangs diese Einrichtung. Diese später nach ihrem Stifter, dem Kaiser Josef, genannte Schule erhielt 1785 ein neues Lehrgebäude, welches mit einem Kostenaufwande von einer Million Gulden hergestellt wurde; es befanden sich darin die Hörsäle, die Bibliothek, die wissenschaftlichen Sammlungen und die Wohnungen der Lehrer. Mit dieser Schule wurde das Militärspital verbunden, welches Raum für 1200 Personen bot und auch zwei Krankensäle für schwangere Soldatenweiber, also eine kleine geburtshilfliche Abtheilung enthielt.[2] Ferner wurde in der Nähe der Anstalt ein botanischer Garten angelegt und ein kleines chemisches Laboratorium eingerichtet.

Der Unterrichtscursus dauerte zwei Jahre; zu demselben wurden 30 der geschicktesten Feldärzte commandirt, welche nach der Beendigung dieser Studien zu Regimentschirurgen befördert wurden. Daneben wurde die Anstalt von Studierenden besucht, welche sich für den chirurgischen Beruf erst vorbereiteten.

Den Lehrkörper bildeten Anfangs 5 Professoren, von denen einer die Anatomie und Physiologie nebst den zum Verständniss derselben erforderlichen Elementen der Mathematik und Physik, der zweite die allgemeine Pathologie und Therapie nebst der Hygiene lehren, der dritte die Instrumenten- und Bandagenlehre vortragen, die chirurgische Klinik und die Operationsübungen leiten und Geburtshilfe und gerichtliche Medicin vertreten, der vierte Vorlesungen über innere Medicin halten und die Klinik der inneren Krankheiten leiten, und der fünfte Botanik, Chemie und Arzneimittellehre vortragen und den botanischen Garten beaufsichtigen sollte; ausserdem wurde ein Prosector angestellt,

<hr>

[1] A. GUTTSTADT: Die naturwissenschaftlichen und medicinischen Staatsanstalten Berlins, Berlin 1886, S. 344.

[2] DE LUCA: Wiens gegenwärtiger Zustand unter Josephs Regierung, Wien 1787.

welcher die für den Unterricht erforderlichen anatomischen Präparate anfertigen und die Sektionen der Kranken, welche im Militärspital starben, vornehmen musste.[1] Zur Richtschnur beim Unterricht sollten die Worte des Kaisers dienen: „Meine Absicht geht keineswegs dahin, dass den Chirurgen, die hier formirt werden sollen, nur die Oberfläche von einer jeden der angegebenen Wissenschaften beigebracht und sie blos mit der Kenntniss der Kunstwörter und einer übereilten und seichten Lehre von hier abgefertigt werden. Ich will vielmehr, dass sie ihre Kenntnisse gründlich fassen und mit solchen versehen zu den Regimentern zurückkehren.“[2]

Mit der Anstalt wurde eine Akademie verbunden, welche nach dem Muster der Académie de chirurgie in Paris organisirt war, Preisaufgaben für die Lösung chirurgischer Fragen ausschrieb und die Arbeiten zur Veröffentlichung brachte.[3] Sie erhielt die Rechte und Ehren einer Universität und durfte die Grade eines Magisters und Doktors der Chirurgie verleihen. Die gebildeten Chirurgen wurden dadurch den Vertretern der inneren Medicin in der socialen Rangordnung gleichgestellt.

Vernünftige, vorurtheilslose Ärzte begrüssten diese Einrichtungen mit Begeisterung als den ersten Schritt zu der ersehnten Wiedervereinigung der Chirurgie mit der internen Medicin. Prof. Aug. Richter in Göttingen gab den Erwartungen, die man daran knüpfte, in den Worten Ausdruck: „Ganz Deutschland nimmt gewiss Antheil an der Ehre dieser Akademie, an dem glücklichen Fortgange ihrer Bemühungen, an der Wahl ihrer Mitglieder; denn diese sind es, von denen nun die Chirurgie Deutschlands Leitung, Richtung und Aufklärung erwarten wird; nach dem glücklichen oder unglücklichen Erfolge ihrer Bemühungen wird der Ausländer in der Folge den Werth oder Unwerth der ganzen deutschen Chirurgie beurtheilen; unter ihnen wird man immer die angesehensten Wundärzte Deutschlands, in ihren Akten wird man jedes wichtige deutsche chirurgische Produkt suchen.“[4] Diese Hoffnungen erfüllten sich nur in geringem Maasse. Der frühe Tod des Kaisers Josef II., an dem die Akademie einen wohlwollenden und freigebigen Gönner verlor, die politischen Ereignisse und beständigen Kriege, welche den Militärärzten die Musse zu wissenschaftlichen Arbeiten nahmen und vor Allem die geringe Entwickelung und unselbstständige

---

[1] G. Pizzighelli: Accademia medico-chirurgica Giuseppina, Vienna 1837.

[2] Allerh. Entschliess. v. 3. April 1781 im Archiv des k. k. Kriegsministeriums.

[3] J. A. v. Brambilla: Verfassung und Statuten der Jos. med.-chir. Akademie, Wien 1786. — Th. Puschmann a. a. O. S. 96 u. ff.

[4] A. G. Richter: Chirurgische Bibliothek, Göttingen 1788, Bd. IX, St. 2, S. 191.

Stellung der deutschen Chirurgie trugen Schuld, dass die hochgesteckten Ziele nicht erreicht wurden.

Nach dem Vorbilde des Wiener Josefinums entstanden die medicinisch-chirurgischen Schulen zu Petersburg (1783) und Kopenhagen (1785). In Spanien wurde 1748 zu Cadix eine Schule zur Ausbildung von Marineärzten gegründet, welche von einem Direktor und 10 Lehrern geleitet wurde.[1]

Ausserdem wurden im 18. Jahrhundert eine Menge von Unterrichtsanstalten errichtet, in welchen Barbierer- und Badergesellen in einem zweijährigen oder dreijährigen Lehrcursus zu Landärzten und Chirurgen herangebildet wurden. In Österreich bildeten diese Schulen theils Abtheilungen der medicinischen Facultäten oder Lyceen, theils besondere Anstalten, wenn sich an dem gleichen Ort keine Hochschule befand. In den übrigen deutschen Ländern entstanden solche Anstalten in Frankfurt a/M., Hamburg, Regensburg, Braunschweig, Bruchsal, Celle, Kassel, Gotha, Dillingen, Zürich u. a. O.

Um die gleiche Zeit begann man auch an den Universitäten dem praktischen Unterricht in der Chirurgie grössere Beachtung zu schenken. Die Kliniken, welche damals entstanden, beschränkten sich freilich zunächst nur auf die Behandlung der inneren Krankheiten; die chirurgischen Verrichtungen, welche dabei vorkamen, wurden gewöhnlich von einem Wundarzt, der dem Vorstande der Klinik untergeordnet war, besorgt.

Nur in Holland erhielten die Studierenden der Medicin Gelegenheit, in den Spitälern den chirurgischen Operationen beizuwohnen. J. J. Rau in Leiden veranstaltete chirurgische Operationscurse an der Leiche, für welche er ein Honorar von 100 holländischen Thalern forderte. Viele deutsche Mediciner begaben sich daher, wenn sie praktische Kenntnisse in der Chirurgie erwerben wollten, nach Holland, wie es ihnen Fried. Hoffmann in seinem „Politischen Medicus" (I, 1, 6) empfahl. Desgleichen wurden auch Frankreich und England aus diesem Grunde aufgesucht.

In Deutschland entstand die erste chirurgische Klinik i. J. 1769 zu Würzburg; Carl Caspar Siebold organisirte dieselbe sehr zweckmässig, erläuterte die chirurgischen Vorlesungen durch die Demonstrationen anatomischer Präparate und führte chirurgische Operationsübungen an der Leiche ein.[2] In Wien wurde 1774 eine chirurgische Klinik eröffnet. Göttingen erhielt ein derartiges Institut i. J. 1781; Deutsch-

---

[1] Morejon a. a. O. T. VI, 341.
[2] F. v. Wegele a. a. O.

lands berühmtester Lehrer der Chirurgie A. G. Richter ertheilte hier den klinischen Unterricht.

Auch die Augenheilkunde und die Geburtshilfe, welche zur Zeit Boerhaave's mit den übrigen Vorlesungen, besonders mit der Chirurgie, vereinigt gelehrt wurden, fanden allmälig im Studienplan grössere Berücksichtigung.

Frankreich, England und Italien brachten einige tüchtige Augenärzte hervor, denen sich erst am Schluss des 18. Jahrhunderts mehrere Deutsche ebenbürtig zur Seite stellten. Hervorragende Augen-Operateure wurden ähnlich, wie es gegenwärtig mit berühmten Tenoren geschieht, aus weiter Ferne berufen, um Vorstellungen in ihrer Kunst zu geben. N. J. Palucci kam auf G. van Swieten's Veranlassung nach Wien und führte in Gegenwart der Studierenden der Medicin und Chirurgie im Dreifaltigkeits-Hospitale Staaroperationen aus. Zu dem gleichen Zweck kam später der ältere Wentzel dorthin, unter dessen Anleitung sich Jos. Barth zum Augenarzt ausbildete.

Die Erfolge des letzteren auf diesem Gebiete bewogen den Kaiser Josef, ihm den Auftrag zu ertheilen, zwei junge Ärzte in der Augenheilkunde zu unterrichten. Es wurde ihm dafür ein ausserordentliches Honorar von 1000 Gulden ausgesetzt, welches ihm jedoch erst ausgezahlt werden durfte, nachdem Jene durch sechs glückliche Cataract-Operationen den Beweis ihrer Befähigung geliefert hatten. Seine ersten Schüler waren sein Prosector Ehrenritter, der sehr früh starb, und Adam Schmidt, denen sich später noch G. J. Beer zugesellte, welcher zuerst von Barth als Zeichner beschäftigt wurde. Sie wurden die Begründer der Wiener ophthalmologischen Schule, welcher die Welt eine Reihe tüchtiger Augenärzte verdankt.

Gleichzeitig begann man auch in Göttingen, Jena, Leipzig u. a. O. die Augenheilkunde in den Bereich des klinischen Unterrichts zu ziehen.

Die Geburtshilfe wurde noch im 17. Jahrhundert nahezu ausschliesslich von Hebammen ausgeübt. Sie erwarben ihre Kenntnisse in diesem Fach durch die persönliche Unterweisung einer älteren erfahrenen Kunstgenossin und wurden darin von angesehenen Frauen oder von den Ärzten der Stadt, in welcher sie sich niederlassen wollten, geprüft. In Leipzig leitete die Gemahlin des Bürgermeisters die Examina der Hebammen; aber an den meisten Orten unterzogen sich die Ärzte und Chirurgen, besonders diejenigen, welche im Communaldienste angestellt waren, dieser Aufgabe.

In Folge dessen begannen die letzteren auch, den Hebammen Unterricht zu ertheilen. Dies war freilich sehr nothwendig; denn Gervais de la Touche berichtet, dass durch die Unwissenheit der

Hebammen alljährlich eine Anzahl von Frauen und Kindern bei der
Geburt zu Grunde gingen; und Fabry von Hilden erzählt, dass die
Hebammen vom Bau der weiblichen Geschlechtsorgane und von den
Obliegenheiten der Hebamme keine Ahnung hatten.[1] Einzelne hoch-
begabte Frauen, wie Louise Bourgois, welche die Maria von Medicis,
Gemahlin des Königs Heinrich IV., entband und die Geburtshilfe auch
literarisch förderte, machten davon eine Ausnahme.

In Paris erhielten die Hebammen eine systematische Ausbildung.
Im Hôtel Dieu befand sich eine Entbindungsanstalt, in welcher die
Hebammen-Schülerinnen von der Ober-Hebamme unterrichtet wurden;
in dieser Stellung wirkte lange Zeit die bekannte Marguerite de la
Marche, deren Lehrbuch für Hebammen zu den besten literarischen
Produkten jener Zeit gehört. Der Lehrcursus währte drei Monate;
während der zweiten Hälfte desselben mussten die Schülerinnen alle
Dienste, die bei Geburten erforderlich sind, selbst verrichten. Nur in
ausserordentlichen Fällen wurde der Chirurg der Abtheilung, welcher
zugleich Geburtshelfer war, zu Rath gezogen.

Im Allgemeinen weigerten sich die schwangeren Frauen, männliche Hilfe anzunehmen. Eine Stütze gewann diese übel angebrachte
Schamhaftigkeit in der Unwissenheit der meisten Ärzte und Chirurgen,
welche keine Gelegenheit gehabt hatten, Erfahrungen in der Geburtshilfe zu erwerben. Diese Verhältnisse änderten sich erst, als man die
übertriebene Prüderie aufgab[2] und männliche Hilfe bei den Geburten
in Anspruch nahm. Die Herzoginnen de la Vallière und de Mon-
tespan und andere Damen des französischen Hofes machten damit den
Anfang; „ihr Beispiel fand bald Nachahmung, wie P. Dionis schreibt,
und sogar die Frauen aus dem Volke erklärten, dass sie die männlichen
Geburtshelfer den Hebammen vorziehen würden, wenn sie nicht durch
die hohen Honorarforderungen derselben abgehalten würden“.[3]

Im J. 1720 wurde im Hôtel Dieu zu Paris eine Lehranstalt für
Geburtshelfer errichtet. Im J. 1748 wurden auch an der chirurgischen
Schule gynaekologische Unterrichts-Curse eröffnet, und 1754 fühlte sich
sogar die medicinische Facultät veranlasst, eine Lehrkanzel für Geburtshilfe zu schaffen.

Holland besass schon im 17. Jahrhundert ein geordnetes Hebammen-
wesen. Die Frauen, welche sich diesem Berufe widmeten, wurden von

---

[1] C. J. v. Siebold a. a. O. II, 132 u. ff.

[2] Bei anderen Gelegenheiten war man weit entfernt davon. S. Les con-
sultations de Mad. de Sévigné ed. p. P. Menière, Paris 1864, p. 21 u. ff.

[3] Siebold a. a. O. II, 189. — Sue d. Jüngere: Versuch einer Geschichte der
Geburtshilfe, Deutsche Übers., Altenburg 1786, S. 99.

Chirurgen, die in der Geburtshilfe geübt und erfahren waren, unterrichtet und geprüft. Zu ihren Lehrern gehörten Männer, wie H. VAN ROONHUYSEN, FR. RUYSCH u. A.

In England entstanden während des 18. Jahrhunderts eine Anzahl von Entbindungsanstalten, welche zum Theil für den geburtshülflichen Unterricht der Hebammen und Studierenden benutzt wurden. Das auf J. LEAKE's Anregung durch Privatwohlthätigkeit im J. 1765 gegründete Westminster Lying-in-Hospital zu London bot den jungen Ärzten und Chirurgen die Gelegenheit, sich in der Geburtshilfe praktisch auszubilden. Ausserdem nahmen mehrere Ärzte, welche Entbindungs-Institute leiteten, Schüler auf, die sie zu Geburtshelfern heranbildeten.[1] An der Universität Edinburg wurde 1726 eine Professur der Geburtshilfe gestiftet. In Dublin eröffnete das Collegium der Ärzte und später auch dasjenige der Wundärzte Lehrcurse in diesem Fache. Die im J. 1746 dort errichtete Gebär-Anstalt erlangte einen grossen Ruf.

Deutschland hat im 17. Jahrhundert keinen einzigen Geburtshelfer von Bedeutung hervorgebracht; dagegen machten sich einzelne Hebammen allgemein bekannt. Die „Chur-Brandenburgische Hoff-Wehe-Mutter JUSTINE SIEGEMUNDIN, geb. DITTRICHIN", die „Mutter GRETE", welche der Herzogin Dorothea Sibylla zu Brieg gleichsam als „wahre Geheimräthin" zur Seite stand, wie SIEBOLD (a. a. O. II, 207) sagt, und die Aufsicht über die „Hofjungfern" führte, und die Braunschweigische Stadt-Hebamme A. ELIS. HORENBURG verschafften ihrer Kunst durch ihre Leistungen verdientes Ansehen und trugen durch ihre Schriften zur Verbreitung und Förderung derselben bei.

Die Geburtshelfer wurden selten zu Rath gezogen. Die Auffassung, welche manche derselben von ihren Aufgaben hatten, musste die Hilfe suchenden Frauen mit Furcht und Schrecken erfüllen. LORENZ HEISTER erzählt, dass sie „in Wendung und Herausziehung sehr schlecht erfahren waren; wenn sie was thun sollten, so kamen sie mit Hakens und zerrissen auf eine erbärmliche und erschreckliche Weise die Kinder im Mutterleibe in viele Stücken, die sie, wenn sie behörige Wissenschaft davon gehabt hätten, noch sehr oft mit den blossen Händen wohl hätten bekommen können und dadurch verhindern, dass nicht so oft, wie geschehen, die Gebärmutter der unglücklichen Frauen mit ihren Haken nebst den Kindern zugleich wären zerrissen und ums Leben gebracht worden".[2]

---

[1] C. G. BALDINGER's Medicin. Journal, Göttingen 1787, St. 15.
[2] Lor. HEISTER: Medicinische, chirurgische und anatomische Wahrnehmungen, Rostock 1753, Vorrede.

Der Dr. DEISCH, welcher in Augsburg seinen „Würgungskreis" hatte, wurde vom Volk der „Kinder- und Weiber-Metzger" genannt; „er perforirte und zerstückelte die Kinder ohne Unterlass, sie mochten noch am Leben sein oder nicht, und schnitt ihnen die Hälse durch. Hatte er die Wendung unternommen, so war er erstaunt, wenn das Kind lebend zur Welt kam". Im J. 1753 gebrauchte er unter 61 Geburten 29 Mal scharfe Instrumente, wobei 10 Gebärende zu Grunde gingen. Sein College MITTELHÄUSER, welcher als Physicus zu Weissenfels in Sachsen eine ähnliche Thätigkeit verübte, betrachtete es als einen besonderen Erfolg, dass ihm von zehn Frauen, die er entband, nur zwei starben.[1]

An anderen Orten scheint es zuweilen nicht viel besser gewesen zu sein; NICHOLS köstliche Satyre: The petition of the unborn babies (London 1751), in welcher sich dieselben über die schlechte Behandlung beklagten, die sie von Seiten der Geburtshelfer erfuhren, sowie die Figur des Dr. SLOP, des mit seinen Instrumenten kampfbereiten Geburtshelfers in L. STERNE's TRISTRAM SHANDY, waren sicherlich mehr als blosse Phantasien des Dichters.

Es war begreiflich, dass sich der allgemeine Unwille gegen diese Art von Geburtshilfe erhob. Die Fortschritte, welche diese Wissenschaft im 18. Jahrhundert machte, brachten eine richtigere Erkenntniss des Waltens der Natur beim Gebär-Akt und humanere Anschauungen über die Rolle, welche dabei der Kunst des Geburtshelfers zufällt, zur Geltung.

Einen bemerkenswerthen Antheil an diesem wohlthätigen Umschwunge hatte die Einführung eines geordneten geburtshilflichen Unterrichts an den Universitäten und die Vermehrung der Entbindungs-Anstalten. Neben den theoretischen Vorlesungen über Geburtshilfe, welche an den meisten Hochschulen in Verbindung mit den chirurgischen gehalten wurden, begann man auch mit der praktischen Unterweisung der Studierenden.

Strassburg ging darin allen übrigen deutschen Universitäten voran; im J. 1728 wurde in der dortigen Entbindungsanstalt, welche schon seit langer Zeit zum Hebammenunterricht verwendet wurde, eine Schule für Geburtshelfer eingerichtet.[2] Sie stand unter FRIED's Leitung und wurde, wie OSIANDER sagt, die Mutterschule aller andern Institute dieser Art in Deutschland. Die Schüler übten die geburtshilflichen Griffe zuerst am Phantom, untersuchten ferner die Schwangeren und überwachten die Geburten. Das Honorar, welches sie dem Lehrer für

<hr>

[1] SIEBOLD a. a. O. II, 426 u. ff.   [2] WIEGER a. a. O. S. 100 u. ff.

diesen Unterricht zahlen mussten, war ziemlich hoch; es betrug ungefähr 100 Thaler.

Aus dieser Schule gingen mehrere der bedeutendsten Geburtshelfer des vorigen Jahrhunderts hervor, unter ihnen J. G. ROEDERER, welcher 1751 als Professor der Geburtshilfe und Direktor der neu errichteten Entbindungsanstalt nach Göttingen berufen wurde. Gleichzeitig wurde in der Berliner Charité eine geburtshilfliche Schule eröffnet. Im J. 1786 gab es im Königreiche Preussen ohne die Provinz Schlesien bereits 14 Lehrer dieser Disciplin. Ebenso entstanden in den übrigen deutschen Ländern derartige Anstalten, in welchen Hebammen und Studierende in der Geburtshilfe Unterricht empfingen, z. B. in Würzburg(1739), Kopenhagen (1760), Kassel (1763), Braunschweig (1768), Karlsruhe, Dresden (1774), Jena (1781), Marburg (1792), Detmold, Mannheim, Weimar, Bern (1782) u. a. O. In Wien wurde 1748 der Hebammen-Unterricht eingeführt und 1754 an der Universität eine Lehrkanzel der Geburtshilfe gestiftet. Eine besondere Klinik dieses Faches wurde 1789 eingerichtet, nachdem schon seit 1774 geburtshilfliche Lehrcurse in einem Spital eingerichtet worden waren und Fälle dieser Art auch in der chirurgischen Klinik Aufnahme gefunden hatten. Aber an manchen Universitäten blieb der Unterricht in der Geburtshilfe ebenso wie der ophthalmologische bis tief hinein ins 19. Jahrhundert mit dem chirurgischen vereinigt.[1]

Der medicinische Unterricht am Schluss des 18. Jahrhunderts und der ärztliche Stand.

Die Veränderungen, welche der medicinische Unterricht an den Hochschulen in der Periode vom Beginn des 17. bis zum Ende des 18. Jahrhunderts erfuhr, waren sehr bedeutend. An die Stelle der zwei oder drei Professoren, deren Lehrthätigkeit sich auf einige theoretische Vorlesungen beschränkte und die praktische Ausbildung in der Anatomie, Arzneimittellehre und eigentlichen Heilkunst nur gelegentlich in Betracht zog, waren, wenigstens an den grösseren Universitäten, Lehrer-Collegien getreten, deren Mitglieder die verschiedenen Disciplinen der Heilkunde vertraten und anatomische Lehranstalten, Laboratorien und klinische Institute zu ihrer Verfügung hatten.

[1] **A. GUSSEROW**: Zur Geschichte und Methode des klinischen Unterrichts, Berlin 1879.

Nach der Studienordnung v. J. 1749 bestanden an der medicinischen Facultät zu Würzburg 5 ordentliche Lehrkanzeln. Von ihren Inhabern sollte der erste den Studierenden eine gedrängte Übersicht der Geschichte der Medicin geben, die Institutionen (Physiologie) auf wissenschaftlich-physikalischer Grundlage vortragen, die Ursachen und Wirkungen von Gesundheit und Krankheit (allgemeine Pathologie) mit Berücksichtigung der Anatomie erörtern und auf diese Weise den Weg zur ärztlichen Praxis ebnen, der zweite Botanik lehren und den botanischen Garten leiten, der dritte Chemie vortragen und in der zum Julius-Spital gehörigen Apotheke die Zubereitung der Arzneien zeigen, der vierte Vorlesungen über specielle Pathologie und Therapie der inneren Krankheiten halten, die Schüler in die Hospitäler führen und mit der Krankenbehandlung vertraut machen, und der fünfte den Unterricht in der Anatomie und Chirurgie ertheilen; dem letzteren stand dabei ein Prosector zur Seite, welcher zugleich als Oberchirurg und Lehrer der Geburtshilfe thätig war.[1] Der medicinische Lehrkörper zu Heidelberg hatte 1763 vier ordentliche Professoren, derjenige zu Göttingen 1784 deren sechs und zu Pavia um die gleiche Zeit acht.[2] Der Studienplan, welchen P. Frank 1785/86 für die medicinische Facultät in Pavia entwarf, zeigt, welche Anforderungen ein Fachmann damals stellte.[3]

Die Naturwissenschaften nahmen eine angesehenere Stellung ein, als früher; es zeigt sich dies deutlich in einem Erlass des regierenden Fürstbischofs von Würzburg v. J. 1782, in welchem es heisst: „Wenn man es in vorigen Zeiten für eine ausgemachte Wahrheit hat halten dürfen, dass die Physik für diejenigen, welche sich der Arzneykunst zu widmen gedenken, ein nicht nur sehr nützliches, sondern sogar unentbehrliches Studium sei, so wird man wohl in unseren Tagen, wo die Physik eine vielverbesserte Gestalt angenommen hat, um so weniger daran zweifeln; und wenn gleich die Physik für den Theologen und Juristen von geringerem Nutzen als für den Arzney-Beflissenen sein mag, so sind auch die Vortheile, welche künftige Theologen und Juristen von der Mathematik und der sogenannten praktischen Philosophie sich zu versprechen haben, längstens entschieden“.[4]

Die medicinische Facultät zu Wien besass im J. 1780 bereits 9 systemisirte Lehrkanzeln, welche sich auf Anatomie, Physiologie, Naturgeschichte, Chemie und Botanik, allgemeine Pathologie und Therapie nebst Arzneimittellehre, interne Medicin und Klinik, theo-

---

[1] Wegele a. a. O. — Kölliker a. a. O. S. 75.
[2] P. Frank a. a. O. VI, 2, S. 46.
[3] P. Frank a. a. O. Suppl.-Band I, S. 176 u. ff.
[4] Wegele a. a. O. II, 428.

retische Chirurgie, chirurgische Klinik und Geburtshilfe vertheilten; ausserdem betheiligten sich an der Lehrthätigkeit noch mehrere Assistenten und ein Prosector, da dem Professor der Anatomie die Pflicht oblag, „ein Subjectum, welches zu seiner Zeit ihm zu succediren fähig, auf eigene Unkosten abzurichten". Der Kaiser Josef II. widmete dem medicinischen Unterrichtswesen eine rege Aufmerksamkeit. In einem Rescript vom 27. April 1786 gab er den Bedenken gegen die Studienpläne der medicinischen Facultäten, welche ihm vorgelegt worden waren, mit den Worten Ausdruck: „Dass die Lehre der Chirurgie, aller Operationen und Bandagen in sechs Monaten soll hinlänglich gegeben werden können, scheint mir nicht leicht möglich, und überhaupt theile ich das medicinische Studium auf folgende Art ein. Das erste Jahr Anatomie mit der Physiologie verbunden, dergestalt, dass, wie man z. B. eine Lunge in der Anatomie vorgezeigt, man auch zugleich deren Nothwendigkeit und Wirkung in dem gesunden Körper anführe und so auch weiter bis auf jeden Muskel im Leibe, wie er zur Bewegung dienet. Dieses Schuljahr müssten medici und chirurgi absolviren; dem Professor anatomiae et physiologiae müsste man die nöthigen prosectores und was er gebraucht, zugeben, um sein Lehramt gut zu verwalten. Zugleich würde im ersten Jahr für die Mediciner Botanik und Chemie, und für die chirurgos Operazionen, Bandagen und Geburtshilfe gelehrt. Im zweiten Jahr müssten die Wundärzte die chirurgische und medicinische Praxis und clinicam im Spital erlernen und im Spital auch die Geburtshilfe praktiziren, und da wären sie fertig; die medici aber müssten materiam medicam, Pathologie und alles was zum gelehrten Fach der Medicin gehört, hören, im dritten Jahr aber sich ganz mit der praxis und clinica, auch Praktizirung im Spital abgeben. Und auf diese Art würden in zwei Jahren für das Land geschickte chirurgi und in drei Jahren medici für die Stadt gebildet werden. Nach diesem Sinne erwarte ich die weitere Ausarbeitung. Josef."[1]

Die Studienordnung, welche bald darauf erlassen wurde, wich von diesen Grundsätzen zunächst darin ab, dass für die Studierenden der Medicin und Chirurgie eine Studienzeit von vier Jahren bestimmt und ein gemeinsamer Lehrplan festgesetzt wurde, nach welchem der Unterricht in den meisten Fächern für beide Kategorien vereinigt war und sich nur dadurch unterschied, dass Jene mehr Zeit auf die Arzneimittellehre, Chemie und innere Medicin verwenden, Diese sich eingehender mit der Chirurgie und den damit verbundenen Lehrgegenständen beschäftigen und dies in den Prüfungen beweisen mussten.

---

[1] Archiv des k. k. Unterrichtsministeriums zu Wien.

Damit wurde endlich auch in Österreich und Deutschland der Chirurgie eine würdigere Stellung eingeräumt, wie dies in andern Staaten bereits geschehen war. Die internen Mediciner und Chirurgen wurden als gleichstehende Klassen von Ärzten anerkannt, welche eine gleichwerthige Bildung besitzen und sich nur durch die Form ihrer Thätigkeit unterscheiden.

Daneben entstand eine niedere Art von Ärzten, welche, mit geringeren Kenntnissen ausgestattet, hauptsächlich für die Landbevölkerung bestimmt waren und sowohl die innere als die äussere Praxis ausübten. Die Gegensätze, welche bisher zwischen den Ärzten und den Chirurgen bestanden hatten, wurden nun auf die Beziehungen zwischen den höher gebildeten Ärzten und den weniger unterrichteten Medico-Chirurgen übertragen. Bei der Beurtheilung der Zustände, welche sich daraus entwickelten, darf man daher nicht vergessen, dass eine Verschiebung der in Frage kommenden Faktoren stattgefunden hatte, welche später Manches rechtfertigte, was vorher unhaltbar und ungerecht erschien.

Es ist ja zweifellos, dass die Chirurgen des 17. Jahrhunderts einen niedrigen Bildungsstandpunkt einnahmen; aber war es vielleicht mit den Ärzten jener Zeit anders? — Der todte Wust einer unfruchtbaren Gelehrsamkeit trübte Vielen den Blick für das frische Leben der Gegenwart. „Sie kannten den Galen, aber ihre Kranken gar nicht", wie Montaigne sagte. Die Figur des Dr. Diafoirus, welche Molière in seinem „eingebildeten Kranken" gezeichnet hat, soll der Wirklichkeit abgelauscht sein. [1]

Der grosse Haufe der Ärzte suchte dem Publikum durch das hohle Wortgetön der griechisch-lateinischen Terminologie zu imponiren: sie meinten den Kranken einen Dienst erwiesen zu haben, wenn sie, wie Kant schreibt, ihren Leiden einen Namen gegeben hatten. [2] Durch Pillen und Pflaster, Arzneien, Klystiere und oft wiederholte Blutentziehungen bemühten sie sich, die Krankheit zu beseitigen, so dass zuweilen eine kräftige Constitution dazu gehörte, um diesen, häufig unzweckmässigen oder verkehrten Massregeln Widerstand zu leisten.

Der Titel eines Doktors der Medicin bot keineswegs die Garantie, dass der Träger desselben ärztliche Kenntnisse besass. Ausser den Universitäten nahm auch der Kaiser, der Pabst und seine Bevollmächtigten und die Pfalzgrafen das Recht in Anspruch, diese Würde zu verleihen. In Neapel genoss die Familie d'Avellano-Carraciolo noch

---

[1] M. Raynaud: Les médecins au temps de Molière, Paris 1862.

[2] Im. Kant: Versuch über die Krankheiten des Kopfes in der Ausg. sämmtl. Werke von Rosenkrantz u. Schubert, Leipzig 1838, VII, 16.

im vorigen Jahrhundert das Privilegium, Doktoren der Medicin und des Rechts zu ernennen; sie machte davon reichlichen Gebrauch und liess es sich entsprechend bezahlen.

Aber auch an einzelnen Hochschulen wurde mit der Doktor-Promotion ein schändlicher Missbrauch getrieben. Manche Professoren sahen in den Taxen, welche dafür entrichtet wurden, eine erwünschte Vermehrung ihrer Einnahmen und suchten die Bewerber dadurch anzulocken, dass sie möglichst geringe Anforderungen an deren Wissen stellten. Die Prüfungen wurden entweder erlassen oder sanken zu einer werthlosen Formalität herab. Die Doktor-Dissertationen konnten von gelehrten Lieferanten, welche die Anfertigung derartiger Arbeiten gewerbsmässig betrieben, zu bestimmten Preisen gekauft werden.[1] In Greifswald erwarb i. J. 1788 ein Schuster das medicinische Doktor-Diplom, und zwar auf Grund einer Dissertation über die Heilwirkungen des Pechs. Die Universität Erfurt creirte in einem einzigen Jahre 97 Doktoren der Medicin, während sie überhaupt nicht mehr als 30 Studenten in sämmtlichen Facultäten zählte.

An anderen Hochschulen waren die mit der Erlangung der Doktorwürde verbundenen Unkosten so gross, dass unbemittelte Candidaten darauf verzichten mussten. Sie holten sich dieselbe in Folge dessen entweder an Orten, wo man weniger Geld dafür verlangte, oder begnügten sich damit, als Licentiaten der Medicin die ärztliche Praxis auszuüben. In Wien kostete die medicinische Doktor-Promotion bis z. J. 1749 ungefähr 1000 Gulden, in Göttingen 1765 etwa 130 Thaler, in Paris 7000 Livres und in Oxford 100 Pfund Sterling.[2] Dabei gewährte dieselbe keineswegs überall besondere Vorrechte.

Ausser zahlreichen anderen Heilkünstlern, welche durch die gesetzlichen Einrichtungen zur ärztlichen Praxis berechtigt waren, erhielten auch herumziehende Empiriker, Bruchschneider, Steinoperateure und Staarstecher an vielen Orten ohne besondere Schwierigkeiten die Erlaubniss, ihre Kunst auszuüben. In auffallendem Aufzuge, behängt mit allerlei buntem Flitterstaat und begleitet von einem Harlekin, wie der im Volksliede verewigte Dr. Eisenbart, zogen sie auf den Jahrmärkten und Kirchweihen umher und erzählten dem Publikum von den wunderbaren Kuren, die sie angeblich verrichtet hatten. Mit unverschämten Worten priesen sie die Heilkraft ihrer Medicamente gegen Schwindsucht, Taubheit und alle möglichen unheilbaren Leiden. Manche erklärten, dass sie im Stande seien, das Sehvermögen, auch wenn es

---

[1] Kais. priv. Reichsanzeiger, Gotha 1802, No. 169—170.
[2] P. Frank a. a. O. VI, 3, S. 291.

seit vielen Jahren verloren worden, sofort wieder herzustellen; Andere empfahlen Pillen gegen Unfruchtbarkeit, welche nach ihrer Angabe sogar ohne Coitus die gewünschte Wirkung hervorbrachten.

Die Scharfrichter, die unter den Kurpfuschern eine hervorragende Stelle behaupteten, verkauften Menschenblut, welches in frischem schäumenden Zustande als Heilmittel gegen die Epilepsie betrachtet wurde; sie hatten dafür einen bestimmten Tarif, je nach dem Menschen, von dem es stammte; am theuersten war das Blut einer Jungfrau oder eines Jünglings, am billigsten dasjenige eines Juden.[1]

Das grösste Unheil richteten jedoch die herumziehenden Operateure an. Wenn sie auf öffentlichen Plätzen der staunenden Menge unter dem Schmettern der Trompeten und Wirbeln der Trommeln, welche die Schmerzensschreie der beklagenswerthen Patienten übertönen mussten, Proben ihrer Kunst zeigten, so dachte Niemand an die traurigen Folgen, welche diese chirurgischen Eingriffe häufig zurückliessen. Aber gilt denn nicht noch heut das Wort Bacon's, dass jeder Charlatan und jedes alte Weib als Nebenbuhler des tüchtigsten Arztes angesehen wird und mit ihm um den Vorzug am Krankenbett ringen darf? —

---

[1] G. Fischer a. a. O. S. 49 u. ff. — Des getreuen Eckharts medicinischer Maulaffe oder der entlarvte Marktschreier, Frankfurt und Leipzig 1719. — The tatler, London 1723, IV, No. 243. — O. Büchner a. a. O. S. 145 u. ff.

IV. Der medicinische Unterricht in der neuesten Zeit.

Die naturwissenschaftliche Weltanschauung des 19. Jahrhunderts.

Mit den gewaltigen Ereignissen der letzten Decennien des 18. Jahrhunderts begann die Geschichte der neuesten Zeit. Die politischen und culturhistorischen Gestaltungen der Gegenwart haben mit der französischen Revolution und den geistigen Bewegungen jener Periode ihren Anfang genommen.

Die französische Revolution war nicht so sehr gegen die Monarchie als gegen den Feudalismus gerichtet, dessen Vertreter ihre bevorzugte Stellung in unerhörter Weise gemissbraucht hatten. Zum ersten Male wurde das schwere Unrecht, welches darin lag, dass ein Theil der Bevölkerung alle Lasten des öffentlichen Gemeinwesens tragen musste, während der andere sämmtliche Vorrechte und Vortheile davon genoss, allgemein anerkannt und der Grundsatz ausgesprochen, dass Diejenigen, welche den Staat erhalten, auch auf die Verwaltung desselben einen massgebenden Einfluss auszuüben berechtigt sind.

Dieser Gedanke bildete gleichsam den festen Rückstand in den mannigfachen politischen Zersetzungs- und Umwandelungs-Prozessen, welche damals stattfanden. Er führte zum Parlamentarismus, der im 19. Jahrhundert fast in allen civilisirten Ländern zur gesetzlichen Institution erhoben wurde. Mit der Beseitigung der historischen Privilegien und der ständischen Gliederung, mit der Aufhebung der Leibeigenschaft, mit der Einführung der bürgerlichen Selbstständigkeit und Gleichberechtigung der einzelnen Individuen und der Theilnahme der breiten Schichten des Volkes an der Regierung vollzog sich eine sociale Umwälzung von weittragender Bedeutung.

Gleichzeitig mit der politischen Emancipation der bürgerlichen Gesellschaft begann auch der Aufschwung der Tagespresse, die Entwickelung des Journalismus und die Popularisirung von Kunst und Wissenschaft. Das Interesse für die Bestrebungen auf diesen Gebieten drang in Kreise der Bevölkerung, welche früher gänzlich unberührt davon geblieben waren.

An der Culturentwickelung betheiligten sich alle gebildeten Nationen, namentlich aber die Franzosen, die Engländer und die Deutschen. Die letzteren, welche schon im 18. Jahrhundert einen LESSING, HERDER, GOETHE, SCHILLER, MOZART, BEETHOVEN, KANT und andere erleuchtete Geister hervorgebracht, und in der Dichtkunst und Literatur, in der Musik und Philosophie eine Achtung gebietende Stellung errungen hatten, übernahmen allmälig auch in der Medicin und in den Naturwissenschaften die Führung. Während in der Geschichte derselben Anfangs neben einzelnen Engländern hauptsächlich Franzosen genannt werden, gewannen seit der Mitte des 19. Jahrhunderts die deutschen Gelehrten und Forscher einen überwiegenden Einfluss.

Anders gestaltete sich das Verhältniss in der Philosophie, welche in Deutschland unter dem Banne der Schulgelehrsamkeit leider den Zusammenhang mit dem praktischen Leben verlor und erst in neuester Zeit wieder gefunden hat.

Mit kritischer Schärfe hatte der grosse Denker von Königsberg die Quellen, den Umfang und die Grenzen des menschlichen Denkens gezeichnet; aber die auf KANT folgenden Philosophen haben seiner Erkenntniss-Theorie nur wenig hinzuzufügen vermocht und sich darauf beschränkt, diese oder jene Richtung seines Systems weiter zu entwickeln. Indem sie dabei gerade an die Frage nach dem Wesen und letztem Grunde der Dinge, welche KANT für überflüssig und unlösbar erklärt hatte, als er die Forschung auf die Welt der Erscheinungen verwies, anknüpften, verlegten sie die Aufgabe der Philosophie wiederum in das mystisch-transcendente Gebiet der Spekulation.

Die geistvollen Hypothesen eines FICHTE, welcher die Lösung des Räthsels des Daseins in dem Ich-Begriff suchte und damit zu einem unbeschränkten Idealismus gelangte, eines SCHELLING, der die Identität von Natur und Geist verkündete und damit die Naturphilosophie begründete, eines HEGEL, welcher alles Heil in der absoluten Idee sah, und eines SCHOPENHAUER, der die Welt als Wille und Vorstellung erklärte, konnten wohl eine Zeitlang fesseln, keineswegs jedoch dauernd überzeugen. Keines dieser Systeme hat auf die Naturwissenschaften grösseren Einfluss ausgeübt, als die Naturphilosophie.

Hervorragende Ärzte und Naturforscher, wie BLUMENBACH, OKEN, KIELMEYER, J. DÖLLINGER, OERSTED, BURDACH, NEES V. ESENBECK, KIESER, K. G. CARUS u. A. schlossen sich ihr an, weil sie in ihr be-

stimmte Gesichtspunkte zur Beurtheilung der empirisch gesammelten
Thatsachen fanden. Gleich der Romantik, welche damals die Kunst und
Literatur beherrschte, ein echtes Kind dieser nach einem befriedigenden
Abschluss der gegensätzlichen und unfertigen Bestrebungen ringenden
Zeit, verfolgte auch die Naturphilosophie durchaus edle Ziele, indem sie
sich in die Tiefen des Gemüths versenkte, der Medicin ihre erhabenen
ethischen Aufgaben ins Gedächtniss rief und die Einheit der verschie-
denen Naturwissenschaften zum Ausdruck brachte.

Der empirischen Forschung stellte sie sich erst feindlich gegenüber,
als sie, vom religiösen Mysticismus angekränkelt, die Metaphysik zu
ihrem Tummelplatz wählte und, um mit HAMANN's Worten zu reden,
„aus einer allgemeinen Wissenschaft des Möglichen zu einer allgemeinen
Unwissenheit des Wirklichen“ wurde. Wenn die Naturphilosophie in
greisenhafter Selbstüberhebung ihre vagen und oft veralteten Begriffs-
bestimmungen der täglich fortschreitenden Naturwissenschaft entgegen-
hielt, so erreichte sie damit nur, dass sich dieselbe gänzlich von ihr
abwandte.

Nicht wenig trug die vorzugsweise durch HEGEL in die Philosophie
eingeführte schwerfällige Form der Darstellung, welche sich in einer
selbst fabricirten Sprache abmühte, die einfachsten Dinge möglichst
unverständlich zu machen, zu der Entfremdung bei, welche allmälig
in Deutschland zwischen der Naturwissenschaft und der Philosophie
stattfand.

In andern Ländern war es damit in mancher Beziehung besser
bestellt. Hier behielt die Philosophie enge Fühlung mit den Wissenschaften und Künsten des realen Lebens und stellte bei der methodischen Bearbeitung derselben ihre Kräfte in deren Dienst. In Frankreich begründete AUGUSTE COMTE, welcher gleich KANT, an den er
anknüpfte, mathematisch und naturwissenschaftlich geschult war, den
Positivismus, welcher im Einklang mit dem mächtigen Aufschwung,
den die empirische Forschung in jener Zeit dort erlebte, die Metaphysik
und den Teleologismus ausschloss und alles philosophische Denken,
alle Wissenschaft, auf die durch die Erfahrung festgestellten Thatsachen
gestützt wissen wollte.

Diese Richtung musste den Naturforschern genehm erscheinen und
fand daher unter ihnen viele Anhänger und Vertreter. In Deutschland
verkündeten FECHNER, H. LOTZE, H. CZOLBE und andere hervorragende
Männer der Naturwissenschaft diese Lehren und trugen das zu ihrer
Begründung nothwendige Material herbei. Die exakte Schule der Gegenwart begann wieder mit der Philosophie zu rechnen, und einer der
grössten Naturforscher, KARL ROKITANSKY, wies auf den Nutzen und

die Bedeutung hin, welche dieselbe für die Naturwissenschaften und die Medicin besitzt. Aber auch die Philosophen erkannten, dass die positive Kenntniss der wissenschaftlichen Thatsachen die selbstverständliche Voraussetzung ihrer Thätigkeit sein muss, wenn sich dieselbe fruchtbringend gestalten soll und ernste Beachtung beanspruchen will. An einzelnen Hochschulen wurden die philosophischen Lehrkanzeln Naturforschern übertragen, welche den Werth der Beobachtung und des Experiments erprobt hatten und damit der Bedeutung, welche die naturwissenschaftliche Weltanschauung für die Culturentwickelung der Gegenwart gewonnen hat, ein deutlicher Ausdruck gegeben. Dieselbe erhielt ihre Begründung in der Fülle von neuen Thatsachen, mit welchen die verschiedenen Naturwissenschaften im 19. Jahrhundert bereichert wurden, und in der Erkenntniss ihrer gegenseitigen Beziehungen und gemeinsamen Gesetze, welche eine einheitliche Betrachtung des Lebens der Natur ermöglichte.

Wenn ich hier einige Thatsachen aus der Geschichte der verschiedenen Naturwissenschaften hervorhebe, so geschieht es nur, um den Gang ihrer Entwickelung mit wenigen Worten zu kennzeichnen.

Schon im 18. Jahrhundert versuchte man, die Mineralien nach rationellen Gesichtspunkten zu ordnen. Linné und Wallerius legten ihrer Eintheilung derselben die äusseren Merkmale und Ähnlichkeiten zu Grunde. Der Schwede Axel von Cronstedt betrachtete dagegen die chemischen Bestandtheile als massgebend; der sächsische Bergrath Abraham Gottlob Werner stellte dann ein Schema auf, welches sich auf die chemischen und physikalischen Eigenschaften sowohl als auf die äusseren Erscheinungsformen stützte. Ihm gebührt auch das Verdienst, die Oryktognosie und Geognosie von einander abgegrenzt und die letztere begründet zu haben.

Die wissenschaftliche Bearbeitung der Krystallographie[1] begann mit Romé de l'Isle und Haüy und wurde von Weiss und Mohs in erfolgreicher Weise fortgesetzt. Andere beschäftigten sich mit den chemischen, optischen und elektrischen Eigenschaften, mit der Phosphorescenz und den Polarisations-Erscheinungen, welche bei einigen Mineralien beobachtet wurden. Die Verwerthung der Chemie für die Mineralogie führte zu einer innigen Verbindung dieser beiden Wissenschaften, welche nach vielen Richtungen anregend und befruchtend wirkte.

In der Geognosie und Geologie wirkte Leopold von Buch bahnbrechend. Gleichzeitig wurde auch die Petrefacten-Kunde, auf welche

---

[1] Cuvier: Geschichte der Fortschritte in den Naturwissenschaften seit 1789, Deutsche Übers., Leipzig 1828, 4 Bde.

Scheuchzer zuerst die Aufmerksamkeit gelenkt hatte, fleissig getrieben und bot die Materialien zur Lösung mancher Fragen der Geologie und Anthropologie.

In der Botanik wurden verschiedene Versuche unternommen, ein natürliches System der Pflanzen aufzufinden. ADANSON erklärte: „Die Natur stellt uns überall natürliche Ordnung dar," und meinte, dass sich dieselbe sicherlich nicht auf die Ähnlichkeiten oder Unterschiede eines einzelnen Organs, sondern nur auf die Gesammt-Erscheinung, auf den Total-Habitus stützen könne. Um dieses System zu entdecken, verglich er die einzelnen Pflanzen in Bezug auf ihre verschiedenen Organe und ordnete sie in die Klassen der Nächststehenden, der Nahestehenden u. s. w.. je nachdem sie mehr oder weniger mit einander übereinstimmten. Diese Eintheilung entbehrte vor Allem der Übersichtlichkeit und vermochte sich daher keinen Beifall zu erringen.

Eine richtigere Methode schlugen A. L. DE JUSSIEU, PYRAME DE CANDOLLE, ROBERT BROWN u. A. ein, indem sie zunächst auf eine genaue Feststellung und Begrenzung der Pflanzen-Familien drangen und eine Reihe werthvoller Vorarbeiten dazu lieferten. Dabei begründete P. DE CANDOLLE, der selbst mehr als hundert Familien sorgfältig beschrieb, die Lehre von der Symmetrie der Pflanzengestalt.

Von fundamentaler Bedeutung für die Morphologie waren ferner die Untersuchungen Jos. GAERTNERS über die Früchte und Samen der Pflanzen und ROB. BROWN's monographische Arbeiten. GOETHE's Metamorphosenlehre regte mehr die Naturphilosophen, als die Naturforscher an. Sie war verschwommen und unbestimmt und erfuhr erst durch SCHIMPER und ALEXANDER BRAUN, welche über die Blattstellung und die Entwickelung der Pflanzen werthvolle Aufschlüsse gaben, eine wissenschaftliche Klärung.[1]

Die Anatomie der Pflanzen fand fleissige Bearbeiter an BRISSEAU-MIRBEL, dem jüngeren MOLDENHAWER, LINK, MEYEN, HUGO MOHL u. A., welche die Ansichten über den Bau der Pflanzen zu einem gewissen Abschluss brachten. Auch die mikroskopische Struktur derselben wurde genauer untersucht, und die Entdeckung, dass die Zelle das alleinige Grundelement derselben ist, wies der morphologischen Forschung eine neue Richtung. Sie drängte zu einer grösseren Berücksichtigung der Histogenese. Man begann diese Verhältnisse an den niederen Kryptogamen zu studieren, weil man hier mit einfacheren, leichter zu durchschauenden Thatsachen rechnen durfte, und ging dann allmälig zu den höher organisirten Pflanzen über.

---

[1] WIGAND: Geschichte und Kritik der Lehre von der Metamorphose der Pflanzen, Leipzig 1846.

Die dabei gewonnenen Ergebnisse warfen ein merkwürdiges Licht auf die Entstehung und das Wachsthum der Organe. Mohl beobachtete bereits verschiedene Arten der Sporenbildung und beschrieb 1835 einen Fall von vegetativer Zelltheilung. Schleiden stellte 1838 eine Theorie der Zellbildung auf, die aber an so vielen Fehlern litt, dass sie bald nachher wieder aufgegeben wurde. An ihre Stelle trat Naegelis Theorie, welche umfassender war, die verschiedenartigen Fälle ins Auge fasste und das ihnen zu Grunde liegende Gesetz feststellte.

Im Jahre 1839 sprach Schwann den Satz aus, dass die thierische Zelle der vegetablischen analog ist, und 1855 machte Unger auf die Ähnlichkeit des Protoplasma der Pflanzenzelle mit der Sarcode der niedersten Thiere aufmerksam, welche durch die Untersuchungen über die Myxomyceten eine weitere Bestätigung erhielt.

Diese Thatsachen führten zu einer richtigeren Beurtheilung der räthselhaften Beziehungen zwischen dem Pflanzen- und Thierreich und trugen ebenfalls dazu bei, die Lehre von der Constanz der Arten, welche lange Zeit als ein unumstössliches Dogma gegolten hatte, zu beseitigen.

Die Befruchtung der Pflanzen wurde von Du Hamel studiert, welcher die Bestäubungseinrichtungen der Blüthen und die Rolle, welche manche Insekten dabei spielen, beschrieb. Eine gründliche Bearbeitung erfuhr dieser Gegenstand seit 1830, indem die Prozesse im Innern der Samenknospen zum Gegenstande sorgfältiger Untersuchungen gemacht und die Sexualität auch bei den Kryptogamen nachgewiesen wurde.

Auch die Vorgänge der Ernährung, Stoff-Aufnahme und -Abgabe und des Wachsthums fanden eine ausführliche Darstellung. Die Saftbewegung, über welche schon Stephan Hales interessante Experimente angestellt hatte, wurde hauptsächlich durch Dutrochet, der die diosmotischen Erscheinungen zu ihrer Erklärung heranzog, aufgeklärt. Ingenhouss fand, dass die grünen Pflanzentheile unter dem Einfluss des Lichts Kohlensäure aufnehmen, Sauerstoff ausscheiden und auf diese Weise den Kohlenstoff erhalten, den die Pflanzen in der Form organischer Verbindungen in sich aufhäufen, und begründete somit die Lehre von der Athmung und Ernährung der Pflanze. Daran schlossen sich Senebiers Untersuchungen über den Einfluss des Lichts auf das Leben der Pflanze an.

Zahlreiche Arbeiten beschäftigten sich dann mit dem Chemismus der Ernährung und den Bewegungserscheinungen der Pflanzen.[1] Auch

---

[1] Sachs a. a. O. S. 276 u. ff.

die Pathologie derselben fand Beachtung und wurde namentlich in neuester Zeit ausserordentlich gefördert. Endlich trat auch die Pflanzen-Geographie ins Leben, welche dadurch, dass sie die Abhängigkeit der Pflanzenwelt vom Klima und Boden nachwies und erklärte, grosse Bedeutung für die Heilkunde und besonders für die medicinische Geographie erlangte.

Die Zoologie erfuhr durch die Auffindung neuer Thierarten und die sorgfältige Erforschung ihres anatomischen Baues nicht nur eine bedeutende Vermehrung ihres Wissens-Inhalts und gelangte zu einer besseren Systematik, sondern vermochte mit Hilfe der Entwickelungs-geschichte, vergleichenden Anatomie und Palaeontologie zu einer natur-geschichtlichen Gesammt-Anschauung durchzudringen, welche das ganze Gebiet des Werdens und Vergehens in der Natur zu umfassen schien.

Buffon[1] näherte sich bereits diesem Standpunkt, indem er erklärte, dass kein wesentlicher Unterschied zwischen Thieren und Pflanzen bestehe und die Reihenfolge der organischen Wesen einen einheitlichen Plan zeige. Seine populäre und geistvolle Darstellungsweise, welche den Reichthum der Thatsachen mit kühnen Hypothesen zu verweben verstand, regte die Forscher zu neuen Untersuchungen an und erweckte und verbreitete beim grossen gebildeten Publikum das Interesse für naturwissenschaftliche Gegenstände. Buffon ging dabei auch auf die geographische Verbreitung der Thierwelt ein und hob, wie schon Linné, die Verschiedenartigkeit derselben in den einzelnen Continenten hervor. Wenn die arktischen Thierformen von Amerika und Europa überein-stimmen, so schloss er daraus, dass einst ein Zusammenhang der beiden Welttheile bestanden habe oder wenigstens Wanderungen der Thiere von einem zum andern möglich gewesen seien.

Die Bekanntschaft mit der überseeischen Fauna wurde hauptsäch-lich durch die wissenschaftlichen Expeditionen, denen Naturforscher beigegeben wurden, herbeigeführt. So beschrieb Sonnerat mehrere Thiere der südasiatischen Inseln; hauptsächlich aber erwarben sich der ältere Forster, Al. von Humboldt und Lichtenstein in dieser Rich-tung Verdienste.

Ebenso wurde die Verbreitung der Thierwelt in den einzelnen Ländern Europas genauer studiert. Pallas beschrieb verschiedene neue Thierformen.

Gleichzeitig wurde die Kenntniss der bekannten Thierarten durch wichtige Beobachtungen bereichert. Bonnet bemerkte zuerst die un-geschlechtliche Fortpflanzung der Blattläuse. P. Camper und J. Hunter

---

[1] V. Carus a. a. O. S. 522 u. ff.

entdeckten gleichzeitig und unabhängig von einander die Pneumacität
der Vogelknochen und den Zusammenhang ihrer Lufträume mit den
Lungen. Fabricius und später Latreille beschäftigten sich vorzugsweise mit der Entomologie, während Rudolphi die Helminthologie
bearbeitete und Lamarck, O. F. Müller und Ehrenberg in der Welt
der Infusorien Umschau hielten.

Die Zootomie gab über den Bau der verschiedenen Thiere werthvolle Aufschlüsse, und die Vergleichung ihrer Organisation eröffnete
beachtenswerthe Gesichtspunkte für eine einheitliche Beurtheilung derselben. Die vergleichende Anatomie und Physiologie erhielt durch
J. Hunter, F. Vicq d'Azyr, Blumenbach, Kielmeyer, Geoffroy
St. Hilaire, Cuvier, Tiedemann, C. G. Carus, J. F. Meckel und
Joh. Müller eine Fülle wissenschaftlichen Materials zugeführt und
wurde als das eigentliche Ziel der Zootomie betrachtet. Ignaz Döllinger
schrieb 1814: „Die Aufgabe der Zootomie ist, den Bau der Thiere zu
entwickeln und in demselben die Natur des Lebensprozesses nachzuweisen. Damit wird das Vergleichen des Zootomen Geschäft; er soll
Thatsachen zusammenstellen und untersuchen, worin sie sich ähnlich
und worin sie sich unähnlich sind; er soll sie mit der Idee des Lebens
zusammenhalten und erforschen, wie sich ein und dasselbe durch eine
Reihe von Metamorphosen durchbildet".[1]

Geoffroy St. Hilaire stellte leitende Grundsätze auf, welche den
Forschern als Richtschnur dienen konnten. Cuvier entdeckte das schon
von J. Hermann geahnte Gesetz der Correlation der Theile, nach
welchem jeder Organismus ein geschlossenes Ganze bildet, dessen einzelne Theile nicht abgeändert werden können, ohne dass auch an allen
übrigen Organen Aenderungen stattfinden.

Auf Grund dieser neu erschlossenen Thatsachen durfte man sich
auch an die Systematik wagen. Batsch versuchte zuerst, die Knochen-
thiere von den übrigen zu sondern; aber erst Lamarck brachte die
Eintheilung in Wirbelthiere und Wirbellose zum deutlichen Ausdruck
und zur allgemeinen Anerkennung.

Den grössten Fortschritt in dieser Hinsicht verdankte man Cuvier,
welcher die Typenlehre begründete. Er erklärte, dass es im Thier-
reiche vier neben einander stehende Hauptzweige oder „allgemeine
Pläne gebe, nach denen die zugehörigen Thiere modellirt zu sein scheinen
und deren einzelne Unterabtheilungen nur leichte, auf die Entwickelung
oder das Hinzutreten einiger Theile gegründete Modificationen sind,

---

[1] J. Döllinger: Über den Werth und die Bedeutung der vergleichenden
Anatomie, Würzburg 1814, S. 17.

in denen aber an der Wesenheit des Planes nichts geändert wird“. K. E. v. BAER bestimmte den Begriff des Typus genauer und berichtigte die Theorie, namentlich in Bezug auf die Entwickelungsgeschichte, welche CUVIER gänzlich unberücksichtigt gelassen hatte.

Die wissenschaftliche Bearbeitung der letzteren begann damals mehr, als bisher, hervorzutreten und auf die verwandten Disciplinen Einfluss auszuüben. PANDER veröffentlichte seine bahnbrechenden Untersuchungen über die Entwickelung des Huhns, in welchen er den Nachweis lieferte, dass sich der Vogelkörper aus drei Keimblättern bildet. K. E. v. BAER zog auch die übrigen Klassen der Wirbelthiere in Betracht und wies auf die verschiedenen Sonderungsvorgänge am Keime hin. Auch von Anderen wurden die Veränderungen des Eies nach der Befruchtung beobachtet und die Furchungsprozesse beschrieben. Ferner wurde die Entwickelung einzelner Organe, z. B. diejenige des Gehirns, des Auges, der WOLFF'schen Körper u. a. m. zum Gegenstande besonderer Untersuchungen gemacht.

Dabei wurde man auf die Ähnlichkeit in der Entwickelung der Embryonen verschiedener Thierformen aufmerksam. JOHN HUNTER, KIELMEYER und später OKEN begründeten die Theorie, dass die Embryonen der höher organisirten Thiere die Entwickelungsstadien der niederen Klassen durchlaufen. Die entwickelungsgeschichtlichen Thatsachen in Verbindung mit den palaeontologischen Funden, welche die Verschiedenheiten zwischen den fossilen Pflanzen und Thieren und den heutigen Repräsentanten ihrer Art erkennen liessen, erschütterten auch in der Zoologie den Glauben an die Unveränderlichkeit der Form und bereiteten die Descendenztheorie vor.

Schon i. J. 1804 erklärte LAMARCK unter Hinweis auf die Bastardirung und Varietätenbildung, dass der Begriff der Art nur dem an ein kurzes Zeitmass gewöhnten Urtheil der Menschen unveränderlich erscheine, in der Wirklichkeit aber wechsele und sich den äusseren Lebensverhältnissen anpasse. Im J. 1830 veröffentlichte LYELL seine Principles of Geology, in denen er auseinander setzte, dass es zur Erklärung der Veränderungen der Erdrinde durchaus nicht immer der Annahme grosser gewaltiger Katastrophen bedürfe, sondern dass dazu die langsam, aber stetig wirkenden Kräfte der Natur ausreichen. Er wies auf die Wirkungen der Flüsse und Meere, der Mineralquellen und Gletscher hin und verglich die Veränderungen der unorganischen Welt mit dem Minutenzeiger der Uhr, „dessen Vorrücken man sieht und hört, während die Fluktuationen der lebenden Schöpfung kaum sichtbar sind und der Bewegung des Stundenzeigers gleichen“.[1]

---

[1] O. SCHMIDT: Descendenzlehre und Darwinismus, Leipzig 1873, S. 117.

Das Dogma der Constanz der Arten wurde allmälig von den meisten Naturforschern verlassen. Man sah, dass die Arten sich innerhalb gewisser morphologischer Grenzen verändern, und wurde dadurch zu der Vermuthung gedrängt, dass sie sich auf diese Weise zu ihrer gegenwärtigen Form entwickelt haben. CH. DARWIN hat das unvergängliche Verdienst, diese Hypothese zur wissenschaftlichen Thatsache erhoben zu haben. Gestützt auf ein reiches Beobachtungs-Material, unternahm er es, die Ursachen zu ergründen, welche die Entstehung der Arten erklären, und kam zu dem Resultat, dass der Kampf ums Dasein und die natürliche Zuchtwahl zu einer Auslese des Besseren und Passenderen führen, welche den Untergang des unterliegenden Theiles und die allmälige Vervollkommnung des siegenden im Gefolge haben. Diese Theorie, welche von WALLACE, NAEGELI u. A. in einzelnen Punkten berichtigt und ergänzt wurde, bildete den Grundstein einer neuen naturwissenschaftlichen Weltanschauung.

Als bald darauf der Versuch gemacht wurde, darauf eine natürliche Schöpfungsgeschichte aufzubauen, und dabei auch die Stellung des Menschen gegenüber den übrigen Bewohnern der Erde in den Kreis der Erörterung gezogen wurde, erregte die neue Lehre den heftigen Unwillen aller Derjenigen, welche darin einen Angriff auf die Religion und die Menschenwürde erblickten. Die Lückenhaftigkeit der Thatsachen, besonders in der Palaeontologie, und die mangelhafte Kenntniss mancher physiologischen und entwickelungsgeschichtlichen Vorgänge gestattete allerdings nicht Schlussfolgerungen von solcher Tragweite, wie sie bisweilen zu Tage traten; aber dieselben hüllten sich in das anspruchslose Gewand der Hypothese und forderten nicht bedingungslose Unterwerfung, sondern eine freimüthige Kritik. Die Religion wird niemals von der Wissenschaft bedroht werden, wenn sie es unterlässt, die Freiheit der Forschung anzufeinden, und in der ethischen Erziehung des Menschengeschlechts, in der Veredelung des Gemüthslebens ihre einzigen Aufgaben erkennt.

Physik und Chemie in den letzten hundert Jahren.

Während sich die Mineralogie, Botanik und Zoologie aus beschreibenden Naturwissenschaften in erklärende umwandelten, gewannen auch die Physik und Chemie durch die Verbesserungen der Untersuchungsmethoden und die Fülle neuer Entdeckungen eine andere Gestalt.

In der Chemie wurde diese Periode eingeleitet durch die Entdeckung des Sauerstoffs und die Beseitigung der Phlogiston-Theorie und charakterisirt durch die Methode der quantitativen Untersuchungen. Im J. 1774 fand Jos. PRIESTLEY den Sauerstoff, indem er rothes Quecksilberoxyd zum Erhitzen brachte. Zu gleicher Zeit beobachtete er, dass das dabei gewonnene Gas die Athmung und Verbrennung besser unterhält, als die gewöhnliche Luft; aber er vermochte nicht, die daraus sich ergebenden Schlüsse zu ziehen. Er war ein genialer Dilettant, der die Wissenschaft mehr in der Breite als in der Tiefe erforschte. Er hat die Chemie mit einer Menge von Entdeckungen bereichert, und, wie KOPP sagt, für die Kenntniss der Gase mehr geleistet, als die berufsmässigen Naturforscher.[1]

Erst LAVOISIER erkannte die volle Bedeutung der Entdeckung des Sauerstoffs. Schon zwei Jahre vor derselben lieferte er den experimentellen Nachweis, dass sowohl bei der Verkalkung der Metalle, als bei der Verbrennung von Phosphor und Schwefel im Widerspruch mit der phlogistischen Theorie eine Gewichtszunahme erfolgt, welche auf der Absorption von Luft beruht; aber er wusste nicht, ob dabei die Luft im Ganzen oder nur ein Theil derselben wirksam ist. Als er durch PRIESTLEY den Sauerstoff kennen lernte, kam er auf den Gedanken, in ihm die Ursache dieser Erscheinungen zu suchen. Durch zahlreiche Versuche stellte er fest, dass sich nur ein Fünftel der atmosphärischen Luft an der Verbrennung betheiligt, und dass die Luft aus einem Theile Sauerstoff und vier Theilen eines Gases besteht, welches weder zur Verbrennung noch zur Athmung geeignet ist. Seine Angaben über die Zusammensetzung der Luft, des Wassers und verschiedener Säuren wurden von CAVENDISH bestätigt und in einzelnen Punkten ergänzt.[2]

Mit der Widerlegung der phlogistischen Theorie tauchten verschiedene Fragen auf, welche bis dahin auf Grund derselben oder nach ihrer Analogie gelöst worden waren. Da LAVOISIER in allen Säuren, die er untersuchte, Sauerstoff fand, so erklärte er denselben für den diesen Körpern gemeinsamen Bestandtheil, also für Das, was man früher als Ursäure bezeichnet hatte; er wies ferner auf die Rolle hin, welche der Sauerstoff bei der Oxydation oder sogenannten Verkalkung der Metalle spielt. Von dem Wesen der Kausticität hatte BLACK schon früher eine richtige Darstellung gegeben.

---

[1] KOPP a. a. O. I, 239.

[2] KOPP: Beiträge zur Geschichte der Chemie, Braunschweig 1875, III, 254 u. ff.

Lavoisier entwickelte ferner die Bedeutung, welche der Sauerstoff für die Athmung und Blutbereitung besitzt, und gab dadurch die Anregung zu einer gründlichen Umänderung der physiologischen Lehren über diese Vorgänge. Aber auch auf die Pathologie und Therapie übte die Entdeckung des Sauerstoffs einen grossen Einfluss aus. Einzelne Ärzte sahen in ihm die Lebensluft, auf welcher die Gesundheit beruhe. Sie glaubten, dass bestimmte Krankheiten in dem Überschuss oder Mangel von Sauerstoff ihren Grund hätten, und verwendeten ihn daher in der Therapie.

Lavoisiers Lehren fanden die früheste Aufnahme in seinem Vaterlande Frankreich. Zu seinen Anhängern gehörten Guyton de Morveau, der sich um die Einführung einer rationellen chemischen Nomenklatur verdient machte, Fourcroy, welcher sich mit der medicinischen Chemie beschäftigte, und Berthollet, der die Zusammensetzung des Ammoniaks ermittelte, die bleichende Kraft des Chlors zuerst beobachtete und deren Bedeutung für das praktische Leben erkannte, das chlorsaure Kali und das Knallsilber entdeckte, die Blausäure genau untersuchte und deren Bestandtheile feststellte, den Irrthum Lavoisiers berichtigte, dass in allen Säuren Sauerstoff enthalten sei, die Lehre von der chemischen Verwandtschaft begründete und auf die Wichtigkeit der quantitativen Verhältnisse, welche dabei in Frage kamen, hinwies und die technische Chemie, namentlich die Stahl- und Salpeterfabrikation förderte.

In Deutschland war Klaproth der Erste, welcher die antiphlogistische Theorie vertheidigte. Die Chemie verdankt ihm die Entdeckung mehrerer Elemente und die Richtigstellung verschiedener irriger Angaben, welche von andern Forschern gemacht worden waren. Seine analytischen Arbeiten zeichneten sich durch ihre Genauigkeit aus und übertrafen in dieser Beziehung sogar diejenigen Vauquelins, welcher um die gleiche Zeit die mineralogische Chemie bearbeitete, und dabei das Chrom und die Beryllerde auffand. Auch der organischen Chemie widmete er seine Aufmerksamkeit und entdeckte z. B. die Chinasäure.

Im Beginn unsers Jahrhunderts verkündigte J. L. Proust das Gesetz, dass die chemischen Verbindungen stets eine bestimmte Constanz ihrer Zusammensetzung zeigen. Ausserdem lieferte er wichtige Beiträge zur Chemie einzelner Metalle und entdeckte den Traubenzucker. Der Engländer Dalton versuchte, die Constanz der chemischen Verbindungen durch die atomistische Theorie zu erklären, indem er annahm, dass sich die Atome verschiedener Elemente in einem bestimmten, von ihrem Gewicht abhängigen Verhältniss vereinigen; dabei fand er das Gesetz der multiplen Proportionen.[1] Die stöchiometrischen Untersuchungen DALTONS wurden von WOLLASTON, der die Bezeichnung der Äquivalente anstatt der Atomgewichte einführte, und BERZELIUS fortgesetzt und ergänzt.

Eine Erweiterung erfuhr dieser Gegenstand durch GAY-LUSSAC, welcher bei der Untersuchung der chemischen Verbindungen auch die Volumen-Verhältnisse der Körper, wenn sie sich im gasförmigen Zustande befinden, zu berücksichtigen empfahl. Im J. 1805 fand er in Gemeinschaft mit ALEXANDER VON HUMBOLDT, dass sich das Wasser aus 1 Volumen Sauerstoff und 2 Volumen Wasserstoff zusammensetzt. Später untersuchte er noch andere Verbindungen von diesem Gesichtspunkt aus und stellte dabei fest, dass ihre Bestandtheile, sobald sie im gasartigen Zustande sind, auch in einem bestimmten Raumverhältniss zu einander stehen; er legte somit die Grundlage zu der Volumen-Theorie.

GAY-LUSSAC veröffentlichte ferner werthvolle Arbeiten über die Ausdehnung der Gase durch die Wärme, über die Dichtigkeit der Dämpfe, zu deren Bestimmung er geeignete Untersuchungsmethoden angab, über das Jod, welches kurz vorher entdeckt worden war, und seine Verbindungen, sowie über mehrere Chlorverbindungen. Er gab die erste richtige Darstellung der Zusammensetzung der Blausäure, erläuterte das Wesen des Cyans, entdeckte den Jodwasserstoff-Äther und die Unterschwefelsäure, und vereinfachte die Prüfung verschiedener im täglichen Leben gebrauchten Stoffe.

Die Erforschung der quantitativen Verhältnisse zwischen den einzelnen Bestandtheilen der chemischen Verbindungen trat in ein neues Stadium, als die Thatsache bekannt wurde, dass der elektrische Strom die letzteren zerlegt. NICHOLSON, CARLISLE, CRUIKSHANK, sowie BERZELIUS und HISINGER machten darüber verschiedene interessante Beobachtungen, und HUMPHRY DAVY gab ihnen eine theoretische Grundlage. Er zeigte, dass mittelst des elektrischen Stromes das Wasser in Sauerstoff und Wasserstoff und die Salze in Säuren und Basen zerlegt werden, von denen sich die ersteren am positiven, die letzteren am negativen Pol der Volta'schen Säule niederschlagen, wies die Zerlegbarkeit mehrerer zusammengesetzter Körper, z. B. der feuerbeständigen Alkalien, der alkalischen Erden, des Baryt, des Strontian, der Bittererde, Kalkerde u. a. m. nach und sprach die Ansicht aus, dass die chemischen und elektrischen Wirkungen Äusserungen der gleichen Kraft seien; er

---

[1] A. WURTZ: Geschichte der chemischen Theorien, Deutsche Übersetzung, Berlin 1879, S. 29 u. ff.

glaubte, dass dieselben bei der Berührung grösserer Massen in der Form der Elektricität, beim Zusammentreffen kleiner Theilchen als chemische Verwandtschaft zu Tage treten.

Davy's Arbeiten gaben die Anregung zu einer Reihe von elektrochemischen Untersuchungen, welche von Thénard, dem Entdecker des Wasserstoffsuperoxyds, und Gay-Lussac angestellt wurden und die Kenntniss einzelner Elemente, besonders des Kaliums und Natriums, ebenso wie die Technik der Forschungsmethoden wesentlich förderten. Zu gleicher Zeit gaben Schweigger und Berzelius neue Aufschlüsse über die Theorie des Elektrochemismus; der letztere ging von der Annahme der elektrischen Polarität der Atome der Körper aus und erklärte demgemäss die Entstehung chemischer Verbindungen als ein Aneinanderlagern der entgegengesetzten Pole der Atome verschiedener Körper.

Im J. 1834 fand Faraday die wichtige Thatsache, dass dieselbe Menge cirkulirender Elektricität auch stets denselben chemischen Effekt hervorbringt. Damit gewann er ein Maass für die vorhandene Elektricität. Indem er ferner die Wirkungen derselben auf die verschiedenen Verbindungen studierte, machte er die Beobachtung, dass die Gewichtsmengen der Stoffe, welche vom elektrischen Strom zerlegt werden, ihrem chemischen Äquivalentgewicht entsprechen. Auf diese Weise erhielt die Lehre von der chemischen Verwandtschaft eine Beleuchtung, welche sich auf das ganze Gebiet des Elektrochemismus erstreckte.

Auch die übrigen Theile der Chemie wurden erfolgreich bearbeitet. H. Davy berichtigte die irrigen Ansichten über das Chlor und führte den Begriff der Wasserstoffsäuren ein; ferner machte er zuerst auf die berauschende Wirkung des von Priestley entdeckten Stickoxyds aufmerksam. Erwähnung verdienen auch seine Untersuchungen über die Malerfarben an antiken Kunstwerken und über die Mittel, um die in Pompeji gefundenen Handschriften in einen lesbaren Zustand zu bringen.

Berzelius wirkte nach allen Richtungen der Chemie anregend und fördernd und schuf eine Schule, aus welcher eine Reihe der hervorragendsten Chemiker des 19. Jahrhunderts, wie Chr. Gmelin, Mitscherlich, die beiden Rose, Wöhler, Magnus, Arfvedson und Andere hervorgingen. Er erleichterte die quantitative Analyse, indem er die Löthrohr-Untersuchungen mehr in Aufnahme brachte, entdeckte und beschrieb mehrere bis dahin nicht bekannte Elemente und lieferte vortreffliche Beiträge zur Zoochemie. Faraday beschäftigte sich mit der Flüssigmachung der Gase und mit Verbesserungen der Stahl- und der Glasfabrikation, während Dumas Untersuchungen über das specifische Gewicht verschiedener Gase anstellte.

MITSCHERLICH unternahm die künstliche Nachbildung anorganischer Körper und zeigte, dass sie identisch sind mit den in der Natur vorkommenden Mineralien, veröffentlichte wichtige Arbeiten über die Verbindung des Natrons mit Jod, sowie über die Oxydationsstufen des Mangans, und bahnte durch seine Entdeckung des Isomorphismus und Dimorphismus in der Chemie eine physikalische Richtung an, die auch für die Mineralogie von Bedeutung war. Die Thatsache, dass Körper von verschiedener chemischer Zusammensetzung die gleiche Krystallgestalt besitzen und ihre Bestandtheile durch andere Elemente ersetzt werden können, ohne dass sich ihre Form ändert, während andere Körper, wie der Schwefel, bei gleicher chemischer Zusammensetzung, unter verschiedenen Gestalten erscheinen, übte auf die weitere Entwickelung der Chemie einen grossen Einfluss aus.

Mit LIEBIG und WÖHLER trat die organische Chemie in den Vordergrund. Hier eröffnete sich der wissenschaftlichen Forschung ein Arbeitsfeld, welches bis dahin noch wenig oder gar nicht bebaut worden war. Die Untersuchung der organischen Verbindungen, ihrer Zusammensetzung und Eigenschaften und die Versuche, sie künstlich darzustellen, boten eine Fülle von Aufgaben, deren Lösung die Chemiker des 19. Jahrhunderts vollauf beschäftigte.[1]

Dazu kam die Erkenntniss der vielfachen und tiefgreifenden Beziehungen, welche die Chemie zum praktischen Leben hat, und ihre Verwerthung für die Landwirthschaft, für verschiedene Handwerke und Gewerbe, die Malerei, die Kriegskunst, die Nahrungsmittellehre, die Physiologie, Pharmakologie und Pharmaceutik. Die Agricultur-Chemie, die technologische, physiologische und pharmaceutische Chemie haben sich allmälig zu besonderen Disciplinen entwickelt, und die Chemie ist zur Wissenschaft des täglichen Lebens geworden, welche die Bedürfnisse des Menschen regelt und befriedigt.[2]

In der Physik wurde diese Periode mit der Entdeckung der merkwürdigen Erscheinungen des Galvanismus eröffnet, welchen AL. VOLTA die richtige Deutung gab. Sie erregte ausserordentliches Aufsehen und veranlasste eine Reihe von Arbeiten, deren Ergebniss die Verbesserung der Volta'schen Säule, die Feststellung ihrer Wirkungen und der Bedingungen, unter denen sie zu Stande kommen, und die Entdeckung anderer wichtiger Thatsachen bildete. Man erkannte die wesentliche

---

[1] A. LADENBURG: Vorträge über die Entwickelungsgeschichte der Chemie in den letzten hundert Jahren, Braunschweig 1887, S. 117 u. ff. — H. KOPP: Die Entwickelung der Chemie in der neueren Zeit, München 1873, S. 518 u. ff.

[2] KOPP: Geschichte der Chemie, I, 270 u. ff.

Identität des Galvanismus mit der Elektricität und stellte das Verhalten der verschiedenen Metalle dagegen fest.

Von fundamentaler Bedeutung war OERSTED's Beobachtung, dass die Magnetnadel durch den Strom abgelenkt wird; denn man wurde dadurch auf den Zusammenhang zwischen Elektricität und Magnetismus hingewiesen. ARAGO und GAY-LUSSAC zeigten bald darauf, dass der Strom nicht blos ablenkt, sondern auch magnetisirt. SCHWEIGGER construirte den ersten Multiplicator, und AMPÈRE entdeckte den gegenseitigen Einfluss der elektrischen Ströme, versuchte eine Erklärung des Wesens des Magnetismus zu geben und entwickelte zuerst die Idee des elektromagnetischen Telegraphen.

Gleichzeitig beobachtete man die Wechsel-Wirkungen zwischen Wärme und Elektricität, und SEEBECK fand in der sogenannten Thermo-Elektricität eine neue Quelle der Elektricität. OHM entdeckte die für die Leitungsfähigkeit der Metalldrähte und für das zwischen Strom-Intensität, elektromotorischer Kraft und Widerstand bestehende Verhältniss geltenden Gesetze und brachte sie in eine leichtfassliche mathematische Formel. FARADAY bemerkte zuerst die elektrischen Induktionsströme und studierte die Wechsel-Beziehungen zwischen Elektricität und Licht. Die Verbesserungen in der Technik der Untersuchungsmethoden, die Erfindung zweckentsprechender Apparate und Instrumente und die darauf folgenden wissenschaftlichen Ergebnisse bildeten weitere Bereicherungen der Kenntnisse auf diesem Gebiet.

Für die Physiologie erlangten hauptsächlich zwei physikalische Entdeckungen eine mächtige Bedeutung, nämlich die Feststellung der Thatsache, dass im thierischen Körper elektrische Ströme kreisen und die Entdeckung des Gesetzes von der Erhaltung und Umwandlung der Kraft. Durch das letztere wurde bewiesen, dass Elektricität, Wärme und mechanische Arbeit oder Bewegung ineinander übergeführt oder zur Auslösung gebracht werden können und äquivalente Erscheinungsformen der gleichen Kraft sind. Damit war das einheitliche Band aufgefunden, welches die wichtigsten Funktionen des organischen Lebens umschlingt.

Die Verwendung der Elektricität zu technischen Zwecken, z. B. zur Telegraphie, zur Beleuchtung, zum Treiben von Maschinen u. a. m. gehört ebenfalls der neuesten Zeit an.[1]

Die enge Verbindung, welche die Physik mit der Mathematik schloss, die sie als Pfadfinder sowohl wie zur Controlle gebrauchte, und die gewissenhafte und gründliche Methode des Experiments sicherten der Forschung auch in den übrigen Richtungen dieser Wissenschaft

---

[1] E. HOPPE: Geschichte der Elektricität, Leipzig 1884, S. 118 u. ff.

bedeutende Resultate. Am deutlichsten musste dies in der Mechanik hervortreten; LAPLACE, YOUNG, GAUSS u. A. unternahmen es, die den verschiedenen Vorgängen, z. B. der Capillarität, zu Grunde liegenden Gesetze festzustellen. Auch die Astronomie, die Meteorologie und Klimatologie verdankten diesen Bestrebungen manche Anregung und eine bedeutende Vermehrung des wissenschaftlichen Materials.

Die Entwickelung der Wärmelehre stand ebenfalls unter diesem Einfluss. RUMFORD machte die Beobachtung, dass durch Reibung Wärme erzeugt wird, und schuf dadurch die erste Grundlage zur mechanischen Wärmetheorie.[1] Die Mittheilungen über die ungleiche Wärme-Capacität der Körper, die Untersuchungen über den Grad der Ausdehnung, welche sie durch die Wärme erfahren, über die Spannkraft des Wasserdampfes und deren Verwerthung für die Wärme-Ökonomie der Dampfmaschine, die calorimetrischen Messungen, besonders die Versuche in Betreff der Heizkraft der Combustibilien u. a. m. nahmen die Physiker umsomehr in Anspruch, als sie den Bedürfnissen des praktischen Lebens entsprachen. Das Gesetz der Äquivalenz von Wärme und Arbeit warf auf viele dieser Fragen ein klärendes Licht und zeigte den Weg zu ihrer Lösung.

Die Optik wurde durch den Sieg der Undulations-Theorie des Lichts und durch zahlreiche Entdeckungen gefördert. YOUNG benutzte das Princip der Interferenz des Lichts zur Erklärung verschiedener Erscheinungen, und FRESNEL studierte die Lichtbeugung. Im J. 1809 entdeckte MALUS die Polarisation des Lichts durch Reflexion, und nicht lange nachher machte BREWSTER[2] auf die Existenz zweiaxiger Krystalle, sowie auf die innigen Beziehungen zwischen optischer und krystallinischer Struktur aufmerksam. Er construirte später auch das erste dioptrische Stereoskop.

Ebenso wurden die chemischen Wirkungen des Lichts einer genauen Untersuchung unterzogen; dieselbe führte zur Erfindung der Photographie, welche sich an die Namen von DAGUERRE, NIEPCE und TALBOT knüpft.

FRAUNHOFER beobachtete, wie schon WOLLASTON vor ihm, die dunkeln Streifen im Sonnen-Spektrum; aber eine Erklärung derselben wurde erst von KIRCHHOFF gegeben. Die Entdeckung der Spektral-Analyse gab Aufschlüsse über die physikalische Natur und die chemische Zusammensetzung der Weltkörper und eröffnete der Forschung ein neues Arbeitsfeld.

---

[1] G. BERTHOLD: Rumford u. die mechanische Wärmetheorie, Heidelberg 1875.

[2] D. BREWSTER in den Philos. Transactions, London 1818, p. 199 u. ff.

Die Verbesserungen der optischen Hilfsmittel, namentlich die Erfindung der achromatischen Fernrohre, sowie diejenige der achromatischen Mikroskope, die zuerst von HERMANN VAN DEYL und FRAUNHOFER in der Zeit von 1807—1811 angefertigt wurden, und die Vervollkommnungen, welche dieselben später durch PLÖSSL, SELLIGUE, CHEVALIER, AMICI, OBERHÄUSER, HARTNACK u. A. erfuhren, hatten für alle Gebiete der Naturforschung eine grosse Bedeutung.

Die Akustik wurde durch CHLADNI, OHM u. A. mit einigen werthvollen Arbeiten bereichert; doch ist die wissenschaftliche Begründung dieses Theiles der Physik eigentlich erst der jüngsten Zeit gelungen und hauptsächlich HELMHOLTZ zu verdanken.

Die Physik und Chemie sind die eigentlichen Hilfswissenschaften der Medicin geworden, welche in der Physiologie wie in der Pathologie, in der internen Heilkunde wie in der Chirurgie zu Rath gezogen werden.

Die medicinischen Systeme und die Fortschritte in der Anatomie und Physiologie.

Die durch HALLER zur allgemeinen Anerkennung gelangte Lehre, dass Sensibilität und Irritabilität die Grundeigenschaften des animalischen Organismus bilden, die darauf folgenden Entdeckungen in der Chemie und vor Allem der Galvanismus riefen eine Anzahl medicinischer Systeme hervor, in denen der Versuch gemacht wurde, mit Hilfe dieser Thatsachen die Erscheinungen des menschlichen Körpers im gesunden und im kranken Zustande zu erklären und bestimmte Gesichtspunkte für die Heilung zu gewinnen.

Ein Theil der Ärzte sah gleich den Methodikern des Alterthums in allen physiologischen und pathologischen Äusserungen Reizungen oder Erschlaffungen, deren Ursachen bald in das Nervensystem verlegt wurde, wie es CULLEN that, bald in der grösseren oder geringeren Erregbarkeit gesucht wurde, wie es durch JOHN BROWN und seine Anhänger geschah.

Die Erregungstheorie wurde von CHR. GIRTANNER, welcher den Sauerstoff für das wirksame Princip der Erregbarkeit erklärte, von RÖSCHLAUB, der auf den Einfluss der Anlage, der Organisation hinwies, von BROUSSAIS, der an die Stelle der Reizung die Entzündung setzte und die Theorie durch die pathologische Anatomie stützen wollte, und von RASORI, welcher die für die kalten torpiden Naturen des Nordens berechnete Lehre Brown's den Verhältnissen seiner südländischen Heimath anpasste, erweitert und ausgearbeitet. Sie erlangte eine grosse Verbreitung, wurde aber ebenso rasch wieder aufgegeben, als ihre Haltlosigkeit nachgewiesen worden war.

Der wissenschaftlichen Forschung stand sie kalt und gleichgültig gegenüber, die praktische Heilkunst belastete sie mit einer vielgeschäftigen Polypharmacie, die häufig mehr Schaden als Nutzen stiftete.

Einen tieferen Gehalt hatte der Vitalismus, welcher mit der Erregungstheorie um die Herrschaft in der Medicin rang und schliesslich den Sieg davontrug. Derselbe nahm von Montpellier seinen Ausgang und erinnerte in manchen Beziehungen an den Animismus Stahl's; doch unterschied er sich von dem letzteren in vortheilhafter Weise dadurch, dass er über dem die Ordnung und Harmonie im Organismus schaffenden allgemeinen Lebensprincip keineswegs das Studium der einzelnen Verrichtungen und Theile des Körpers vernachlässigte und nicht, wie jener, die Seele zur Erklärung aller, auch der einfachsten Lebensvorgänge benutzte, sondern nur dann darauf zurückging, wenn er die letzten treibenden Ursachen im thierischen Organismus bezeichnen wollte. Er verlangte nicht, auf dem Gemälde der Medicin die Hauptfigur zu sein, sondern begnügte sich damit, als Grundton verwendet zu werden. Seine Vertreter, zu denen in Frankreich Forscher wie Bordeu, Barthez, Grimaud, Pinel, Bichat, Chaussier u. A., in England Erasmus Darwin, in Deutschland Blumenbach, J. C. Reil u. A. gehörten, standen an der Spitze der wissenschaftlichen Bestrebungen und lieferten durch ihre Leistungen den Beweis, dass der Vitalismus den Fortschritt nicht hemmte. Dadurch erklärt es sich zum grossen Theile, dass er auch fortdauerte, als in Deutschland die Naturphilosophie und in Frankreich die physiologische Schule die Medicin beherrschte.

Doch hatte er auch einzelne Verirrungen im Gefolge, namentlich auf dem Felde der Therapie. Der Mesmerismus sowohl wie die Homöopathie behaupteten, dass ihre Behandlungs-Methode unmittelbar auf die Lebenskraft einwirke. Wenn sie damit Heilerfolge erzielten, so beruhte dies in dem ersten Falle wohl hauptsächlich auf den Erscheinungen des Hypnotismus, der Metallotherapie u. a., welche erst in neuester Zeit einer sorgfältigen Beobachtung unterzogen wurden, bei der Homöopathie auf den Wirkungen der im Körper vorhandenen regulatorischen Vorrichtungen.

Der Vitalismus verlor den Boden, als es gelang, die complicirten Lebensprozesse in die einzelnen Faktoren aufzulösen und nach den allgemeinen Naturgesetzen zu erklären.

Die empirische Forschung, welche alle erleuchteten Geister seit

Aristoteles als die einzige Quelle der Erkenntniss gepriesen hatten wurde allmälig die Losung des Tages, und man sah davon ab, medicinische Systeme zu ersinnen, an denen die Thatsachen gewöhnlich nur geringen, die Hypothesen und Spekulationen den grössten Antheil hatten. Wenn in der Geschichte der Medicin des 19. Jahrhunderts zuweilen eine besondere Richtung der Forschung, z. B. die Physiologie, die pathologische Anatomie und in jüngster Zeit die Hygiene, in den Vordergrund trat und die Entwickelung der gesammten Wissenschaft beeinflusste, so lag dies nicht an einer willkürlichen Systemsucht, sondern ergab sich aus der Erfahrung, dass die Bearbeitung dieses einzelnen Feldes die reichsten Früchte für das Ganze trug.

Es ist hier nicht meine Aufgabe, alle Entdeckungen und Fortschritte in den einzelnen Disciplinen der Heilkunde, welche in unserem Jahrhundert stattgefunden haben, aufzuzählen. Ich darf mich darauf beschränken, die grossen Errungenschaften der Medicin anzuführen, und muss es mir versagen, jeden der Steine zu beschreiben, welche sich zu dem Mosaikbilde der Gegenwart zusammensetzen.

Der anatomische Bau des menschlichen Körpers war im Allgemeinen der Wissenschaft bereits erschlossen, als diese Periode begann; es handelte sich nur noch darum, die Lücken in der Kenntniss einzelner Gebiete, namentlich in Bezug auf das Gefäss- und Nervensystem und die Sinnesorgane, zu ergänzen. Ferner galt es, über die feinere Struktur der Organe, welche nach der Verbesserung der Mikroskope und der Einführung neuer technischer Hilfsmittel mit grösserer Aussicht auf Erfolg untersucht werden konnte, eine klare Einsicht zu gewinnen.

Ausserdem versuchte man, die Anatomie von einem anderen als dem reinen descriptiven Gesichtspunkt zu betrachten. Die einzelnen Theile und Organe des Körpers wurden nach den verschiedenen Gegenden geordnet, in ihrer gegenseitigen Lagerung studiert und die Bedeutung dieser Verhältnisse für die Chirurgie erörtert.

Neben der Bearbeitung der topographischen und chirurgischen Anatomie wurde ferner der Einfluss der Entwickelungsgeschichte auf die Form und Gestaltung der Theile des Körpers untersucht und auf diese Weise die eigentlich-morphologische Betrachtung der Anatomie angebahnt. Während für die vergleichende Anatomie zwischen dem Menschen und den Thieren bereits ein reiches Wissens-Material vorlag, welches beständig vermehrt wurde, begann man jetzt auch, den Eigenthümlichkeiten und Verschiedenheiten der menschlichen Rassen die Aufmerksamkeit zuzuwenden und dadurch den Grund zur wissenschaftlichen Behandlung der Anthropologie zu legen.

Zu den hervorragendsten Anatomen, welche am Schluss des vorigen Jahrhunderts lebten, gehörte TH. SOEMMERING. Seine wissenschaftliche Thätigkeit umfasste die verschiedenen Richtungen, in denen sich damals die anatomische Forschung bewegte. Schon seine Inaugural-Dissertation über die Basis des Gehirns war eine Arbeit von bleibendem Werth. Er hat die Erwartungen, die er darnach erregte, in vollem Maass erfüllt. Seine vortrefflichen Abbildungen des Auges und der übrigen Sinnesorgane, seine lichtvolle Darstellung des anatomischen Baues des menschlichen Körpers, seine Untersuchungen über die körperlichen Verschiedenheiten des Negers und des Europäers und seine embryologischen Schriften haben die Wissenschaft in verschiedener Hinsicht gefördert. Er machte auch bereits den Versuch, die Entstehung der Missbildungen aus der Entwickelungsgeschichte zu erklären.

Die descriptive Anatomie erfuhr im Verlauf der letzten hundert Jahre werthvolle Bereicherungen des Inhalts und durch ihre Verbindung mit der Entwickelungsgeschichte und der vergleichenden Anatomie eine grössere wissenschaftliche Vertiefung.

Die Osteologie war in ihrem makroskopischen Theile zu einem gewissen Abschluss gelangt. SOEMMERING versuchte die Formen eines idealen weiblichen Skeletts festzustellen, wie es S. ALBINUS für das männliche Skelett gethan hatte; er benutzte dazu die Leiche eines wunderbar schönen Mädchens von 20 Jahren aus Mainz, welche der anatomischen Anstalt übergeben worden war, und verglich damit die vollendeten Verhältnisse der Antike, ähnlich wie ALBINUS die Gestalt des Apoll von Belvedere seiner Zeichnung zu Grunde gelegt hatte.[1] In der Myologie galt es, die Ursprünge und Ansätze der Muskeln, ihre Lagerung und Betheiligung an dem Bau einzelner Organe und das Vorkommen etwaiger Varietäten zu beobachten. Die meisten Ergänzungen bedurfte die Lehre von den Gefässen und Nerven. Die erstere wurde von MASCAGNI, G. BRESCHET, J. und CH. BELL, TIEDEMANN, BERRES. V. FOHMANN u. A. in erfolgreicher Weise bearbeitet. Die letztere verdankte ihre bedeutendsten Fortschritte ANT. SCARPA, welcher den Nervus nasopalatinus zuerst beschrieb und neue Aufschlüsse über den Verlauf der Gehirnnerven und über die Struktur der Nerven und der Sinnesorgane gab, CHARLES BELL, der eine umfassende Darstellung des Gehirns und Nervensystems lieferte, EMIL HUSCHKE und BENEDICT STILLING, deren bewunderungswürdige Arbeiten über die Faserung des Gehirns und Rückenmarks den Ausgangspunkt der späteren Forschungen über diesen Gegenstand bildeten.

---

[1] RUD. WAGNER: Soemmerings Leben und Verkehr mit seinen Zeitgenossen, Leipzig 1844, II, 59.

Die Untersuchungen über den feineren Bau der einzelnen Theile des Körpers führten zur Begründung eines neuen Wissenszweiges, der Gewebelehre, durch BICHAT. Schon in seiner Dissertation über die Membranen, welche vielleicht an die dasselbe Thema behandelnde Schrift von A. BONN anknüpfte, hauptsächlich aber in seiner allgemeinen Anatomie erörterte er, dass der Körper aus verschiedenen Arten von Geweben zusammengesetzt ist, und schilderte deren Eigenthümlichkeiten und Vertheilung.

Diese Beobachtungen waren nicht blos für die Anatomie, sondern auch für die Pathologie von grosser Bedeutung; denn sie beleuchteten die Entstehung und Verbreitung der Krankheiten von einer Seite, an die man bis dahin noch gar nicht gedacht hatte.

Die Verbesserungen der optischen Hilfsmittel, und besonders die Herstellung achromatischer Mikroskope, ermöglichten die gründliche Erforschung der Textur der Gewebe. Die Ergebnisse dieser Untersuchungen, denen SCHWANNS Entdeckung der thierischen Zelle eine histogenetische Richtung gab, betrafen alle Organe des Körpers und boten die Grundlagen zu einem vollständigen Lehrgebäude der mikroskopischen Anatomie, an dessen Aufrichtung und weiterem Ausbau sich nach JOH. MÜLLER, EHRENBERG, PURKINJE, HENLE, R. WAGNER, VALENTIN und MAX SCHULTZE nahezu alle hervorragenden Anatomen dieses Jahrhunderts betheiligt haben.

Die Lehre von der Entstehung und Entwickelung des menschlichen Embryo erhielt in den Thatsachen der allgemeinen Entwickelungsgeschichte und vergleichenden Anatomie und Zoogenese ein werthvolles wissenschaftliches Material. Auf die Arbeiten PANDERS und BAERS, welche KÖLLIKER „als das Beste bezeichnet, was die embryologische Literatur aller Zeiten und Völker aufzuweisen hat",[1] folgte die Entdeckung des Keimbläschens durch PURKINJE und des Keimflecks durch RUD. WAGNER.

Zahlreiche Beobachtungen hervorragender Forscher, unter denen hier nur HEINR. RATHKE, REICHERT, TH. BISCHOFF und ROB. REMAK genannt werden sollen, beschäftigten sich dann mit den Vorgängen der Zeugung und allmäligen Bildung der menschlichen Frucht und brachten eine befriedigende Lösung der meisten dieser ungemein schwierigen Fragen.

Eine fleissige und erfolgreiche Bearbeitung erfuhr die vergleichende Anatomie. J. F. BLUMENBACH, welcher sich zuerst der Aufgabe unterzog, die anatomischen Verschiedenheiten zwischen den einzelnen mensch-

---

[1] A. KÖLLIKER: Grundriss der Entwickelungsgeschichte, Leipzig 1884. p. 3.

lichen Rassen. besonders den Europäern, Negern und Indianern und
den anthropoiden Affen festzustellen, und dabei auch die Ergebnisse
berücksichtigte. zu denen die Betrachtung der Bildwerke des Alterthums
und die Sektionen mehrerer ägyptischen Mumien führte, sammelte alle
Thatsachen der vergleichenden Anatomie, welche von früheren Forschern
in der Literatur niedergelegt worden waren, und vermehrte sie durch
eine Menge eigener Erfahrungen. So fand er z. B. bei der Zergliederung
eines Seehund-Auges, dass sich die Axe desselben leicht verlängern
oder verkürzen lässt, damit das Thier in Medien von so verschiedener
Dichtigkeit. wie die Luft und das Wasser, deutlich sehen kann.[1]
Seine berühmte Sammlung von Schädeln verschiedener Nationen gab
die Anregung zum Studium dieses wichtigen Theiles der Ethnologie.

Die vergleichende Anatomie errang dann eine Reihe bedeutender
Erfolge und bildete bis in die neueste Zeit eine unerschöpfliche Quelle
der Forschung. Die rasch auf einander folgenden Entdeckungen be-
fruchteten die Zoologie, die Anatomie und Entwickelungsgeschichte
und trugen hauptsächlich zur Begründung der tiefen morphologischen
Auffassung des organischen Lebens bei, welche gegenwärtig diese Disciplinen beherrscht.

Auch die Verwerthung der Anatomie für die bildende Kunst und
die Bearbeitung derselben für die Zwecke der Chirurgie, wie sie von
Malacarne, Froriep, Velpeau, Rosenmüller, T. Boyer u. A. unternommen wurde, erzielte beachtenswerthe Ergebnisse.

Weit mehr in die Augen fallend waren die Fortschritte, welche
die Physiologie in unserm Jahrhundert gemacht hat. Aus einem noch
grösstentheils auf Spekulationen und Hypothesen aufgebauten, von
mystischen, teleologischen und vitalistischen Ideen beherrschten Lehr-
system ist sie eine wirkliche Naturwissenschaft geworden, deren Thatsachen sich auf mathematische und physikalische Gesetze, chemische
Vorgänge und anatomische Beobachtungen stützen und durch das Experiment bewiesen worden sind.

An die Stelle der vieldeutigen Lebenskraft, deren Name einst die
grosse Lücke in der Kenntniss des organischen Lebens verdecken
musste, sind die einzelnen physiologischen Funktionen des menschlichen Körpers getreten, deren Bedeutung für den Lebensprozess durch
die Beobachtung und den Versuch festgestellt und controllirt wurden.
Erreicht wurde dies mit Hilfe der verbesserten Technik der Untersuchungsmethoden, welche durch die Erfindung und Anwendung zweck-

---

[1] K. F. H. Marx in den Sitzungsber. d. Göttinger Soc. d. Wissensch. vom
8. Februar 1840, S. 22.

entsprechender Apparate ermöglicht und durch die grössere Exaktheit
in der Stellung und Lösung der Fragen und die Berücksichtigung der
scheinbar nebensächlichen Dinge begünstigt wurde.

Das Experiment kam zur vollen Geltung, und MAGENDIE, FLOURENS,
CL. BERNARD und die grosse Zahl der deutschen Forscher würdigten
vollständig die Bedeutung dieses wichtigen Hilfsmittels der Untersuchung.

Die Chemie bot Aufschluss über die chemische Zusammensetzung
des Körpers und seiner einzelnen Bestandtheile. Die Untersuchung der
verschiedenen Gewebe und Flüssigkeiten des Körpers, namentlich des
Blutes und Harns, führte zu einer neuen Auffassung des menschlichen
Organismus und seiner Lebensäusserungen. Dabei gewann man einen
Einblick in den Chemismus der Ernährung und lernte die Rolle ver-
stehen, welche die Eiweisskörper, die Kohlehydrate und Fette in der
Ökonomie des menschlichen Körpers spielen.

Die Beziehungen zwischen den Einnahmen und Abgaben des Körpers, der Stoffwechsel, die Blutbereitung, die Bildung der Sekrete und
Exkrete, die Entstehung der Körperwärme u. a. m. erhielten durch die
Arbeiten eines LIEBIG, WÖHLER, DUMAS, GMELIN und ihrer Schüler
und Nachfolger eine eigenthümliche Beleuchtung. Die Lehre von der
Verdauung wurde namentlich von MAGENDIE, GMELIN, J. N. EBERLE,
HELM, BEAUMONT, BLONDLOT, deren Versuche mit Magensaft zu wichtigen Ergebnissen führten, CL. BERNARD, welcher die Wirkung des
pankreatischen Saftes auf die Fette untersuchte und die Zuckerbildung
in der Leber entdeckte, und vielen anderen ausgezeichneten Forschern
bearbeitet.

DUTROCHET verwendete die vom Abbé NOLLET entdeckte Endos-
mose zur Erklärung der Vorgänge der Resorption und Absonderung
und studierte die Diffusionsverhältnisse der verschiedenen thierischen
Gewebe.

ANDRAL und GAVARRET, BECQUEREL, SCHERER, NASSE, LEHMANN
u. A. beschäftigten sich mit der Physiologie des Blutes. Die Zusammensetzung und die Farbstoffe desselben, die Blutkörperchen, die Gerinnung
u. a. m. wurde untersucht und die physikalischen Verhältnisse der Blutbewegung in den Gefässen, der Blutdruck, die Mechanik der Herzpumpe
und die ganze Einrichtung des Herzens und die Erscheinungen des
Pulses mit Hilfe zweckmässig construirter Apparate der wissenschaftlichen Kenntniss erschlossen.

Neben den Arbeiten von E. H. WEBER, VOLKMANN, FLOURENS u. A.,
welche sich auf diesem Gebiet hervorragende Verdienste erwarben, muss
hier auch der wichtigen Untersuchungen über den Einfluss des Nerven-

systems auf die Herzthätigkeit und das Gefässsystem gedacht werden. EDUARD WEBER wies auf die Rolle hin, welche der Vagus bei der Regulirung der Herzbewegung spielt; später erkannte man, dass es sich dabei eigentlich um Fasern des Accessorius handelt. CL. BERNARD entdeckte die vasomotorischen Eigenschaften des Hals-Sympathicus und gab dadurch vielleicht Veranlassung zu Untersuchungen, welche zur Auffindung des vasomotorischen Centrums in der *Medulla oblongata* führten.

Das Centrum der Respirationsbewegungen, der *Point vital*, wurde 1837 von FLOURENS entdeckt, nachdem schon LEGALLOIS auf die Bedeutung des verlängerten Marks für die Athmung aufmerksam gemacht hatte. Andere Forscher erläuterten den Mechanismus der Respiration und die Funktionen der dabei betheiligten Muskeln, sowie den Gasaustausch in den Lungen und die Beziehungen desselben zur Färbung des Blutes, und suchten die Kraft, welche die Lunge bei der Inspiration und Exspiration entfaltet, und die Menge von Luft, die dabei verwendet wird, zu messen. Die Begründung der Spirometrie und der Manometrie der Lunge, welche manche Anhaltspunkte für die Diagnostik der Erkrankungen dieses Organs bietet, geschah vorzugsweise durch JOHN HUTCHINSON und WALDENBURG.

Die Bewegungserscheinungen regten ebenfalls zu eingehenden Studien an. Die Flimmerbewegung, welche man früher auf niedere Thiere beschränkt glaubte, wurde von PURKINJE auch im menschlichen Körper beobachtet, während die Vorgänge der Molekularbewegung erst in neuester Zeit in den Kreis der Betrachtung gezogen wurden.

Die Mechanik der menschlichen Gehwerkzeuge erhielt durch die Brüder EDUARD und WILHELM WEBER eine nahezu erschöpfende Darstellung.

Die Entdeckung des Muskelstromes lenkte die Aufmerksamkeit auf die chemischen und physikalischen Vorgänge, welche im Innern des Muskels stattfinden. Desgleichen stellte auch die Nerven-Elektricität eine Menge von Aufgaben, deren Lösung die Denker und Forscher bis heut in Anspruch nimmt.[1] Welche Bedeutung das von JUL. ROB. MAYER entdeckte Gesetz der Erhaltung und Umwandelung der Kraft für die Beurtheilung der Leistungen des Organismus hatte, habe ich schon früher angedeutet.

Im J. 1811 machte CHARLES BELL die schon von GALEN geahnte anatomische Verschiedenheit der motorischen und sensibeln Nerven zu

---

[1] E. DU BOIS-REYMOND: Untersuchungen über thierische Elektricität, Berlin 1848, Bd. I. S. 29 u. ff.

einer wissenschaftlichen Thatsache, indem er den Nachweis lieferte, dass die ersteren aus den vorderen, die letzteren aus den hinteren Rückenmarks-Wurzeln entspringen. Er kam auf diese für die Nerven-Physiologie ausserordentlich wichtige Entdeckung durch die Vergleichung mit dem anatomischen und physiologischen Verhalten der Gehirnnerven, besonders der einzelnen Äste des Trigeminus, deren Analogie mit den Rückenmarks-Nerven schon von Soemmering und Prochaska bemerkt wurde. Magendie, namentlich aber Johannes Müller bestätigten Bell's Gesetz durch überzeugende Versuche.

Daran schloss sich die bereits von Cartesius aufgestellte und von Prochaska ausgesprochene Lehre von den Reflexbewegungen, welche Marshall Hall 1833 durch Beobachtungen wissenschaftlich begründete und Joh. Müller in einzelnen Punkten berichtigte und in klarer, verständlicher Weise darstellte.

Die Funktionen der einzelnen Nerven und die Bedeutung der verschiedenen nervösen Gebilde, z. B. der Ganglien, wurden durch Versuche festgestellt. Auch wagte man sich an die Lösung der schwierigen Probleme, welche die Physiologie des Central-Nervensystems bietet. F. J. Gall glaubte, bei der Untersuchung und Vergleichung der Schädel von Personen, welche bestimmte Eigenschaften des Geistes und Charakters besitzen, die Beobachtung gemacht zu haben, dass gewisse Stellen stärker hervorragen. Indem er an die alte Theorie der Lokalisation der Seelenvermögen anknüpfte, folgerte er, dass die geistigen Centren im Gehirn lokal begrenzt seien und sich durch grössere Wölbungen des Schädels an einzelnen Stellen seiner Oberfläche erkennen lassen.

Obwohl er bemüht war, diese Hypothese durch anatomische Untersuchungen zu stützen, so behauptete doch die Spekulation dabei einen überwiegenden Einfluss. Seine Aufstellung und Vertheilung der Seelenvermögen war willkürlich, und seine Annahme, dass sich dieselben durch Merkmale an der Oberfläche des Schädels äussern, gänzlich unberechtigt. Trotzdem muss ihm das Verdienst zugestanden werden, die anatomische Untersuchung des Gehirns gefördert und zur wissenschaftlichen Bearbeitung der Kranioskopie angeregt zu haben, welche dann von C. G. Carus, Huschke u. A. mit vielem Erfolg unternommen wurde.

Erst den verbesserten Untersuchungs-Methoden der neuesten Zeit ist es gelungen, einiges Licht in das dunkele Gebiet der Physiologie des Gehirns zu bringen. Mit Hilfe derselben konnte der Verlauf der Nervenfasern im Gehirn und Rückenmark genau verfolgt, ihre Betheiligung an den einzelnen Theilen derselben festgestellt und der feinere Bau der grauen Substanz und die verschiedenartige Form ihrer Zellen erkannt werden, während man gleichzeitig durch Versuche an lebenden Thieren, welche die lokal begrenzte Nekrotisirung und die dadurch erzeugte Aufhebung der Lebensäusserungen gewisser Partien des Central-Nervensystems zum Zweck hatten, deren Funktionen zu erforschen suchte und mit den Ergebnissen die Beobachtungen am Krankenbett und die pathologischen Befunde der Sektionen verglich.

Auch die Physiologie der Sinnesorgane wurde fleissig bearbeitet. Die Entstehung des Sehakts, die Wahrnehmung der Farben, die Bedeutung der Licht empfindenden Theile des Auges, die Wirkung der optischen Medien, die Accomodations-Vorrichtungen, die entommatischen Beobachtungen, das binoculäre Sehen, die Horopterfrage u. a. m. wurden eingehend untersucht und durch zahlreiche Thatsachen verständlich gemacht. In der gleichen Weise wurde auch das Gehör, der Geruch, Geschmack, Tastsinn und das Gemeingefühl in ihren Einzelnheiten studiert und der wissenschaftlichen Erkenntniss erschlossen.

Die physiologische Forschung hat aber nicht blos die Aufgabe, die Funktionen und Gesetze des gesunden menschlichen Organismus aufzufinden und zu erklären, nahezu vollständig gelöst; sie hat auch eine Menge von Beobachtungen zu Tage gefördert, welche die Deutung der Erscheinungen des kranken Körpers vorbereitet und ermöglicht haben.

Diagnostik, pathologische Anatomie und experimentelle Pathologie, Nosologie und Heilmittellehre.

Die Lehre von der Krankheit, die Pathologie, machte ähnliche Entwickelungsstadien durch, wie die Physiologie. Nachdem man die Aussichtslosigkeit der Versuche, das Wesen der Krankheit durch kühne, aber wenig begründete Hypothesen und philosophische Spekulationen zu erfassen, erkannt hatte, schlug man auch hier die analytische Methode ein und begann mit der Feststellung und Erforschung der einzelnen Thatsachen, welche das Krankheitsbild zusammensetzen.

Die Vervollkommnung der diagnostischen Hilfsmittel gestattete ein tieferes und gründlicheres Studium der Krankheitserscheinungen, und der mächtige Aufschwung der pathologischen Anatomie versprach Aufschluss über die ihnen zu Grunde liegenden Veränderungen des Körpers zu geben. Durch die Vergleichung der Beobachtungen am Kranken mit den Sektionsresultaten gewann man allmälig mehr Klarheit über die Entwickelung und das Wesen der meisten Krankheiten.

Die technischen Fortschritte in der Diagnostik waren hauptsächlich der Physik und Chemie zu verdanken. Die Percussion wurde im vorigen Jahrhundert nur von Wenigen, wie z. B. M. STOLL, geübt; sie gerieth nahezu gänzlich in Vergessenheit und erhielt erst durch CORVISART den ihr gebührenden Platz unter den am Krankenbett gebräuchlichen diagnostischen Hilfsmitteln. Auf AUENBRUGGER's verschollene Schrift aufmerksam gemacht, prüfte er durch 20 Jahre die dort niedergelegten Beobachtungen, berichtigte und ergänzte sie durch seine eigenen Erfahrungen und veröffentlichte dann sein berühmtes Werk über die Percussion, in welchem er dem Verdienst des Entdeckers derselben volle Gerechtigkeit widerfahren liess.

Die Percussion wurde dann von PIORRY, welcher den Plessimeter einführte, WINTRICH, der die Anwendung eines Hammers empfahl, namentlich aber von SKODA, welcher den verschiedenen Schallerscheinungen eine richtige Deutung gab und nach allen Richtungen reformirend und bahnbrechend wirkte, TRAUBE u. A. vielfach verbessert.

Gleichzeitig erfuhr auch die Auscultation eine Umwandelung und wissenschaftliche Bearbeitung. Während sie früher nur gelegentlich und durch direktes Anlegen des Ohrs an den Körper ausgeübt worden war, entwickelte sie sich seit LAENNEC, der den Gebrauch des Stethoskops und damit die Auscultation médiate einführte, zur systematischen Untersuchungs-Methode, welche bei der Diagnostik der Krankheiten sehr häufig zu Rath gezogen wurde.

Für die Erforschung der Erkrankungen der Lungen und des Herzens wurde sie geradezu unentbehrlich, da sie in diesen Fällen die wichtigsten, manchmal sogar die einzigen diagnostischen Stützen darbot. Aber auch andere Gebiete der Heilkunde verdankten ihr werthvolle Bereicherungen: so entdeckten LEJUMEAU DE KERGARADEC und bald nachher MAYOR durch die Auscultation des schwangeren Unterleibes die fötalen Herztöne und boten damit ein Mittel, um das Leben der Frucht zu erkennen.

Ausser den physikalischen Untersuchungs-Methoden, zu denen noch die Mensuration und die in neuester Zeit namentlich von WUNDERLICH bearbeitete Thermometrie kam, trugen auch die Chemie und die Mikroskopie zur Förderung der Diagnostik sehr viel bei. Das Vorhandensein mancher Krankheiten, ihre Schwere, Zunahme oder Abnahme konnte nur durch den chemischen Nachweis sicher gestellt werden, dass bestimmte Stoffe in einigen Ausscheidungen, z. B. Eiweiss oder Zucker im Harn, in einer gewissen Menge enthalten sind, sich vermehren oder vermindern. Die chemische Analyse der pathologischen Produkte erlangte für das Studium der Krankheiten, besonders aber für die Lehre von den Intoxicationen, eine grosse Bedeutung. Nicht weniger Beachtung nahm in manchen Fällen die mikroskopische Untersuchung in Anspruch, weil dadurch auf die Anwesenheit von histologischen Form-Elementen, welche zu gewissen, die Art des Leidens betreffenden Schlüssen berechtigten, hingewiesen wurde.

Die sorgfältige Beobachtung aller Krankheits-Symptome und die gewissenhafte Berücksichtigung der dabei in Frage kommenden Verhältnisse war die selbstverständliche Voraussetzung jeder Diagnose. Auch die Sektions-Ergebnisse und deren Beziehungen zu den Krankheitserscheinungen wurden zu diesem Zweck eifrig studiert.

Die pathologische Anatomie erhielt eine ungeahnte Bedeutung für die Lehre von der Krankheit; sie übernahm gleichsam die Controlle der Diagnose. Sie entwickelte sich unter dem Einfluss der Arbeiten BICHAT's zunächst in Frankreich; zahlreiche Arbeiten beschäftigten sich mit den allgemeinen Krankheitszuständen und mit der speciellen Pathologie der Krankheiten, für welche eine beachtenswerthe Summe von Thatsachen ermittelt wurde. Auch in England, wo J. HUNTER's Anregung fortwirkte, und in Deutschland widmeten hervorragende Anatomen und Kliniker, wie P. FRANK, A. R. VETTER, J. F. MECKEL, LOBSTEIN, JOH. MÜLLER u. A. ihre Aufmerksamkeit der pathologischen Anatomie. Ihre Glanzperiode begann aber erst mit ROKITANSKY, welcher das reiche Leichenmaterial des Wiener allgemeinen Krankenhauses für sie verwerthete. Im Besitz einer Erfahrung, wie sie Keinem seiner Zeitgenossen zu Gebot stand, vermochte er eine Reihe natürlicher, leicht auffindbarer Typen der anatomischen Veränderungen aufzustellen, welche fast alle wichtigen Krankheiten umfassen.

Während ROKITANSKY das Verständniss der pathologischen Anatomie förderte, vermehrte er zugleich deren Inhalt durch eine Menge von Entdeckungen und vertiefte sie durch die Untersuchung der pathogenetischen Beziehungen. Er fragte nicht blos nach dem Was, sondern auch nach dem Wie und Warum der pathologischen Prozesse und versuchte, Einsicht zu gewinnen in ihre Ursachen und Entwickelung; er war, wie WUNDERLICH sagt, bestrebt, die pathologische Anatomie zu einer anatomischen Pathologie zu machen.

Die Cellular-Pathologie, welche VIRCHOW auf der Zellentheorie aufbaute, drängte dann mehr und mehr zur Untersuchung der feineren pathologischen Veränderungen, der mikroskopischen Formelemente, und führte zur Begründung der pathologischen Histologie. Allerdings wurden später durch die Auffindung mancher neuen Thatsachen einzelne morsch gewordene Stützen der Cellular-Pathologie beseitigt; aber die Grundlagen blieben erhalten und tragen das Lehrgebäude der Pathologie noch heut.

Es gewann ausserordentlich an Festigkeit und Sicherheit, als das Experiment in die pathologische Forschung eingeführt wurde. Cl. Bernard erzeugte durch die Verletzung einer bestimmten Stelle der Medulla oblongata die Zuckerkrankheit. Durch die Darreichung von Phosphor erkannte man die merkwürdige Wirkung desselben auf das Knochengewebe und seinen Zusammenhang mit der Phosphor-Nekrose.

Die methodische Anwendung des Experiments war ein grosser Fortschritt für die Pathologie; sie brachte viele wichtige Fragen derselben zur Entscheidung und schuf die Physiologie des kranken Menschen, welche im Verein mit der pathologischen Anatomie die Biologie der Krankheit begründete und den Beweis lieferte, dass in der Pathologie dieselben Naturgesetze herrschen wie in der Physiologie des gesunden Organismus.

Die Pathologie hat sich auf Grund dieser Thatsachen zu einer wirklichen Naturwissenschaft entwickelt. Die allgemeinen Krankheitsprozesse sowohl wie die Vorgänge, welche bei den besonderen Erkrankungen der einzelnen Organe stattfinden, wurden sorgfältig untersucht und dem wissenschaftlichen Verständniss nahe gerückt.

Corvisart studierte die pathologischen Veränderungen des Herzens und der grossen Gefässe: ein Thema, welches dann auch von Hodgson, Latham, Hope, Stokes, Bouillaud, Skoda, Traube u. A. bearbeitet wurde. Später wurden auch die Veränderungen des Blutes in den Kreis der Betrachtungen gezogen und die Chlorosis und Leukaemie als selbstständige Krankheiten erkannt.

G. L. Bayle veröffentlichte Aufsehen erregende Untersuchungen über die Lungenschwindsucht und ihre Beziehungen zum Auftreten von Tuberkeln, auf deren Gleichartigkeit in verschiedenen Organen er hinwies. Andral, Schönlein, Trousseau, welcher eine Schrift über die Larynx-Phthisis herausgab u. A. beschäftigten sich ebenfalls mit diesem Gegenstande, welcher indessen erst in neuester Zeit durch die Entdeckung, dass die Tuberkulose eine Infektionskrankheit ist, einen gewissen Abschluss erhalten hat.

Bretonneau begründete mit seinem Werk über die Entzündungen der Schleimhäute die Lehre von der Diphtheritis, deren Verhältniss zum Katarrh und zum Croup von späteren Forschern erläutert wurde. Die Erfindung des Kehlkopfspiegels und seine Verwerthung für die ärztliche Praxis brachte eine vollständige Umwälzung in der laryngologischen Untersuchung hervor und ermöglichte eine grössere Genauigkeit in der Beobachtung und Behandlung der Krankheiten des Kehlkopfes. Um dieselbe Zeit führte die schon früher versuchte Endoskopie auch auf andern Gebieten zu bemerkenswerthen Ergebnissen.

Cruveilhier und Rokitansky gaben Aufschluss über die Entstehung und das Wesen des Ulcus rotundum des Magens; Petit und Serres, P. A. Louis u. A. begründeten die Diagnostik des Abdominal-Typhus, und J. Rud. Bischof beobachtete die typhösen Darmgeschwüre. Die Pathologie der Leber wurde vorzugsweise von G. Budd, Annesley, Frerichs und Anderen und diejenige der Nieren von P. Rayer, Bright und Traube gefördert, der auf den Zusammenhang zwischen den Erkrankungen der Nieren und des Herzens aufmerksam machte. Addison beschrieb zuerst die Degeneration der Nebennieren, und Basedow schilderte den nach ihm genannten Symptomen-Complex.

Die Dermatologie fand durch Alibert, Biett, Willan, Bateman, C. H. Fuchs, Erasmus Wilson und Ferd. Hebra, die Lehre von den venerischen Krankheiten durch Baerensprung, K. W. Boeck, Ricord u. A. eine wissenschaftliche Bearbeitung, während die Pathologie der Nervenleiden durch Valleix, Duchenne, Abercrombie, Romberg, Remak u. A. wissenschaftlich begründet wurde.

Auch die Psychiatrie, welche sich schon sehr früh zu einer selbst-ständigen Disciplin entwickelte, wurde allmälig von dem Wust mystischer Träumereien, die in den Geisteskrankheiten Folgen der Sünde oder Strafen Gottes, jedenfalls aber lediglich psychische Defekte sahen, befreit und gleich der übrigen Pathologie auf eine somatische Grundlage gestellt. Diese schon von Pinel, Esquirol und Chiarugi vertretene Richtung wurde dann namentlich von Spurzheim, dem Anhänger Galls, Reil, Foville, Calmeil, der mit seiner Arbeit über die allgemeine Paralyse die Beobachtungen dieses Leidens eröffnete, durch die beiden Falret, Morel, welcher der Ätiologie der Seelenstörungen seine Aufmerksamkeit schenkte, Schroeder van der Kolk, Guislain, Jacobi, Chr. F. Nasse und Griesinger weiter verfolgt und drang zunächst auf Feststellung und strenge Prüfung der Sektionsergebnisse. Gleichwohl brachte sie es nicht dahin, dass die auf der Symptomatologie beruhenden Diagnosen durch anatomische ersetzt wurden; diesen Versuch darf man erst jetzt wagen, nachdem die Anatomie und Physiologie des Central-Nervensystems in ein helleres Licht getreten ist.

Auffallender als die Fortschritte in der Pathologie der Geistesstörungen waren die Verbesserungen in der Behandlung derselben. Welche wohlthätige Veränderung ist auf diesem Gebiet erfolgt seit der Zeit, da man in Wien auf Befehl des menschenfreundlichen Kaisers Josef II. den „Narrenthurm" erbaute und die Kranken dort ebenso wie im St. Lukas-Hospital zu London dem nach einer Unterhaltung lüsternen Publikum zeigte oder sie mit Verbrechern zusammen in Gefängnissen einsperrte und mit der Peitsche oder durch Fasten für ihre „Tollheiten" bestrafte! Es war eine der grössten Errungenschaften der Humanität, als es PINEL bei den Machthabern der französischen Revolution durchsetzte, dass die unglücklichsten aller Menschen von den Ketten befreit wurden, welche das religiöse Vorurtheil geschmiedet und der ärztliche Unverstand befestigt hatte.

Den Irren wurde eine liebevolle Pflege und zweckmässige ärztliche Behandlung zu Theil; man errichtete besondere Anstalten, in denen sie Schutz und Aufsicht fanden. JOHN CONOLLY verkündete das No-restraint-System, nach welchem die mechanischen Zwangsmittel aus der Behandlung der Geisteskranken möglichst verbannt wurden. und die Gründung von Irren-Kolonien, wo die Kranken ähnlich wie in Gheel neben einer sorgsamen Aufsicht und Pflege ein gewisses Maass von Freiheit geniessen und zu einer ihnen zusagenden Beschäftigung angehalten werden, bildete einen weiteren Fortschritt auf diesem Wege.

Auf keinem Gebiet der Pathologie waren die Veränderungen jedoch grösser als in der Lehre von den Infektionskrankheiten. Man lernte mehrere neue Krankheitsformen kennen, welche früher nicht beachtet worden waren. und die dem nosologischen Schema eingereihten Leiden richtiger und genauer. namentlich in Bezug auf die Ätiologie. unterscheiden. Die Natur des Krankheitsgiftes, die Entstehung desselben innerhalb oder ausserhalb des menschlichen Körpers, seine Entwickelung in verschiedenen Medien, sein Verhältniss zum Klima. Boden u. a. m.. seine Dauer und Verschleppbarkeit wurde sorgfältig untersucht.

Die asiatische Cholera überschritt im 19. Jahrhundert die Grenzen ihrer Heimath und verbreitete sich über den ganzen Erdball. Die schweren Verluste an Menschenleben, welche sie herbeiführte, forderten die Ärzte auf. die Ursachen und das Wesen dieser Krankheit zu erforschen. Dabei beobachtete man die merkwürdigen Beziehungen, welche zwischen ihrer Entstehung und Ausbreitung und den Bodenverhältnissen bestehen. Mit der Entdeckung des Komma-Bacillus. welche vor Kurzem gemacht wurde, scheint man denn endlich den eigentlichen Krankheitserreger gefunden zu haben.

Das Gelbfieber, welches mehrere Male nach Europa verschleppt wurde, wurde ebenso wie andere exotische Leiden. z. B. Beriberi, eingehend studiert. Das epidemische Auftreten der Cerebrospinal-Meningitis lenkte die öffentliche Aufmerksamkeit auf diese früher unbekannte Krankheit. Gleichzeitig machten sich auch geläuterte Anschauungen über viele andere Krankheiten geltend.

Der Begriff des Typhus. welcher früher eine hauptsächlich symptomatologische Bedeutung besass und zu einer den vorwiegenden Krankheitserscheinungen entsprechenden Eintheilung in die Formen des

Unterleibs-Typhus, Gehirn-Typhus, Pneumo-Typhus und Fleck-Typhus geführt hatte, wurde vollständig umgeändert, als die ätiologischen Momente in den Vordergrund traten. Man erkannte, dass sich drei Krankheiten, welche bisher unter dem Namen Typhus zusammengefasst worden waren, nämlich der exanthematische Typhus, der Abdominal-Typhus und Recurrens- oder Rückfalls-Typhus, in ihrer Entstehung und Verbreitung sowohl als auch streng ontologisch abgrenzen, so dass niemals die eine aus der andern entsteht.

Ebenso kam mehr Klarheit in die Lehre von den fieberhaften exanthematischen Krankheiten. Die Beziehungen der Masern, Rötheln, Blattern, des Scharlachs u. s. w. zu einander und zu andern Leiden wurden genau studiert. Die Entdeckung, dass die Kuhpocken vor der Erkrankung an Variola, wenigstens für längere Zeit, schützen, führte zu einer der segensreichsten Erfindungen, mit denen die Menschheit jemals beglückt worden ist. Sie bildet das unvergängliche Verdienst E. JENNERS; ihren Nutzen kann nur Der leugnen, welcher die Geschichte der Pocken nicht kennt.

In ein neues Stadium trat die Pathologie der Infektionskrankheiten, als man den parasitären Charakter einer Anzahl derselben erkannte. Die Beobachtungen an einigen Pflanzenkrankheiten, sowie an der Muscardine, einer durch Pilze verursachten Erkrankung der Seidenraupen, die Untersuchungen über die Krätzmilbe, über die dem Favus, der *Pityriasis versicolor*, dem *Herpes tonsurans* und andern Hautleiden zu Grunde liegenden Pilze, über die verschiedenen Enterozoen des menschlichen Körpers und die Entdeckung der *Trichina spiralis* und der durch sie erzeugten Krankheitszustände gaben die Anregung, dass den Parasiten und niederen Organismen überhaupt mehr Beachtung geschenkt und ihre pathogene Bedeutung erforscht wurde. Auch die Erfahrungen an der Pellagra und ähnlichen durch den Genuss verdorbener Nahrung entstandenen Leiden, sowie die Beobachtungen der Krankheiten, welche von Thieren auf Menschen übertragen werden, wirkten in dieser Richtung.

Als man dann beim Milzbrand, Recurrens, bei der Pyaemie, beim Puerperalfieber, Erysipel, der Osteomyelitis u. a. m. in dem Blut, sowie in einzelnen Sekreten oder Geweben mikroskopisch kleine Lebewesen, Pilzformen verschiedener Art, auffand, lag der Gedanke nahe, in ihnen die Entstehungsursache des Leidens zu sehen. Aber der wissenschaftliche Nachweis, dass diese niederen Organismen wirklich in einem ursächlichen Zusammenhange mit bestimmten Krankheiten stehen, war erst möglich, nachdem es gelungen war, diese Lebewesen durch geeignete Untersuchungsmethoden zu isoliren, auf gesunde Thiere zu impfen und dadurch die betreffende Krankheit hervorzurufen. Diese Bedingungen sind bisher allerdings nur beim Milzbrand, Recurrens, *Erysipelas malignum.* bei der Diphtherie und *Cholera asiatica*, erfüllt worden; doch sprechen eine Menge von Thatsachen und Wahrscheinlichkeitsgründen dafür, dass auch bei der Entstehung und Verbreitung der Tuberkulose, Lepra, des exanthematischen und Abdominal-Typhus, Scharlachs, der septicämischen Prozesse, der Malaria u. a. m. pathogene Bakterien thätig sind. Die Schwierigkeiten, welche sich bei diesen Untersuchungen dem Experiment, namentlich in Bezug auf die Wahl eines zur Impfung geeigneten, für die Krankheit empfänglichen Thieres, entgegenstellen, machen es erklärlich, dass die Resultate langsam erreicht werden. Die bis jetzt festgestellten Thatsachen haben der Ätiologie einen tieferen Gehalt gegeben, indem sie die eigentlichen Krankheitserreger ans Licht zogen und damit auch der Pathologie und Therapie die Wege vorgezeichnet, welche sie künftig wandeln sollen.

Die Heilmittellehre hat sich in den letzten Decennien aus einer pharmaceutischen Waarenkunde in die pharmokodynamische Wissenschaft umgewandelt, welche im engen Anschluss an die Physiologie und experimentelle Pathologie sich auf die Erfahrungen am Krankenbett und die Versuche an lebenden Thieren stützt. Dadurch konnte die tiefe Kluft zwischen ärztlicher Theorie und Praxis hier und dort überbrückt werden.

Zu gleicher Zeit wurde der Arzneischatz durch eine grosse Anzahl von Heilmitteln vermehrt. Die Chemie lehrte die Darstellung der wirksamen Extraktivstoffe verschiedener pflanzlichen und thierischen Substanzen, so dass dieselben für sich allein in der ärztlichen Therapie angewendet werden können, ohne dass zugleich durch Beimengungen noch andere, nicht beabsichtigte Wirkungen herbeigeführt werden. So wurde eine Menge von Alkaloiden, besonders der narkotischen Medicamente entdeckt, z. B. das Morphium 1804 von Sertürner und gleichzeitig von Seguin. das Cantharidin 1812 von Robiquet, das Strychnin 1818 und das Chinin 1820 von Pelletier und Caventon, das Veratrin 1818 von Meissner, das Coffein 1820 von Runge, das Solanin 1821 von Desfosses, das Coniin 1830 von Geiger, das Atropin 1831 von Mein, das Aconitin 1833 von Hesse, das Colchicin von Geiger und Hesse, das Cocaïn 1859, das Cumarin, Curarin, Saponin, Santonin, Pilocarpin, Pepsin, Pancreatin u. a. m. und in die Heilkunst eingeführt.

Mehrere andere Heilmittel, wie das Jod, welches 1811 von Courtois in der Soda aufgefunden wurde, das Brom, das 1826 von Balard entdeckt wurde, das Jodkalium, Bromkalium, das Chloroform, Jodoform, Chloralhydrat, die Salicylsäure und die Carbolsäure, waren ebenfalls den Fortschritten der Chemie zu verdanken oder wurden, wie Kamala, Kusso, Cundurango u. a. m. aus fremden Welttheilen nach Europa gebracht. Man studierte dann ihre arzneilichen Wirkungen auf den gesunden und kranken Organismus und suchte die passendste Art ihrer Anwendung ausfindig zu machen.

Auch in dieser Beziehung hat die Heilkunst im 19. Jahrhundert wichtige Fortschritte gemacht; denn die Erfindung der subcutanen Injektionen durch PRAVAZ und AL. WOOD, die Einführung der Inhalations-Kuren und die Pneumotherapie mit ihren vortrefflichen Heilapparaten, welche den erkrankten Respirationsorganen die Luft in verdichtetem oder verdünntem Zustande übermitteln, sind wesentliche Bereicherungen der therapeutischen Technik. Die wissenschaftliche Begründung der Balneologie, Klimatherapie, Hydrotherapie, Elektrotherapie und der schwedischen Heilgymnastik sind ebenfalls Errungenschaften unserer Zeit.

Chirurgie, Augenheilkunde, Geburtshilfe und Staatsarzneikunde.

Der Aufschwung der pathologischen Anatomie und die Klärung der pathologischen Theorien übten im Verein mit den Fortschritten in der Physik und Chemie auch auf die Chirurgie einen mächtigen Einfluss aus.

Die Vorgänge der Eiterung, Geschwürsbildung, Vernarbung, Regeneration der Gewebe und andere in das Gebiet der chirurgischen Pathologie fallenden Fragen wurden durch Beobachtungen und Experimente dem Verständniss erschlossen. Die Entwickelung und Diagnostik der pathologischen Neubildungen beschäftigte die Chirurgen und die pathologischen Anatomen im gleichen Grade.

Die operative Chirurgie machte ebenfalls bedeutende Fortschritte. Dieselben bestanden aber nicht so sehr in der Verbesserung der Operations-Methoden und in der Erfindung neuer Operationen, als hauptsächlich darin, dass man zu der Einsicht gelangte, dass die Aufgabe des Chirurgen nicht darin liegt, erkrankte Theile zu entfernen, sondern wenn möglich zu erhalten. Dieser Gedanke bahnte die conservative Chirurgie unserer Tage an.

Er konnte nur verwirklicht werden mit Hilfe der anästhesirenden Inhalationen, welche die Schmerzen der Kranken während der Operation und die dadurch hervorgerufene Reaktion des Organismus beseitigten.

und durch die Erfindung und Einführung der antiseptischen Wund-
behandlung, durch welche die im Gefolge der Operationen auftretenden
Nachkrankheiten verhütet und der Heilerfolg gesichert wurde. Diese
beiden grossen Errungenschaften der Heilkunst des 19. Jahrhunderts
haben den Charakter der Chirurgie vollständig umgestaltet. Sie haben
den Operateur mit Muth und Selbstvertrauen ausgerüstet; denn er
weiss, dass der Erfolg seiner Kunst nicht mehr durch unberechenbare
Zufälligkeiten in Frage gestellt wird — und das Herz des Kranken
mit Hoffnung erfüllt, so dass er den Chirurgen nicht mit banger Furcht
betrachtet, sondern in ihm den Heilung spendenden Arzt erkennt.

Schon im Alterthum und im Mittelalter hatte man zur Linderung
der Schmerzen narkotisirende Getränke und Inhalationen angewendet,
wie ich früher erwähnt habe. Die unvollkommene Wirkung dieses
Verfahrens und vor Allem die üblen Folgen desselben lassen es aber
begreiflich erscheinen, dass man nur selten davon Gebrauch machte.
Als Humphry Davy auf die berauschende Wirkung des Stickstoffoxy-
duls aufmerksam machte, stellte man damit Versuche an, welche später
dazu führten, dass es bei operativen Eingriffen, vorzugsweise in der
Zahnheilkunde, verwendet wurde.

Um die gleiche Zeit wurden die narkotischen Eigenschaften des
Schwefel-Äthers entdeckt, welcher namentlich von Jackson untersucht
und empfohlen wurde. Im J. 1847 stellte Flourens durch Experimente an Thieren fest, dass das von Soubeiran und J. Liebig gleichzeitig entdeckte Chloroform ein vorzügliches narkotisches Mittel sei.
Der Gynäkologe Simpson führte es bald darauf in die ärztliche Praxis
ein. Die Vorzüge, welche es vor den übrigen Mitteln dieser Art besitzt,
erklären es, dass es dieselben allmälig vollständig zurückdrängte.[1]

Man hat noch verschiedene andere Substanzen zu anästhesirenden
Einathmungen benutzt, die Chloroform-Narkose mit der Ätherisation
oder mit Morphium-Injektionen verbunden, um die betäubende Wirkung
zu erhöhen oder zu verlängern, und die lokale Anästhesirung der
Körpertheile, welche operirt werden sollen, durch die Kälte, die Äther-
Douche u. a. m. empfohlen. Auch haben J. Clocquet, J. Braid und
Andere versucht, während des hypnotischen Schlafes chirurgische Ope-
rationen auszuführen.

Die Anwendung der anästhesirenden Inhalationen gestattete dem
Operateur die ungehinderte und vollständige Lösung seiner Aufgabe.
Man durfte sich daher auch an die schwierigen, viele Zeit in Anspruch

---

[1] O. Kappeler in „Deutsche Chirurgie", her. v. Billroth u. Luecke, Stuttgart 1880. — Marion Sims: The discovery of anaesthesia. Richmond 1877.

nehmenden und grosse Schmerzen verursachenden Operationen wagen, welche in früheren Zeiten nicht ausgeführt werden konnten.

Zur Verhütung gefahrdrohender Blutungen bei oder nach Operationen kam neben der Unterbindung und den anderen früher üblichen Methoden auch die Torsion wieder in Aufnahme. SIMPSON empfahl die Acupressur, während andere Chirurgen der forcirten Beugung der Glieder, der Anwendung der styptischen Mittel, wie des *Liquor ferri sesquichlorati*, oder der Kälte oder Glühhitze in verschiedener Form den Vorzug gaben. BRÜNNINGHAUSEN regte den Gedanken an, den Körpertheil, welcher operirt werden soll, durch eine eng anliegende Binde vorher blutleer zu machen; doch ist es erst einem genialen Chirurgen der Gegenwart gelungen, ein Verfahren aufzufinden, durch welches dieser Zweck erreicht wird.

Auch die Galvanokaustik, welche hauptsächlich durch MIDDELDORPF begründet wurde,[1] und die von CHASSAIGNAC erfundene Operations-Methode des *Ecrasement linéaire* suchten die Entfernung kranker Theile auf unblutigem Wege zu bewerkstelligen. Durch die erstere wurde zugleich ein die Operationswunde bedeckender Schorf erzeugt, unter dem der Heilungsprozess stattfinden konnte; auch bietet sie den Vortheil, dass sie selbst bei sehr gefässreichen Weichgebilden, sowie bei Organen, welche dem Messer oder dem Glüheisen schwer zugänglich sind, anwendbar ist. Die Schwierigkeiten, welche sich früher der Entfernung umfangreicher pathologischer Neubildungen entgegenstellten, wurden dadurch wesentlich verringert.

Die Technik der Amputation machte, wenn man von der Einführung des Ovalärschnittes durch SCOUTETTEN, des Schrägschnittes durch BLASIUS, der dem letzteren ähnlichen elliptischen Methode durch SOUPART und den Verbesserungen des Lappenschnittes absieht, nur geringe Fortschritte. Doch wurde auf die Nachbehandlung grössere Sorgfalt verwendet, als früher.

In manchen Fällen wurde die Exartikulation der Amputation vorgezogen. Die Operation im Hüftgelenk wurde durch LARREY zuerst unternommen. Die Exartikulation im Kniegelenk erfuhr eine Erweiterung durch die von SYME empfohlene Absägung der Condylen, womit Andere die Aufheilung der abgesägten Patella auf dem Ende des Oberschenkels zu verbinden suchten. Mit besonderem Fleiss wurde die Exartikulation in den Fusswurzelgelenken und im Fussgelenk bearbeitet. Neben CHOPART's Methode im mittleren Tarsus-Gelenk wurde die Operation im Mittelfussgelenk von LISFRANC, unter dem

---

[1] A. TH. MIDDELDORPF: Die Galvanokaustik, Breslau 1854.

Sprungbein von TEXTOR und im Fussgelenk von SYME und PIROGOFF empfohlen.

Der conservative Charakter der Chirurgie, welcher dem erkrankten Körper soviel als möglich zu erhalten bestrebt war, äusserte sich auch in der Zunahme der Resektionen. Sie bezweckten entweder die gänzliche oder eine theilweise Fortnahme der Knochen und wurden sowohl an den Extremitäten, als an der Wirbelsäule durch Entfernung eines *Processus spinosus* oder *transversus* oder des hinteren Umfanges des Wirbelbogens, an den Rippen, z. B. beim Empyem, am Becken, Schulterblatt, besonders an der Scapula, am Schlüsselbein, am Oberkiefer und Unterkiefer unternommen.

Einen hohen Grad der Vollkommenheit erreichte die Lehre von den Gelenk-Resektionen. Nach den ersten glücklichen Versuchen, die man damit im 18. Jahrhundert an der Schulter und am Knie gemacht hatte, wurden sie auch an anderen Gelenken ausgeführt, z. B. im Ellenbogen und am Fuss zuerst vom älteren MOREAU, und in der Hüfte von ANT. WHITE. Die vielen Kriege der letzten Jahrzehnte boten reiche Gelegenheit, diese Operation zu üben und zu verbessern. Die Indicationen zu derselben wurden genau bestimmt und in einzelnen Beziehungen, z. B. zu orthopädischen Zwecken, sogar erweitert. Besondere Modifikationen derselben, wie die Keil-Resektionen beim Klumpfuss, die sogenannten temporären Resektionen, bei denen keine dauernde Entfernung der Knochentheile beabsichtigt wird, die subperiostalen Resektionen und die Osteotomien verschiedener Art wurden dem betreffenden Fall angepasst.

Die Behandlung der Frakturen und Luxationen erfuhr durch die Einführung der erhärtenden Verbände, welche das Glied während der Heilung unbeweglich machen, einen wichtigen Fortschritt. LARREY verwendete dazu eine aus Eiweiss, Bleiweiss und Kampher-Spiritus bestehende Masse. SEUTIN erfand (1834) den Kleisterverband, und VELEL empfahl den Leimverband. Die meiste Anerkennung und Verbreitung erlangte der Gypsverband, welcher schon seit langer Zeit im Orient bekannt war und im Beginn des 19. Jahrhunderts in Europa eingeführt wurde, aber erst seit der Anwendung der von MATHYSEN erfundenen Gypsbinden einen grossen Ruf erwarb. Ausserdem wurden auch das Tripolith-Pulver, die Guttapercha, der plastische Filz und die plastische Pappe, das Wasserglas, das Paraffin und Stearin zu derartigen Verbänden benutzt.

Auch wusste man geeignete Schwebe-, Extensions- und Lagerungs-Apparate zu construiren, durch deren Mitwirkung der Heilungsprozess begünstigt wurde. Bei schlecht geheilten Frakturen trennte man den

Callus durch Zersägen oder Zerbrechen, damit sich der Heilungsprozess nochmals vollziehe. Bewegliche Knochen suchte man durch die Knochennaht, durch die künstlich hervorgerufene Entzündung der Enden u. a. m. zu vereinigen.

Die Myotomie und Tenotomie zur Beseitigung von Contracturen, z. B. beim *Caput obstipum* und beim Klumpfuss, wurde wie erwähnt, schon in früheren Zeiten unternommen; aber die subcutane Ausführung derselben ist eine Erfindung des 19. Jahrhunderts. DELPECH hat diese Operation in die chirurgische Praxis eingeführt, und die Erfolge, welche DUPUYTREN, DIEFFENBACH, STROMEYER u. A. damit bei verschiedenen Leiden erzielten, verschafften ihr einen ständigen Platz in der operativen Chirurgie.

Die Heilung der Aneurysmen wurde durch Compression, durch die Ligatur, Electropunctur und permanente Flexion versucht.

Die Lehre von den Hernien wurde durch werthvolle Arbeiten über die anatomischen Verhältnisse derselben, über die Ursachen der Einklemmung u. a. m. gefördert. Bei der Behandlung nach der Taxis kamen hauptsächlich die Bruchbänder in Betracht, welche ausserordentlich vervollkommnet wurden; bei der Radikal-Heilung suchte man die Bruchpforte durch plastische Operationen. z. B. durch Hereinziehen der Scrotal-Haut oder durch künstlich erzeugte Verwachsungen, zu verschliessen.

Die Methoden des Steinschnitts wurden durch die von L. J. SANSON angegebene Operation vom Mastdarm aus und die von J. CLÉMOT empfohlene *Sectio vagino-vesicalis* vermehrt. Um die Lithothrypsie erwarben sich GRUITHUISEN, CIVIALE, LEROY D'ETIOLLES, N. HEURTELOUP u. A. durch die Erfindung und Verbesserung der Instrumente hervorragende Verdienste. Die Beseitigung der Harnröhren-Strikturen versuchte man durch ätzende Bougies, durch allmälige oder gewaltsame Erweiterung der Harnröhre oder durch die Urethrotomie herbeizuführen.

Die operative Entfernung einer Niere wurde zuerst von O. SIMON ausgeführt, während die Splenectomie, die schon im 16. Jahrhundert unternommen wurde, seit QUITTENBAUM in einer planmässigen, den Regeln der Kunst entsprechenden Weise vollzogen wurde.[1] Die längst bekannte Gastrotomie führte zur Gastrostomie, zur künstlichen Anlegung einer Magenfistel, welche von EGEBERG und SÉDILLOT in die chirurgische Therapie eingeführt wurde. An die Resektion des Magens oder des Oesophagus, sowie an die Exstirpation des Kehlkopfs hat man sich erst in unseren Tagen gewagt.

—

[1] ADELMANN im Archiv f. klin. Chirurgie 1887. Bd. 36, H. 2.

Die Rhinoplastik war im 17. und 18. Jahrhundert völlig in Vergessenheit gerathen. Im J. 1742 erklärte die medicinische Facultät zu Paris die Mittheilungen, welche TAGLIACOZZI darüber hinterlassen hatte, für Phantasiegebilde und das von ihm angewendete Operationsverfahren für unmöglich. Da brachten i. J. 1794 englische Zeitungen die Nachricht, dass in Indien von dortigen Eingeborenen die Kunst ausgeübt werde,[1] den Verlust der Nase durch plastische Operationen zu ersetzen. Die europäischen Ärzte studierten die Operations-Methode, welche dabei angewendet wurde, ahmten sie nach, prüften dann das alte italienische Verfahren und verallgemeinerten die Operation, indem sie auch den Ersatz der Lippen und Augenlider, den Verschluss abnormer Öffnungen u. a. m. in Betracht zogen. Durch C. F. GRAEFE, DELPECH, DIEFFENBACH, B. LANGENBECK u. A. erlangten die plastischen Operationen eine hohe Vollendung.

Die Transplantation von Hautstücken zum Ersatz von Substanzverlusten, z. B. nach Verbrennungen, von Periost und Knochentheilen, um eine feste Stütze zu erzeugen, sowie die Einheilungsversuche fremder Gewebstheile oder Körper gehören der jüngsten Zeit an.

Die Transfusion des Blutes nach grossen Blutverlusten kam am Schluss des 18. Jahrhunderts wieder in Aufnahme und wurde von J. BLUNDELL zum Gegenstande sorgfältiger Untersuchungen gemacht. PRÉVOST, DUMAS und andere Physiologen, welche sich mit dieser Frage beschäftigten, empfahlen zur Transfusion defibrinirtes Blut, PANUM gab den Rath, nur Menschenblut zu verwenden. In ein anderes Licht trat die Lehre von der Transfusion, als man erkannte, dass die Erfolge dieser Operation keineswegs auf der Zufuhr von Blut beruhen, sondern in dem durch die Vermehrung des Gefässinhalts erhöhten intravasculären Druck ihren Grund haben.[2]

Die günstigen Heilerfolge, welche die operative Chirurgie gegenwärtig erzielt, sind grösstentheils der streng-methodischen Anwendung der Antisepsis zu verdanken, welche in den beiden letzten Decennien die allgemeine Anerkennung gefunden hat. Mit ihr begann eine neue Periode für die Geschichte der Chirurgie, deren Tragweite auf die wissenschaftliche Gestaltung derselben sich kaum vollständig ermessen lässt.

Einzelne Zweige der Chirurgie erfuhren im 19. Jahrhundert zum ersten Male eine wissenschaftliche Bearbeitung und entwickelten sich zu besonderen Unterrichts-Disciplinen. So ging die Zahnheilkunde aus

---

[1] E. ZEIS a. a. O. S. 208 u. ff.

[2] E. v. BERGMANN: Die Schicksale der Transfusion im letzten Decennium, Berlin 1883.

den Händen unwissender Barbierer und Empiriker allmälig in diejenigen von Ärzten über, welche die Beziehungen der Erkrankungen der Zähne zu den übrigen Krankheiten des Körpers erforschten und eine rationelle Behandlung der ersteren begründeten.

Die Diagnostik und Behandlung der Ohrenleiden erhielt in dem von A. CLELAND verbesserten Katheterismus der Tuba Eustachii ein sehr werthvolles Hilfsmittel. Die künstliche Beleuchtung des Trommelfells, die Auscultation des Mittelohrs und die Luft-Douche bildeten weitere Fortschritte in diesem Theile der Heilkunst, um dessen Ausbildung sich ITARD, LÉON DELEAU, W. R. WILDE, JOS. TOYNBEE, W. KRAMER und mehrere andere deutsche Ohrenärzte hervorragende Verdienste erworben haben.

Grosse Triumphe feierte die Ophthalmologie. Man gewann eine klare Einsicht in die Entstehungs-Ursachen und die anatomischen Veränderungen der meisten Erkrankungen des Auges, erhielt in dem Augenspiegel ein diagnostisches Hilfsmittel, welches die schwierigsten Fragen der Pathologie des Sehorgans zur Lösung brachte, und lernte mehrere neue Heilmethoden und operative Eingriffe kennen. Schon ADAM SCHMIDT machte auf die Beziehungen aufmerksam, welche zwischen manchen Augenleiden und den Krankheitszuständen des übrigen Körpers bestehen und nannte die Augenkrankheiten „die zierlichen Miniaturspiegel der Körperkrankheiten".

Die einzelnen Formen der Conjunctivitis wurden genauer unterschieden, dabei das Wesen der durch ihre rasche Verbreitung und Bösartigkeit die Bevölkerung in Schrecken versetzenden *Ophthalmia aegyptiaca s. militaris* festgestellt, die Iritis und Chorioditis studiert, und auf die dem Glaukom zu Grunde liegende Steigerung des intraocularen Druckes, gegen welchen A. v. GRAEFE die Iridectomie empfahl, hingewiesen.

Bei Trübungen der Hornhaut machte man den Versuch, an Stelle der ausgeschnittenen Narbe ein Stück Glas oder einen Theil der Cornea eines Thieres einheilen zu lassen, um auf diese Weise den Lichtstrahlen den Durchtritt zu ermöglichen, oder schritt zur Bildung einer künstlichen Pupille. Die Nachtheile der von WENTZEL angegebenen Methode der Iridectomie, durch welche häufig Erkrankungen der Linse und ihrer Kapsel herbeigeführt wurden, wusste BEER zu vermeiden, indem er den Iris-Lappen nicht mehr innerhalb der vorderen Augenkammer loslöste, wie bisher, sondern aus der Hornhautwunde hinausdrängte und ausserhalb des Auges abschnitt. Dieses Verfahren wurde später verbessert und erhielt sich bis heut, während andere zu dem gleichen Zweck ersonnene Operations-Methoden, wie die Iridodialyse längst aus der Praxis verschwunden sind.

Zur Beseitigung der Cataract, deren Ätiologie und anatomischer Sitz genauer untersucht wurden, wendete man neben der Depression der erkrankten Linse, welche SCARPA mit der Zerstückelung derselben verband und BUCHHORN durch die Hornhaut auszuführen empfahl, hauptsächlich die Extraction an, die in den meisten Fällen als die beste und sicherste Operations-Methode erscheint. Die letztere erfuhr eine werthvolle Verbesserung durch den von F. JÄGER empfohlenen, vielleicht schon von früheren Augenärzten geübten Hornhautschnitt nach oben, welcher dann zur linearen Extraction führte.

Diese in einzelnen Fällen, z. B. bei geschrumpften und weichen Staaren, schon früher ausgeübte Methode wurde von A. v. GRAEFE, der den Schnitt in die obere Grenze der Hornhaut verlegte und gleichzeitig die Iridectomie verrichtete, ausgebildet und zum Gemeingut aller Ärzte gemacht.

Ungemein erleichtert wurde die operative Augenheilkunde, als man die Mydriatica anzuwenden begann. HIMLY machte auf die pupillenerweiternden Eigenschaften des Hyoscyamus und der Belladonna aufmerksam. Später lernte man noch andere derartige Mittel kennen; doch kamen die narkotischen Alkaloide, besonders das Atropin, am meisten in Gebrauch.

Die bedeutendste Errungenschaft der Ophthalmologie während des 19. Jahrhunderts war jedoch ohne Zweifel die Erfindung des Augenspiegels. Vorbereitet durch die Untersuchungen über den leuchtenden Hintergrund der mit einem Tapetum versehenen Augen gewisser Thiere, durch die Beobachtungen der menschlichen Netzhaut beim Mangel der Iris und durch PURKINJE's Experimente trat sie 1851 ins Leben. Während der Erfinder des Augenspiegels, HELMHOLTZ, die Theorie desselben bearbeitete und nahezu vollständig abschloss, war es hauptsächlich A. VON GRAEFE, welcher seine Bedeutung für die ophthalmiatrische Praxis erkannte und darlegte.

Mit Hilfe des Augenspiegels wurde es möglich, den Zustand der brechenden Medien und des Augengrundes zu untersuchen. Das Wesen der Amaurosis, die man früher scherzhafter Weise als eine Krankheit definirt hatte, „bei welcher weder der Kranke, noch der Arzt etwas sieht", wurde dem Verständniss erschlossen,[1] und man vermochte die verschiedenen Krankheiten der Netzhaut zu unterscheiden. Als die Beziehungen der letzteren zu gewissen Allgemein-Erkrankungen des Körpers, z. B. zum Morbus Brightii, Diabetes mellitus u. a. m. festgestellt wurden, gewann der Augenspiegel diagnostische Bedeutung für die gesammte Pathologie.

---

[1] A. HIRSCH: Geschichte der Augenheilkunde a. a. O. S. 474.

Die Geburtshilfe schlug eine naturgemässe Richtung ein und erweiterte sich, indem sie alle physiologischen und pathologischen Vorgänge im Weibe und deren Behandlung in den Kreis der Betrachtung zog, zur Gynaekologie. Man gelangte zu der Einsicht, dass Schwangerschaft, Geburt und Wochenbett physiologische Zustände sind, deren Verlauf dem Walten der Natur überlassen werden darf, solange nicht aussergewöhnliche Verhältnisse das Einschreiten des Arztes erheischen.

LUKAS BOËR, welcher diese Grundsätze vertrat, verwarf die sogenannten Vorbereitungskuren, welche in den meisten Fällen schädlich wirkten, und lieferte den Nachweis, dass selbst die Gesichts-, Steiss-, Knie- und Fusslagen nicht immer die Kunst des Arztes erfordern, sondern durch die Kraft der Natur häufig noch derartig regulirt werden, dass die Geburt von selbst erfolgt. Der schwerfällige complicirte Instrumenten-Apparat früherer Zeiten wurde vereinfacht und die operative Geburtshilfe auf diejenigen Fälle eingeschränkt, in denen sie unumgänglich war.

Man lernte die Verengerungen des Beckens durch methodische Messungen diagnosticiren und den Einfluss der Lageveränderungen und Krankheiten der Gebärmutter auf die Schwangerschaft und den Geburtsakt beurtheilen. Auch die Pathologie des Wochenbetts, besonders das Puerperalfieber, auf dessen Pathogenese die Beobachtungen des unglücklichen SEMMELWEISS ein überraschendes Licht warfen, wurde sorgfältig erforscht. Die Erkrankungen der Gebärmutter, der Eierstöcke und der benachbarten Theile gaben zu operativen Eingriffen Anlass, deren Methoden erst erfunden werden mussten.

Die Exstirpation des Uterus bei bösartigen Entartungen desselben wurde bereits von MONTEGGIA, OSIANDER u. A. ausgeführt und in jüngster Zeit in Bezug auf die Technik sehr vervollkommnet. Ähnlich verhält es sich mit der Ovariotomie, welche von MAC DOWELL i. J. 1809 zum ersten Male unternommen wurde und seitdem viele Verbesserungen erfahren hat. Die operative Behandlung des Prolapsus des Uterus und der Vagina, sowie die Operation der Blasenscheidenfisteln, welche früher als unheilbar galten, gehören ebenfalls der neuesten Periode an und sind hauptsächlich das Verdienst von JOBERT DE LAMBALLE, MARION SIMS, G. SIMON und anderen hervorragenden Gynäkologen der Gegenwart.

Der Fortschritt der Medicin im 19. Jahrhundert beschränkte sich aber nicht blos auf die Bedeutung, welche sie als Heilkunst für das kranke Individuum besitzt, sondern brachte auch die wichtigen Beziehungen derselben zum Staat zum allgemeinen Bewusstsein.

Es hing dies vielleicht mit der politischen Entwickelung zusammen, welche die Staatsregierung an ihre Aufgabe mahnte, die Gesellschaft zu schützen, und in dem einzelnen Bürger das Gefühl erweckte, dass er als Mitglied des Gemeinwesens Pflichten gegen dasselbe zu erfüllen habe und an seiner Wohlfahrt betheiligt sei. So traten die gerichtliche Medicin, welche von A. Henke, Mende, Christison, Casper, Orfila, Tardieu u. A. begründet und bearbeitet wurde, und die medicinische Polizei, deren Fundamente Peter Frank legte, in die Reihe der medicinischen Disciplinen. Was die erstere für die Justiz wurde, das sollte die letztere für die Verwaltung sein: der Inbegriff der Kenntnisse, deren der ärztliche Sachverständige bedarf, wenn er von den Behörden zu Rath gezogen wird.

Die Sanitäts-Polizei erweiterte sich zur öffentlichen Gesundheitspflege oder Hygiene, als sich der Gedanke Bahn brach, dass nicht blos der Staat, sondern jeder Einzelne berufen ist, Krankheiten zu verhüten und die Entwickelung und Erhaltung der Salubrität zu fördern. Die Identität der Interessen, welche in den Fragen der Hygiene die Bevölkerung mit der Staatspolitik verbindet, erklärt es sicherlich zum grossen Theile, dass die wissenschaftliche Lösung derselben in den letzten Jahrzehnten mit einem bewunderungswürdigen Eifer betrieben wurde. Der Einfluss der Nahrung, Kleidung, Wohnung, des Bodens, Klimas, der Temperatur, Luft, der Beschäftigung, des Alters und Geschlechts wurde sorgfältig untersucht; die Erforschung der Ursachen der Entstehung und Verbreitung der Seuchen, die gesundheitsgemässe Anlage von Krankenhäusern, Friedhöfen, Fabriken und Bauten aller Art, die Überwachung der Prostitution u. a. m. bildeten weitere Aufgaben der öffentlichen Gesundheitspflege.

Sowohl die Geschichte der Medicin, die über den Verlauf der grossen Volkskrankheiten, welche in vergangenen Zeiten die Länder durchzogen und den Erfolg der dagegen getroffenen Massregeln Bericht erstattete, als die medicinische Geographie, welche darauf hinwies, dass manche Krankheiten nur oder wenigstens vorzugsweise in gewissen Gegenden vorkommen, und die Erklärung dieser Thatsache versuchte, und die Medicinalstatistik, die das beigebrachte Material mit Hilfe der numerischen Methode zu sichten und zu Schlussfolgerungen zu verwerthen bemüht war, lieferten wichtige Beiträge zur Lösung dieser Fragen. Die Chemie, das Mikroskop und das Experiment boten die Mittel zu Untersuchungen, welche ebenfalls zu werthvollen Aufschlüssen darüber führten, und die Bakteriologie lenkte den Blick auf die letzten Ursachen der Krankheiten.

Die Erfolge, welche die Hygiene dadurch in den letzten Jahren errungen hat, und die Erwartungen, die man von ihr für die Zukunft hegt, haben ihr in kurzer Zeit eine hervorragende Stellung unter den medicinischen Disciplinen verschafft. Die Aufgabe, die Krankheiten zu verhüten, erscheint ebenso gross und segensreich, als diejenige sie zu heilen, und die öffentliche Medicin tritt der privaten ebenbürtig an die Seite.

Die Staatsregierungen tragen dieser in immer weitere Kreise dringenden Erkenntniss Rechnung, indem sie die Sanitätsverwaltung organisiren, Gesundheitsämter errichten und für ärztliche Beaufsichtigung gewisser Einrichtungen Sorge tragen, und das prophetische Wort des englischen Staatsmannes Gladstone: „Die Ärzte werden die Führer der Völker sein“. geht seiner Erfüllung entgegen.

— ·· —

Der medicinische Unterricht in der Gegenwart.

Die Umgestaltungen und Verbesserungen, die der medicinische Unterricht während der letzten hundert Jahre erfahren hat, sind nicht weniger bedeutend als die Erfolge, welche die wissenschaftliche Bearbeitung der Heilkunde errungen hat. Wenn man die mit Lehrmitteln aller Art reichlich ausgestatteten Institute unserer heutigen medicinischen Schulen, ihre vortrefflich eingerichteten Lehrgebäude für normale und pathologische Anatomie und Physiologie mit ihrem Instrumenten-Apparat, ihre physikalischen, chemischen und hygienischen Laboratorien, ihre naturwissenschaftlichen Sammlungen und ihre grosse Anzahl klinischer Anstalten betrachtet und sie mit den dürftigen Anfängen vergleicht, welche in dieser Hinsicht im vorigen Jahrhundert gemacht wurden, erkennt man, wie viel seitdem erreicht worden ist. Heut gelten diese Einrichtungen als unentbehrlich für den Betrieb des ärztlichen Unterrichts, während sie damals an den meisten Hochschulen gänzlich fehlten oder doch nur zum geringsten Theile vorhanden waren und in solcher Vollständigkeit kaum jemals erhofft werden konnten.

Die Lehrmethode hat in Folge dessen eine andere Form angenommen; die praktischen Demonstrationen gewannen mehr und mehr das Übergewicht im medicinischen Unterricht und füllten mit den zu ihnen gehörigen Erklärungen den Inhalt desselben aus, während die theoretischen Vorträge zurückgedrängt wurden und allmälig fast gänzlich verschwanden. Das Verständniss der wissenschaftlichen Thatsachen und Theorien ist dadurch ausserordentlich erleichtert worden; denn was man mit den Sinnen erfasst, das prägt sich nicht blos dem Gedächtniss, sondern auch dem Verstande ein.

Dazu kam, dass die Theilung der Arbeit auch im medicinischen Unterricht durchgeführt wurde und feststehende Formen gewann, welche es gestatteten, dass der Lehrer sich ausschliesslich mit der Disciplin, welche er vertritt, beschäftigen und daher eine virtuose Gewandtheit und Sicherheit darin erlangen konnte.

Die Vervollständigung des medicinischen Unterrichts durch die Errichtung neuer Lehrkanzeln, welche die Entwickelung und fortschreitende Specialisirung der Heilkunde forderte, und die Einführung und Verbesserung der Prüfungsordnungen, welche die Gewähr leisten sollen, dass die jungen Ärzte die für ihren Beruf nothwendigen Kenntnisse erworben haben, bildeten weitere Bereicherungen, die das ärztliche Bildungswesen in diesem Zeitraum erfuhr. Allerdings waren die Fortschritte auf diesem Gebiet in den einzelnen Ländern sehr verschieden; der Zustand der allgemeinen Cultur und besonders der Heilkunde, die sociale Stellung der Ärzte, die historischen Traditionen und vor Allem das Verhalten des Staates zum öffentlichen Unterricht übten darauf einen entscheidenden Einfluss aus.

Bei den rohen Naturvölkern, bei den Kaffern, Indianern, den Eingeborenen Brasiliens u. A. versuchen die Ärzte und Zauberer noch heut, die Krankheiten durch Gebete und Beschwörungsformeln zu vertreiben, und das medicinische Wissen reicht nur selten über die Kenntniss einiger heilkräftigen Kräuter und Wurzeln hinaus.[1]

Auch bei den Culturvölkern herrschen in Bezug auf die Heilkunde sehr verschiedenartige Zustände. Die einheimischen Ärzte in den Ländern des Islams handeln zum grössten Theile jetzt noch nach denselben Grundsätzen, welche die Vertreter der arabischen Medicin im Mittelalter verkündet haben, und ebenso glauben auch die chinesischen Ärzte an die gleichen haltlosen Spekulationen, die dort seit Jahrtausenden Geltung besitzen.[2] Doch führte die Berührung mit der europäischen Heilkunde und die Erkenntniss ihrer Vortheile zu Versuchen, dieselbe dorthin zu verpflanzen.

In Konstantinopel und Kairo gründete man medicinische Schulen an denen europäische, vorzugsweise französische und deutsche Ärzte als Lehrer angestellt wurden. Bei weitem gründlicher und, wie es scheint, mit grösserem Erfolg wurde dies in Japan ins Werk gesetzt, wo in den letzten Jahren mehrere ärztliche Lehranstalten entstanden, welche

---

[1] Th. WAITZ: Anthropologie der Naturvölker, Leipzig 1859, II. 412. III, 225. 419. IV, 473. V, 2. 149. 199. VI, 24 u. ff. 394 u. ff. 557. — A. BASTIAN: Der Mensch in der Geschichte, Leipzig 1860, II, 116 u. ff.

[2] P. DABRY: La médecine chez les Chinois. Paris 1863. — D. J. MACGOWAN in den Med. Rep. Shangai 1882, No. 22.

vollständig nach europäischem Muster organisirt und hauptsächlich mit deutschen Lehrkräften versehen wurden.[1] Die niedere Cultur weicht vor der höheren zurück, welche überall siegreich vordringt und die Menschheit mit ihren Segnungen beglückt.

In den civilisirten Ländern hat die allgemeine und fachwissenschaftliche Bildung der verschiedenen Berufsklassen eine gewisse Gleichartigkeit angenommen, welche sich aus der durch die Literatur bewirkten leichten und raschen Vermittelung der geistigen Fortschritte und Errungenschaften erklärt. Auch die Heilkunde zeigt diese Erscheinung, und der unterrichtete Arzt in Frankreich bekennt sich zu denselben Lehren, wie sein College in Deutschland, Österreich, Italien und anderen Ländern. Die medicinische Wissenschaft ist überall dieselbe; aber die Summe des Wissens, welche von den Vertretern derselben in den einzelnen Staaten verlangt wird, ist verschieden, und die äusseren Formen, in denen sie den Studierenden gelehrt wird, sind mannigfaltig.

An einzelnen Orten, z. B. in Amerika und England, besteht noch die Einrichtung, dass Ärzte Schüler annehmen und gleich den Handwerkern zu Meistern in ihrer Kunst ausbilden; aber im Allgemeinen werden die ärztlichen Kenntnisse an Schulen erworben, welche diesen Zweck zu ihrer besonderen Aufgabe machen und entweder als medicinische Facultäten mit anderen Lehranstalten zu Universitäten vereinigt sind, oder ausserhalb derselben eine gesonderte Existenz führen.

Diese Schulen werden in manchen Ländern vom Staat geleitet oder wenigstens beaufsichtigt, während sie in anderen eine unabhängige Stellung einnehmen und sich selbst verwalten oder von Privatpersonen beeinflusst werden. Diese principiellen Verschiedenheiten in der Organisation des medicinischen Unterrichts waren für die Entwickelung desselben von grosser Bedeutung, wie die Betrachtung der betreffenden Verhältnisse in den verschiedenen Staaten lehrt.

Die ausführlichste Darstellung werden dabei die Zustände beanspruchen dürfen, welche sich in dieser Hinsicht bei den Engländern, Franzosen und Deutschen entwickelt haben, weil sie die Typen der verschiedenen Gestaltungsformen des ärztlichen Bildungswesens darstellen und auf den medicinischen Unterricht der übrigen Nationen einen massgebenden Einfluss ausgeübt haben.

---

[1] ARDOUIN: Aperçu sur l'histoire de la médecine au Japon, Paris 1884. — AD. HOFMEISTER: Die Universität Tokio, ihre Geschichte und Organisation, Ausland, Jahrg. 57. No. 51. — H. GIERKE in der Breslauer ärztl. Zeitschr. IV. S. 64 u. ff.

England. — Nord-Amerika.

Am längsten haben sich die Einrichtungen des Mittelalters im medicinischen Unterricht in England erhalten.[1] Dort kommt es noch heut vor, wenn auch bei weitem seltener als früher, dass die Studierenden der Heilkunde ihre Studien damit beginnen, dass sie sich zu einem praktischen Arzt in die Lehre begeben; sie bleiben bei ihm ein Jahr hindurch, um einen allgemeinen Überblick dessen zu gewinnen, was das Leben einst von ihnen fordern wird.[2] Bei dieser Methode hängt natürlich sehr viel von der Individualität des Schülers und nahezu Alles von der Persönlichkeit des Lehrers ab. Ist der Schüler fleissig und begabt, und besitzt der Lehrer Geduld, Kenntnisse und Freude an seiner Thätigkeit, dann ist dieses Jahr für den ersteren von unschätzbarem Vortheil für seine späteren Studien; im anderen Falle ist es verlorene Zeit und dient höchstens dazu, ihn mit einer handwerksmässigen Routine auszustatten, die manchmal nahe an Charlatanerie streift.

Ähnlich verhält es sich, wenn das erste Jahr der medicinischen Studienzeit in einem Hospital zugebracht wird, wie es auch häufig geschieht. Die Studierenden glauben, dass sie dort Gelegenheit haben, viele Kranke zu beobachten, und hoffen von den Hausärzten über die wichtigsten Ereignisse Belehrung zu erhalten. Wenn sie in diesen Erwartungen nicht getäuscht werden, so können sie sich allerdings eine gewisse Gewandtheit im Verkehr mit den Kranken aneignen, welche ihnen in ihrer späteren klinischen und ärztlichen Wirksamkeit sehr nützlich ist.

Aber in manchen andern Beziehungen muss diese Form der Einführung in die medicinischen Studien grosse Bedenken erregen. Sie verleitet den Schüler zur Oberflächlichkeit, indem sie ihn gewöhnt, das Wesen der Dinge nur zu streifen, weil ihm die Kenntnisse und das Verständniss fehlen, um ihnen auf den Grund zu gehen. Auch dürften die Ergebnisse, welche auf diese Weise erzielt werden, wohl kaum den Opfern an Zeit und Mühe entsprechen, die sie den Ärzten, die dabei die Rolle als Lehrer spielen, verursachen, und noch weniger die Unbequemlichkeiten rechtfertigen, welche sie für die Kranken-

---

[1] Th. Puschmann: Das medicinische Unterrichtswesen in England in der Beil. d. Allg. Zeitung, München 1886, No. 7—9. Dieser Aufsatz, den ich s. Z. unter dem frischen Eindruck der eigenen Anschauung geschrieben habe, bildete eine Vorarbeit des vorliegenden Buches.

[2] Ch. Bell Keetley: The Students Guide to the medical profession, London 1878, p. 16 u. ff.

behandlung im Gefolge haben. Jedenfalls ist diesem Heruntasten auf unbekannten Gebieten der systematische Unterricht an einer medicinischen Schule bei weitem vorzuziehen.

Aus diesem Grunde ist es mehr und mehr üblich geworden, dass die Studierenden sofort eine medicinische Fachschule oder eine Universität besuchen. Die medicinischen Schulen Englands haben sich aus der eben beschriebenen Form des Unterrichts entwickelt; sie lehnen sich an Hospitäler an und sind dadurch entstanden, dass die Ärzte derselben Schüler annahmen und Unterricht in der Heilkunst gaben. Als die Bedürfnisse des Unterrichts wuchsen, vertheilten sie die Vertretung der einzelnen Zweige der Heilkunde unter sich und trugen, wenn sie selbst in einzelnen, z. B. den theoretischen Fächern sich nicht zu Lehrern befähigt erachteten, dafür Sorge, dass geeignete Lehrkräfte erworben und die nothwendigen Lehrmittel und Institute angeschafft wurden.

Nur ein kleiner Bruchtheil der Studierenden der Medicin bezog die Universität, da dieselbe bis in die neueste Zeit der für das Studium der Heilkunde erforderlichen Einrichtungen entbehrte. Die englischen Hochschulen waren eigentlich nichts weiter als verlängerte Gymnasien, wie sie J. Döllinger bezeichnete, welche nicht die Aufgabe haben, Beamte zu bilden und Juristen, Ärzte oder Naturforscher zu liefern, sondern „durch classische und mathematische Studien nebst Logik und Moralphilosophie und durch eine Collegienerziehung dem Staat und der Gesellschaft den gebildeten und unabhängigen Gentleman und daneben der Staatskirche einen weniger theologisch, als classisch und literarisch gebildeten Klerus zu liefern".

Einen anderen Charakter zeigten die schottischen Hochschulen, besonders Edinburg, wo man schon in früher Zeit anfing, die praktische Heilkunde in den Bereich des medicinischen Unterrichts zu ziehen.

Die verschiedenartigen Wege, auf denen die medicinischen Kenntnisse erworben wurden, lassen es begreiflich erscheinen, dass unter den Ärzten grosse Unterschiede in Bezug auf ihr Wissen und ihre Geschicklichkeit bestanden. Dazu kam, dass sie nicht genöthigt waren, darüber ernste Rechenschaft zu geben. Der Staat kümmerte sich nicht darum, ob und wo der künftige Arzt die Befähigung für seinen Beruf erlangte; er gestattete Jedem, die ärztliche Praxis auszuüben, und überliess es dem Publikum, die guten Ärzte zu sondern von den schlechten.

Dabei war natürlich nur der Erfolg entscheidend. Die Heilkünstler, welche diesem unsicheren Urtheil misstrauten, suchten durch Zeugnisse, in denen ihre medicinischen Studien und ihre ärztliche Tüchtigkeit bestätigt wurden, die öffentliche Meinung zu gewinnen. Verschiedene

ärztliche Genossenschaften und medicinische Schulen waren dazu gegen
Entrichtung der üblichen Taxen bereit und nahmen Prüfungen ab, die
aber weder einheitlich organisirt, noch von einer Centralstelle überwacht wurden, und daher durchaus nicht eine Gewähr für die Bildung
des Arztes boten.

Manche erwarben ein Diplom im Auslande oder suchten sich dasselbe auf illegale Weise zu verschaffen; auch hatte der Erzbischof von
Canterbury das Recht, Doktoren der Medicin zu ernennen. Zuletzt
kam es soweit, dass es genügte, wenn Jemand von zwei Mitgliedern
einer ärztlichen Genossenschaft der Behörde als Arzt vorgestellt wurde,
damit er als solcher anerkannt wurde.

Derartige Zustände mussten für die Kranken, auf welche diese
Heilkünstler „losgelassen“ wurden, schwere Nachtheile im Gefolge haben.
Der unerschütterliche Gleichmuth des englischen Volkes wurde dadurch
endlich aufgerüttelt, und das Parlament veranlasst, Abhilfe dagegen zu
treffen. Das Ergebniss der Berathungen desselben war die Medical Act
v. J. 1858, in welcher genau bestimmt wurde, welche Körperschaften
fortan das Recht haben, ärztliche Prüfungen abzunehmen und gültige
Zeugnisse darüber auszustellen.

Sie wurden der Aufsicht des General council of medical education
and registration of the united kingdom unterstellt, welcher darauf
achten soll, dass die Prüfungen ihrem Zweck entsprechen. Ist dies
nicht der Fall, so steht dem General council die Befugniss zu, eine
Zurechtweisung der Examinatoren zu veranlassen, oder wenn die Übelstände nicht beseitigt werden, die Aufhebung des der betreffenden
Corporation ertheilten Prüfungs-Privilegiums zu bewirken.

Die Namen der Personen, welche vor einer zur Abnahme der
Prüfungen legitimirten Körperschaft ihre Befähigung zur Ausübung der
ärztlichen Thätigkeit nachgewiesen haben, werden in ein Verzeichniss
aufgenommen, welches vom General council geführt und dem Publikum
bekannt gemacht wird; nur solche durch das Gesetz anerkannte Ärzte
können beim Gericht die Klagen auf rückständige Honorar-Forderungen
geltend machen und amtliche Stellungen erlangen.

Der General council, welchem übrigens noch andere auf das Medicinalwesen bezügliche Aufgaben übertragen wurden, besteht aus
24 Mitgliedern, von denen 17 durch die verschiedenen Prüfungskörper-
schaften gewählt, 6 von der Krone ernannt und 1, nämlich der Präsident, vom General council selbst bestimmt wird. Mit diesem Gesetz
wurde für die weitere Entwickelung des medicinischen Unterrichtswesens in England eine feste Grundlage gegeben, welche wenigstens
die gröbsten Missbräuche verhinderte.

Die Mängel, welche es zeigte, riefen Verbesserungsvorschläge hervor, welche aber gar nicht oder doch nur zum Theil ausgeführt wurden. Im J. 1881 wurde eine Commission von Fachmännern berufen, welche über die Fragen des medicinischen Unterrichts Berathungen hielt. Bei dieser Gelegenheit wurde die Nothwendigkeit einer allgemeinen wissenschaftlichen Vorbildung für den Studenten der Medicin hervorgehoben, die Einführung von Staatsprüfungen angeregt und verlangt, dass nur Diplome der Befähigung zur Ausübung der gesammten Heilkunde, nicht aber einzelner Theile derselben ausgestellt werden. Aber die Mehrheit verhielt sich ablehnend dagegen und verwarf mit aller Entschiedenheit die absolute Gleichförmigkeit der ärztlichen Erziehung, indem sie es als einen besonderen Vorzug des englischen Systems betrachtete, dass es innerhalb gewisser Grenzen die Freiheit der Bewegung gestattet und eine bei der Verschiedenheit der Lehranstalten natürliche Mannigfaltigkeit der Bildung hervorbringt. [1]

Gegenwärtig erwerben die Studierenden der Heilkunde die fachwissenschaftliche Bildung hauptsächlich an den medicinischen Schulen und den Universitäten. An den ersteren ist kein Mangel; in London allein existiren zwölf. Sie sind mit Krankenhäusern verbunden und werden gewöhnlich darnach genannt.

Die älteste Schule ist diejenige des St. Bartholomeus-Hospitals, dessen ereignissreiche Geschichte mit der Entwickelung der Heilkunde in England eng verknüpft ist. Diese Krankenanstalt besteht seit 1164 und die frühesten Nachrichten, dass dort medicinischer Unterricht ertheilt wurde, stammen vom Jahre 1662. Zu den Ärzten derselben gehörten William Harvey, der Entdecker des Blutkreislaufs, und später die Chirurgen Percival Pott und Abernethy.[2]

Die Gründung des St. Thomas-Hospitals, mit welchem ebenfalls eine ärztliche Lehranstalt verbunden ist, wird in das 13. Jahrhundert verlegt; in den Akten dieser Anstalt wird schon 1551 ein ärztlicher Lehrling erwähnt. Ihre jetzigen Gebäude wurden 1871 der Benutzung übergeben und erregen durch ihre zweckmässigen Einrichtungen die Bewunderung der Fachmänner.

---

[1] Report of the royal commissioners appointed to inquire into the medical acts, presented to both houses of Parliament (Engl. Blaubuch 1882, Vol. 29) Abs. 37: It would be a mistake to introduce absolute uniformity into medical education. One great merit of the present system, so far as teaching is concerned, lies in the elasticity which is produced by the variety and the numbers of educating bodies.

[2] N. Moore in St. Bartholomews Hospital Rep., London 1882, XVIII, p. 333—358. — W. A. Delamotte: The royal Hospital of St. Bartholomews, London 1846.

Auch St. Georges-Hospital, das Middlesex-Hospital, das London-Hospital, das Westminster-Hospital, das Charing-Cross-Hospital, St. Mary's Hospital und Guy's Hospital, werden zum medicinischen Unterricht benutzt und dienen als ärztliche Schulen.[1]

Das Kings College und das University College, welches übrigens keineswegs mit der London University identisch ist, schliessen sich zwar auch an Krankenhäuser an; aber sie unterscheiden sich von den übrigen medicinischen Schulen dadurch, dass sie nicht isolirt sind, sondern in einem organischen Zusammenhange mit juristischen, philosophischen und naturwissenschaftlichen Facultäten, mit technischen Instituten u. a. m. stehen. Ausserdem existirt in London eine medicinische Schule für Frauen, welche sich dem ärztlichen Beruf widmen wollen.

In den übrigen Städten Englands bestehen medicinische Unterrichtsanstalten zu Birmingham, Bristol, Leeds, Liverpool, Sheffield, Dublin, Belfast, Cork, Galway, Edinburg, Glasgow u. a. O.; auch giebt es Schulen, welche keine vollständige medicinische Ausbildung, sondern nur Unterricht in einzelnen Fächern gewähren, wie die West London hospital preparatory school oder Cookes anatomische Schule. In den brittischen Colonien, in Canada und in Brittisch-Indien befinden sich gleichfalls eine Menge von medicinischen Lehranstalten, welche nach englischem Muster eingerichtet sind; auch zu Valetta auf der Insel Malta giebt es ein derartiges Institut.[2]

Die medicinischen Schulen Englands sind ebenso wie die Hospitäler, zu welchen sie gehören, im Allgemeinen Privat-Unternehmungen. Der Staat zahlt weder ihre Unterhaltungskosten, noch leistet er einen Zuschuss dazu; ebensowenig übt er irgend welchen Einfluss auf ihre Organisation und Verwaltung oder auf den Unterricht aus, der dort ertheilt wird. Dafür giebt der Besuch dieser Schulen auch keineswegs das Recht zur Ausübung der ärztlichen Praxis. Die Lehrkörper derselben haben nicht die Befugniss, Prüfungen abzuhalten, welche eine öffentliche Geltung besitzen, sondern sind genöthigt, zu diesem Zweck ihre Schüler den ärztlichen Corporationen und Examinationsbehörden zu überweisen, deren Zeugnisse und Diplome die Licenz zur Praxis gewähren.

Der private Charakter der medicinischen Schulen tritt namentlich

---

[1] Benj. Golding: An historical account of St. Thomas Hospital, London 1819. — Erasmus Wilson: The history of the Middlesex Hospital, London 1845. — W. E. Page: St. Georges Hospital, London 1866. — B. Golding: The origin, plan and operations of the Charing Cross Hospital, London 1867.

[2] H. B. Hardwicke: Medical education and practise in all parts of the world, London 1880.

in der Einrichtung derselben, in ihrer Ausstattung mit Lehrmitteln, bei der Auswahl des Lehrerpersonals u. a. m. hervor. Das entscheidende Wort in diesen Angelegenheiten spricht das Curatorium, welches die Aufsicht über das Hospital führt; ihm fällt die Aufgabe zu, die Ärzte desselben und die Lehrer der Schule anzustellen. Da diese Curatorien nicht oder doch nur zum geringsten Theile aus Fachmännern, sondern hauptsächlich aus Laien bestehen, so liegt die Gefahr, dass Protektion und Nepotismus bei der Besetzung der Stellen wirken, nicht gar fern, umsomehr als dieselbe nicht, wie in Deutschland und Österreich, auf Grund hervorragender wissenschaftlicher Leistungen, oder wie in anderen Ländern, durch Concurs erfolgt.

Die Besoldungen der Lehrer fliessen aus den Erträgnissen, welche das Schulgeld liefert; nur in besonderen Fällen, wenn dasselbe wegen Mangels an Schülern zu geringfügig ist oder wenn es gilt, eine berühmte Lehrkraft zu gewinnen, bewilligen die Curatorien ausserordentliche Zuschüsse. Die Schulgelder sind in Folge dessen ziemlich beträchtlich. So kostet z. B. am St. Bartholomeus Hospital zu London der Besuch eines Cursus über Physiologie 9 Guineen, über Materia medica $6^1/_2$ Guineen, über Botanik oder gerichtliche Medicin 4 Guineen, am Thomas-Hospital die Theilnahme an den Sektionsübungen während drei Monaten 4 Guineen; doch geschieht es nur ausnahmsweise, dass der Studierende ein einzelnes Colleg belegt. Gewöhnlich betheiligt er sich an sämmtlichen Vorlesungen und Demonstrationen, welche der Studienplan der Schule empfiehlt, und zahlt dafür ein bestimmtes Pauschale, welches grösser oder geringer ist, je nachdem das Geld sofort oder in verschiedenen Terminen erlegt wird, aber niemals weniger als 125 Pfund Sterling, also 2500 Mark, für die gesammte Studienzeit beträgt. Dazu kommen manchmal noch besondere Ausgaben für die Benutzung von Instrumenten, für die Leichentheile, welche zum Studium dienen, u. a. m.

Die Ausstattung der einzelnen Schulen mit Lehrmitteln ist sehr verschieden. Manche haben hohe luftige Hörsäle, zweckmässige Räume für anatomische Secirübungen, gut eingerichtete physiologische und chemische Laboratorien, naturwissenschaftliche Sammlungen, anatomische und pathologische Museen, Bibliotheken und klinische Institute aller Art; Andere leiden daran Mangel und bieten in dieser Hinsicht weniger, als die kleinste medicinische Facultät in Deutschland.

Der Lehrplan der medicinischen Schulen richtet sich nach den Prüfungen, welchen sich die Studierenden später unterziehen wollen. Im Allgemeinen werden die vorbereitenden und propädeutischen Fächer nicht in dem gleichen Grade berücksichtigt, wie diejenigen Disciplinen, welche mit der Praxis unmittelbar zusammenhängen. Der Utilitarismus, welcher das englische Volk beherrscht, kommt vielleicht nirgends so unverhüllt zum Ausdruck, als in diesen Anstalten, welche lediglich das Ziel verfolgen, für die ärztlichen Prüfungen vorzubereiten. Sie gleichen darin den Instituten, welche in Deutschland für eine möglichst rasche Ausstattung mit der für die Officiers-Aspiranten geforderten Allgemeinbildung Sorge tragen und unter dem Namen der Fähnrichspressen bekannt sind.

Dagegen sehen es die englischen Universitäten als ihre vornehmste Aufgabe an, den Sinn für wissenschaftliche Bestrebungen zu beleben und zu erhalten. Wer dort die medicinischen Studien treibt, hat die Absicht, eine gründliche tiefe Ausbildung in den naturwissenschaftlichen und vorbereitenden Disciplinen zu erwerben und akademische Grade zu erlangen. Doch ist der Aufenthalt an der Universität kostspieliger als an den medicinischen Schulen, weil er die Studienzeit verlängert und durch das Zusammenleben mit reichen Jünglingen und die Theilnahme an den gemeinsamen Vergnügungen zu manchen Ausgaben verleitet, zu denen an den Fachschulen keine Veranlassung ist. Die Ärzte, welche die Universität besucht und dort promovirt haben, gehören durch ihr Wissen und ihre gesellschaftliche Stellung zu der Elite ihres Standes.

Die englischen Universitäten sind ebensowenig als die medicinischen Schulen Staatsanstalten. Ihre Unterhaltungskosten werden aus den Schulgeldern, welches die Studierenden zahlen, und aus den Erträgnissen ihrer reichen Stiftungen bestritten. Die Verwaltung und Leitung führen Senate, welche sich aus Männern von hervorragender Lebensstellung und Professoren der Hochschule zusammensetzen.

Im Gegensatz zu den Universitäten des übrigen Europas sind die englischen nicht blos Unterrichts-, sondern zugleich Erziehungsanstalten. Ihrem Verbande gehören eine grosse Anzahl von Colleges und Halls an, d. s. klosterähnliche Pensionate, in denen die Studierenden zusammen wohnen und leben, Kost erhalten und in ihren Studien unterstützt werden. Oxford besitzt 25, Cambridge 17 derartige Institute. Einzelne von ihnen reichen bis ins Mittelalter zurück. Sie verdanken ihre Entstehung frommen Vermächtnissen und Schenkungen und sind mit Geldmitteln reichlich ausgestattet.

Leider werden dieselben nicht immer in zweckmässiger und gerechter Weise verwendet. Anstatt zur Hebung der Wissenschaft und zur Unterstützung armer Studierender dienen sie hauptsächlich zu einträglichen Sinecuren für den Master und die Fellows, d. h. den Vorstand und die Beamten der Colleges. So bezieht der Master des Trinity

College zu Cambridge 60 000 Mark und die 60 Fellows zwischen 5400 und 15 000 Mark jährlich, ohne dass sie dafür entsprechende Dienste leisten. Würden diese Stellen ausnahmslos an solche Personen verliehen, welche ihr Leben der wissenschaftlichen Forschung geweiht und in dieser Thätigkeit bereits Erfolge errungen haben, so könnte man dies vielleicht rechtfertigen; aber von den Bewerbern um die Fellowship wird nur verlangt, dass sie einen akademischen Grad besitzen. Die Protektion giebt bei der Besetzung den Ausschlag; dass dabei die Geistlichkeit den Löwenantheil davon trägt, liegt in den englischen Verhältnissen, welche dem Klerus der Hochkirche eine sociale Macht zugestehen, wie sie die katholische Geistlichkeit in Tyrol vergeblich anstrebt.

Ein Mitglied des Senats der Universität Cambridge klagte öffentlich darüber, dass die Stellen der Vorstände der dortigen Colleges nur mit Geistlichen besetzt und die Fellowships an Leute vergeben werden, welche nicht das Geringste für die Wissenschaft, die Universität oder das College thun.[1] E. Renan sagt, dass eine kleine deutsche Universität mit ihren linkischen Professoren und hungernden Privatdocenten für die Wissenschaft mehr leistet, als alle prunkenden Reichthümer Oxfords.

Die meisten der Colleges zu Oxford und Cambridge befinden sich in alterthümlichen, wegen ihrer Architektur und ihrer Kunstdenkmäler sehenswerthen Gebäuden, welche mit ihren Thürmen und Bogen, ihren Kapellen, Säulengängen und Refektorien an längst vergangene Zeiten erinnern; aber auch der Geist, der in diesen Anstalten herrscht, ist derjenige der Scholastik. Obwohl es ein britischer Mönch war, welcher im 13. Jahrhundert die ersten mächtigen Angriffe dagegen richtete, hat sich doch gerade in seiner Heimath jene mittelalterliche Weltanschauung bis heut erhalten. Das theologische Dogma beherrscht das Unterrichtswesen und das gesammte geistige Leben des englischen Volkes und hat ihm einen pietistischen Zug aufgedrückt, der zu seinem politischen Freisinn und seinem rastlosen Haschen nach irdischen Besitzthümern nicht recht passt.

Auch in der äusseren Erscheinung der Professoren und Studenten prägt sich der theologische Charakter aus; wenn sie in ihren langen schwarzen Talaren und barettähnlichen Kopfbedeckungen einherschreiten, so glaubt man sich in jene Zeit versetzt, da die Mönche die Erziehung der Jugend leiteten. Die Studierenden stehen unter einer strengen Zucht; sie werden nicht wie junge Männer, die für eine gewisse Freiheit

---

[1] A few brief remarks on Cambridge University, London 1870.

und Selbstständigkeit reif sind, sondern wie Schüler, die einer beständigen Aufsicht bedürfen, behandelt.

Unter den Studenten befinden sich Personen von sehr verschiedenem Alter; doch gilt im Allgemeinen das 16. Lebensjahr als untere Altersgrenze. Nicht weniger unterscheiden sie sich in Bezug auf ihre Kenntnisse; während Manche kaum die Elementarstufen der Allgemeinbildung überwunden haben, giebt es Andere, welche durch ihre wissenschaftlichen Arbeiten bereits die Aufmerksamkeit der fachmännischen Kreise erregen.

Verhältnissmässig gering ist die Zahl der Professuren, sie beträgt in Oxford 48, in Cambridge sogar nur 37 in sämmtlichen Facultäten. Doch giebt es ausserdem noch eine grosse Anzahl von Readers oder Lecturers und Tutors, welche entweder an der Universität oder an einem College thätig sind, Vorträge halten, Repetitionen veranstalten und Privat-Lektionen geben. An manchen Hochschulen liegt, wie Einheimische versichern, der Unterricht hauptsächlich in ihren Händen. Wahrscheinlich betrifft dies nur die zur Allgemeinbildung gehörigen Fächer; bei der Medicin und den Naturwissenschaften dürfte es sicherlich nicht der Fall sein.

Die Heilkunde findet übrigens an den englischen Universitäten nur eine theilweise Vertretung. Früher gab es dafür fast überall nur eine oder zwei Lehrkanzeln; erst in neuester Zeit hat man dieselben vermehrt. Dabei wurden jedoch vorzugsweise die theoretischen Disciplinen, besonders die Anatomie und Physiologie, berücksichtigt.

Die Vervollständigung der ärztlichen Bildung durch den Unterricht in der praktischen Heilkunst erfolgt in den medicinischen Schulen, welche an dem gleichen Ort oder in der Nähe desselben bestehen, und der Universität einverleibt sind oder wenigstens Beziehungen zu derselben haben. In Cambridge bietet ADDENBROOKE's Hospital-Schule, in Oxford das dortige Krankenhaus, in Durham die medicinische Schule zu Newcastle-upon-Tyne Gelegenheit dazu, während in Manchester Owens College einen Theil der dort i. J. 1880 gegründeten Universität bildet. Ähnliche Beziehungen unterhalten die seit 1591 bestehende Universität Dublin (Trinity College) und die Royal University of Ireland, welche 1881/83 an die Stelle der aufgelösten Queens University getreten ist, zu dortigen medicinischen Schulen und Hospitälern.

Enger ist die Verbindung zwischen den medicinischen Facultäten und Universitäten in Schottland. Die ältesten dortigen Universitäten zu St. Andrews, Glasgow und Aberdeen entstanden unter dem Einfluss des katholischen Klerus und wurden von ihm geleitet; ein medicinisches Studium bestand nur in St. Andrews.

Die Universität Edinburg begann als College und entwickelte sich als städtische Unterrichtsanstalt nach dem Muster der Genfer Akademie.[1] Da die dortige ärztliche Zunft einen botanischen Garten anlegte und medicinischen Unterricht ertheilte, so lag es nahe, den letzteren in den Verband der Hochschule zu ziehen. In Folge dessen stellte der Stadtrath von Edinburg i. J. 1685 drei Professoren der Medicin an der Universität an; es waren Ärzte der Stadt, denen man zwar keine Besoldung gab, wohl aber Lehrsäle zur Verfügung stellte. Zu den ersten Lehrern, die dort wirkten, gehörte ARCHIBALD PITCAIRN. Im J. 1770 bestanden an der dortigen medicinischen Facultät bereits Lehrkanzeln für Anatomie, Institutionen, medicinische Praxis, Geburtshilfe, Chemie, Botanik, Materia medica und Naturgeschichte, sowie eine anatomische Lehranstalt, ein botanischer Garten, ein chemisches Laboratorium und eine Klinik. Im J. 1802 wurde eine chirurgische und 1825 eine geburtshilfliche Klinik eröffnet. Im J. 1816 schlug der Stadtrath die Errichtung einer Professur für vergleichende Anatomie und Veterinärchirurgie vor; aber der akademische Senat sprach sich dagegen aus. Im Verlauf des 19. Jahrhunderts wurden diejenigen Institute geschaffen, welche durch die Bedürfnisse des medicinischen Unterrichts gefordert wurden. Ebenso war es in Glasgow und den anderen beiden Hochschulen.

Neben den medicinischen Facultäten giebt es in Edinburg und Glasgow noch ärztliche Fachschulen, welche unabhängig von der Universität sind.

Die University of London ist keine Universität, sondern ein Institut, an welchem Prüfungen abgelegt und akademische Grade erworben werden.

Die Hochschulen in den überseeischen Ländern, welche unter der brittischen Herrschaft stehen, sind nach dem Vorbild der englischen organisirt.

Wer sich dem Studium der Heilkunde widmet, muss sich über den Besitz einer gewissen Allgemeinbildung ausweisen. Wenn er eine Universität bezieht, so unterwirft er sich zu diesem Zweck dem Matriculations-Examen; besucht er eine medicinische Schule, so legt er die Prüfung vor einer der zahlreichen Examinations-Commissionen ab, welche gültige Zeugnisse darüber ausstellen dürfen. Die wissenschaftlichen Anforderungen derselben sind nicht überall die gleichen; doch liegt ihnen ein allgemeines Schema zu Grunde, das mehr oder weniger zum Ausdruck gelangt. Über den Grad des Wissens, welcher darin

---

[1] A. GRANT: The story of the university of Edinburgh, London 1884.

verlangt wird, gestatten die Vorschriften der London University ein Urtheil; sie können als das höchste Maass von Kenntnissen gelten, die von den Prüflingen vorausgesetzt werden.[1]

Als Prüfungsgegenstände werden angeführt: 1) Latein, 2) zwei der folgenden Sprachen je nach der Wahl des Examinanden, nämlich Griechisch, Französisch oder Deutsch oder auch anstatt einer dieser drei Sprachen Arabisch oder Sanskrit, 3) englische Sprache und Geschichte und moderne Geographie, 4) Mathematik, 5) Natural Philosophy, wie in England die Physik genannt wird, und 6) Chemie. Im lateinischen Examen werden Stellen aus Julius Caesar's de bello Gallico, Sallust, den leichteren Reden Cicero's, aus Livius, Ovid, Virgil und Horaz ins Englische übersetzt, im griechischen Xenophon, Homer und Euripides vorgelegt und Fragen aus der Grammatik und alten Geschichte daran geknüpft. Die betreffenden Autoren und die einzelnen Abschnitte aus ihren Schriften, welche Gegenstände der jedesmaligen Prüfung bilden, werden jedoch schon $1^1/_2$ Jahre vorher öffentlich bekannt gemacht, so dass das „Einpauken" der Schüler darauf ermöglicht wird. Ähnlich verhält es sich mit der Prüfung aus den übrigen Sprachen. Das mathematische Examen befasst sich mit den Decimalbrüchen, dem Ausziehen von Quadratwurzeln und einfachen Gleichungen, und in der Geometrie mit den ersten Büchern Euklid's und ihrem Inhalt. Auch die physikalischen Kenntnisse, welche gefordert werden, tragen einen durchaus elementaren Charakter und beschränken sich auf die einfachen Gesetze und Thatsachen der Mechanik, Hydrostatik, Pneumatik, Wärme und Optik nebst den dabei gebräuchlichen Apparaten und Instrumenten. In der chemischen Prüfung wird verlangt, dass der Candidat über die wichtigsten chemischen Elemente und ihre Eigenschaften, die bekannteren chemischen Prozesse und die Zusammensetzung des Wassers, der Luft und einzelner häufig vorkommender Körper Bescheid wisse. Dies ist im Wesentlichen die Summe der Kenntnisse, welche in England die Grundlage der fachwissenschaftlichen Studien bilden; doch ermässigt sich dieselbe an manchen Orten insofern, als dort die Prüfung aus einigen Fächern, z. B. aus den Sprachen, mit Ausnahme der lateinischen und englischen, sowie aus der Physik und Chemie, nicht obligat, sondern dem freien Belieben des Examinanden anheimgestellt ist und daher grösstentheils wegfällt.

Wenn die Allgemeinbildung der englischen Studierenden zurücksteht hinter derjenigen der deutschen, so hat die englische Erziehung doch andererseits den grossen Vorzug vor der deutschen, dass sie die

---

[1] Calendar of the university of London 1883, p. 53 u. ff.

Bedeutung der körperlichen Entwickelung in vollem Maasse würdigt.
Die englischen Schulen sorgen nicht blos für die geistige Ausbildung,
sondern auch für die körperliche Gesundheit und Tüchtigkeit ihrer
Zöglinge. In den Parkanlagen und Gärten, mit denen viele der Colleges
umgeben sind, verbringen sie einen grossen Theil des Tages; körperliche
Bewegungen verschiedener Art, Ballspiele, Ringübungen, Turnen, Reiten,
Schwimmen, Rudern u. a. m. erhalten ihre Gesundheit und stählen ihre
Kräfte. Die englischen Studierenden erscheinen daher im Allgemeinen
frischer, gesunder und kräftiger als die deutschen, welche, nachdem sie
am Gymnasium 32 Stunden in der Woche auf der Schulbank sitzen
mussten und in der übrigen Zeit mit Schulaufgaben und Privatstunden
geplagt wurden, müde und abgearbeitet die Universität beziehen und
häufig über Kurzsichtigkeit, Brustbeschwerden und andere Leiden klagen.

Der medicinische Studienplan, welcher der fachlichen Ausbildung
der meisten englischen Ärzte zu Grunde liegt, zeigt an den einzelnen
Lehranstalten manche Verschiedenheiten, lässt aber überall eine merk-
liche Bevorzugung der sogenannten praktischen Disciplinen erkennen.
Den vorbereitenden und theoretischen Wissenschaften, die zur Heilkunde gehören, wird, wenn man von einzelnen Universitäten absieht,
verhältnissmässig wenig Zeit und Arbeit gewidmet. Das umfangreiche
Gebiet der Physiologie, deren Unterricht an den deutschen Universitäten
ein ganzes Jahr hindurch wöchentlich 6 Stunden in Anspruch nimmt,
wird z. B. von den medicinischen Schulen Englands innerhalb 6 Monaten in 3—4 Vorlesungen wöchentlich bewältigt; ähnlich ergeht es
den Naturwissenschaften und der Anatomie.

Die praktische Beschäftigung mit der letzteren, die anatomischen
Zergliederungen, finden nur in beschränktem Maasse statt, da die Leichen
zu hohen Preisen gekauft werden müssen. Die Händler, welche die
Lieferung derselben besorgten, griffen früher zuweilen zu dem schon
im Mittelalter beliebten Mittel, die Leichen von den Kirchhöfen zu
stehlen; einzelne dieser Resurrections-men begingen sogar Verbrechen,
wenn es an dem erforderlichen Material fehlte, indem sie lebende Menschen umbrachten und ihre Leichname an die Anatomie verkauften.
Der Prozess der Mörder Hare und Burke in Edinburg, in welchen der
Anatom Robert Knox verwickelt wurde, enthüllte darüber entsetzliche
Einzelheiten.[1] Erst i. J. 1832 wurde in England die Vornahme anatomischer Secirübungen gestattet und gesetzlich festgestellt, unter
welchen Bedingungen sie geschehen dürfen. Neben den praktischen

---

[1] H. Lonsdale: A sketsch of the life and writings of Rob. Knox, the ana-
tomist, London 1870.

Zergliederungen dienen hauptsächlich Spiritus-Präparate und Wachs-Modelle zum Studium der Anatomie.

Der Unterricht in den theoretischen Wissenschaften beschränkt sich auf die Grundzüge und wichtigsten Thatsachen derselben, namentlich soweit dieselben Bedeutung für die praktische Ausübung der Heilkunst haben. Dieser Gesichtspunkt, nämlich die praktische Verwendbarkeit der erworbenen Kenntnisse, ist der rothe Faden, der das ganze Unterrichtssystem der medicinischen Schulen durchzieht. Die Lehrer derselben fügen sich diesem utilitarischen Bedürfniss und heben in ihren Vorträgen jederzeit die praktischen Beziehungen hervor; dadurch erreichen sie, dass das Interesse der Schüler geweckt und erhöht wird.

In England wird der Mediciner vom ersten Tage seiner Studienzeit an daran gewöhnt, die Heilkunst als das Ziel zu betrachten, das ihm gesteckt ist. Häufig betheiligt er sich schon im ersten Semester an den Krankenbesuchen, welche die Ärzte im Hospital machen. Die letzten Semester werden vollständig den klinischen Studien gewidmet, indem die Studierenden in den Kliniken und den verschiedenen Abtheilungen des Krankenhauses oder bei der ambulatorischen Behandlung in den poliklinischen Instituten Dienste leisten, die Diätzettel und Recepte niederschreiben, die Kranken-Journale führen, chirurgische Verbände anlegen, bei Operationen assistiren u. dgl. m. Wenn sie auf chirurgischen Abtheilungen beschäftigt werden, heissen sie Dressers, wenn sie in Abtheilungen für innere Medicin verwendet werden, Clerks. Wer an dem zur medicinischen Schule gehörigen Hospital keine derartige Stelle findet, erhält in den zahlreichen grösseren Krankenhäusern des Landes Gelegenheit dazu. Die Studierenden sind nur verpflichtet, $2^1/_2$ Jahre an der medicinischen Schule zu bleiben; während der übrigen Studienzeit dürfen sie in der erwähnten Weise an einem Hospital arbeiten.

Zur Abnahme der ärztlichen Prüfungen und Ertheilung der Erlaubniss zur Praxis sind nach der Medical Act von 1858 im Ganzen 19 Corporationen und Behörden berechtigt. Es sind dies die Genossenschaften der Ärzte, Chirurgen und Apotheker in London, Edinburg, Glasgow und Dublin und die medicinischen Facultäten der Universitäten.

Die wissenschaftlichen und finanziellen Bedingungen, welche dabei gestellt werden, sind ebenso verschieden als die Titel und Würden, die erworben werden. In welcher Weise dies zur Ausführung gebracht wird, mögen folgende Beispiele erläutern. Die beiden vornehmsten ärztlichen Vereine Londons, das Royal College of Physicians und das Royal College of Surgeons, haben sich zu gemeinsamen Prüfungen vereinigt, nach deren glücklicher Absolvirung die Approbations-Diplome

beider Corporationen verliehen werden. Um zu dieser Prüfung zugelassen zu werden, muss der Candidat den Nachweis liefern, dass er
Unterricht in der Botanik, Chemie, Arzneimittellehre und Pharmacie
erhalten, im chemischen Laboratorium gearbeitet, zwölf Monate lang
an anatomischen Secirübungen Theil genommen, einen sechsmonatlichen
Cursus über normale Anatomie des Menschen, einen sechsmonatlichen
Cursus über Physiologie und Histologie und einen dreimonatlichen
praktischen Cursus über die beiden letzteren Gegenstände besucht, ferner
sechs Monate Vorlesungen über innere Medicin und über Chirurgie,
drei Monate über Geburtshilfe und Gynäkologie gehört, mindestens
20 Geburten gesehen, sowie eine systematische Anleitung zur Ausübung
der praktischen Heilkunde empfangen, z. B. die verschiedenen diagnostischen Methoden, die Untersuchung der erkrankten Gewebe und aus-
geschiedenen Produkte, den Gebrauch der dabei verwendeten Instrumente u. ä. m. erlernt, ausserdem einen dreimonatlichen Cursus über
pathologische Anatomie erhalten, während der klinischen Thätigkeit den
klinischen Sektionen beigewohnt, drei Monate hindurch Vorträge über
gerichtliche Medicin gehört, je neun Monate die medicinische und die
chirurgische Klinik, drei Monate die gynäkologische Klinik und überhaupt $2^1/_2$ Jahre das Krankenhaus besucht hat, je sechs Monate als
Clerk und als Dresser thätig gewesen ist und die praktische Befähigung
zur Vornahme der Vaccination erworben hat.

Die Prüfung selbst zerfällt in mehrere Abschnitte, von denen
einige schon während der Studienzeit erledigt werden. Das erste Examen
betrifft die Chemie, Physik, Arzneimittellehre, Pharmacie und medicinische Botanik einerseits und die elementare Anatomie und Physiologie
andererseits. Es kann zur Erleichterung der Prüflinge in zwei Theile
geschieden werden, welche in verschiedene Zeiten fallen; doch soll das
ganze Examen, wenn möglich, innerhalb des ersten Studienjahres absolvirt werden. Sechs Monate nachher darf der Candidat das zweite
Examen ablegen, welches nur die Anatomie und Physiologie umfasst,
diese beiden Wissenschaften aber weit eingehender behandelt als in der
ersten Prüfung. Beim dritten und letzten Examen bilden innere Medicin, Therapeutik, pathologische Anatomie und allgemeine Pathologie,
ferner Chirurgie, chirurgische Anatomie und Pathologie, Geburtshilfe
und Gynäkologie die Prüfungsgegenstände; ausserdem sollen einige
Fragen aus der gerichtlichen Medicin und öffentlichen Gesundheitspflege damit verbunden werden. Auch dieses Examen kann, wie das
erste, in mehrere Abtheilungen zerlegt und zu verschiedenen Zeiten
absolvirt werden. Es darf jedoch nicht früher begonnen werden, als
zwei Jahre nach dem zweiten Examen. Der Candidat muss mindestens

21 Jahr alt sein und eine unbescholtene Vergangenheit haben. Die Prüfungen sind theils mündlich, theils schriftlich, theils praktischer Natur; zur letzteren Klasse gehören z. B. die Demonstrationen anatomischer Präparate, die Untersuchung einzelner Kranken, die Ausführung chirurgischer Operationen an der Leiche u. a. m.

Der Candidat, welcher diese drei Prüfungen besteht, erhält die Licenz des R. College of Physicians und das Diplom eines Member of the R. College of Surgeons.[1] Damit ausgerüstet erscheint er dem Publikum als ein in jeder Beziehung tüchtiger, in allen Theilen der Heilkunst gleichmässig unterrichteter Arzt. Übrigens wird auch jede dieser beiden Qualifikationen von der betreffenden Corporation für sich verliehen; es erleichtert sich dann die Prüfung insofern, als entweder auf die Anatomie und die chirurgischen Fächer oder auf Chemie, Physik, Physiologie und innere Medicin weniger Gewicht gelegt wird.

Nach derselben Methode verfahren noch andere Corporationen, welche entweder in Gemeinschaft mit anderen Examinations-Commissionen oder für sich allein ärztliche Diplome verleihen; doch begnügen sich einzelne Prüfungsbehörden mit geringeren Leistungen. So wird z. B. vom Royal College of Physicians in Edinburg nur verlangt, dass sich der Candidat 6 Monate an den anatomischen Secirübungen betheiligt, 3 Monate Physiologie gehört und 6 Monate die medicinische und 3 Monate die chirurgische Klinik besucht habe. Das Examen besteht aus zwei Abtheilungen; in der ersten wird Anatomie, Physiologie und Chemie, in der zweiten Arzneimittellehre und Pharmacie, allgemeine Pathologie und pathologische Anatomie, innere Medicin, Chirurgie, Geburtshilfe, gerichtliche Medicin und klinische Medicin geprüft.

Die Apotheker-Gesellschaften fordern von ihren Prüflingen, dass sie sich neben dem Studium der Heilkunde noch besonders eingehend mit den Naturwissenschaften, sowie mit Chemie und Pharmacie beschäftigt und in einer Apotheke oder einem pharmaceutischen Laboratorium gearbeitet haben. Dass die Genossenschaften der Apotheker in London und Dublin zu den ärztlichen Prüfungsbehörden gehören, erklärt sich daraus, dass dieselben in England den gleichen Studiengang durchmachen, wie die Ärzte, und daher auch die Licenz zur Praxis besitzen. Es mag sich diese Einrichtung wohl aus der von jeher bestehenden Gewohnheit des Volkes, in der Apotheke die erste ärztliche Hilfe zu suchen, entwickelt haben.

---

[1] Examining Board in England by the R. College of Phys. of London and the R. C. of Surg. of England, London 1884.

Die Wahl der Examinationsbehörde steht dem Candidaten frei; derselbe wird sich wohl vorzugsweise für diejenige entscheiden, welche seiner Heimath oder dem Ort, an dem er seine medicinischen Studien absolvirt hat, am nächsten gelegen ist, die bescheidensten Ansprüche an sein Wissen und seinen Geldbeutel macht und beim Publikum in gutem Ansehen steht. Der Engländer wird daher in den meisten Fällen englische Diplome, der Schotte schottische und der Irländer irische zu erlangen trachten; je mehr er deren erwirbt, desto mehr wächst die Achtung, die seinen Kenntnissen gezollt wird, und das Vertrauen, welches ihm die Kranken entgegen bringen.

Noch grössere Bedeutung gewinnt er, wenn er in den Kreis der Mitglieder einer der privilegirten ärztlichen Corporationen aufgenommen wird und den Titel eines Member oder Fellow derselben erhält. Diese Würden werden entweder durch besondere Prüfungen erworben oder auf Grund einer freien Wahl der Genossenschaften an geeignete Bewerber verliehen. So muss sich z. B. Derjenige, welcher das Prädicat eines Member of the R. College of Physicians in London zu erlangen wünscht, einem Examen unterziehen, welches zwar die gleichen Disciplinen umfasst, wie die Prüfung pro licentia, aber tiefer in den Inhalt derselben eindringt. Aus der Zahl der Members der Gesellschaft werden die Fellows gewählt, welche die Geschäfte derselben leiten und sie nach aussen vertreten.

Das R. College of Surgeons in London[1] verleiht die Fellowship theils an solche, welche sich durch eine Prüfung, in der die praktischen Fächer, besonders die Chirurgie, in den Vordergrund treten, ein Recht darauf erwerben, theils an diejenigen seiner Members, welche durch ihre Leistungen und ihren Charakter dieser Auszeichnung würdig erscheinen. Die meisten übrigen ärztlichen Corporationen wählen ihre Mitglieder, ohne daran die Bedingung eines Examens zu knüpfen; doch bewahren sie sich auf diese Weise immerhin die Möglichkeit, nur die tüchtigsten und ehrenwerthesten Vertreter ihres Standes an sich zu ziehen.

Zur Verleihung akademischer Grade sind nur die Universitäten berechtigt. Die Bedingungen, unter welchen dies geschieht, sind an den einzelnen Orten verschieden. Doch gilt im Allgemeinen der Grundsatz, dass die akademischen Prüfungsbehörden der wissenschaftlichen Vorbildung des Candidaten eine grössere Beachtung schenken, als dies bei den meisten ärztlichen Corporationen der Fall ist.

Manche Universitäten, wie Oxford und Dublin, verlangen sogar,

---

[1] Calendar of the R. College of Surgeons of England, London 1884.

dass die Bewerber um medicinische Grade bereits in der philosophischen Facultät eine akademische Würde erworben haben. Wer in Oxford Bachelor of medicine (Baccalaureus medicinae) werden will, muss den Grad des Bachelors of arts besitzen, welcher in England ungefähr dieselbe Bedeutung hat, wie in Deutschland der Titel des Doktors der Philosophie. Um diese Würde zu erlangen, ist ein dreijähriges philosophisches Studium erforderlich. Daran schliesst sich dann das medicinische Fachstudium, welches 4 Jahre dauert.

Die Prüfung, welche der Bewerber um den Grad eines Bachelors of medicine ablegen muss, besteht aus zwei Abtheilungen, von denen die erste über normale Anatomie des Menschen, vergleichende Anatomie, Physiologie, Physik, Chemie und Botanik, die zweite über theoretische und praktische Medicin, die Krankheiten der Weiber und Kinder, Arzneimittellehre, Chirurgie, Geburtshilfe, gerichtliche Medicin und Hygiene handelt; damit wird auch die Interpretation einiger Stellen aus den Schriften der Mediciner des Alterthums, z. B. der Hippokratiker, des GALEN, ARETAEUS oder CELSUS oder eines dieser Autoren und eines ärztlichen Schriftstellers der Neuzeit verbunden.

Der Grad des Bachelors of medicine berechtigt zur Ausübung der ärztlichen Praxis. Auch kann nur Derjenige, welcher diesen Grad besitzt, zum Doktor der Medicin promovirt werden; es geschieht dies aber erst, nachdem er 3 Jahre die ärztliche Berufsthätigkeit ausgeübt und eine medicinische Dissertation vorgelegt hat.

Ähnlich ist der Prüfungsmodus an anderen Hochschulen. Die London University, deren Examina wegen ihrer Gründlichkeit einen grossen Ruf geniessen, macht den Besitz eines philosophischen Grades nicht zur Bedingung für die Erlangung medicinischer Würden, sondern verlangt nur, dass sich der Candidat eine gewisse Summe naturwissenschaftlicher Kenntnisse erworben hat. Sie ertheilt das Diplom des Bachelors of medicine, wenn der Bewerber folgende Prüfungen mit Erfolg besteht: 1) das Preliminary scientific examen, in welchem aus der Physik, anorganischen Chemie, Botanik und Zoologie geprüft wird; 2) die Intermediate examination, die ein Jahr nach der vorher erwähnten Prüfung folgt und Anatomie, Physiologie nebst Histologie, Arzneimittellehre, pharmaceutische und organische Chemie umfasst; 3) das Schluss-Examen am Ende der Studienzeit, in welchem die allgemeine Pathologie und Therapie, Hygiene, Chirurgie, innere Medicin, Geburtshilfe und gerichtliche Medicin die Prüfungsfächer bilden.

Diese Prüfungen sind ebenso wie diejenigen anderer Examinationsbehörden theils mündlich oder schriftlich, theils mit praktischen Demonstrationen, Untersuchungen am Krankenbett u. dgl. m. verbunden;

desgleichen wird, wie bei den privilegirten ärztlichen Corporationen, von den Candidaten die Vorlage von Zeugnissen verlangt, in denen der Besuch der Vorlesungen und Curse über gewisse Unterrichtsfächer, der Kliniken und des Hospitals bestätigt wird.

Der Grad des Bachelors of medicine ist die Voraussetzung für die Erwerbung der übrigen medicinischen Würden. Der Doktor-Titel wird nach einer mehrjährigen ärztlichen Praxis und einem nochmaligen Examen aus den verschiedenen Disciplinen der Heilkunde verliehen.

Auch die chirurgischen Grade werden nur solchen Ärzten gegeben, welche bereits Bachelors der Medicin sind. Der Grad des Bachelors der Chirurgie wird durch eine Prüfung erworben, die sich hauptsächlich über chirurgische Anatomie und Pathologie. Instrumentenlehre und Operationstechnik erstreckt. Zum Master in Surgery wird derjenige Bachelor der Medicin und Chirurgie promovirt, welcher 2—5 Jahre hindurch in den chirurgischen Kranken-Abtheilungen beschäftigt war oder selbstständig chirurgische Praxis ausübte und dann abermals eine Prüfung auf diesen Gebieten ablegt. Desgleichen stellen die meisten anderen akademischen Examinationsbehörden bei der Ertheilung chirurgischer Grade die Bedingung, dass der Candidat bereits die Berechtigung zur ärztlichen Praxis überhaupt besitzt.

Nicht an jeder Universität können sämmtliche medicinische Grade erworben werden. Oxford und Cambridge creiren z. B. nur Bachelors und Doktoren der Medicin, während die Universität Dublin alle möglichen Titel und Würden zur Auswahl anbietet. An den Hochschulen zu Durham und St. Andrews besteht die Einrichtung, dass Ärzte, welche 15 Jahre in der Praxis thätig sind und das 40. Lebensjahr überschritten haben, nach Ablegung eines verhältnissmässig sehr leichten Examens gegen Zahlung von 50 Guineen zu Doktoren der Medicin promovirt werden.

Für die Bedeutung und Thätigkeit der verschiedenen Examinationsbehörden und den Studiengang der grossen Mehrzahl der englischen Ärzte bietet die Statistik der Prüfungs-Ergebnisse einige Anhaltspunkte. Darnach erhielten in den Jahren 1876—1880 an der Universität Oxford 6, 10, 5, 6, 7 den Grad eines Bachelors der Medicin, und 1, 1, 0, 2, 2 denjenigen eines Doktors der Medicin, in Cambridge 13, 7, 9, 13, 16 den eines Bachelors und 5, 2, 6, 9, 7 eines Doktors der Medicin, in Durham 2, 7, 9, 19, 18 den eines Bachelors und 2, 3, 1, 11, 10 den eines Doktors der Medicin und 0, 0. 2, 7, 4 den eines Masters in Surgery, an der University of London 23, 22, 25, 34, 39 den eines Bachelors, 11, 8, 6, 12. 18 den eines Doktors der Medicin. 7, 3, 6, 6, 8 den eines Bachelors der Chirurgie, und 1, 1, 0, 0, 1 den eines Masters in Surgery, während das R. College of Physicians in London 90, 97, 68, 108, 79 Candidaten die Licenz zur Ausübung der Praxis ertheilte, 25, 23, 20, 14, 18 zu Members und 12, 9, 13, 12, 12 zu Fellows wählte, das R. College of Surgeons of England 406, 393, 361, 420, 404 zu Mitgliedern und 29, 36, 21, 18, 30 zu Fellows machte, und 20, 27, 27, 17, 19 die zahnärztliche Praxis gestattete, und die Society of apothecaries of London 257, 206, 223, 216, 228 die Licenz verlieh. An der Universität Edinburg wurden in dieser Zeit 86, 108, 115, 98, 134 zu Bachelors, 20, 34, 30, 33, 29 zu Doktoren der Medicin und 80, 100, 106, 98, 129 zu Masters in Surgery, an der Hochschule zu Glasgow 58, 62, 59, 57, 74 zu Bachelors, 23, 20, 11, 12, 16 zu Doktoren der Medicin und 54, 56, 57, 54, 66 zu Masters der Chirurgie, in Aberdeen 41, 34, 57, 51, 48 zu Bachelors, 32, 46, 30, 25, 35 zu Doktoren der Medicin und 41, 34, 55, 48, 48 zu Masters der Chirurgie, in St. Andrews 1, 2, 1, 0, 3 zu Bachelors der Medicin und Masters der Chirurgie und 10, 10, 10, 10, 11 zu Doktoren der Medicin promovirt. Das R. College of Physicians in Edinburg ertheilte die Licenz an 114, 99, 114, 145, 137 und in Gemeinschaft mit der dortigen chirurgischen Gesellschaft an 85, 116, 160, 156, 162 und mit der ärztlichen Genossenschaft zu Glasgow an 22, 13, 21, 27, 30 und machte 23, 18, 23, 19, 20 zu Members und 9, 11, 8, 6, 9 zu Fellows, das R. College of Surgeons in Edinburg wählte 27, 31, 30, 41, 44 zu Fellows, und die Faculty of Physicians and Surgeons in Glasgow verlieh die Licenz an 63, 34, 55, 71, 73 und die Fellowship an 15, 23, 10, 3, 5. Die Universität Dublin gab die Licenz in der Medicin an 3, 2, 0, 2, 4, in der Chirurgie an 1, 2, 0, 0, 3, schuf 36, 44, 29, 29, 40 Bachelors und 20, 17, 14, 15, 10 Doktoren der Medicin, 20, 18, 23, 23, 28 Bachelors und 8, 5, 3, 3, 1 Masters der Chirurgie. Die Queens (jetzt Royal) University in Ireland hatte 53, 44, 47, 55, 64 Doktoren der Medicin und 47, 35, 35, 34, 44 Masters der Chirurgie; das Kings and Queens College of Physicians in Ireland ertheilte die Licenz in der Geburtshilfe an 99, 89, 79, 76, 78 und in der gesammten Heilkunde an 108, 86, 78, 88, 105 und wählte zu Fellows 5, 2, 0, 3, 4; das R. College of Surgeons in Ireland gab die Licenz in der Geburtshilfe an 11, 8, 10, 9, 10 und in der Medicin überhaupt an 97, 99, 106, 122, 103 und machte zu Fellows 13, 5, 6, 15, 14; die Apothecaries Hall in Ireland licentiirte 22, 24, 23, 34, 42. Aus dieser Zusammenstellung ergiebt sich, dass das numerische Verhältniss der Ärzte, welche an den Universitäten die Prüfungen ablegen, zu jenen, die von den ärztlichen Corporationen die Licenz erwerben, in England ungefähr 1:8, in Schottland 4:3 und in Irland 1:2 beträgt.

Zur Bezeichnung der verschiedenen ärztlichen Grade und Berechtigungen werden abgekürzte Formen gebraucht, wie dies bei Titeln in England allgemein üblich ist. So bedeutet F R C P Fellow of the Royal College of Physicians, M R C S Member of the Royal College of Surgeons, L S A Licensed by the Society of Apothecaries, M B Bachelor der Medicin, M C Master der Chirurgie, M D Doktor der Medicin; dazu wird dann gewöhnlich der Name der Universität gesetzt, von welcher dieser Grad erworben wurde.

Das englische Publikum kennt den Werth und die Bedeutung der verschiedenen Arten von ärztlichen Diplomen, welche im Lande vorkommen, und wird durch die Unterschiede in der Höhe der ärztlichen Honorare, die das Herkommen bestimmt, daran erinnert.

Wenn England in Bezug auf das medicinische Unterrichtswesen den Fortschritten, welche dasselbe in anderen Staaten gemacht hat, nicht immer gefolgt ist, so hat es dafür das grosse Verdienst, die erste zweckentsprechende Sanitäts-Verwaltung geschaffen zu haben. Durch die Public Health Act von 1875 wurde das ganze Land in Sanitäts-distrikte eingetheilt, denen Lokalbehörden vorstehen. Sie haben dafür zu sorgen, dass die Wasserleitungen, Canalisation, sanitäre Baupolizei, die öffentlichen und privaten Aborte, die Reinlichkeit der Strassen, das Trinkwasser und die Lebensmittel, die Kellerwohnungen, Gasthöfe, Krankenhäuser, Friedhöfe, Fabrik-Anlagen u. a. m. den Grundsätzen der öffentlichen Gesundheitspflege entsprechen und wählen Sanitäts-beamte, welche die Aufsicht darüber führen und die nothwendigen Vorkehrungen veranlassen.

Wer sich um eine derartige Stelle bewirbt, muss zur Ausübung der ärztlichen Praxis berechtigt sein und sich einer Prüfung unterzogen haben, welche über Klimatologie, Chemie, Geologie, Physik, Geschichte und Geographie der Krankheiten, Medicinal-Statistik, Hygiene und Sanitätsgesetzgebung handelt. Diese Organisation stützt sich auf das Princip des Selfgovernment, welches in einem Lande, dessen Bevölkerung seit Jahrhunderten an die Selbstverwaltung gewöhnt ist, einen grossen National-Reichthum besitzt und für die Vortheile einer rationellen Gesundheitspflege Verständniss hat, auf diesem Gebiet sicherlich hervorragende Erfolge erzielen wird.

Das medicinische Unterrichtswesen Englands wurde nicht blos in den überseeischen Ländern, welche seinem Scepter unterworfen sind, sondern überall, wo die englische Sprache und Cultur herrscht, nachgeahmt. Auch in den Vereinigten Staaten von Nord-Amerika ist der medicinische Unterricht vollständig Privatsache. Mehrere Ärzte an einem Ort vereinigen sich zu dem Zweck, ärztlichen Unterricht zu ertheilen, und stellen ihren Schülern Zeugnisse über ihre Kenntnisse aus. Nach der Qualification der Lehrer und den Erfolgen ihres Unterrichts fragt Niemand. Der Werth dieser Lehranstalten ist daher ungemein verschieden.

Nach einer Zusammenstellung v. J. 1882 gab es in den Vereinigten Staaten 114 medicinische Schulen mit 13 321 Studierenden.

Einzelne medicinische Schulen, wie das Newyork College of Physicians and Surgeons, welches 1791 gegründet wurde, das University Medical-College, das seit 1841 besteht, und das Bellevue Hospital College in Newyork, sowie das Massuchusetts Med. College in Boston und Rush Medical College in Chicago geniessen mit Recht einen guten Ruf. Neben ihnen giebt es aber auch Erscheinungen, welche in wissenschaftlicher und moralischer Hinsicht eine tiefe Stufe einnehmen.

Bekannt ist der skandalöse Handel, den manche Facultäten mit ärztlichen Diplomen treiben. Eine Zeitung in Philadelphia, wo man die Missbräuche an der Quelle studieren konnte, brachte darüber vor einigen Jahren unglaubliche Mittheilungen.[1] Es ist daher kein Wunder, wenn das amerikanische Doktor-Diplom in Europa mit Misstrauen betrachtet und zuweilen mit jenen liebenswürdigen, wenn auch bedeutungslosen Auszeichnungen gleichgestellt wird, die man beim Cotillon erhält.

Die Bildung der amerikanischen Ärzte steht im Allgemeinen unter derjenigen ihrer europäischen Berufsgenossen. Der Präsident Eliot erklärte in einem Bericht v. J. 1871/72: „Es ist entsetzlich, wenn man die Unwissenheit und Unfähigkeit der meisten amerikanischen Ärzte betrachtet, welche von amerikanischen Schulen graduirt sind; sie vergiften, machen zum Krüppel, tödten auf jede Weise und sind nicht im Stande, die Gesundheit und das Leben zu erhalten."[2]

Die tüchtigen Ärzte, welche man in Amerika findet, stammen zum Theil aus Europa oder haben wenigstens dort ihre Studien gemacht. Doch werden einzelne Fächer der praktischen Heilkunde, wie die Gynäkologie und die Zahnheilkunde, an den medicinischen Schulen Nord-Amerikas mit grossem Erfolg betrieben. Auch macht sich jetzt überall das erfreuliche Bestreben geltend, die vorhandenen Übelstände zu beseitigen und eine Besserung des medicinischen Unterrichtswesens nach europäischem Muster herbeizuführen.

---

[1] A Doctor-Factory making full-fledged physicians for seventy five Dollars in der Philadelphia Record vom 28. Februar 1880.

[2] Révue internat. de l'enseignement, Paris 1882, IV, p. 550.

Frankreich.

Während man in England und Amerika den Grundsatz befolgt, dass sich der Staat nicht um Dinge kümmern soll, welche auch ohne ihn gemacht werden können, huldigt man in Frankreich dem entgegengesetzten Princip.

Hier fühlten sich die regierenden Gewalten stets berufen, Alles, was geschieht, streng zu überwachen. Auch das medicinische Unterrichtswesen und die ärztliche Praxis wurde von den Behörden durch minutiöse Verordnungen geregelt und geleitet. Nur in den Tagen der grossen Revolution wich man von diesem Grundsatz ab und setzte an die Stelle einer bisweilen in kleinliche Pedanterie ausartenden Bevormundung eine schrankenlose Freiheit, die zur Anarchie führte.

Die Ärzte nahmen an den mächtigen politischen Bewegungen jener Zeit lebhaften Antheil.[1] Der constituirenden National-Versammlung gehörten 17 Ärzte an, unter ihnen GUILLOTIN, der Erfinder der nach ihm genannten Guillotine, übrigens ein Politiker von sehr gemässigten Ansichten, ferner J. G. GALLOT, P. BLIN, SALLES, BEAUVAIS DE PRÉAUX u. A. Im gesetzgebenden Körper von 1791 befanden sich 22 Ärzte, darunter der berühmte Chirurg TENON; im Convent von 1792 sassen 39 Ärzte, von denen BARAILLON, PANVILLIERS, R. ESCHASSÉRIAUX, ANT. FOURCROY, M. A. BAUDOT, der Geburtshelfer LEVASSEUR, E. LACOSTE und MARAT am meisten bekannt wurden.

Als die Männer des Schreckens ihre unheimliche Thätigkeit begannen und grauenhafte Orgien der Mordlust feierten, da hatte auch der ärztliche Stand zahlreiche Opfer zu beklagen: 104 seiner Mitglieder wurden hingerichtet und 328 Ärzte und 540 Chirurgen aus Frankreich verbannt. PIERRE DESAULT wurde, während er die Klinik im Hôtel Dieu abhielt, aus der Mitte seiner Schüler herausgeholt und ins Gefängniss geworfen. Doch gelang es den Bemühungen seines Freundes FOURCROY, welche in der Presse eine wirksame Unterstützung fanden, DESAULT bald wieder in Freiheit zu setzen. Nicht so glücklich war der grosse Chemiker LAVOISIER. Er starb auf dem Schaffot, obwohl HALLÉ mit ergreifenden Worten an seine unvergänglichen Verdienste um die Wissenschaft erinnert hatte. *Nous n'avons pas besoin des savants,* antwortete der Gerichtspräsident und liess das Todesurtheil vollziehen, welches Frankreich einen seiner grössten Bürger raubte.

Man wollte keine Gelehrten und brauchte die Wissenschaft nicht.

---

[1] C. SAUCEROTTE: Les médecins pendant la révolution, Paris 1887.

Der politische Fanatismus erstickte die edleren Regungen der Menschlichkeit und tödtete mit seiner sengenden Gluth alle höheren geistigen Bestrebungen.

Das medicinische Unterrichtswesen war der Reformen dringend bedürftig.[1] Von den 18 medicinischen Schulen, welche Frankreich beim Ausbruch der Revolution besass, war kaum die Hälfte ausserhalb der Stadt bekannt, wo sie ihren Sitz hatte, und nur diejenigen zu Paris und Montpellier genossen einen bedeutenden Ruf. Die Einrichtungen der medicinischen Facultäten Frankreichs standen hinter denjenigen anderer Länder zurück, und die französischen Hospitäler waren wegen ihrer schlechten hygienischen Zustände geradezu berüchtigt.

Das Parlament beschäftigte sich mit diesen Fragen. Ein Gesetzentwurf, welcher demselben i. J. 1790 vorgelegt wurde, enthielt manche beachtenswerthe Vorschläge zur Reorganisation des medicinischen Unterrichts; so wurde der ausschliessliche Gebrauch der französischen Sprache beim Unterricht und bei den Prüfungen, die Freiheit der Lehre, die Unentgeltlichkeit der Vorlesungen, die Beseitigung der Fixirung einer bestimmten Studienzeit, die Besetzung der Professuren durch Concurs u. a. m. verlangt. Anstatt der 18 medicinischen Schulen sollten nur 4 medicinische Facultäten in Paris, Montpellier, Bordeaux und Strassburg bestehen, jede derselben jedoch mit wenigstens 12 Lehrkanzeln ausgestattet und daneben in jedem Departement eine niedere ärztliche Schule errichtet werden, die mit einem Hospital verbunden sein musste.[2] Leider kamen diese Anträge nicht zur Berathung.

Als der Radikalismus zur Herrschaft gelangte, begnügte man sich nicht mehr mit der Verbesserung der bestehenden Einrichtungen, sondern forderte ihre gänzliche Beseitigung. An die Stelle der Reformbewegung war die Revolution getreten, *qui vint tout renverser depuis le trône du roi de France jusqu'à l'humble chaire du professeur et la banquette de l'étudiant*, wie SABATIER (a. a. O.) schreibt. Durch das Gesetz vom 18. August 1792 wurden alle Universitäten, Facultäten und medicinischen Schulen aufgehoben; ein Ersatz dafür wurde zunächst gar nicht geschaffen.

Wie in der Theologie, Moral und anderen Dingen wollte man auch in der Heilkunde zum Naturzustande der Menschheit zurückkehren. Man hoffte dadurch Verhältnisse herbeizuführen, wie zu den Zeiten der

---

[1] L. LIARD in der Révue internat. de l'enseignement, Paris 1887, T. XIV, p. 409 u. ff.

[2] DREIFUS-BRISAC in der Révue internationale de l'enseignement, Paris 1881, II. 555 u. ff.

alten griechischen Philosophen; aber man öffnete nur dem Aberglauben und der schamlosen Charlatanerie die Thore.

Die Fehler und Mängel der wissenschaftlichen Medicin wurden in unsinniger Weise übertrieben und zu schweren Anklagen gegen ihre Vertreter benutzt. Im Convent verstieg sich ein Redner zu der Äusserung, dass man mit den Ärzten ebenso verfahren müsse, wie mit den Geistlichen; denn sie seien sämmtlich nur Gaukler.[1]

Die Kriege, welche die Republik führte, lehrten aber bald, wie nothwendig und nützlich die Ärzte sind. Als dem Convent mitgetheilt wurde, dass die Armee binnen 18 Monaten ungefähr 600 Ärzte verloren habe, und dass die Truppen in den östlichen Pyrenäen der ärztlichen Hilfe fast gänzlich entbehrten, beschloss man die Wiedereröffnung einiger medicinischer Schulen. Durch das Gesetz vom 14. Frimaire d. J. III (4. December 1794) wurden in Paris, Montpellier und Strassburg drei medicinische Unterrichtsanstalten errichtet, die man Ecoles de santé nannte. Sie waren zunächst nur bestimmt, *à former les officiers de santé pour le service des hôpitaux et spécialement des hôpitaux militaires et de marine.* Jeder Distrikt des Landes schickte einen Zögling in diese militärärztlichen Schulen, der dort auf Kosten des Staates 3 Jahre hindurch Medicin studierte. Paris erhielt 300, Montpellier 150 und Strassburg 100 Schüler.

Das Bedürfniss nach unterrichteten Heilkünstlern führte aber bald dahin, dass hier auch Studierende aus dem Civilstande, welche nicht vom Staat unterstützt wurden, zum Unterricht zugelassen wurden. Im J. 1796 wurde die medicinische Schule zu Paris neu organisirt und mit folgenden 12 Lehrkanzeln ausgestattet: 1) für Anatomie und Physiologie, 2) medicinische Chemie und Pharmacie, 3) medicinische Physik und Hygiene, 4) chirurgische Pathologie, 5) Pathologie der inneren Krankheiten, 6) medicinische Naturgeschichte, 7) chirurgische Operationskunst, 8) chirurgische Klinik, 9) Klinik der inneren Krankheiten, 10) Clinique de perfectionnement, 11) Geburtshilfe, 12) Geschichte der Medicin und gerichtliche Medicin. Ausserdem hielt der Direktor der Anstalt Vorlesungen „über die Hippokratische Behandlungsmethode der akuten Krankheiten" und „über seltene Krankheitsfälle, aus der Geschichte und der Praxis zusammengestellt", während der Bibliothekar einen bibliographischen Cursus gab und eine kritische Übersicht der medicinischen Literatur lieferte.[2]

---

[1] P. Frank a. a. O. VI, 1. Abth., S. 221.
[2] A. de Beauchamp: Récueil des lois et reglements sur l'enseignement supérieur, Paris 1880—85.

Unter den Lehrern befanden sich SABATIER, CHOPART, PINEL, CORVISART, BAUDELOQUE, LASSUS und P. A. O. MAHON, welcher die Professur der Geschichte der Medicin bekleidete. Im J. 1799 wurde die Errichtung zweier neuer Lehrkanzeln beantragt, von denen die eine für die pathologische Anatomie, die andere für Philosophie médicale bestimmt war; doch wurden diese Vorschläge nicht verwirklicht.

Mit der Anstalt wurde 1798 eine Ecole pratique verbunden, in welcher die Schüler Gelegenheit zu Leichen-Zergliederungen erhielten. Kliniken verschiedener Art sorgten für die praktische Ausbildung am Krankenbett; für manche Krankheiten, z. B. für die geschlechtlichen Leiden, wurden besondere klinische Anstalten gegründet.

Der Unterricht war unentgeltlich und nach dem Gesetz vom 22. Ventôse d. J. X Jedem zugänglich; doch musste man den Besuch der Kliniken aus Gründen der Schicklichkeit auf die Studierenden der Medicin beschränken.[1] Die medicinische Schule zu Paris hob sich unter diesen Umständen rasch und zählte i. J. 1799 bereits 1500 Zöglinge.

Am Schluss der Studien folgten Prüfungen aus den wichtigsten Unterrichtsgegenständen; doch waren dieselben keineswegs obligat. Neben den Ärzten, welche an den Schulen zu Paris, Montpellier und Strassburg eine systematische Ausbildung genossen hatten, gab es eine grosse Menge von Kurpfuschern. Jeder durfte die ärztliche Praxis ausüben; Niemand bedurfte dazu einer Erlaubniss oder eines Diploms.

Die Zustände, welche sich daraus entwickelten, hat FOURCROY, der damals an der Spitze des Unterrichtswesens stand, in seinem Bericht vom 7. Germinal d. J. XI mit scharfen Worten gegeisselt. *„La vie des citoyens"*, sagte er, *„est entre les mains d'hommes arides autant qu'ignorants. L'empirisme le plus dangereux, le charlatanisme le plus déhonté, abusent partout de la crédulité et de la bonne foi. Aucune preuve de savoir et d'habilité n'est exigée. — Les campagnes et les villes sont également infectées de charlatans qui distribuent les poisons et la mort avec une audace que les anciennes lois ne peuvent plus réprimer. Les pratiques les plus meurtrières ont pris la place des principes de l'art des accouchements. Des rebouteurs et des mèges impudents abusent du titre d'officier de santé pour couvrir leur ignorance et leur avidité!"*[2]

Das Gesetz vom 19. Ventôse d. J. XI (10. März 1803) beseitigte diese Übelstände, indem es die Erlaubniss zur ärztlichen Praxis von der erfolgreichen Ablegung der Prüfungen, welche zu diesem Zweck

---

[1] E. BEAUSSIRE: La liberté d'enseignement et l'université sous la troisième république, Paris 1884.

[2] RENÉ ROLAND: Les médecins et la loi du 19 ventôse an XI. Paris 1883.

eingeführt wurden, abhängig machte. Die letzteren umfassten die Anatomie und Physiologie, Pathologie und Nosologie, Materia medica, Pharmacie und Chemie, Hygiene und gerichtliche Medicin, Geburtshilfe, Chirurgie und innere Medicin. In der Anatomie wurde die Anfertigung eines Präparats verlangt; die Prüfung in der praktischen Heilkunde geschah am Krankenbett.

Gleichzeitig wurden zwei Klassen von Ärzten geschaffen, nämlich Doktoren der Medicin und Chirurgie und Officiers de santé. Wer das Doktor-Diplom anstrebte, musste das Lycée absolvirt haben, bevor er sich dem Studium der Medicin widmete, und auf das letztere 4 Jahre verwenden.

Die Officiers de santé bildeten eine Kategorie von niederen Ärzten; sie waren nicht verpflichtet, einen Nachweis über ihre Allgemeinbildung zu bringen, und erhielten die Erlaubniss zur ärztlichen Praxis schon nach einem dreijährigen Studium an der medicinischen Schule. Doch wurde ihnen das letztere auch gänzlich erlassen, und es genügte, wenn sie 5 Jahre in einem Hospital beschäftigt gewesen waren, oder 6 Jahre bei einem Doktor gedient hatten. Das Examen, welches sie ablegten, betraf die Anatomie und die Elemente der Medicin, Arzneimittellehre und Chirurgie und fand ausschliesslich in französischer Sprache statt.

Die Doktoren durften sich überall niederlassen; die Officiers de santé nur auf dem Lande und in dem Departement, für welches sie die Licenz erhalten hatten, und wurden genöthigt, in schwierigen Krankheitsfällen und bei grösseren Operationen einen Doktor zu Rath zu ziehen. Das Parlaments-Mitglied CARRET vertheidigte die Einführung dieser Landärzte mit den Worten: *„Les habitants des campagnes ayant des mœurs plus pures que ceux des villes, ont des maladies plus simples qui exigent par ce motif moins d'instruction et moins d'apprêts".*

Die Officiers de santé wurden hauptsächlich an den Hospitalschulen gebildet, welche in verschiedenen Städten Frankreichs entstanden und unter dem Namen Ecoles sécondaires eine feste Organisation erhielten. Auch die niedere Kategorie der Apotheker empfing hier den nothwendigen Unterricht, während für die Ausbildung der Pharmaceuten erster Klasse drei besondere Lehranstalten in Paris, Montpellier und Strassburg errichtet wurden, die sich in mancher Hinsicht an die dortigen medicinischen Schulen anschlossen.

Die letzteren wurden i. J. 1808 wieder zu medicinischen Facultäten erhoben und der Université de France einverleibt. Diese Schöpfung Napoleons war keine Universität in unserem Sinne, sondern der Inbegriff aller Unterrichts-Anstalten und Unterrichts-Behörden des Landes. Sie bedeutete ungefähr Das, was man jetzt als Unterrichts-Verwaltung

bezeichnet. An der Spitze der Université de France stand ein Gross-
meister. dessen Würde später in diejenige des Unterrichts-Ministers
überging oder verwandelt wurde. Ihm wurde ein Studienrath als berathende Behörde an die Seite gestellt, während eine grössere Anzahl
von General-Inspektoren die einzelnen Lehranstalten überwachte und
controllirte.

Das ganze Land wurde in 26 Universitäts-Bezirke eingetheilt; jeder
derselben bildete den Sitz einer Akademie (höheren Unterrichtsanstalt)
mit einem Rector, Studienrath und Inspektoren. Diese strenge gleichmässige Gliederung des Unterrichtswesens hatte den grossen Vortheil,
dass sie eine Ausgleichung der Verschiedenheiten in dem Bildungsniveau
der einzelnen Theile Frankreichs anstrebte und die Grundsätze der
Ordnung und Gerechtigkeit überall zur Geltung brachte. Sie erhielt
sich auch nach dem Sturz des Kaiserthums und erfuhr im Verlauf
der Zeit nur die durch die Bedürfnisse der Cultur und des Staates ge-
botenen Verbesserungen.

Jede Facultät verlieh fortan drei akademische Würden, nämlich
das Baccalaureat, die Licenz und das Doktorat. Nur die beiden letzten
Grade gaben, wenn sie in der Medicin erworben wurden, das Recht
zur Ausübung der ärztlichen Praxis. Die Hospitalschulen durften nur
den Titel eines Officier de santé verleihen.

Die Lehrkanzeln wurden durch Concurs besetzt; doch wurde i. J.
1810 angeordnet, dass bei Bewerbern von anerkannten literarischen
und wissenschaftlichen Verdiensten davon abgesehen werde, sie der vorgeschriebenen Prüfung zu unterziehen oder zur Vorlage einer Thesis
zu veranlassen.

Die feindliche Haltung, welche die medicinische Facultät in Paris
später gegen Ludwig XVIII. beobachtete, und die lärmenden Scenen,
zu denen es in Folge dessen kam, führten dazu, dass sie i. J. 1822
geschlossen wurde. Bei ihrer Wiedereröffnung, die im folgenden Jahre
geschah, erhielt sie eine neue Organisation. Ihr Lehrkörper bestand
aus 23 ordentlichen Professoren und 36 Agrégés, von denen 24 en
exercise und 12 en stage waren. Im J. 1824 wurde das Unterrichts-
Ministerium errichtet, welchem die medicinischen Facultäten und Schulen
untergeordnet wurden.

Während der nächsten 50 Jahre wurde die Organisation des medicinischen Unterrichts in Frankreich nur wenig verändert. Erst unter
der dritten Republik hat man begonnen, dieselbe weiter auszubauen
und zu vervollständigen.

Gegenwärtig besitzt Frankreich 6 medicinische Facultäten in Paris.
Montpellier. Nancy. welche 1872 errichtet wurde, nachdem die Universität

Strassburg mit dem Elsass an Deutschland abgetreten worden war, in Lille, Bordeaux und Lyon (seit 1877), wo früher niedere ärztliche Schulen existirten. Neben ihnen giebt es 18 Ecoles préparatoires der Medicin, wie die früheren Ecoles sécondaires jetzt heissen. Sie befinden sich in Marseille, Nantes, Toulouse, Amiens, Angers, Arras, Besançon, Caën, Clermont, Dijon, Grenoble, Limoges, Poitiers, Reims, Rennes, Rouen, Tours und Alger und sind theils de plein exercise, d. h. sie bieten Gelegenheit zur vollständigen Absolvirung des medicinischen Studiums, theils nur eigentliche Vorbereitungsschulen. Sie unterscheiden sich durch ihre Ausstattung mit Lehrmitteln und Lehrkanzeln. Die Ecoles de plein exercise haben wenigstens 17, die übrigen 12 ordentliche Professuren. Zwischen den ersteren und den medicinischen Facultäten besteht der einzige Unterschied, dass jene nicht das Recht haben, das Doktorat der Heilkunde zu verleihen. Ausserdem sind die Facultäten Staatsanstalten, während die übrigen medicinischen Schulen einen municipalen Charakter tragen. —

Die Studierenden der Heilkunde, welche promoviren wollen, besuchen die Facultäten oder die Ecoles de plein exercise, dürfen aber auch einen Theil ihrer Studienzeit an den Ecoles préparatoires zubringen; ebenso werden auch die Candidaten für das Officiat de santé sowohl an den Facultäten als an den übrigen medicinischen Unterrichtsanstalten zugelassen. Das medicinische Doktor-Diplom kann nur an den Facultäten, das Officiat de santé dagegen an jeder medicinischen Schule erworben werden.

Die Ecoles préparatoires werden verhältnissmässig wenig besucht. Von den 21 Anstalten dieser Art, welche i. J. 1845 bestanden, hatten damals 18 weniger als 40 Schüler, 6 nicht einmal 25 und die Schule zu Reims sogar nur 15 Studierende. Dasselbe Schicksal haben die medicinischen Facultäten in den Provinzen; denn Paris centralisirt nahezu das gesammte höhere Unterrichtswesen. Im J. 1877 gab es in Frankreich 4447 Studenten der Medicin, von denen sich 3835 in Paris befanden, während die übrigen medicinischen Facultäten zusammen nicht mehr als 612 Studierende zählten. Durch die Erhebung mehrerer Vorbereitungsschulen zu medicinischen Facultäten, welche in den letzten Jahren erfolgte, wurde das Verhältniss einigermassen verändert. Im J. 1881/82 hatte Paris 2413, Bordeaux 155, Lyon 165, Montpellier 154, Nancy 83 und Lille 54 Studierende der Medicin. Ausserdem besuchten 756 Candidaten für das Officiat de santé die Vorlesungen der verschiedenen medicinischen Facultäten. An den übrigen 18 medicinischen Unterrichtsanstalten hatte man im Ganzen 632 Schüler, von denen sich 306 für das Doktorat und 326 für das Officiat de santé vorbereiteten.

Die Gesammtzahl der Studierenden der Heilkunde beider Kategorien betrug also damals 4412, von denen 3330 das Doktordiplom erringen, 1082 Officiers de santé werden wollten.

Schon 1826 wurde im Parlament die Aufhebung der niederen Klasse von Ärzten beantragt; aber ohne Erfolg. Im J. 1847 petitionirten die Doktoren der Heilkunde abermals um Beseitigung der Officiers de santé, während die letzteren eine Erweiterung ihrer Rechte verlangten. Wiederum wurde im J. 1864 ein Versuch gemacht, das Institut der Officiers de santé abzuschaffen; doch fand es einen Vertheidiger an BONJEAN, welcher erklärte: „*A des malades simples et pauvres il faut un médicin pauvre et simple comme eux qui puisse comprendre le langage, le bésoin de ses modestes clients, qui né dans une condition peu élevée, habitué dès son enfance à la vie sobre des chaumières, ayant conquis son grade à peu de frais, puisse se contenter d'une modique retribution. L'officier de santé est dans les meilleures conditions pour remplir cette mission de modeste dévouement: il se fera d'autant plus aisément le confident, le conseiller, le consolateur du pauvre qu'il en est presque le compagnon.*“ Übrigens vermindert sich die Zahl der Officiers de santé in Frankreich von Jahr zu Jahr. Im J. 1847 gab es deren 7456, im J. 1872 nur noch 4653, während die Menge der Doktoren in der gleichen Zeit von 10 643 auf 10 766 gestiegen ist.

Die Aufhebung des Instituts der Officiers de santé erscheint somit nur als eine Frage der Zeit. An der Spitze aller medicinischen Schulen steht die medicinische Facultät zu Paris; sie hat die reichhaltigsten Lehrmittel und die besten Studien-Einrichtungen. Ihr Lehrkörper besteht gegenwärtig aus 33 ordentlichen Professoren (Titulaires) und einer grossen Anzahl von Agrégés, welche ungefähr unsern ausserordentlichen Professoren entsprechen. Von den ordentlichen Professoren vertritt 1 die Anatomie, 1 die Histologie, 1 die Physiologie, 1 die medicinische Chemie, 1 die medicinische Naturgeschichte, 1 die medicinische Physik, 1 die Pharmakologie, 1 die allgemeine Pathologie und Therapie, 1 die Arzneimittellehre, 1 die interne und 2 die externe Pathologie, 1 die pathologische Anatomie, 1 die vergleichende und experimentelle Pathologie, 1 die Geburtshilfe und Gynäkologie, 1 die chirurgische Operationslehre, 1 die Hygiene, 1 die gerichtliche Medicin und 1 die Geschichte der Medicin, während 4 die chirurgischen, 4 die internen Kliniken, 1 die gynäkologische Klinik, 1 die Klinik der Kinderkrankheiten, 1 diejenige für Geschlechtskrankheiten, 1 die ophthalmiatrische, 1 die psychiatrische Klinik und 1 diejenige für Nervenleiden leitet. Sie beziehen je 15 000 Fr. jährliche Besoldung und werden auf Vorschlag der Facultät aus der Zahl der Agrégés ernannt.

Die letzteren unterstützen und vertreten die Ordinarien beim Unterricht und bei den Prüfungen und erhalten, wenn sie einen Lehrauftrag haben. 6000 Fr. jährlichen Gehalt. Sie werden in 3 Klassen geschieden, nämlich in die Agrégés stagiaires, en exercise und libres. In den ersten drei Jahren nach ihrer Ernennung haben sie weder Rechte noch Pflichten und werden stagiaires genannt. Hierauf rücken sie in die Reihe der activen Agrégés vor, deren Zahl derjenigen der Ordinarien gleich ist; als Agrégés en exercise sind sie zu Vorlesungen verpflichtet, wirken als Examinatoren und werden besoldet. Nachdem sie in dieser Eigenschaft 6 Jahre oder auch länger thätig gewesen sind, treten sie zu den Agrégés libres über, welche weder zum Unterricht noch zu sonstigen Dienstleistungen genöthigt werden, keinen Gehalt beziehen und nur den Vortheil haben, dass sie gleich den übrigen Agrégés zu Ordinarien vorgeschlagen werden können.

Die Beförderung zu Agrégés erfolgt auf Grund eines Concurses mehrerer Bewerber, der aber nur in Paris stattfindet. Früher war derselbe auch bei der Besetzung der Ordinariate üblich; seit 1852 ist er jedoch auf die Wahl der Agrégés und andere derartige Stellen beschränkt. Am Concurs darf sich jeder promovirte Arzt betheiligen, welcher der französischen Nation angehört und das 25. Lebensjahr zurückgelegt hat. Zu diesem Zweck überreicht er einer aus Professoren und andern Gelehrten zusammengesetzten Commission seine wissenschaftlichen Arbeiten, liefert unter Clausur und ohne Benutzung literarischer Hilfsmittel eine schriftliche Arbeit über eine Frage, die ihm vorgelegt wird, und hält einen Vortrag, dessen Thema er drei Stunden vorher erhält. Die Commission trifft hierauf nach den Leistungen der Candidaten eine Auswahl unter denselben, sodass die Zahl der Bewerber um jede freie Stelle nicht mehr als drei beträgt. Dieselben werden nun nochmals einer Prüfung unterworfen, die aus praktischen Untersuchungen, aus einer Vorlesung und einer Abhandlung über ein gegebenes Thema besteht, welches binnen einer bestimmten Zeit fertig gestellt werden muss.

Die Bewerbung um das Agrégat geschieht nicht für ein einzelnes Fach, sondern für eine bestimmte Summe von Disciplinen. Die Agrégés scheiden sich demgemäss in 4 Abtheilungen; die erste umfasst die Anatomie und Physiologie, die zweite die Naturwissenschaften, Physik, Chemie und Pharmakologie, die dritte die Pathologie und Therapie, interne Medicin und Staatsarzneikunde, und die vierte die chirurgischen Fächer nebst der Geburtshilfe. Im J. 1884 bestand der Lehrkörper der medicinischen Facultät zu Paris aus 120, zu Lyon aus 64, zu Bordeaux aus 50, zu Douai-Lille aus 45, zu Montpellier aus 43 und zu

Nancy aus 41 Professoren. Die Facultät zu Lyon hatte nicht weniger als 25 Ordinarien.

Es ergiebt sich daraus, dass die medicinischen Schulen Frankreichs mit Lehrkräften reichlich ausgestattet sind, und dass die Regierung für diesen Zweck keine Ausgaben scheut. In Paris zahlt man für Besoldungen der Professoren der medicinischen Facultät nahezu 700 000 Fr. jährlich, eine Summe, hinter welcher die Budgets der medicinischen Facultäten in manchen anderen Ländern weit zurückbleiben. Ebenso vortrefflich ist für die Lehrmittel der medicinischen Facultäten gesorgt. Die medicinischen Lehranstalten zu Paris und Lyon, welche ich aus eigener Anschauung kenne, sind musterhaft eingerichtet.

Der Unterricht in Paris wird theils an der Ecole de médecine, wo die theoretischen Vorlesungen der Professoren stattfinden, theils in der Ecole pratique, in welcher die Institute für praktische Arbeiten vereinigt sind, theils in den verschiedenen Hospitälern, in denen sich Kliniken befinden, ertheilt. Die grossen luftigen, mit Licht, fliessendem Wasser und anderen Einrichtungen versehenen, den hygienischen Anforderungen der heutigen Zeit entsprechenden Secir-Säle enthalten 682 Arbeitsplätze. Neben dem Direktor der Anstalt, welcher zugleich eine anatomische Professur versieht, wirken hier 8 Prosectoren und 24 Assistenten, welche den Studierenden die Anleitung zu den anatomischen Zergliederungen geben und sie dabei überwachen. Ausserdem hält jeder der Prosectoren wöchentlich 3, jeder der Assistenten wöchentlich eine Vorlesung, deren Thema sich nach einem vom Direktor entworfenen Plane richtet. Diese Vorträge der Prosectoren und Assistenten schliessen sich an einander an und bieten in ihrem Zusammenhange eine vollständige Übersicht der anatomischen Wissenschaft; sie bilden den Schwerpunkt des anatomischen Unterrichts. Die Stellen der Prosectoren und Assistenten werden durch Concurs besetzt. Wer sich um das Prosectorat bewirbt, muss promovirter Arzt sein und sich dann einer schriftlichen und mündlichen Prüfung über Anatomie, Histologie, Physiologie und operative Chirurgie unterziehen, ein anatomisches und ein histologisches Präparat anfertigen und zwei chirurgische Operationen an der Leiche ausführen; die Stellen der Assistenten werden ebenfalls im Wettbewerb verliehen und zwar an ältere tüchtige Studenten.

Die Studierenden sind verpflichtet, in den anatomischen Vorlesungen der Prosectoren und Assistenten und bei den Secir-Übungen, auf welche täglich drei Stunden verwendet werden, regelmässig zu erscheinen, und setzen sich manchen Unannehmlichkeiten aus, wenn sie es unterlassen.

Die praktische Beschäftigung in der anatomischen Schule nimmt drei Winter in Anspruch; in den beiden ersten wird die normale Anatomie des Menschen, im letzten die chirurgische Operationskunst an der Leiche studiert. Die Studierenden zahlen dafür ein Honorar von 100 Francs. Das reiche Lehrmaterial, die strenge Controlle des Besuches und Fleisses der Schüler, die enge Verbindung zwischen Theorie und Praxis, die Verwerthung der anatomischen Thatsachen für die praktische Heilkunde, besonders für die Chirurgie, und die fortwährende persönliche Unterweisung durch den Lehrer führen zu ausgezeichneten Resultaten. Die Pariser Studenten der Medicin erwerben im Allgemeinen recht gute Kenntnisse in der Anatomie, welche für ihre weitere fachmännische Ausbildung wie für ihre spätere ärztliche Praxis unschätzbare Vortheile haben.

Für die Professoren, die Hospitalärzte und ihre Assistenten besteht in Paris noch ein besonderes anatomisches Institut, welches mit der für Studenten bestimmten Ecole pratique in keiner Verbindung steht, aber von einem Professor der Anatomie und seinen Assistenten geleitet und zu Sektionen, chirurgischen Operations-Übungen und wissenschaftlichen Untersuchungen benutzt wird.

Für den Unterricht in der Physiologie, Histologie, Physik, Chemie und den Naturwissenschaften sind Laboratorien, Sammlungen und Arbeitsräume vorhanden; auch das Museum d'histoire naturelle und der botanische Garten dienen diesem Zweck.

Am Collège de France, sowie an der Ecole normale, einer Bildungsanstalt für Candidaten des höheren Lehramts, bestehen ebenfalls Lehrkanzeln für die Physiologie und die Naturwissenschaften. Ihre Inhaber halten Vorlesungen, deren Besuch den Studierenden der medicinischen Facultät leicht ermöglicht wird.

Die 14 Kliniken, welche unter der Leitung der Ordinarien stehen und somit dem officiellen Unterricht einverleibt sind, sind nicht in einem Krankenhause vereinigt, sondern auf das Hôtel Dieu, die Charité, Pitié, die Clinique d'accouchements, das Hôpital des enfants malades, Hôpital Necker, Cochin und du Midi und die Salpétrière vertheilt. Jeder Studierende der Medicin ist verpflichtet, während der beiden letzten Jahre seiner Studienzeit regelmässig an den ärztlichen Besuchen in einem Krankenhause Theil zu nehmen und kleine Dienste zu verrichten, welche ihm dort übertragen werden. Die Leitung der Assistance publique überweist die Mediciner, die sich zu diesem Zweck bei ihr melden, an die verschiedenen Pariser Hospitäler.

Ähnlich wie in Paris gestalten sich die Verhältnisse an den übrigen medicinischen Facultäten und Schulen Frankreichs.

Der Studierende der Medicin muss sich beim Beginn seiner fachmännischen Studien darüber ausweisen, dass er eine genügende allgemeine Vorbildung erworben hat. Es wird aus diesem Grunde verlangt, dass er das Diplom eines Bachélier ès lettres besitzt, welches ungefähr dem Abiturienten-Zeugniss der deutschen Gymnasien entspricht, und ausserdem das Baccalauréat ès sciences in Bezug auf die Mathematik und die Naturwissenschaften erlangt hat.[1]

Die Studienzeit der Mediciner dauert 4 Jahre; sie zerfällt nicht in Semester, sondern in Curse von 2 oder 3 Monaten, welche in einer vorgeschriebenen Reihenfolge besucht werden. Ebenso sind die praktischen Arbeiten in der Physik, Chemie und den Naturwissenschaften im ersten Jahre, in der Anatomie, Histologie und Physiologie im zweiten und dritten Jahre und in der pathologischen Anatomie nebst den chirurgischen Operationsübungen und dem Besuch der Kliniken und der Hospitäler (Stage) im vierten Jahre obligat.

Die Prüfungen aus den einzelnen Fächern fanden früher am Schluss jedes Jahres statt. Im J. 1878 wurde dies jedoch aufgehoben und dafür die Einrichtung getroffen, dass 5 Examina abgelegt werden, von denen das erste über Physik, Chemie und Naturgeschichte handelt und am Schluss des ersten Jahres, das zweite die Anatomie, Histologie und Physiologie umfasst und theils im Verlauf, theils am Ende des dritten Jahres erfolgt. Das dritte Examen betrifft die chirurgische Pathologie, Geburtshilfe und Operationskunst, sowie die allgemeine Pathologie und die Pathologie der inneren Krankheiten, das vierte die Hygiene, gerichtliche Medicin, Therapeutik, Materia medica und Pharmakologie und das fünfte besteht in der Untersuchung und Behandlung von Krankheitsfällen in der chirurgischen, internen und geburtshilflichen Klinik und in der Ausführung einer pathologisch-anatomischen Sektion. Desgleichen muss der Candidat seine Kenntnisse in der normalen Anatomie durch die Anfertigung eines Präparats und seine chirurgische Gewandtheit durch die Ausführung einer Operation an der Leiche beweisen. Endlich ist er verpflichtet, eine Dissertation über ein von ihm gewähltes Thema auszuarbeiten und der Facultät vorzulegen. Hierauf wird er zum Doktor der Medicin promovirt.

Wer das Officiat de santé anstrebt, bedarf eine geringere Allgemeinbildung; es wird verlangt, dass er einen französischen Aufsatz ohne orthographische Fehler anfertigt und über die wichtigsten Thatsachen der Naturwissenschaften, Physik und Chemie Auskunft zu geben vermag. Die Studienzeit für die Officiers de santé beträgt ebenfalls 4 Jahre. Der

---

[1] Programme de l'examen baccalauréat ès sciences, Paris 1885.

Lehrplan ist ungefähr derselbe wie für die künftigen Doktoren der Medicin, nur treten die theoretisch-wissenschaftlichen Studien, besonders in der Histologie, Physiologie und pathologischen Anatomie mehr zurück. Den gleichen Charakter zeigen auch die Prüfungen, welche sich auf die Hauptfächer beschränken.[1]

Die französischen Militärärzte wurden früher in Strassburg ausgebildet, wo sie die Vorlesungen an der dortigen medicinischen Facultät besuchten. Im J. 1872 wurde bestimmt, dass die militärärztlichen Eleven an 11 medicinische Schulen vertheilt und dort mit den übrigen Studierenden zusammen unterrichtet würden; aber 1883 hat man statt dessen für die Militärärzte 2 Ecoles préparatoires du service de santé zu Bordeaux und Nancy errichtet; ihre Zöglinge nehmen an dem Unterricht der dortigen medicinischen Facultäten Theil, müssen 5 Jahre studieren und werden von älteren Militärärzten, welche als Repetitoren für die einzelnen Lehrgegenstände wirken, beaufsichtigt und in ihren Studien unterstützt. Wenn sie die letzteren absolvirt und den Doktor-Grad erlangt haben, werden sie zur Vervollständigung ihrer fachwissenschaftlichen Bildung der mit dem grossen Militär-Krankenhause zu Val de Grâce verbundenen Ecole d'application überwiesen, wo sie durch 8 Monate Dienste im Spital leisten und in der praktischen Heilkunst Erfahrungen sammeln.

Das medicinische Unterrichtswesen Frankreichs hat neben manchen Vorzügen, unter denen die vortreffliche anatomische und klinische Ausbildung der Studierenden hervorgehoben werden muss, auch einige beklagenswerthe Mängel. So erscheint es seltsam, dass nach dem Lehrplan das erste Studienjahr vollständig den Hilfswissenschaften der Medicin gewidmet und mit dem Besuch der Vorlesungen über Anatomie erst im zweiten Jahre begonnen wird. Dadurch wird das Studium der Heilkunde selbst auf 3 Jahre zusammengedrängt, innerhalb deren die Aufnahme des reichen Unterrichtsstoffes nicht möglich erscheint.

Da die zweite Prüfung, welche über Anatomie und Physiologie handelt, in das Ende des dritten Jahres fällt, und die Vorbereitung dafür die Studierenden bis dahin hauptsächlich beschäftigt, so bleibt für die Ausbildung in der praktischen Heilkunde nicht viel mehr als ein Jahr übrig. Die Verlängerung der gesetzlichen Studienzeit, welche übrigens auch durch die drei letzten Prüfungen herbeigeführt wird, ergiebt sich daraus von selbst.

Ein weiterer Übelstand des medicinischen Unterrichtswesens in

---

[1] Indications sommaires des conditions à remplir pour l'obtention des grades de docteur en médecine, d'officier de santé etc., Paris 1884.

Frankreich liegt in der Art, wie der Lehrkörper der medicinischen Schulen ausgewählt und zusammengesetzt wird. Der Concurs, die Wettbewerbung, schützt allerdings mehr, als andere Formen der Besetzung erledigter Stellen vor ungerechten Bevorzugungen, Protektion und Vetterschaften; auch ist er in Fällen, wo es sich um das Agrégat, das Amt eines Prosectors oder Assistenten, also um die Zulassung zur akademischen Lehrthätigkeit handelt, im Allgemeinen gewiss berechtigt und ein vortreffliches Mittel, die Fähigkeiten und Kenntnisse der einzelnen Candidaten kennen zu lernen und abzuwägen. Aber die Beschränkung der Auswahl derselben auf eine bestimmte Zahl erscheint unzweckmässig, da es nicht möglich ist, unter mehreren ziemlich gleichmässig qualificirten Bewerbern eine Entscheidung zu treffen, welche den Forderungen der Gerechtigkeit und Billigkeit vollkommen entspricht, und der wissenschaftliche Gehalt der Candidaten in den einzelnen Jahren bedeutende Verschiedenheiten aufweist.

Ebenso wenig lässt sich die Eintheilung der Bewerber um das Agrégat in die 4 Gruppen nach den verschiedenen Fächern, wie sie gegenwärtig besteht, rechtfertigen; denn manche Disciplin, wie z. B. die Geschichte der Medicin, die Hygiene und die Staatsarzneikunde, kann mit demselben Recht in die eine wie in die andere Klasse gezogen werden. Durch die jetzige Einrichtung wird vielleicht ein Gelehrter, der auf seinem Specialgebiet Hervorragendes geleistet hat, der akademischen Lehrthätigkeit ferngehalten.

Geradezu schädlich ist die gesetzliche Anordnung, dass die Concurse für die Stellen der Professeurs agrégés an sämmtlichen medicinischen Facultäten und Schulen Frankreichs in Paris stattfinden. Dadurch werden die Candidaten, welche ein Lehramt in den Provinzen anstreben, zu längerem Aufenthalt in Paris und unnöthigen Ausgaben genöthigt, die medicinischen Facultäten und Schulen mit Ausnahme der Pariser in ihrem Ansehen und ihren Interessen geschädigt, indem die Entscheidung über wichtige Besetzungsfragen Personen übertragen wird, welche die lokalen Bedürfnisse nicht kennen, und endlich der Pariser Facultät mit den Concursprüfungen eine grosse Last aufgebürdet, die um so schwerer wiegt, als sie durch die Prüfungen der Menge von Studirenden in Paris ohnehin schon allzusehr in Anspruch genommen wird. Aus diesen Gründen wurde schon vor längerer Zeit verlangt, dass die Concursprüfungen nicht blos in Paris, sondern an jeder medicinischen Facultät abgelegt werden, der Lehrkörper jeder medicinischen Schule das Recht erhalte, die Vorschläge für die Besetzung der Stellen, welche an derselben erledigt sind, zu erstatten, und die Candidaten, welche im Concurs die Anerkennung der Examinatoren erringen, nicht blos an einer Facultät, sondern an sämmtlichen medicinischen Schulen zum Lehramt zugelassen werden, ohne dass sie genöthigt werden, sich in jedem Falle wieder einer neuen Prüfung zu unterziehen. [1]

Bei der Besetzung der Ordinariate hat man mit Recht den Concurs abgeschafft; denn hier handelt es sich nicht um Leute, deren Tüchtigkeit als Lehrer und Forscher erst erprobt werden muss, sondern um Gelehrte, deren wissenschaftliche Leistungen in den Kreisen der Fachmänner allgemein bekannt sind. Jede medicinische Schule muss darnach trachten, für diese Stellen die besten Kräfte zu gewinnen, welche sie erlangen kann.

Es ist daher keineswegs zu billigen, dass die Lehrkörper bei den Vorschlägen, die sie zu diesem Zweck dem Minister unterbreiten, auf die Professeurs agrégés, welche an der betreffenden Facultät angestellt sind, beschränkt werden. Diese Massregel führt zu einer lokalen Abgeschlossenheit der medicinischen Schulen, bei welcher die Gefahr einer geistigen Erstarrung nahe liegt. Gerade der Austausch der Theorien und Lehrmethoden, welcher durch den Wechsel der Lehrkräfte hervorgerufen und begünstigt wird, erhält das geistige Leben frisch und für jede fruchtbringende Anregung empfänglich. Dagegen mag es bei der jetzigen Einrichtung nicht selten vorkommen, dass ein hervorragender Gelehrter, der an einer kleinen Hochschule in Frankreich thätig ist, einem grösseren Wirkungskreise entzogen wird, in welchem er für die Wissenschaft und den Staat viel Gutes schaffen würde. — Es erscheint daher nothwendig, dass die Facultäten in dieser Beziehung von jeder Beschränkung befreit werden und bei ihren Vorschlägen für die Besetzung erledigter Ordinariate die Ordinarien und Agrégés sämmtlicher medicinischen Facultäten und Schulen ins Auge fassen dürfen. Sollte ein Mann, der bisher der akademischen Lehrthätigkeit fern stand, in einem besonderen Falle als der geeignetste Candidat für die Professur erscheinen, so wird man auch diese Wahl billigen. Ausnahmsweise geschah dies z. B., als die i. J. 1870 zu Paris gegründete Professur für Geschichte der Medicin dem ausgezeichneten Kenner der griechischen Heilkunde, Ch. Daremberg, übertragen wurde. Man sollte in Frankreich die Verhältnisse und Zustände, welche in dieser Beziehung in Deutschland und Österreich bestehen, studieren und Das, was an ihnen nachahmungswerth erscheint, auch dort einführen.

---

[1] Revue internationale de l'enseignement, Paris 1882, T. III, p. 126. 533. — Dreifus-Brissac: Rev. int.. Paris 1887, T. XIV. p. 469 u. ff.

Osterreich-Ungarn.

Das medicinische Unterrichtswesen in Österreich wurde erst im 18. Jahrhundert von den mittelalterlichen Formen befreit, welche es in seiner Entwickelung beengt und gehemmt hatten. Dasselbe lag bis dahin gänzlich in den Händen der ärztlichen Zunft, der Vereinigung aller promovirten Ärzte, welche als Facultät bezeichnet wurde; von ihr wurden mehrere Mitglieder zum Lehramt gewählt, die vom Universitäts-Consistorium die Bestätigung empfingen.

In dem letzteren, welches ungefähr unserem heutigen Universitäts-Senat entsprach, hatte der klerikale Einfluss das Übergewicht, nachdem der Jesuiten-Orden in der Sanctio pragmatica v. J. 1623 einen entscheidenden Einfluss auf das gesammte Erziehungswesen erlangt hatte.

Die Professoren der Medicin bezogen karge Besoldungen und waren daher genöthigt, sich durch die ärztliche Praxis den nothwendigen Lebensunterhalt zu erwerben. Doch waren auch ihre wissenschaftlichen Leistungen, von wenigen Ausnahmen abgesehen, unbedeutend. In einem Bericht über die Universität Wien, welcher i. J. 1688 an die Regierung erstattet wurde, heisst es, „dass in dieser Wienerischen Universität so viel Jahre hero von denen Professoribus in Jure et Medicina gar wenig gehört worden, dass selbige ihre Scienz am Tag gegeben und in Druck hatten ausgehen lassen, als wann die Wienerische Universität in Schlaf liegete oder gar kein solches Studium mehr zu Wien wäre. Da herentgegen kundbar, wie vigilant und embsig die Professores bei anderen hohen Schulen in Teutschland wären, was für schöne Bücher selbige beschriebeten und was für nutzbare opera sie in Druck aufsetzen und publiciren lasseten.“[1]

An den für das Studium der Medicin erforderlichen Lehrmitteln und Instituten fehlte es gänzlich, und selbst die Vorlesungen wurden so unregelmässig gehalten, dass die Nachlässigkeit der Lehrer der Medicin 1689 und 1727 von der Regierung eine Rüge erfuhr. Verschiedene Versuche, welche 1629, 1687 und 1726 zur Beseitigung der vorhandenen Übelstände unternommen wurden, blieben erfolglos. Im J. 1718 schlug die medicinische Facultät zu Wien vor, die praktische Unterweisung am Krankenbett, pathologisch-anatomische Sektionen und regelmässige Secir-Übungen in den Unterricht aufzunehmen, ein Collegium chymicum, sowie einen botanischen Garten einzurichten, Assistenten und Hilfsärzte an den Krankenhäusern anzustellen, die Besoldungen der

---

[1] Kink: Geschichte der Universität zu Wien, Wien 1854, 1, 398.

Professoren zu erhöhen und hervorragende Lehrkräfte von auswärts zu berufen.[1]

Aber die Scheu, welche die regierenden Kreise vor dem Wechsel des Systems hegten, und der Mangel an den für die erforderlichen Einrichtungen nothwendigen Geldmitteln verhinderten die Ausführung dieser Vorschläge. Die grosse Kaiserin Maria Theresia, die in den schweren Bedrängnissen und Kriegen, welche ihren Thron erschütterten, die Ruhe und Kraft des Geistes fand, um an Verbesserungen der Gesetzgebung und der Verwaltung zu denken,[2] wandte auch diesem Gegenstande ihre Aufmerksamkeit zu. Sie beauftragte ihren Leibarzt GERHARD VAN SWIETEN, welcher ihr volles Vertrauen genoss, mit der Untersuchung der Gebrechen des medicinischen Unterrichts an der Wiener Hochschule. In dem Bericht, den derselbe darüber verfasste, wies er auf die Ursache der Missstände hin, die er in der Abhängigkeit der Universität von der Kirche und der Zunft fand. Er verlangte vor Allem, dass der Staat der unumschränkte Gebieter in seinem Hause sei und das ärztliche Erziehungswesen leite und überwache. Die Anträge, welche er zu diesem Zweck der Kaiserin unterbreitete, erhielten ihre Zustimmung, obwohl sie dabei vielleicht Überzeugungen, die ihr durch Tradition und Erziehung theuer geworden waren, zum Opfer bringen musste.

In dem Reform-Edikt vom 7. Februar 1749 wurde bestimmt, dass die Ernennung der Professoren der Medicin fortan nicht mehr vom Universitäts-Consistorium, sondern von der Kaiserin vollzogen, die Gehälter derselben in angemessener Weise erhöht und aus den landesfürstlichen Kassen bezahlt und ihre Dienstleistungen und der gesammte Unterricht von einem Direktor, der die Regierung vertrat, beaufsichtigt werden. In Wien übernahm G. VAN SWIETEN selbst dieses wichtige Amt; an anderen Facultäten wurde es hohen Sanitätsbeamten übertragen. Sie führten auch den Vorsitz in den Versammlungen der Zunft-Collegien und bei den Prüfungen der Ärzte, Chirurgen, Apotheker und anderer Klassen des Heilpersonals.

Gleichzeitig wurden die medicinischen Facultäten mit den erforderlichen Lehrmitteln ausgestattet. In Wien wurden ein botanischer Garten und ein chemisches Laboratorium geschaffen, und die regelmässigen Secir-Übungen und der klinische Unterricht eingeführt. Die Promotions-Feierlichkeiten, welche wegen der damit verbundenen kirchlichen Ceremonien den beträchtlichen Aufwand von 1000 Gulden verursacht und

---

[1] ROSAS: Geschichte der Wiener Hochschule, Wien 1843, II, 232.
[2] v. ARNETH: Maria Theresias erste Regierungsjahre, Wien 1863—79, 10 Bde.

in Folge dessen viele Studierende genöthigt hatten, sich die Doktor-Würde im Auslande zu erwerben, wurden vereinfacht und auf ausserordentliche Fälle beschränkt, und das ganze Prüfungswesen durch genaue Vorschriften geregelt.

Nach dem Muster der medicinischen Facultät in Wien wurden bald darauf auch die übrigen medicinischen Facultäten des Reiches reorganisirt und mit Lehrkanzeln und Anstalten versehen. G. van Swieten trat an die Spitze des ganzen Medicinalwesens und erlangte einen Einfluss, der sich auf alle Zweige der Unterrichts-Verwaltung erstreckte.

Mit der Thronbesteigung des Kaisers Josef II. begann eine Periode rasch aufeinander folgender und sich manchmal überstürzender Neuerungen auf diesem Gebiet. Alle Beschränkungen, welche die Verleihung akademischer Grade an Nicht-Katholiken erschwert hatten, wurden aufgehoben und derselben jeder religiöse Charakter genommen, die Besoldungs- und Pensionsverhältnisse der Professoren im Einklang mit denjenigen der übrigen Beamten geordnet, die akademische Gerichtsbarkeit aufgehoben, die Angehörigen der Universität unter das allgemeine Recht gestellt, und anstatt der Collegien-Honorare, welche abgeschafft wurden, ein bestimmtes monatliches Schulgeld an den Hochschulen eingeführt.

Alle Universitäten der Monarchie wurden einander im Range gleichgestellt und ihren Diplomen und Zeugnissen die gleichen Rechte und Privilegien gewährt; doch erhielt dieses Gesetz schon nach wenigen Jahren eine Änderung, indem bestimmt wurde, dass in Wien nur diejenigen Ärzte und Advokaten die Praxis ausüben durften, welche an der Wiener Hochschule die Prüfungen abgelegt hatten.

Mit grossem Eifer beschäftigte sich der Kaiser mit der Verbesserung des medicinischen Unterrichts und der dafür vorhandenen Lehranstalten. Er beklagte die Vernachlässigung, welche die chirurgischen Studien von den Ärzten erfuhren, und die ungenügende Fachbildung der Wundärzte und erkannte den schwerwiegenden Fehler, der in der Trennung der Chirurgie von der inneren Medicin lag. In der Wiedervereinigung dieser beiden Zweige der gemeinsamen Wissenschaft, in der Verschmelzung der Ärzte mit den Chirurgen sah er das beste Mittel zur Beseitigung der Gebrechen des medicinischen Unterrichtswesens. Zu diesem Zweck liess er einen Studienplan für diese beiden Klassen von Studierenden der Heilkunde ausarbeiten, welcher eine Studienzeit von 4 Jahren festsetzte und bei geringen Verschiedenheiten von Beiden die Kenntniss aller Theile der Heilkunde verlangte.

Sehr viel trug die Erhebung der militärärztlichen Schule, des Josefinums, zu einer chirurgisch-medicinischen Facultät mit den Rechten und dem Range einer Universität und ihre Verbindung mit einer chirurgischen Akademie dazu bei, dass der Chirurgenstand in wissenschaftlicher und socialer Hinsicht gehoben wurde. Daneben entstand eine Klasse von niederen Landärzten, welche zu einer Studienzeit von zwei Jahren verpflichtet waren, und mit dem Namen der Chirurgen auch die gesellschaftliche Stellung erhielten, welche dieselben bis dahin eingenommen hatten. Auf diese Weise wurde eine vollständige Umgestaltung des medicinischen Unterrichtswesens und der socialen Verhältnisse des ärztlichen Standes herbeigeführt, die sich in ihren Grundlinien bis in die neueste Zeit erhalten hat.

Auch mehrere andere Massregeln, wie die Abschaffung des Baccalaureats und die Aufhebung der Inaugural-Dissertationen, an deren Stelle die praktische Prüfung am Krankenbett trat, bildeten sehr zweckmässige Verbesserungen des ärztlichen Bildungswesens.

Die Errichtung des allgemeinen Krankenhauses zu Wien, dessen reiches Lehrmaterial zum Theil dem klinischen Unterricht gewidmet wurde, und die Gründung des Militärspitals, das zu dem gleichen Zweck dem Josefinum übergeben wurde, ermöglichten die grossartigen Triumphe, welche die Wiener medicinische Schule später feierte. Josef II. schuf ferner das Taubstummen-Institut, das Findelhaus und die Thierarzneischule in Wien, und liess in Prag, Graz und anderen grossen Städten der Monarchie Krankenhäuser, welche zum Unterricht der Ärzte verwendet wurden, errichten und in Mailand, Mantua, Prag, Brünn, Olmütz, Pest, Königgrätz, Lemberg, Hermannstadt und anderen Orten ständige Militärspitäler erbauen. „Was immer zur Heilung der erkrankten und verwundeten Mannschaft, zu ihrer Erleichterung und Erhaltung ersonnen werden konnte, das habe ich nie ausser Acht gelassen, und jeder einzelne Mann ist mir schätzbar gewesen", erklärte er, als er wenige Tage vor seinem Tode Abschied von der Armee nahm.

Die humanitären Schöpfungen des Kaisers, der, auch wenn er irrte, stets von dem aufrichtigen Bestreben erfüllt war, sein Volk glücklich zu machen, geben ihm ein Anrecht auf die Dankbarkeit der Menschen. Sie haben seine politischen Pläne und Thaten überdauert und erzählen heut noch von der Güte und Liebe des edlen Fürsten, der seinem Volk non diu, sed totus lebte, wie es auf dem Denkmal heisst, das ihm in seiner Residenz errichtet worden ist.[1]

Die Reaktion, welche seine politische Tendenz bekämpfte, wandte sich gegen seine Massnahmen in der Unterrichtsverwaltung. Es wurde

---

[1] Th. Puschmann: Die Medicin in Wien während der letzten hundert Jahre, Wien 1884, S. 53 u. ff.

eine „Studien-Einrichtungs-Commission", wie sie genannt wurde, berufen, welche den Auftrag erhielt, das Erziehungswesen wieder in die Geleise des alten Herkommens zu leiten.

In der Medicin erhob der Zunftgeist sein Haupt und versuchte, den Einfluss, den er früher auf den Unterricht der Ärzte besessen hatte, zurück zu erobern. Man verlangte, dass das frühere Verhältniss zwischen den Ärzten und den Chirurgen wieder hergestellt, die Chirurgen in eine abhängige untergeordnete Stellung versetzt und die Vereinigung der Chirurgie und der inneren Medicin, welche durch den Studienplan v. J. 1786 herbeigeführt worden war, wieder aufgelöst werde, und behauptete, dass diese beiden Gebiete der Heilkunde zu heterogen und umfangreich seien, als dass ein Einzelner beide in gleicher Weise beherrschen könne. Gegen das Josefinum wurde der Vorwurf erhoben, dass es zu viele Kosten verursache und durchaus nicht den medicinischen Facultäten der Universitäten ebenbürtig sei. Doch gelang es nicht, die Aufhebung desselben durchzusetzen; denn der Staat konnte in den lange andauernden Kriegen, in welche Österreich damals verwickelt wurde, die einzige Anstalt, welche für den Bedarf an Militärärzten sorgte, nicht entbehren. Auch zeigte die tägliche Erfahrung, wie nothwendig und wichtig die chirurgischen Kenntnisse waren, und eine Herabsetzung derselben erschien keineswegs zeitgemäss. Grössere Berechtigung hatten die Anklagen, welche sich gegen das Wiener allgemeine Krankenhaus richteten; die Verbesserungen, die dadurch hervorgerufen wurden, gereichten der Anstalt zum Vortheil.

Am medicinischen Studienplan wurde nichts geändert, obwohl derselbe in manchen Beziehungen reformbedürftig war.[1] Dagegen wurden den Professoren genaue Instruktionen für ihr Verhalten ertheilt und die Lehrbücher vorgeschrieben, welche sie ihren Vorlesungen zu Grunde legen sollten. Die Studien-Direktorate wurden aufgehoben, aber schon nach wenigen Jahren wieder eingeführt, bildeten, wie vorher, die Aufsichtsbehörden für die Angelegenheiten der Facultäten und leiteten das Unterrichtswesen.

Im J. 1804 wurde die Studienzeit für die Studierenden der Medicin und höheren Chirurgie von 4 auf 5 Jahre erhöht und angeordnet, dass die 3 ersten Jahre der theoretischen Ausbildung, die beiden letzten Jahre jedoch hauptsächlich dem Besuch der Kliniken gewidmet würden. Gleichzeitig wurde daran erinnert, dass Niemand zum Studium der Heilkunde zugelassen werden sollte, der nicht vorher durch 3 Jahre

---

[1] Freimüthige Betrachtungen über den medicinischen Unterricht an der hohen Schule zu Wien, 1795.

an der Universität philosophische Vorlesungen gehört und sich eine
genügende Allgemeinbildung erworben habe. Jeder Lehrer musste
wöchentlich mindestens eine halbe Stunde darauf verwenden, um sich
durch Fragen zu überzeugen, dass seine Schüler den Inhalt seiner Vorträge verstanden und in sich aufgenommen hatten. Am Schluss eines
jeden Semesters fanden öffentliche Prüfungen der Studierenden statt,
von deren Erfolg es abhing, ob es ihnen gestattet wurde, die für das
folgende Semester bestimmten Collegien zu besuchen. Ausserdem wurden
die Vorschriften für die Approbations-Prüfung, welche am Schluss der
Studienzeit abgelegt wurde, verschärft und die Examinatoren ermahnt,
dabei streng und gewissenhaft zu verfahren.

Im J. 1810 wurde ein neuer medicinischer Studienplan vorgeschrieben, in welchem diejenigen Fächer, welche inzwischen in den
Unterricht aufgenommen worden waren, Berücksichtigung fanden. Darnach sollten die Studierenden der Heilkunde während des ersten Jahres
die Einleitung in das medicinisch-chirurgische Studium, specielle Naturgeschichte, Botanik und systematische Anatomie, während des zweiten
höhere Anatomie und Physiologie, allgemeine Chemie, Pharmacie und
Thierchemie, während des dritten allgemeine Pathologie und Therapie,
Ätiologie, Semiotik, Materia medica et chirurgica, Diätetik, Receptirkunst,
Geburtshilfe, allgemeine und specielle Chirurgie, die Lehre von den
chirurgischen Instrumenten und Verbänden und Ophthalmologie hören,
während des vierten und fünften Jahres die Vorlesungen über specielle
Pathologie und Therapie der inneren Krankheiten und die Kliniken
besuchen und den Vorträgen über Veterinärkunde, gerichtliche Medicin
und Medicinalpolizei beiwohnen. Diejenigen, welche sich zu Landärzten
ausbildeten, wurden angehalten, im ersten Jahre die Einleitung in das
medicinisch-chirurgische Studium, theoretische Chirurgie, Anatomie,
Physiologie, allgemeine Pathologie und Therapie, Materia medica et
chirurgica, Diätetik, Receptirkunst und Bandagenlehre und im zweiten
Jahre chirurgische Operationslehre, gerichtliche Medicin, Geburtshilfe
und Thierarzneikunde zu hören und die medicinische und chirurgische
Klinik zu besuchen. Die Studienzeit derselben wurde später um ein
Jahr verlängert. Die Theilnahme an der geburtshilflichen Klinik blieb
ebenso wie der Besuch der Vorlesungen über mehrere andere Unter-
richtsgegenstände dem freien Ermessen der Studierenden überlassen.
Über jedes Hauptfach musste an 5 Tagen der Woche jedesmal eine
Stunde vorgetragen werden; dem Unterricht in der medicinischen und
der chirurgischen Klinik wurde die doppelte Zeit gewidmet.

Gleichzeitig wurde dafür gesorgt, dass der Lehrstoff durch praktische Demonstrationen und Arbeiten dem Verständniss näher gebracht

wurde. Zu diesem Zweck unternahmen die Studierenden unter der Leitung ihrer Lehrer botanische Excursionen, arbeiteten im chemischen Laboratorium, übten sich im Zergliedern der menschlichen Körper, wohnten den klinischen Sektionen bei und führten chirurgische Operationen an der Leiche aus. Wo noch keine Secir-Anstalten bestanden, wurden dieselben errichtet; doch mussten die Kosten, welche die Beschaffung des erforderlichen Leichen-Materials verursachte, von den Schülern getragen werden.

Wer sich um die medicinische Doktor-Würde bewarb, war verpflichtet, zunächst zwei Krankengeschichten vorzulegen, welche Fälle betrafen, die er selbst in der Klinik behandelt hatte, sich hierauf einer Prüfung zu unterziehen, welche sich über die im Studienplan genannten Unterrichtsgegenstände erstreckte, und endlich eine Dissertation zu verfassen und Thesen zu vertheidigen. Das Examen für das Doktorat der Chirurgie unterschied sich davon dadurch, dass anstatt der inneren Medicin die Chirurgie in den Vordergrund trat, und die Candidaten zwei chirurgische Operationen an der Leiche ausführen mussten. Wenn ein Doktor der Medicin auch zum Doktor der Chirurgie promoviren wollte oder umgekehrt, so brauchte er nur eine Ergänzungsprüfung abzulegen, welche jene Fächer betraf, die in der früheren zu wenig beachtet worden waren. Geringere Anforderungen wurden an Diejenigen gestellt, welche sich mit dem Titel eines Magisters der Chirurgie begnügten. Ähnlich verhielt es sich mit den Landärzten. Ausserdem wurde das Diplom als Augenarzt verliehen, während die Klasse der sogenannten Bruchärzte aufgehoben wurde.

Am Josefinum wurde die Studienzeit 1822 ebenfalls für den höheren Cursus auf 5 Jahre und für den niederen auf 3 Jahre erhöht und dem Unterricht derselbe Studienplan zu Grunde gelegt, welcher an den medicinischen Facultäten eingeführt worden war. Die Anstalt erhielt in Folge dessen das Recht, sämmtliche akademische Grade zu verleihen.

Die Studien-Ordnung v. J. 1833 brachte keine wesentliche Änderung im Unterricht und in den Prüfungen; nur fand die Augenheilkunde eine grössere Berücksichtigung als bisher.

Im J. 1845 wurde eine Commission von Sachverständigen berufen, welche über die Gebrechen des medicinischen Unterrichts Berathungen hielt und Vorschläge zur Verbesserung desselben machte. Aber bevor darüber eine endgültige Entscheidung getroffen wurde, kam das Jahr 1848, welches eine vollständige Umwälzung der bestehenden Verhältnisse herbeiführte. Der Lehrkörper der Wiener medicinischen Facultät legte dem neu geschaffenen Unterrichts-Ministerium einen Reformplan der medicinischen Studien vor, in welchem zunächst auf den Uebelstand

hingewiesen wurde, dass als medicinische Facultät sowohl das Lehrer-
Collegium als die Vereinigung sämmtlicher Ärzte von Wien bezeichnet
wurde und die Professoren von den wichtigsten akademischen Ämtern, wie
von demjenigen des Rectors, Dekans, ebenso wie von dem des Direktors der
medicinischen Studien ausgeschlossen und im Universitäts-Consistorium
fast gar nicht vertreten waren. Man verlangte, dass die ordentlichen
Professoren, ähnlich wie an den Universitäten Deutschlands, ein Collegium bilden, welches dem Ministerium unmittelbar unterstehe, die
Fragen des Unterrichts und andere Angelegenheiten selbstständig be-
rathe und erledige, die Prüfungen abnehme und akademische Würden
ertheile, dass die Lehrkanzeln nicht durch Concurs, sondern durch Berufung besetzt werden, dass die Anstellung der Professoren eine stabile
sei und ihre Absetzung nur bei ehrenrührigen Vergehen oder fortge-
setzter Pflichtversäumniss erfolgen dürfe, dass die ordentlichen und
ausserordentlichen Professoren, welche einen im Studienplan vorgeschriebenen Unterrichtsgegenstand vertreten, vom Staat anständig besoldet
werden, „so dass sie von Nahrungssorgen befreit der Wissenschaft und
namentlich der Förderung ihres Faches obliegen können", dass die
wissenschaftlichen Institute in einer den Bedürfnissen entsprechenden
Weise ausgestattet und dotirt werden, dass Lehr- und Lernfreiheit bewilligt, die Lehrer weder an bestimmte Lehrbücher gebunden, noch die
Studierenden genöthigt werden, gewisse Vorlesungen zu hören und ihre
fachwissenschaftliche Bildung ausschliesslich an inländischen Hochschulen
zu erwerben, dass die Semestral-Prüfungen aufgehoben und die medicinischen Rigorosen unter dem Vorsitz des Dekans der Facultät, die
Promotionen unter demjenigen des Rectors der Universität stattfinden,
dass der Rector, sowie der Dekan aus der Zahl der ordentlichen Professoren und von diesen gewählt, die Verbindung zwischen der Universität und den Doktoren-Corporationen aufgelöst und der Einfluss der
ärztlichen Zunft auf den medicinischen Unterricht gänzlich beseitigt
werde.

Der Freiherr E. von Feuchtersleben, der Verfasser der bekannten
„Diätetik der Seele", welcher als Docent der Psychiatrie an der Wiener
Hochschule thätig war, wurde aufgefordert, die Leitung des Unterrichts-
Ministeriums zu übernehmen; er lehnte jedoch ab, Minister zu werden,
weil er, wie er in seiner Selbstbiographie schreibt, „von der Überzeugung
geleitet wurde, dass bei dem aus dem Repräsentativ-System hervorgehenden Ministerwechsel überhaupt und bei unseren damaligen Zuständen insbesondere für den Minister an keine folgerichtige Thätigkeit
zu denken sei, die gerade in dem Bereich des Unterrichts für das Gelingen und Gedeihen einer im Sinne eines grossen Ganzen gedachten

Reform unerlässliche Bedingung ist", und begnügte sich mit der Stellung als Unterstaatssekretär im Unterrichts-Ministerium, in welcher er während der kurzen Zeit seiner amtlichen Wirksamkeit eine Menge wichtiger Reformen ins Leben rief. So führte er den naturwissenschaftlichen Unterricht an den Gymnasien ein, verlängerte die Studienzeit der letzteren um zwei Jahre, indem er die Anordnung traf, dass der philosophische Cursus, den die Studierenden bis dahin an der Universität absolviren mussten, mit dem Gymnasium verschmolzen wurde, erwirkte für die Universitäten Lehr- und Lernfreiheit, schaffte die Besetzung der Professuren durch Concurs ab und sorgte dafür, dass die Lehrmittel und Sammlungen des Josefinums, als dasselbe aufgehoben wurde, der Wiener medicinischen Facultät überlassen wurden.

Im J. 1849 wurde das Gesetz über die Organisation der akademischen Behörden[1] erlassen, nach welchem die Studienangelegenheiten an den Universitäten von den Professoren-Collegien der einzelnen Facultäten geleitet werden. Dieselben setzen sich zusammen aus sämmtlichen ordentlichen und so vielen ausserordentlichen Professoren, dass die Zahl der letzteren die Hälfte der ersteren nicht übersteigt, und zwei Vertretern der Privatdocenten, welche aber nur eine berathende Stimme erhielten. Den Vorsitz in diesen Collegien führt der aus der Reihe der ordentlichen Professoren gewählte Dekan, welcher in manchen Beziehungen an die Stelle des früheren Studien-Direktors trat, dessen Amt aufgehoben wurde.

In Wien und Prag wurde den ärztlichen Zünften, den Doktoren-Corporationen, ein Rest von Einfluss auf das medicinische Unterrichtswesen gewahrt, indem sie auch fernerhin als Theile der Universität betrachtet, als Facultäten bezeichnet wurden und das Recht erhielten, sich einen Dekan zu wählen, der im Professoren-Collegium Sitz und Stimme hatte und bei den ärztlichen Prüfungen mitwirkte. Erst 1873 wurde die vollständige Trennung der Doktoren-Corporationen von den medicinischen Facultäten und der Universität vollzogen.[2] Die Doktoren-Collegien bildeten fortan nur ärztliche Vereine, welche sich mit der Verwaltung ihres Vermögens, der Verleihung einzelner Stipendien u. a. m. befassen, aber keine amtlichen Obliegenheiten haben.

Schon in einem Ministerial-Erlass v. J. 1848 wurde die Aufhebung des niederen Studiums der Landärzte im Princip ausgesprochen.[3] Aber der praktischen Ausführung derselben stellten sich manche Schwierig-

---

[1] G. Thaa: Sammlung der für die österreichischen Universitäten gültigen Gesetze und Verordnungen, Wien 1871, 1, 69 u. ff.

[2] Thaa a. a. O. S. 615 u. ff.   [3] Thaa a. a. O. S. 497.

keiten entgegen. Man musste befürchten, dass durch eine plötzliche Schliessung der für die Ausbildung der Landärzte und niederen Chirurgen vorhandenen Lehranstalten ein empfindlicher Mangel an Ärzten herbeigeführt werden würde, und suchte daher vorher den nothwendigen Ersatz dafür zu schaffen.

Zunächst wurden die Lehr-Curse, welche bis dahin für die Landärzte an den Universitäten zu Wien und Prag bestanden, aufgelöst, während die medicinisch-chirurgischen Unterrichtsanstalten zu Graz und Innsbruck später zu wirklichen medicinischen Facultäten erhoben wurden, die den dortigen Universitäten einverleibt wurden. Die übrigen Institute dieser Art, welche in Salzburg, Olmütz, Laibach, Lemberg u. a. O. existirten, wurden allmälig geschlossen. Damit hörte die Ausbildung von Ärzten der niederen Kategorie auf.

Von nun an boten nur noch die Universitäten die Gelegenheit zum Studium der Heilkunde. Gegenwärtig besitzen die Hochschulen zu Wien, Prag, Graz und Innsbruck, an welchen die deutsche Unterrichts-Sprache herrscht, die neu errichtete czechische Universität zu Prag, die polnische Hochschule zu Krakau und die beiden ungarischen Universitäten zu Budapest und Klausenburg medicinische Facultäten; den Hochschulen zu Lemberg, Agram und Czernowitz fehlen dieselben.

Das Josefinum wurde, nachdem es 1848 aufgehoben und 1854 wieder eröffnet worden war, nach 1870 abermals geschlossen, weil man der Meinung war, dass es nach der Einführung der allgemeinen Wehrpflicht nicht an Militärärzten fehlen werde. Diese Voraussetzung erfüllte sich nicht, und die Wiedererrichtung einer militärärztlichen Schule wird eines Tages vielleicht ein Gebot der Nothwendigkeit sein. Eine Militärmacht von dem Range des österreichischen Kaiserstaates bedarf einer Bildungsanstalt für Militärärzte, wie das Beispiel von Frankreich, Preussen und Russland lehrt. Ihre Form und Organisation mag von derjenigen des ehemaligen Josefinums abweichen; aber ihre Existenz liegt im Interesse des Staates und der Armee.

Die Zahl der vorhandenen medicinischen Facultäten steht zu der Grösse und Bevölkerung der österreichisch-ungarischen Monarchie in keinem entsprechenden Verhältniss. Die Frequenz derselben ist in Folge dessen ausserordentlich gross; in Wien betrug die Zahl der Studierenden der Medicin in den letzten Jahren durchschnittlich weit über 2000. Die Ursachen dieser Erscheinung liegen theils in dem günstigen Ruf, den die dortigen Lehrkräfte und Lehrmittel geniessen, theils in dem Umstande, dass viele arme Studenten in der Grossstadt finanzielle Unterstützungen oder die Gelegenheit zum Erwerb durch Ertheilung von Lektionen oder dgl. zu finden glauben. Schon PETER

Frank[1] beklagte diese namentlich in Wien sehr verbreitete Sitte, weil die Studierenden der Medicin dadurch ihren eigentlichen Aufgaben entzogen und zu einer Thätigkeit gedrängt werden, die für ihre fachmännische Ausbildung gänzlich werthlos ist. Wenn sie dabei nicht eine hervorragende Begabung besitzen, so scheitern sie an diesen Hindernissen und erreichen das Ziel ihrer Studien niemals.

Es ist begreiflich, dass die Überfüllung der Hörsäle und Kliniken für das Studium der Heilkunde keineswegs förderlich ist; denn hier gilt es, jedes Objekt, jeden Kranken zu sehen und genau zu beobachten, jedes Experiment mit Verständniss zu verfolgen. Man hat daher daran gedacht, wie dem Übelstande, dass die vorhandenen Räumlichkeiten der Zahl der Studierenden nicht genügen, abzuhelfen sei, und zu diesem Zweck den Numerus clausus vorgeschlagen;[2] aber die Schwierigkeit, bei der Aufnahme der Studierenden eine Grenze zu finden, welche den Bedingungen der Gerechtigkeit und Zweckmässigkeit entspricht, und noch mehr die Scheu vor der gewaltsamen Herabdrückung der Wiener Hochschule müssen vor einem solchen Experiment warnen. Die medicinische Facultät zu Wien darf nicht mit dem Maassstabe einer Landeshochschule gemessen werden. Ihre Geschichte, ihre Einrichtungen, ihr reiches Lehrmaterial haben ihr einen Weltruf verschafft. Sie bildet einen der wenigen Vereinigungspunkte, welche die Angehörigen der verschiedenen Völker der Monarchie zusammenführen, und scheint durch ihre geographische Lage zu der grossen culturhistorischen Aufgabe berufen zu sein, dem Orient die wissenschaftliche Medicin Europas zu übermitteln. Die Herabsetzung der Wiener medicinischen Schule wäre ein Verbrechen gegen den Staat, gegen die Wissenschaft, gegen die Menschheit.

Wenn es ihr an den erforderlichen Räumlichkeiten für die Lehr-Institute fehlt, so müssen dieselben erweitert, oder durch die Errichtung neuer Anstalten vermehrt werden. Allerdings werden auch Vorkehrungen nothwendig sein, um ungeeignete Elemente vom Studium fern zu halten, damit die fruchtbringende Saat nicht vom Unkraut unterdrückt wird. Die Erhöhung der Collegien-Honorare, welche in Österreich geringer sind als in irgend welchem andern Lande, keineswegs aber blos zur Vermehrung der Einnahmen der Professoren, sondern hauptsächlich zur Vergrösserung und Verbesserung der Unterrichts-Anstalten verwendet werden sollten, die Strenge der Prüfungen und andere Mittel werden diesem Zweck dienen.

---

[1] P. Frank a. a. O. VI, 1, S. 336.
[2] Th. Billroth: Aphorismen, Wien 1886.

Daneben ist es sicherlich wünschenswerth, dass zur Entlastung der überfüllten medicinischen Facultäten einige neue ärztliche Schulen errichtet werden, z. B. in Salzburg, wo bereits früher einmal eine Universität bestanden hat,[1] die erforderlichen Gebäude und Lehrmittel zum Theil noch vorhanden oder wenigstens leicht zu beschaffen sind, und die entzückende Anmuth und Grossartigkeit der landschaftlichen Umgebung die Studierenden aus weiter Ferne, selbst aus dem Auslande, anziehen würde, ferner in Brünn oder Olmütz, in Lemberg oder Czernowitz, in Agram und in einem oder zwei Orten Ungarns. Einzelne dieser Städte besitzen bereits mehrere Facultäten, so dass sie durch die Hinzufügung einer medicinischen zu einer Universität vervollständigt werden.

Im J. 1872 wurden neue Prüfungsvorschriften für das Studium der Medicin gegeben, nach denen die gesonderten Diplome für die einzelnen Zweige der Heilkunde aufhörten. Bis dahin gab es Doktoren der Medicin, Doktoren und Magister der Chirurgie, Geburtshelfer und Augenärzte; doch wurde schon 1843 bestimmt, dass die Diplome in der Chirurgie, Geburtshilfe und Augenheilkunde nur an solche Bewerber verliehen werden durften, welche bereits Doktoren der Medicin waren oder, wenn sie der niederen Kategorie der Ärzte angehörten, das Magisterium der Chirurgie erworben hatten. Mit der Aufhebung des Standes der niederen Ärzte wurde beschlossen, künftig nur noch eine einzige Klasse von Ärzten auszubilden, welche sämmtlich die gleiche Vorbildung besitzen, denselben Studiengang durchmachen, nach den gleichen Vorschriften geprüft und hierauf zu Doktoren der gesammten Heilkunde promovirt werden, womit das Recht zur Ausübung der Praxis aller Theile der Medicin verbunden ist.

Wer zum Studium der Medicin zugelassen werden will, muss das Gymnasium vollständig absolvirt und das Maturitäts-Examen bestanden haben. Die Studienzeit an der Universität dauert 5 Jahre. Die Prüfungen finden theils während, theils nach derselben statt. Sie beginnen mit den naturhistorischen Prüfungen über Mineralogie, Botanik und Zoologie, welche bereits im Verlauf des ersten Studienjahres abgelegt werden können. Nur Derjenige, welcher dieselben mit Erfolg bestanden hat, darf sich den eigentlichen ärztlichen Prüfungen unterziehen. Die erste umfasst die Physik, Chemie, Anatomie und Physiologie und besteht aus einer theoretischen Gesammtprüfung über diese Fächer und der Anfertigung oder Demonstration eines anatomischen und eines mikro-

---

[1] J. MAYR: Die ehemalige Universität Salzburg, 1859. — L. SPATZENEGGER: Die Salzburger Universität, Salzburg 1872.

skopischen Präparats, der Ausführung einer chemischen Analyse und
der Erklärung physikalischer und physiologischer Apparate. Dieses
Examen darf nicht früher als nach Ablauf des zweiten Studienjahres
geschehen, während das zweite und dritte Rigorosum erst nach der
Beendigung der Studienzeit absolvirt werden kann.

Der Candidat, welcher sich zu den letzteren meldet, ist verpflichtet,
durch Zeugnisse nachzuweisen, dass er durch je 4 Semester die medicinische und die chirurgische Klinik, und zwar durch je zwei Semester
als Praktikant, sowie mindestens je 1 Semester die geburtshilfliche und
die ophthalmiatrische Klinik als Praktikant besucht und das erste
Rigorosum erfolgreich bestanden hat. Das zweite handelt über allgemeine Pathologie und Therapie, pathologische Anatomie und Histologie,
Pharmakologie und innere Medicin, und besteht aus einer praktischen
Prüfung über pathologische Anatomie (am Präparat und an der Leiche),
der Untersuchung mehrerer Kranken und einer theoretischen Gesammtprüfung über alle 4 Disciplinen. Das dritte Rigorosum erstreckt sich
über Chirurgie, Augenheilkunde, Gynäkologie und gerichtliche Medicin,
und zerfällt in praktische Prüfungen am Krankenbett und an der
Leiche, z. B. Untersuchungen der Kranken, Anlegen von Verbänden,
Operationen an der Leiche, Übungen am Phantom u. a. m. und in ein
theoretisches Examen über sämmtliche 4 Fächer. An diese Prüfungen
schliesst sich die Doktor-Promotion und die Erlaubniss zur ärztlichen
Praxis an.

Als Examinatoren wirken bei den drei ärztlichen Prüfungen die
Professoren der betreffenden Unterrichtsgegenstände; ein von der
Regierung ernannter Commissar, welcher Doktor der Medicin und gewöhnlich ein höherer Beamter des Sanitätsdienstes ist, hat die Aufgabe,
die Prüfungen im öffentlichen Interesse zu überwachen. Übrigens
wurde das Maass des Wissens, welches dabei verlangt wird, und die
Dauer und Form der Prüfungen durch genaue Instruktionen ausführlich
erläutert.[1]

Ärzte, welche sich dem öffentlichen Sanitätsdienst widmen wollen,
müssen den Nachweis liefern, dass sie nach der Promotion noch mindestens zwei Jahre hindurch in einem öffentlichen Krankenhause
angestellt waren, oder durch drei Jahre die Praxis ausgeübt, sich
psychiatrische Kenntnisse erworben und eine gewisse Fertigkeit in der
Ausführung der Vaccination angeeignet haben, und sich dann einer
Prüfung über Hygiene und Sanitätsgesetzkunde, gerichtliche Medicin,
Pharmakognosie und Toxikologie, Chemie und Veterinärpolizei unter-

---

[1] Thaa a. a. O. Supplem.-Heft S. 647 u. ff., 690 u. ff.

werfen, welche theils schriftlich, theils mündlich, theils praktischer Natur ist.[1]

Eine vortreffliche Einrichtung zur Heranbildung tüchtiger chirurgischer Operateure besteht an der Wiener Hochschule. Im J. 1807 wurde nämlich die Anordnung getroffen, dass 6 Studierende der Heilkunde, welche ihre Studien mit ausgezeichnetem Erfolg absolvirt hatten, durch zwei Jahre an der chirurgischen Klinik beschäftigt und in der Ausführung chirurgischer Operationen am todten und am lebenden Körper unterrichtet wurden. Sie bezogen während dieser Zeit bei freier Wohnung ein Jahres-Stipendium von 300 Gulden und übernahmen dafür die Verpflichtung, ihre Kunst im Inlande auszuüben. Die Stände mehrerer Kronländer gründeten ähnliche Stellen für Studierende, welche aus denselben stammten und sich dort niederlassen wollten. Man hoffte dadurch eine Klasse geschickter und erfahrener Chirurgen heranzubilden, welche später als akademische Lehrer, als Direktoren und Vorstände von Hospitälern und chirurgischen Kranken-Abtheilungen, als Sanitätsbeamte oder in der Privatpraxis in den verschiedenen Theilen der Monarchie eine segensreiche Wirksamkeit entfalten konnten. Gleichzeitig wurde am Josefinum ein solches Institut errichtet, damit auch das Heer mit geübten Operateuren versehen werde. Als an der Wiener medicinischen Facultät eine zweite chirurgische Klinik gegründet wurde, wurden auch dieser eine Anzahl Studierender zur Ausbildung zu Operateuren zugewiesen. Seit 1870 werden diese Stellen nur auf ein Jahr verliehen; doch kann eine Verlängerung um ein zweites und drittes Jahr auf Antrag des Professors der chirurgischen Klinik gewährt werden.

Die Bewerber müssen Doktoren der gesammten Heilkunde sein und in einer Prüfung über Anatomie und Chirurgie ihre Begabung für den Beruf eines Operateurs darthun. Nur ein Theil derselben bezieht Stipendien; die übrigen studieren auf eigene Kosten. An keiner der beiden chirurgischen Kliniken darf ihre Zahl grösser als acht sein.

Ähnliche Einrichtungen wurden 1882 an den geburtshilflichen Kliniken der Wiener Hochschule getroffen, um die Heranbildung geschickter geburtshilflicher Operateure zu erzielen.

Einige Bedenken, zu welchen das medicinische Unterrichtswesen Österreichs Veranlassung giebt, wurden in der Presse schon oft erörtert. Zunächst nehmen die Vorlesungen und Prüfungen über die für das Studium der Heilkunde vorbereitenden Wissenschaften mehr Zeit in Anspruch, als es nach dem Lehrplan der Gymnasien gerechtfertigt

---

[1] Reichsgesetzblatt 1873, 29. März, Stück 12.

erscheint; derselbe widmet nämlich den Naturwissenschaften so viele Unterrichtsstunden, dass man annehmen darf, dass die Studierenden, wenn sie die Universität beziehen, vom Gymnasium eine allgemeine naturwissenschaftliche Vorbildung mitbringen, die wenigstens in Bezug auf die Mineralogie, Botanik und Zoologie so weit reicht, dass es überflüssig wird, das erste Studienjahr nahezu vollständig auf diese Disciplinen zu verwenden, wie es jetzt häufig geschieht.[1]

Auch die Einrichtung, dass diese Prüfungen ebenso wie auch das erste Rigorosum in die Studienzeit verlegt werden, hat einige Nachtheile im Gefolge; denn sie veranlasst manche Studierende, die Zeit für die Vorbereitung dazu den Collegien, die sie hören sollen, fortzunehmen. Noch weit schädlicher wirkte in dieser Hinsicht die bisherige Gewohnheit der Studierenden, ihrer Militärpflicht während der Studienzeit zu genügen. Allerdings wurden sie als militärärztliche Eleven den Garnison-Spitälern zugetheilt, damit sie im Sanitätsdienst verwendet wurden; aber dazu fehlten ihnen die erforderlichen medicinischen Kenntnisse. Sie wurden somit dem systematischen Gange ihrer Studien entrissen, ohne dass sie oder die Armee irgend welchen Nutzen davon hatten. Nach dem neuen Wehrgesetz sind die Studenten der Medicin verpflichtet, ein halbes Jahr mit der Waffe und ein halbes Jahr als Ärzte zu dienen. Das erste kann während der Studienzeit und zwar innerhalb eines Sommersemesters, das letzte selbstverständlich erst nach der Beendigung der Studien absolvirt werden. Um deren Unterbrechung durch den Militärdienst mit der Waffe zu vermeiden, ist es wünschenswerth, dass derselbe entweder vor dem Beginn oder nach der Beendigung des Universitäts-Studiums abgemacht wird.

Wenn in Wien darüber geklagt wird, dass der Besuch der Collegien von Seiten der Studierenden unregelmässig ist, so sollte man Vorkehrungen treffen, um die Ursachen, welche dieser Erscheinung zu Grunde liegen, zu beseitigen. Dass an klinischen Instituten, welche von Hunderten von Schülern besucht werden, die Form der Praktikanten-Thätigkeit, wie sie jetzt üblich ist, für die ärztliche Bildung nicht genügt, ist begreiflich; hier könnte man an Einrichtungen denken, ähnlich der Stage an den medicinischen Schulen in Frankreich und England.[2] Ob bei dem Mangel derselben die gegenwärtige Art der Prüfung in der praktischen Heilkunde, bei welcher von einer längeren Beobachtung und Behandlung der vorgestellten Kranken

---

[1] Betrachtungen über unser medicinisches Unterrichtswesen, Wien 1886, S. 14.

[2] Schon P. Frank (VI, Abth. 2, S. 266) wünschte, dass alle Primar-Ärzte des Wiener allgemeinen Krankenhauses klinischen Unterricht ertheilen.

abgesehen wird, genügt, um die Befähigung zur Ausübung der ärztlichen Praxis zu erkennen, darf wohl mit Recht bezweifelt werden. —

Würde nach der Beendigung der Rigorosen noch eine die wichtigsten Unterrichtsgegenstände umfassende Schlussprüfung stattfinden, so würde dadurch nicht blos eine Controlle der einzelnen Prüfungen herbeigeführt, sondern zugleich die Möglichkeit geschaffen, einen Total-Eindruck über das Wissen des Candidaten zu gewinnen.

Die österreichische Unterrichts-Verwaltung, welche eifrig bemüht ist, das ärztliche Bildungswesen zu verbessern und durch die Errichtung neuer Lehr-Institute und Lehrkanzeln zu vervollständigen, wird diese Bemerkungen mit wohlwollender Nachsicht aufnehmen und mit dem Interesse für die Sache, durch welches sie hervorgerufen wurden, entschuldigen.

Die deutschen Mittel- und Kleinstaaten vor der Gründung des Deutschen Reiches.

Die politische Zerrissenheit des deutschen Reiches und die Autonomie der einzelnen Länder desselben führte zur Gründung zahlreicher Hochschulen, von denen manche ein kümmerliches Dasein fristeten. Es mangelte ihnen an Lehrern und an Schülern, und sie besassen weder Lehrmittel noch gesicherte Einnahmen zur Bestreitung der nothwendigen Bedürfnisse. Sie wurden daher auch nicht sehr vermisst, als sie „theils in Folge eines langen Siechthums, theils durch gewaltsame, mitunter als Vereinigung mit einer anderen Hochschule beschönigte Unterdrückung" aufhörten zu existiren.[1]

Dieses Schicksal hatten die Universitäten zu Bützow, welche 1789 mit der Hochschule zu Rostock vereinigt wurde, zu Stuttgart, die 1794 mit der Tübinger Universität verschmolz, zu Bonn, welche in demselben Jahre aufgelöst wurde, zu Köln, Trier und Mainz, denen 1798 ein Ende bereitet wurde, zu Bamberg, welche 1803, und zu Dillingen, Fulda und Duisburg, die 1804 aufgehoben wurden. Helmstädt, Rinteln und Altdorf verloren 1809, Frankfurt a. O. 1811, Paderborn 1815, Erfurt 1816, Wittenberg und Ellwangen 1817 und Herborn und Münster, wo jedoch eine theologische und philosophische Facultät zurückblieb, 1818 ihre Hochschule.

---

[1] J. v. Döllinger: Die Universitäten sonst und jetzt, München 1867.

Die politischen Umwälzungen jener Periode, welche die Landkarte Deutschlands häufig verändert und manche Landestheile bald diesem, bald jenem Staat zugewiesen hatten, übten auch auf das medicinische Unterrichtswesen einen grossen Einfluss aus. Einzelne Universitäten, wie Salzburg, Innsbruck, Würzburg und Freiburg wurden dadurch einem beständigen Wechsel in ihren organisatorischen Einrichtungen unterworfen, der für die Entwickelung des Unterrichts keineswegs förderlich war.

Bessere Zustände traten erst ein, nachdem der Friede errungen worden war und die durch denselben begründeten Staatsgebilde in Deutschland eine dauernde Form angenommen hatten. Neben den beiden deutschen Grossmächten Österreich und Preussen bestanden fortan die Königreiche Bayern mit den Universitäten zu Landshut, welche bis 1802 in Ingolstadt war und 1826 nach München verlegt wurde, zu Würzburg und Erlangen, Würtemberg mit der Hochschule zu Tübingen, Sachsen mit derjenigen zu Leipzig und Hannover mit der Universität Göttingen, die Grossherzogthümer Baden mit den Hochschulen zu Heidelberg und Freiburg, Mecklenburg mit der Universität Rostock, Hessen mit derjenigen zu Giessen, das Kurfürstenthum Hessen mit der Hochschule zu Marburg, und die sächsischen Herzogthümer mit der Universität Jena, das mit Dänemark vereinigte Herzogthum Schleswig-Holstein mit der Hochschule zu Kiel, und eine grosse Anzahl von Staaten, welche keine Universitäten besassen.

Das medicinische Unterrichtswesen gestaltete sich in den verschiedenen Ländern bei manchen Eigenthümlichkeiten im Allgemeinen ziemlich gleichartig. Die Einrichtungen in Österreich und Preussen dienten, nachdem die Erinnerungen an die Franzosenzeit verklungen waren, den Meisten als Vorbild, wenn auch bisweilen das Streben nach Originalität hervortrat und beachtenswerthe Resultate erzielte.

Über die Bildung der Ärzte in Bayern am Schluss des vorigen Jahrhunderts geben die medicinischen Studienpläne, welche 1774, 1776, 1784 und 1799 für die Hochschule zu Ingolstadt vorgeschrieben wurden, genaue Aufschlüsse.[1] Darnach wurde von den Studierenden, welche die medicinische Doktor-Würde anstrebten, eine philosophische Vorbildung und ein dreijähriges Fachstudium verlangt. Alle drei Monate wurden sie geprüft; das der Promotion vorausgehende Examen dauerte 5 Stunden. Seit 1788 wurde ausser dem medicinischen Doktorat auch dasjenige der Chirurgie verliehen. Aber erst i. J. 1807, nachdem Bayern zu einem Königreich erhoben worden war, wurde angeordnet, dass die

---

[1] PRANTL a. a. O. I, 676 u. ff.

Promotionen nicht mehr, wie bisher *imperiali et pontificia auctoritate*, sondern *regia auctoritate* vorgenommen wurden.

Unter dem Ministerium Montgelas wurde den Hochschulen Bayerns eine neue Organisation gegeben, welche die Denkweise des Napoleonischen Zeitalters wiederspiegelt. Mit einem Federstrich wurde darin die alte historische Eintheilung nach den vier Facultäten beseitigt und statt dessen alle Lehrgegenstände in zwei Klassen geschieden, von denen die eine diejenigen Wissenschaften umfasste, welche zum Begriff der Allgemeinbildung gezogen werden können, die andere die für einen bestimmten Lebensberuf vorbereitenden Disciplinen enthielt. Jede dieser beiden Gruppen zerfiel in 4 Abtheilungen. Die erste bildeten 1) die Philosophie mit ihren Nebenzweigen, 2) die Mathematik und die Naturwissenschaften, 3) die Geschichte (Culturgeschichte), 4) die alten und neuen Sprachen; die zweite Klasse bestand 1) aus den für die Bildung des religiösen Volkslehrers erforderlichen Kenntnissen (Theologie), 2) der Rechtskunde, 3) den staatswirthschaftlichen und Cameral-Wissenschaften und 4) der Heilkunde.

Die Lehrkörper setzten sich zusammen aus ordentlichen und ausserordentlichen Professoren und Privatdocenten, „zur Aushilfe, um sie zu Lehrern nachzubilden". Jede Abtheilung wählte ein Mitglied in den Senat, welcher die Angelegenheiten der Universität leitete. Diese Eintheilung deckte sich mit der früheren insofern, als die erste Klasse die von der philosophischen Facultät vertretenen Fächer enthielt, die zweite aus den übrigen Facultäten gebildet wurde. Sie erhielt sich einige Jahre und ging dann allmälig wieder in die frühere Form über.

Das ärztliche Bildungswesen wurde durch das organische Edikt vom 8. September 1808 geregelt. In demselben wurde angeordnet, „dass nur Derjenige zur ärztlichen Praxis zugelassen werde, der die Prüfungen über den Theil der Heilkunst, den er ausüben will, bestanden hat". Gleichzeitig wurde aber bestimmt, „dass die Wundarzneikunst in Zukunft nur von jenen Individuen ausgeübt werde, welche die Arzneiwissenschaften erlernt haben", und den Universitäten befohlen, „Niemandem einen akademischen Grad aus der Chirurgie zu ertheilen, der nicht bereits denselben in der Medicin erworben hat".

Die Studienzeit an der Universität dauerte drei Jahre. Am Schluss eines jeden Semesters fanden Prüfungen über die im Studienplan vorgeschriebenen Disciplinen statt. Fielen dieselben ungünstig aus, so mussten sie wiederholt werden. Nach der Beendigung der Studien erfolgte ein Examen, bei welchem mehrere Fragen unter Clausur, wenn möglich in lateinischer Sprache, beantwortet, ein Kranker in der Klinik untersucht und behandelt und eine theoretische Gesammtprüfung über alle Unterrichtsgegenstände abgelegt wurde. Wenn der Candidat nicht blos die medicinische, sondern zugleich die chirurgische Doktor-Würde erlangen wollte, so musste er ausserdem eine chirurgische Operation an der Leiche ausführen und einen Verband anlegen. Mit der Ausarbeitung einer Dissertation und der Vertheidigung der aufgestellten Thesen waren dann alle wissenschaftlichen Forderungen erfüllt, welche der Promotion vorausgingen.

Aber damit war keineswegs die Berechtigung zur ärztlichen Praxis verbunden, sondern der junge Doktor musste sich zu diesem Zweck noch zwei Jahre in einem Krankenhause oder unter der Anleitung eines vielbeschäftigten Arztes in der praktischen Heilkunst vervollkommnen und hierauf einer Prüfung unterziehen, welche aus der Probe-Relation, bei der 10 Fragen aus der internen Medicin, Chirurgie, Geburtshilfe, Thierarzneikunde und gerichtlichen Medicin schriftlich unter Clausur beantwortet, ein Krankheitsfall behandelt und eine mündliche Prüfung abgelegt wurde, und der Concurs-Prüfung bestand, welche den Zweck hatte, die tüchtigsten Candidaten herauszufinden, um sie für den Staatsdienst in Aussicht zu nehmen, und sich hauptsächlich auf einige schriftliche Clausur-Arbeiten über Gegenstände der praktischen Medicin beschränkte. Die praktische Befähigung zur Ausübung der Geburtshilfe erwarben die Ärzte in einer Entbindungsanstalt.

Neben den Doktoren der Heilkunde gab es noch Landärzte und Chirurgen, welche in besonderen Lehranstalten unterrichtet wurden.

Eine neue Studien- und Prüfungsordnung für die Studierenden der Heilkunde wurde am 30. Mai 1843 erlassen. In derselben wurde bestimmt, dass sie nach einem zweijährigen Studium an der Universität die Admissions-Prüfung ablegen, welche sich über Zoologie, Botanik, Mineralogie, Chemie und Physik erstreckte. Hierauf begann das eigentliche medicinische Fachstudium, welches nach einer dreijährigen Dauer, also nach fünfjährigem Universitätsstudium mit einer Prüfung abgeschlossen wurde, welche in der Anatomie die Eröffnung einer der grösseren Höhlen des Körpers und die Demonstration der darin befindlichen Eingeweide, sowie die Beschreibung eines selbstgefertigten und einiger anderer osteologischer, angiologischer oder neurologischer Präparate verlangte, in den übrigen Fächern sich jedoch auf die mündliche Beantwortung der Fragen, die darüber gestellt wurden, beschränkte. Darauf folgte das Biennium practicum, welches zur Ausbildung in Specialfächern benutzt und hauptsächlich an klinischen Lehranstalten und grossen Krankenhäusern zugebracht werden sollte.

Nach der Beendigung des Biennium practicum geschah die Schlussprüfung, die an die Stelle der Probe-Relation und der Concurs-Prüfung trat, welche aufgehoben wurden. Der Candidat, welcher sich derselben unterzog, musste durch Zeugnisse nachweisen, dass er in der Klinik 3 interne und 3 chirurgische Fälle behandelt und bei 3 Geburten assistirt habe, und die darüber verfassten Krankengeschichten vorlegen, bevor er zu der Prüfung zugelassen wurde. Die letztere bestand aus a) einem praktischen Theile, nämlich der Ausführung von 3 chirurgischen Operationen an der Leiche, der Anlegung von 3 Verbänden und der Vornahme von 3 geburtshilflichen Operationen am Phantom, b) einem mündlichen Examen über 1) Anatomie und Physiologie, 2) Pharmakologie und Pharmacie, 3) Allgemeine Pathologie und Therapie, 4) Specielle Pathologie und Therapie der inneren Krankheiten, 5) Chirurgie, 6) Geburtshilfe, 7) Veterinärkunde und 8) Gerichtliche Medicin und Sanitätspolizei, und endlich c) aus schriftlichen Clausur-Arbeiten über Fragen aus denselben 8 Prüfungsgegenständen. Daran schloss sich die Vorlage einer Dissertation, die Vertheidigung der Thesen und der Promotions-Akt. Der Studierende war somit genöthigt. 7 Jahre an der Universität zu studieren, bevor er die medicinische Doktor-Würde erhielt, mit welcher zugleich die Erlaubniss zur Ausübung der ärztlichen Praxis ertheilt wurde. Auch genügte sie für eine Anstellung im Sanitätsdienst; ein besonderes Examen war dafür nicht nothwendig. Das Prüfungsgeschäft lag vollständig in den Händen der Facultäten.

Die Prüfungsordnung vom 22. Juni 1858 führte anstatt der Admissions-Prüfung die naturwissenschaftliche ein, welche schon nach dem ersten Studienjahre abgelegt wurde und wie jene über Zoologie, Botanik, Mineralogie, Chemie und Physik handelte. Das zweite Examen, welches nach einem vierjährigen Fachstudium, also nach einem fünfjährigen Aufenthalt an der Universität folgte, unterschied sich von dem früheren dadurch, dass neben der Anatomie auch die innere Medicin, Chirurgie, Augenheilkunde und Geburtshilfe praktisch geprüft wurde, indem der Candidat genöthigt wurde, zwei interne, zwei chirurgische und einen ophthalmiatrischen Krankheitsfall durch 8 Tage zu behandeln, zwei chirurgische und eine Augen-Operation an der Leiche auszuführen, zwei Verbände anzulegen, zwei Schwangere zu untersuchen, zwei geburtshilfliche Diagnosen und Operationen am Phantom vorzunehmen und bei zwei Geburten zu assistiren. Im mündlichen Examen bildeten die Anatomie und Physiologie selbstständige Prüfungsfächer; die pathologische Anatomie wurde mit der allgemeinen Pathologie, die Geschichte der Medicin mit der allgemeinen Therapie verbunden, während die Veterinärkunde, gerichtliche Medicin und Sanitätspolizei wegblieben.

Das Biennium practicum wurde auf ein Jahr eingeschränkt, welches zum Besuch der Vorlesungen über gerichtliche Medicin, Medicinal-Polizei, Psychiatrie und Thierarzneikunde, zur Ausbildung in einzelnen Specialfächern und zur Ausübung der poliklinischen Praktikanten-Thätigkeit verwendet wurde. Manche dienten während dieser Zeit zugleich als Hilfsärzte in einem Hospital oder bei einem Sanitätsbeamten.

Am Schluss des „praktischen Jahres" fand die Staatsprüfung statt, welche aber nur in München und zwar einmal im Jahre von einer aus Professoren, Medicinalbeamten und praktischen Ärzten zusammengesetzten und vom Ministerium ernannten Commission abgenommen wurde, sich über 1) Specielle Pathologie und Therapie, 2) Chirurgie, 3) Geburtshilfe, 4) Psychiatrie, 5) Staatsarzneikunde und 6) Thierheilkunde erstreckte und sowohl mündlich als schriftlich geschah. Hierauf erfolgte die ärztliche Approbation.[1]

Nach der Gründung des deutschen Reiches wurde in den verschiedenen Staaten, welche dazu gehören, das medicinische Studium und Prüfungswesen einheitlich geregelt. Sie behielten sich jedoch die gesetzlichen Bestimmungen über die Ausbildung der Ärzte vor, welche sich dem öffentlichen Sanitätsdienst widmen. In Bayern wurde zu diesem Zweck i. J. 1876 eine Verordnung erlassen, nach welcher die Bewerber um eine ärztliche Stelle im Staatsdienst ihre Kenntnisse in der gerichtlichen Medicin, öffentlichen Gesundheitspflege, Medicinalpolizei und Psychiatrie sowohl mündlich als schriftlich und durch praktische Arbeiten zeigen müssen.

Im Königreich Würtemberg legten die Studierenden der Medicin früher die erste Prüfung am Schluss der Studien ab. Sie war mündlich und schriftlich, fand vor der medicinischen Facultät zu Tübingen statt, und zerfiel in eine naturwissenschaftliche Abtheilung, welche die Zoologie, Botanik, Mineralogie, Physik, Chemie, Anatomie und Physiologie umfasste, in einen medicinischen Abschnitt, der über allgemeine und specielle Pathologie, pathologische Anatomie und Heilmittellehre handelte, und einen chirurgischen Theil, welcher die specielle chirurgische Pathologie, Operationslehre und topographische Anatomie betraf.[2]

Hierauf folgte ein Jahr der weiteren praktischen Ausbildung, das zum Hospitaldienst und zu wissenschaftlichen Reisen verwendet wurde, und dann das Staatsexamen, welches von dem Medicinal-Collegium in Stuttgart abgenommen wurde, aus einer medicinischen, chirurgischen und geburtshilflichen Abtheilung bestand und nicht blos schriftlich

---

[1] Regierungsblatt f. d. Königreich Bayern 1808, S. 2189 u. ff., 1843, S. 433, 1858, S. 873.

[2] V. A. Riecke: Das Medicinalwesen des Königreichs Würtemberg, Stuttgart 1856.

und mündlich, sondern auch praktischer Natur war, indem Kranke untersucht und behandelt, Operationen an der Leiche ausgeführt und Phantom-Übungen veranstaltet wurden.

Auch im Grossherzogthum Baden wurde die Erlaubniss zur ärztlichen Praxis durch die Staatsprüfung erworben, welche grösstentheils theoretisch war und von einer Commission abgenommen wurde, die sich vorzugsweise aus Mitgliedern des Medicinal-Collegiums zusammensetzte. Die Doktor-Promotion war davon ganz unabhängig, geschah an den medicinischen Facultäten, bot nichts weiter als einen leeren Titel und wurde daher von manchen Ärzten gar nicht gesucht.

Im Königreich Sachsen gab es früher ausser den promovirten Ärzten, welche an der Universität zu Leipzig ihre Ausbildung erhielten, noch medicinae practici, Wundärzte und Geburtshelfer, die an der medicinisch-chirurgischen Akademie zu Dresden unterrichtet wurden. Die letztere ging 1815 aus dem Collegium medico-chirurgicum hervor und bestand bis 1864.

Die medicinae practici waren eine niedere Klasse von Ärzten für innere Krankheiten und hatten nur ein sehr beschränktes Niederlassungsrecht. Die Wundärzte durften überall die chirurgische Praxis treiben, die Geburtshilfe jedoch nur dann, wenn sie sich der dafür vorgeschriebenen Prüfung unterzogen hatten. Auch konnten sich die medicinae practici die Legitimation zur Ausübung der chirurgischen und geburtshilflichen Praxis erwerben, wenn sie sich in diesen Theilen der Heilkunde examiniren liessen.

Wer das Gymnasium absolvirt hatte und die Universität bezog, um sich dem Studium der Medicin zu widmen, legte nach dem zweiten Studienjahre das Baccalaureats-Examen, welches ungefähr dem jetzigen Tentamen physicum entsprach, und am Schluss der Studien vor der medicinischen Facultät die mit der Doktor-Promotion verbundene Approbations-Prüfung ab, die sich auf alle wichtigen Unterrichtsgegenstände erstreckte und ziemlich hohe Anforderungen stellte.

In den sächsischen Herzogthümern bestanden früher Staatsprüfungen, welche von den Examinations-Commissionen in den Hauptstädten der einzelnen Länder abgenommen wurden. Erst 1862 trafen Weimar, Coburg-Gotha und Altenburg ein Übereinkommen, wornach das Prüfungsgeschäft der medicinischen Facultät zu Jena übertragen wurde. Das Examen umfasste die wichtigsten Theile der Heilkunde, war mit praktischen Arbeiten, klinischen Demonstrationen u. dgl. verbunden und endete mit der Verleihung des Doktor-Diploms, auf Grund dessen die verschiedenen Staatsregierungen die ärztliche Approbation ertheilten.

Im Königreich Hannover wurden die Ärzte an der Universität zu

Göttingen, die auf einer niedrigeren Bildungsstufe stehenden Chirurgen an der Chirurgen-Schule zu Hannover erzogen. Die ersteren machten nach etwa 7 Semestern die Doktorats-Prüfung, welche sämmtliche Hauptfächer der Medicin umfasste, aber keineswegs zur ärztlichen Praxis berechtigte. Die Approbation wurde lediglich durch das Staatsexamen erworben, welches von der von der Regierung ernannten Examinations-Commission abgenommen wurde.

Auch in Mecklenburg[1] existirten früher neben den Ärzten, die an der Universität zu Rostock ausgebildet und promovirt wurden, Chirurgen, welche durch eine Prüfung vor dem Medicinal-Collegium die mehr oder weniger eingeschränkte Erlaubniss zur Ausübung ihrer Kunst erlangt hatten. Den Doktoren der Heilkunde wurde auf Grund ihrer Zeugnisse von der Regierung die ärztliche Approbation ertheilt. Diese Prüfungsordnung wurde aber noch vor der Einführung der deutschen Reichsgesetze nach dem Muster der preussischen Prüfungsordnung umgeändert.

Im Grossherzogthum Hessen gab es nur eine Klasse von Ärzten. Zum Studium der Medicin wurde nur Derjenige zugelassen, welcher das Gymnasium absolvirt hatte. Die ärztlichen Prüfungen bestanden aus folgenden Theilen: 1) dem naturwissenschaftlichen Examen, welches die Mineralogie, Botanik, Zoologie, Physik und Chemie umfasste, 2) der anatomischen Prüfung, welche theoretisch und praktisch und sehr eingehend war, 3) der Schlussprüfung, die sich aus schriftlichen Arbeiten, dem Examen am Krankenbett und der mündlichen Schlussprüfung zusammensetzte, die mit Ausnahme der Anatomie alle Zweige der Heilkunde in Betracht zog. Hierauf folgte die Anfertigung einer Dissertation, Vertheidigung der Thesen und Doktor-Promotion, mit welcher das Recht zur Ausübung der Praxis verbunden war.

In den deutschen Staaten, welche keine medicinischen Lehranstalten besassen, wie in Oldenburg, Braunschweig, Hamburg, Lübeck u. s. w. bestanden ebenfalls Prüfungsbehörden, welche sich aus Sanitätsbeamten und angesehenen Ärzten zusammensetzten und die ärztliche Approbation ertheilten.

---

[1] Donnblüth: Darstellung der medicinischen Polizeigesetzgebung, Schwerin 1834.

Preussen und das jetzige Deutsche Reich.

Die brandenburgisch-preussische Monarchie erlangte im 18. Jahrhundert eine hervorragende politische und militärische Machtstellung. Die Idee einer kräftigen Staatsgewalt, welche alle Theile der Verwaltung beherrscht und zum Wohl der Gesammtheit leitet, brach sich hier bald Bahn und erfüllte alle Kreise der Bevölkerung. Auch das medicinische Unterrichtswesen blieb von dieser Tendenz nicht unberührt.

Schon 1725 wurde ein Staatsexamen eingeführt, welches bei der Leichtfertigkeit, mit der damals an manchen Orten ärztliche Diplome verliehen wurden, nothwendig sein mochte.[1] Es beschränkte sich übrigens auf die Anatomie und die Beschreibung eines Krankheitsfalles, den der Candidat beobachtet hatte. Dazu kam später ein mündliches Examen über die wichtigsten Theile der Heilkunde. Im J. 1798 wurde bestimmt, dass anstatt der schriftlichen Bearbeitung eines Krankheitsfalles zwei Kranke in Gegenwart des Examinators untersucht und durch 4 Wochen behandelt wurden. Die Studienzeit wurde auf mindestens 3 Jahre festgesetzt.

Eine vollständige Organisation des medicinischen Studien- und Prüfungswesens erfolgte i. J. 1825. Darnach unterschied man mehrere Kategorien von Heilkundigen, nämlich promovirte Ärzte, welche nur zur inneren Praxis oder zugleich auch zur Ausübung der Chirurgie berechtigt waren, und Wundärzte erster und zweiter Klasse. Dieselben waren ausserdem zur Ausübung der Geburtshilfe und der Augenheilkunde legitimirt, wenn sie die dafür erforderlichen Prüfungen abgelegt hatten.

Die promovirten Ärzte wurden an den Universitäten ausgebildet. Sie mussten bei der Immatriculation den Nachweis liefern, dass sie das Gymnasium absolvirt und das Abiturienten-Examen bestanden hatten, sich hierauf durch 4 Jahre dem medicinischen Studium widmen und das letzte derselben zum Besuch der klinischen Lehranstalten benutzen. Es gab folgende Prüfungen: 1) das Tentamen philosophicum, welches 1826 eingeführt wurde, sich über Logik und Psychologie, Physik, Chemie, Mineralogie, Botanik und Zoologie erstreckte und von den Professoren der philosophischen Facultät in Gegenwart des Dekans der medicinischen Facultät abgenommen wurde, 2) das Tentamen medicum und Examen rigorosum, welche in einer schriftlichen Clausur-Arbeit und einem mündlichen Examen bestanden, über alle medicinischen

---

[1] L. v. Rönne und H. Simon: Das Medicinalwesen des Preussischen Staates, Breslau 1844, I, 344 u. ff.

Unterrichtsgegenstände handelten und zur Promotion berechtigten, 3) die Staatsprüfung, die nur in Berlin stattfand und das Recht zur ärztlichen Praxis gab.

Während das Tentamen medicum vor dem Dekan, und das Rigorosum vor den Professoren der medicinischen Facultät abgelegt wurde, wirkten bei der Staatsprüfung „theoretisch und praktisch wissenschaftlich gebildete Männer aus allen Zweigen des heilkundigen Wissens" als Examinatoren. Professoren und andere Universitätslehrer sollten vom Prüfungsgeschäft principiell ausgeschlossen und höchstens nur als Prüfer über solche Fächer zugelassen werden, welche sie nicht lehren. Kein Mitglied dieser Examinations-Commission, welche alljährlich vom Ministerium ernannt wurde, durfte länger als 2 Jahre seine Funktionen ausüben.

Die Staatsprüfung setzte sich aus mehreren Abschnitten zusammen, von denen der erste die Anatomie betraf, die Demonstration des Situs viscerum, die Anfertigung eines anatomischen Präparats und die Erklärung anderer Präparate, welche dem Prüfling vorgelegt wurden, verlangte, der zweite über die innere Medicin handelte und in der Untersuchung und Behandlung von zwei Kranken durch 2—3 Wochen, an welche sich Fragen über andere Krankheitsfälle anschlossen, und einer praktischen Prüfung über Receptirkunst bestand, der dritte sich in ähnlicher Weise mit zwei chirurgischen Krankheitsfällen beschäftigte und der vierte, die mündliche Schlussprüfung, nochmals sämmtliche Lehrgegenstände umfasste und gleichsam als Controlle der vorangegangenen Prüfungen diente. Hierauf wurde die Berechtigung zur Behandlung der inneren Krankheiten verliehen. Wer auch chirurgische Praxis treiben wollte, war verpflichtet, sich noch einer chirurgisch-technischen Prüfung zu unterziehen, welche zwischen dem zweiten und dritten Abschnitt eingeschaltet wurde und darin bestand, dass der Candidat ein chirurgisches Thema schriftlich bearbeitete, seine Kenntnisse in der Operationskunst und Instrumentenlehre zeigte, einen Verband anlegte und zwei Operationen an der Leiche ausführte. Wenn dieses Examen vorzüglich ausfiel, so erhielt er das Diplom als Operateur, im anderen Falle dasjenige als praktischer Arzt und Wundarzt. Doch wurde der Titel „Operateur" 1855 aufgehoben.

Die Wundärzte der ersten Klasse bedurften einer geringeren Allgemeinbildung und studierten durch 3 Jahre an einer medicinischen Facultät oder einer medicinisch-chirurgischen Lehranstalt; doch wurde ihnen ein Jahr der Studienzeit nachgesehen, wenn sie vorher zwei Jahre hindurch als Chirurgen niederer Kategorie thätig gewesen waren. Sie erhielten die Erlaubniss zur Ausübung der internen und chirurgischen Praxis, nachdem sie die Staatsprüfung bestanden hatten. Dieselbe wurde nach den gleichen Grundsätzen geregelt wie diejenige für die promovirten Ärzte und unterschied sich von ihr nur dadurch, dass sie keine naturwissenschaftlichen Kenntnisse voraussetzte und geringere Anforderungen an die ärztliche Bildung stellte. Sie fand in deutscher Sprache statt, während die Doktoren einen Theil der Prüfung in lateinischer Sprache ablegten.

Die Wundärzte zweiter Klasse erwarben die für ihren Beruf erforderlichen Kenntnisse theils durch die Unterweisung eines Meisters ihrer Kunst, bei dem sie in die Lehre traten, theils durch den Dienst in den Militärlazarethen und Krankenhäusern oder durch den Besuch einzelner Vorlesungen an einer medicinischen Facultät oder chirurgisch-medicinischen Lehranstalt. In der Prüfung, welche von den Medicinal-Collegien der Provinzen abgenommen wurde, wurde verlangt, dass der Candidat drei Fragen über allgemeine Gegenstände der Physiologie, Materia medica et chirurgica und Receptirkunde, über Wiederbelebungsversuche bei Scheintodten, Hilfeleistungen bei plötzlicher Lebensgefahr, vorläufige Anordnungen beim Ausbruch von Epidemien u. a. m. unter Clausur schriftlich beantwortete, den Situs viscerum demonstrirte, ein anatomisches Präparat anfertigte und andere Präparate, die ihm vorgelegt wurden, erklärte, eine kleine Operation an der Leiche ausführte, einen Verband anlegte und am Kranken häufig vorkommende chirurgische Krankheitszustände, wie Entzündungen, Eiterungen, Hernien, Beinbrüche, Verrenkungen, Brand u. a. m. diagnosticirte.

Die Berechtigung zur Ausübung der Geburtshilfe wurde nur an promovirte Ärzte und Wundärzte erster und zweiter Klasse, also an Personen verliehen, welche bereits zur ärztlichen Praxis in gewissen Beziehungen legitimirt waren. Vor der Prüfung, der sie sich zu diesem Zweck unterzogen, mussten sie den Nachweis liefern, dass sie einen vollständigen Cursus der Geburtshilfe absolvirt und zwei Geburten gehoben hatten: hierauf wurden sie veranlasst, drei Fragen aus diesem Gebiet schriftlich zu beantworten, ihre Fertigkeit im Touchiren am Phantom und an der Schwangeren zu zeigen, die Wendung und die Extraktion mit der Zange am Phantom auszuführen und eine mündliche Prüfung über Geburtshilfe abzulegen.

Zur Ausübung der Augenheilkunde war jeder Arzt und Wundarzt berechtigt, welcher die chirurgische Praxis betreiben durfte. Ein besonderes Examen über Augenheilkunde war daher nur für diejenigen Ärzte vorgeschrieben, denen ein chirurgisches Diplom fehlte. Es bestand darin, dass 2 oder 3 Fragen über die Anatomie und Physiologie des Auges schriftlich beantwortet, einige Augenoperationen an der Leiche gemacht, die Kenntniss der erforderlichen Instrumente dargelegt und ein mündliches Examen über Augenheilkunde abgelegt wurde.

Im öffentlichen Sanitätsdienst wurden nur promovirte Ärzte und Wundärzte erster Klasse angestellt, welche zur Ausübung aller Theile der ärztlichen Praxis befugt waren. Die ersteren wurden Physici, die letzteren forensische Wundärzte genannt. Die Bewerber um Stellen dieser Art mussten 4 Aufgaben aus der gerichtlichen Medicin schriftlich bearbeiten, wozu ihnen ein Zeitraum von mehreren Monaten gewährt wurde, eine gerichtsärztliche Obduction vornehmen, eine Apotheke visitiren, ihre diagnostischen und therapeutischen Kenntnisse in der Thierheilkunde praktisch bekunden und eine Prüfung über Staatsarzneikunde ablegen. Im Jahre 1850 wurde angeordnet, dass nur diejenigen Ärzte, welche in der Staatsprüfung das Prädicat „vorzüglich" erhalten hatten, sofort nach der Approbation zum Physikats-Examen zugelassen wurden, während die übrigen damit einige Jahre warten mussten.

Dieses durch seine verschiedenen Combinationen sehr complicirte Prüfungssystem hatte manche Übelstände im Gefolge. Es schied die Ärzte in eine Menge von Gruppen, zwischen denen Competenz-Conflikte kaum zu vermeiden waren, setzte die Facultäten herab, kränkte die Universitätslehrer durch ein ungerechtfertigtes Misstrauen, indem es dieselben grundsätzlich vom Prüfungsgeschäft beim Staatsexamen ausschloss, überbürdete die Examinationsbehörde, welche dabei thätig war, ernannte Personen zu Prüfern, welche zu diesem Amt nur selten befähigt und geeignet waren, und nöthigte die Prüfungs-Candidaten zu einem längeren Aufenthalt in Berlin, der mit vielen Unkosten verbunden war.

Diese Gründe in Verbindung mit der fortschreitenden Entwickelung der Medicin führten unter dem Druck des nach Gleichstellung und Gleichberechtigung ringenden Zeitgeistes zu einer theilweisen Umgestaltung des medicinischen Studien- und Prüfungswesens. In den Jahren 1848 und 1849 wurden die medicinisch-chirurgischen Lehranstalten zu Breslau, Greifswald, Münster und Magdeburg, welche bis dahin neben den medicinischen Facultäten zur Ausbildung der Wundärzte gedient hatten und erst wenige Jahrzehnte vorher gegründet worden waren, aufgehoben und beschlossen, dass künftig keine Ärzte dieser Art mehr erzogen wurden.

Das Gesetz vom 8. Oktober 1852 bestimmte, dass es fortan nur eine einzige Klasse von Ärzten geben sollte, welche sich allen Prüfungen unterziehen mussten und daher auch die Berechtigung zur ärztlichen Praxis in sämmtlichen Zweigen derselben erhielten. Sie wurden nur an den Universitäten ausgebildet und mussten das Tentamen philosophicum, das Tentamen medicum und Examen rigorosum und endlich die Staatsprüfung ablegen. Die letztere setzte sich zusammen aus den einzelnen Abtheilungen derselben, welche bisher für die promovirten Ärzte und Wundärzte vorgeschrieben waren; doch wurde der chirurgisch-klinische Abschnitt mit der chirurgisch-technischen Prüfung verschmolzen, und das geburtshilfliche Examen als besondere Abtheilung in die Staatsprüfung aufgenommen. Dieselbe bestand also aus dem anatomischen, medicinischen, chirurgischen und geburtshilflichen Examen und der Schluss-Prüfung, zu welcher nur Derjenige zugelassen wurde, der die vorhergehenden mit Erfolg bestanden hatte.

An dieser Prüfungsordnung wurden später einige durch die wissenschaftlichen Bedürfnisse geforderte Veränderungen vorgenommen. So erhielt die anatomische Prüfung i. J. 1856 durch die Aufnahme der Physiologie eine andere Gestalt und bestand aus einem anatomischen Theile, nämlich einem osteologischen und einem splanchnologischen Extemporale (Situs viscerum) und der Anfertigung eines Nervenpräparats, und einem physiologischen Abschnitt, welcher zugleich die Histologie umfasste.

Im Jahre 1861 trat an die Stelle des Tentamen philosophicum, welches aufgehoben wurde, das Tentamen physicum, bei welchem die Anatomie, Physiologie, Physik, Chemie und die beschreibenden Naturwissenschaften, also die Mineralogie, Zoologie und Botanik, die 5 Prüfungsfächer bildeten. Es sollte unter der Leitung des Dekans der medicinischen Facultät stattfinden und nach dem zweiten Studienjahre abgelegt werden.

Im Jahre 1860 wurde angeordnet, dass jeder Candidat bei der Meldung zum Staatsexamen den Nachweis liefere, dass er die chirurgische und die medicinische Klinik durch je zwei Semester als Praktikant besucht hat.

Das Examen rigorosum blieb als Facultäts-Akt neben der Staatsprüfung in unveränderter Form bestehen.

Von den Universitäten, welche Preussen im Anfang unseres Jahrhunderts besass, schienen einige wegen ihres spärlichen Besuches und der Nähe anderer, günstiger gelegener Hochschulen überflüssig zu sein. So zählte i. J. 1805 die Universität zu Erfurt bei 41 Lehrern nur 21 Studenten und diejenige zu Duisburg bei 12 Lehrern gleichfalls 21 Studenten; stärker besucht waren die Hochschulen zu Frankfurt a/O., welche 1797 bei 21 Lehrern 174 Studierende hatte, Erlangen, wo 40 Lehrer und 202 Studenten waren, Königsberg mit 26 Lehrern und 346 Studenten und Halle mit 48 Lehrern und 762 Studenten.

Nachdem die Universitäten zu Duisburg und Erfurt aufgehoben, Erlangen an Bayern abgetreten und Wittenberg mit Halle, Frankfurt a/O. mit Breslau verschmolzen worden war, blieben von den alten Hochschulen nur Königsberg, Halle und Breslau übrig, wo aber erst 1811 eine medicinische Facultät errichtet wurde. Dazu kamen die Universität zu Greifswald, welche mit Schwedisch-Pommern unter die preussische Herrschaft gelangte, und die zu Berlin und Bonn, welche neu gegründet wurden.

Die Berliner Hochschule trat i. J. 1810 ins Leben, während der Staat in Folge der Niederlagen von Jena und Auerstädt um die Hälfte seines früheren Umfanges verkleinert und zum Theil von feindlichen Truppen besetzt war. Es war sicherlich eine bewunderungswürdige Erscheinung, dass man in einer solchen Zeit allgemeiner Niedergeschlagenheit daran denken konnte, der Wissenschaft Tempel zu errichten; sie zeigt, welchen Muth, welche moralische und intellektuelle Kraft man besass, und wie fest und sicher man auf die Wiedererhebung des Staates hoffte und baute.[1] Die medicinische Facultät der Universität Berlin entwickelte sich aus dem Collegium medico-chirurgicum, an welchem i. J. 1806 vor dem Ausbruch des Krieges bereits 18 ordentliche und 2 ausserordentliche Professoren lehrten. Sie übernahm einen Theil ihrer Lehrkräfte und Lehranstalten und sorgte dafür, dass dieselben durch die Berufung hervorragender Gelehrter, wie REIL, HUFELAND, RUDOLPHI u. A. und durch die Vermehrung der wissenschaftlichen Institute ergänzt und vervollständigt wurden.

Die militärärztliche Bildungsanstalt zu Berlin, welche 1795 auf GÖRCKE's Veranlassung eine vortreffliche Organisation erhalten hatte,[2] wurde mit der Universität in der Weise verbunden, dass ihre Zöglinge an dem Unterricht, der dort ertheilt wurde, Theil nahmen. Dieselben schieden sich in solche, welche zu promovirten Ärzten ausgebildet wurden, und in solche, welche den Lehrcursus für die Wundärzte erster Klasse absolvirten. Nach der Aufhebung der letzteren Kategorie des Heilpersonals hörte auch die Ausbildung derselben für die Armee auf. Die Anstalt besteht heut als Convikt unter militärärztlicher Leitung. Die Studierenden erhalten vom Staat freie Wohnung, unentgeltlichen Unterricht und zum Theil sogar finanzielle Unterstützungen während ihrer Studien und übernehmen dafür die Verpflichtung, später eine gewisse Anzahl von Jahren in der Armee zu dienen. Die Überwachung der Studierenden wird Militärärzten übertragen, welche sich durch

---

[1] RUD. KÖPKE: Die Gründung der Friedrich-Wilhelms-Universität zu Berlin, Berlin 1860.

[2] J. D. E. PREUSS: Das K. Preuss. medicinisch-chirurgische Friedrich-Wilhelms-Institut zu Berlin, Berlin 1819, S. 28 u. ff.

Begabung und Geschicklichkeit auszeichnen; sie begleiten die Zöglinge in die Vorlesungen, wiederholen mit ihnen den Inhalt derselben und erhalten auf diese Weise die Gelegenheit, ihre eigenen medicinischen Kenntnisse zu befestigen und zu erweitern. Unsere Wissenschaft verdankt dieser Einrichtung manchen hervorragenden Forscher und Universitätslehrer.

Die jüngste der preussischen Universitäten ist diejenige zu Bonn, welche i. J. 1818 gegründet wurde. Sie war ein Bedürfniss für die westlichen Provinzen, welche von den östlichen räumlich getrennt waren und ausser der theologisch-philosophischen Lehranstalt zu Münster keine Hochschule besassen.

Die politischen Ereignisse von 1866 hatten die Vermehrung der preussischen Universitäten um diejenigen zu Göttingen, Kiel und Marburg zur Folge, welche mit Hannover, Schleswig-Holstein und Kurhessen unter die preussische Staatsverwaltung kamen. Als nach den glorreichen Siegen von 1870 das Elsass wieder mit Deutschland vereinigt wurde, wurde die Universität Strassburg nach dem Muster der deutschen Hochschulen reorganisirt und in die Zahl derselben aufgenommen. Ihre Ausstattung mit reichen Lehrmitteln und hervorragenden Lehrkräften haben ihr bald einen bevorzugten Platz unter ihnen verschafft.

Mit der Errichtung des Norddeutschen Bundes, welcher durch den Eintritt der süddeutschen Staaten i. J. 1871 zum Deutschen Reiche erweitert wurde, erfolgte eine einheitliche Organisation des medicinischen Studien- und Prüfungswesens. Auf Grund des §. 29 der Gewerbeordnung vom 21. Juni 1869 wurde der Beschluss gefasst, dass fortan nur die Centralbehörden derjenigen Bundesstaaten, welche eine oder mehrere Universitäten haben, befugt sind, die Approbation zur Ausübung der ärztlichen Praxis zu ertheilen, und zwar nur solchen Personen, welche die ärztliche Staatsprüfung bestanden haben.[1]

Dieselbe kann an jeder zum Deutschen Reich gehörigen Universität abgelegt werden. Die Prüfungs-Commissionen werden von dem vorgesetzten Ministerium alljährlich ernannt; sie bestehen aus Fachmännern aller Zweige der Heilkunde, vorzugsweise den Professoren und Docenten der betreffenden medicinischen Facultäten und einem Vorsitzenden, der die Verhandlungen leitet und überwacht. Die Medicinal-Collegien und Examinations-Commissionen, welche bisher in den Hauptstädten der verschiedenen Bundesstaaten die ärztliche Staatsprüfung abgenommen hatten, stellten diese Thätigkeit ein, und das medicinische Staatsexamen

---

[1] H. EULENBERG: Das Medicinalwesen in Preussen, Berlin 1874, S. 309 u. ff.

wurde eigentlich in eine von den Staatsbehörden beaufsichtigte Facultäts-
prüfung umgewandelt.

Wer sich derselben unterziehen will, muss den Nachweis führen,
dass er das Gymnasium absolvirt, das Tentamen physicum bestanden,
die klinische Praktikanten-Thätigkeit durchgemacht und bei vier Geburten assistirt hat. Dagegen ist er nicht mehr, wie früher, verpflichtet,
das Examen rigorosum abzulegen und die Doktor-Würde zu erwerben.
Allerdings blieb den Facultäten das Recht, dieselbe nach einer voraus-
gegangenen Prüfung zu verleihen; aber dies kann ebensowohl nach
dem Staatsexamen geschehen als vor demselben und ist nur noch ein
altes Herkommen, nicht mehr eine gesetzlich vorgeschriebene Einrichtung.

Die Staatsprüfung wurde in fünf Abschnitte eingetheilt. Der erste
umfasste die Anatomie, Physiologie und pathologische Anatomie und
bestand in der Demonstration eines osteologischen und eines splanchnologischen und der Anfertigung eines Nerven-Präparats, in der Lösung
einer histologischen und einer physiologischen Aufgabe und der Anfertigung und Erklärung eines histologischen Präparats, in der Sektion
einer Leiche mit Angabe der pathologisch-anatomischen Ergebnisse und
der Herstellung eines pathologisch-histologischen Präparats; die zweite
Abtheilung betraf die Chirurgie und Augenheilkunde und verlangte,
dass der Candidat zwei Kranke durch 8 Tage behandelte, die Fälle
schriftlich bearbeitete, eine akiurgische, mit der Ausführung einer
Operation an der Leiche verbundene Aufgabe, sowie eine Aufgabe über
Frakturen und Luxationen löste, einen Verband anlegte und einen
Augenleidenden untersuchte und behandelte; der dritte Abschnitt beschäftigte sich in der gleichen Weise mit der inneren Medicin und
forderte neben der Behandlung zweier Krankheitsfälle die Beantwortung
mehrerer Fragen aus der Materia medica, Toxikologie und Receptirkunst; der vierte Abschnitt betraf die Geburtshilfe und Gynäkologie
und verlangte die Leitung einer Geburt, die Behandlung der Wöch-
nerin und die Ausführung von geburtshilflichen Operationen am Phantom;
die mündliche Schlussprüfung endlich, welche den fünften Abschnitt
bildete, erstreckte sich über allgemeine und specielle Pathologie, Chirurgie,
Geburtshilfe, Materia medica, Staatsarzneikunde oder Hygiene. Die Aufgaben wurden zum Theil durch das Loos bestimmt. Wer die Staatsprüfung mit Erfolg ablegte, erhielt das Recht, sich Arzt zu nennen,
aber nicht den Doktor-Titel.

Will er den letzteren erlangen, so muss er denselben von irgend
einer medicinischen Facultät erwerben. Die Bedingungen, unter welchen
dies geschieht, sind an den einzelnen Orten verschieden. Die wissen-

schaftlichen Anforderungen bestehen im Allgemeinen in einer mündlichen Prüfung über die wichtigsten Fächer der Heilkunde, in der Ausarbeitung einer Dissertation in deutscher Sprache anstatt in lateinischer, wie dies früher üblich war, und in der Vertheidigung der aufgestellten Thesen.

Mehrere wichtige Änderungen in diesem Prüfungssystem brachten die Verordnungen vom 2. Juni 1883. Zunächst wurde bestimmt, dass die Mineralogie als Prüfungsgegenstand aus dem Tentamen physicum fortgelassen werde, weil alle Regierungen und Facultäten darin übereinstimmten, „dass die Mineralogie von allen Zweigen der Naturkunde dem künftigen Arzt am fernsten liegt und derselbe das Wenige, was er aus dieser Disciplin wissen muss, in den Vorlesungen über Chemie und Arzneimittellehre erfährt." Auch die Prüfung in der Zoologie und Botanik wurde eingeschränkt und angeordnet, dass sie zusammen nur als ein Prüfungsgegenstand betrachtet und nur eine Note über beide Fächer ertheilt werden soll. Man ging dabei von der Überzeugung aus, dass der Botanik und Zoologie ein gleiches Gewicht für das medicinische Studium und eine gleiche Berechtigung für den medicinischen Lehrplan wie der Physik und Chemie, ganz abgesehen von der Anatomie und Physiologie, in keiner Weise zugestanden werden könne, dass es ungerechtfertigt erscheint, von einem Studierenden der Medicin im vierten Semester neben genügenden Kenntnissen in der Anatomie, Physiologie, Physik und Chemie auch noch befriedigende Leistungen auf den ganz ungemein ausgedehnten Gebieten der Botanik und Zoologie zu verlangen, und geradezu unmöglich ist, dass derselbe in diesen beiden Wissenschaften den Anforderungen eines Fachprofessors ohne Vernachlässigung der für seine Zukunft viel wichtigeren übrigen Fächer Genüge leistet. Aus diesen Gründen wurde sogar der Antrag gestellt, die Prüfung über Zoologie und Botanik den Studierenden der Heilkunde überhaupt zu erlassen, jedenfalls aber nicht von den Vertretern dieser Fächer, sondern von einem Mitgliede der medicinischen Facultät vornehmen zu lassen. Diese Erwägungen führten zu dem Beschluss, dass der Prüfling in der Zoologie hauptsächlich die Kenntniss der Grundzüge der vergleichenden Anatomie und Physiologie, und in der Botanik eine Übersicht über die systematische Pflanzenkunde, namentlich mit Rücksicht auf die officinellen Pflanzen, und eine Kenntniss der Grundzüge der Anatomie und Physiologie der Pflanzen besitzen soll.

Selbstverständlich werden Personen, welche an einer deutschen Universität das Doktor-Diplom in den Naturwissenschaften erworben haben, von der Prüfung in diesen Fächern im Tentamen physicum dispensirt. Dasselbe ist mündlich und mit keinen praktischen Arbeiten verbunden.

Gleichzeitig wurden die Bedingungen für die Zulassung zur Staatsprüfung verschärft und eine andere Eintheilung derselben eingeführt. Der Candidat muss gegenwärtig, wenn er sich dazu meldet, nachweisen, dass er mindestens 9 Semester anstatt, wie früher, nur 8 den medicinischen Studien gewidmet und je zwei Semester an der chirurgischen, medicinischen und geburtshilflichen und ein Semester an der ophthalmiatrischen Klinik als Praktikant thätig gewesen ist, und dass mindestens 4 Semester verflossen sind, seitdem er das Tentamen physicum abgelegt hat. Im Jahre 1887 kam hierzu noch die Forderung, dass er sich die zur Ausübung der Impfung erforderliche Fertigkeit erworben habe.

Die Staatsprüfung zerfällt in folgende Theile: 1) Normale Anatomie, 2) Physiologie, 3) Pathologische Anatomie und allgemeine Pathologie, 4) Chirurgie und Augenheilkunde, 5) Innere Medicin und Heilmittellehre, 6) Geburtshilfe und Gynäkologie und 7) Hygiene. In der Anatomie, Physiologie und pathologischen Anatomie prüft nur ein Examinator, in den übrigen Fächern dagegen zwei. Der Inhalt der Prüfung erscheint nur in einzelnen Abschnitten, z. B. in der Anatomie, Chirurgie und Geburtshilfe, gegen früher ein wenig vermehrt. Wenn der Examinand in einem Fach durchfällt, so muss er sich darin nach einem bestimmten Zeitraum nochmals prüfen lassen; versäumt er dies, so verlieren auch die übrigen, bereits erfolgreich bestandenen Theile der Prüfung ihre Geltung.

Einzelne Bestimmungen dieser Prüfungsordnung müssen Bedenken erregen. Hierher gehört zunächst die Fixirung der Studienzeit auf 9 Semester, während schon vor Jahrzehnten dieser Zeitraum in mehreren Bundesstaaten auf 10 Semester bemessen war. Die medicinische Wissenschaft hat seitdem an Umfang und Tiefe sehr bedeutend gewonnen, und die Anforderungen, die an das Wissen der Ärzte gestellt werden, sind daher nicht vermindert, sondern im Gegentheil ausserordentlich vermehrt worden. Will man überhaupt eine bestimmte Studienzeit festsetzen, so sind 10 Semester das Mindeste, was gefordert werden kann.

Dazu kommt, dass das Semester, welches gegenwärtig zum Waffendienst verwendet wird, gewöhnlich in die gesetzliche Studienzeit fällt und in dieselbe eingerechnet wird. Dieses Zugeständniss ist keineswegs gerechtfertigt, da die Studierenden während der Erfüllung ihrer Militärpflicht durch Aufgaben, welche sie körperlich und geistig vollständig in Anspruch nehmen, vom Studieren abgehalten werden.

Befremden erregte die Verordnung, dass die medicinischen Studien lediglich an den Universitäten des Deutschen Reiches absolvirt werden müssen. Für Juristen, welche später als Staatsbeamte thätig sind,

würde eine derartige Bestimmung begreiflich erscheinen; den künftigen
Ärzten, deren Beruf einen internationalen Charakter hat, sollte es gestattet werden, auch ausländische Hochschulen zu besuchen, wenn sie
dadurch ihre Bildung vervollständigen und ihren Gesichtskreis erweitern.[1] Gerade das deutsche Volk hat sich bisher dadurch ausgezeichnet, dass es sich gegen die geistigen Bewegungen der übrigen
Völker nicht verschloss, sondern deren Errungenschaften in sich
aufnahm.

Eine eigenthümliche Stellung nimmt das Doktorat zum medicinischen Prüfungssystem in Deutschland ein. Da es weder zur
ärztlichen Praxis berechtigt, noch eine Bedingung für die Zulassung
zur ärztlichen Staatsprüfung ist, so erscheint es eigentlich überflüssig.
Will man mit der Aufrechthaltung des Doktor-Titels den Gewohnheiten
des Volkes entgegenkommen, so muss man denselben Jedem verleihen,
der das ärztliche Staatsexamen bestanden hat. Soll er aber eine Auszeichnung für hervorragende wissenschaftliche Leistungen sein, so ist es
nothwendig, dass die Anforderungen an das Wissen Derjenigen, welche
sich darum bewerben, wesentlich erhöht werden.

Eine ausserordentlich glückliche und zweckmässige Einrichtung ist
es, dass das Prüfungsgeschäft hauptsächlich den Facultäten, deren Mitglieder durch ihre Sach- und Personalkenntniss ohne Zweifel dazu am
meisten berufen sind, anvertraut und dabei doch der Staatsbehörde der
berechtigte Einfluss gewahrt wird, den sie im Interesse der Bevölkerung
ausüben kann und soll.

Manche Einzelheiten der Prüfungsordnung könnten vielleicht verbessert werden. So mag es zweifelhaft sein, warum in den Prüfungsgegenständen der praktischen Heilkunde zwei Examinatoren erforderlich
sind, während für die übrigen je einer genügt, da dadurch das an
manchen Orten nur spärlich vorhandene klinische Material über Gebühr
in Anspruch genommen wird, zwei gleichwerthige Examinatoren kaum
irgendwo zu finden sind, und die Überwachung oder Controlle des einen
Prüfers durch den andern hier ebenso wenig als in den Disciplinen der
theoretischen Medicin nothwendig erscheint.

Auch die jetzige Form des letzten Abschnitts der Staatsprüfung
befriedigt nicht. Mit dem gleichen Recht, wie die Hygiene, könnten
auch die Psychiatrie, die gerichtliche Medicin, die Thierheilkunde und
andere Fächer den Anspruch erheben, unter die Prüfungsgegenstände
aufgenommen zu werden.

Gegenüber diesen kleinen Mängeln, deren Richtigkeit übrigens

---

[1] K. Koester: Die Freizügigkeit der Studierenden der Medicin, Bonn 1884.

vielleicht noch zu erproben ist, besitzt das medicinische Unterrichtswesen Deutschlands so viele Vorzüge, dass es in andern Ländern mit Recht als musterhaft gilt und nachgeahmt wird.

Italien.

In der Lombardei und Venetien war das medicinische Unterrichtswesen früher vollständig nach österreichischem Muster organisirt. Die medicinischen Facultäten zu Padua und Pavia standen in regem Verkehr mit den Universitäten der übrigen Kronländer des österreichischen Kaiserstaates und verdankten ihnen manche wissenschaftliche Anregung und Förderung. Die Fürsten aus dem österreichischen Herrscherhause richteten, wie LODER[1] bemerkt, „ihr Augenmerk auf eine gute Einrichtung und Erhaltung der öffentlichen medicinischen Anstalten".

Im Kirchenstaat dauerte das medicinische Studium nach einer Verordnung des Pabstes Leo XII. v. J. 1824 vier Jahre; hierauf folgte die Promotion zum Doktor der Medicin. Wer sich mit dem Doktorat der Chirurgie begnügte, studierte ein Jahr weniger und beschäftigte sich hauptsächlich mit den für seinen künftigen Beruf erforderlichen Unterrichtsgegenständen. Mit der Promotion war nicht die Berechtigung zur ärztlichen Praxis verbunden, sondern es wurde dazwischen noch das Biennium practicum eingeschaltet, welches zum Besuch der Kliniken und zum Hospitaldienst benutzt wurde.

In Toscana bestand die Einrichtung, dass die Mediciner 4 Jahre an der Hochschule zu Siena oder Pisa studierten und sich hierauf zur Fortsetzung ihrer Studien nach Florenz begaben, wo sie in den mit dem Ospedale di S. Maria nuova verbundenen Instituten Gelegenheit erhielten, sich in der Heilkunst weiter auszubilden und zu vervollkommnen. Die Collegien, welche an der Universität besucht werden mussten, waren vorgeschrieben. Prüfungen, welche am Schluss eines jeden Jahres stattfanden, entschieden darüber, ob der Studierende zu den Vorlesungen des folgenden Jahrganges zugelassen wurde. Nach der Beendigung der gesammten Studienzeit legte er in Florenz das Staatsexamen ab, welches aus einem mündlichen theoretischen und einem praktischen klinischen Abschnitt bestand. Hierauf folgte die Aus-

---

[1] E. v. LODER: Über ärztliche Verfassung und Unterricht in Italien i. J. 1811, Leipzig 1812.

arbeitung und Vertheidigung von Thesen, die Doktor-Promotion und die Erlaubniss zur ärztlichen Praxis.

Ähnlich war es in andern Staaten Italiens. Der Einfluss Österreichs und Frankreichs, welcher sich auf vielen Gebieten der Verwaltung geltend machte, zeigte sich auch in den Einrichtungen des medicinischen Studienwesens.

Als sich die nationalen Hoffnungen Italiens erfüllten und die einzelnen Theile desselben zu einem politischen Gemeinwesen vereinigten, wurde eine einheitliche Organisation der medicinischen Unterrichtsverwaltung ermöglicht. Dieselbe erfolgte bereits am 16. November 1859 und war der erste Spatenstich einer grossen Cultur-Arbeit, deren Früchte mehr und mehr an das Tageslicht treten.

Gegenwärtig besitzt Italien 17 vom Staat und 4 von den Städten oder Landschaften erhaltene Universitäten. Die Staatsuniversitäten werden in diejenigen erster und zweiter Ordnung geschieden. Zu der ersten Klasse gehören die Hochschulen zu Rom, Neapel, Turin, Bologna, Padua, Pavia, Pisa und Palermo, zur zweiten diejenigen zu Genua, Modena, Parma, Macerata, Siena, Cagliari, Sassari, Catania und Messina. Die letzteren sind zum Theil unvollständig, d. h. nicht mit sämmtlichen Facultäten versehen und besitzen weniger Lehrkanzeln und eine geringere Zahl von Studierenden, als die ersteren. Die sogenannten freien Universitäten befinden sich zu Perugia, Urbino, Camerino und Ferrara. Ausserdem kommt noch das Instituto superiore zu Florenz in Betracht, welches ebenfalls mit klinischen und anderen medicinischen Anstalten verbunden ist und Gelegenheit zum Studium der Heilkunde bietet.

Überall fehlen die theologischen Facultäten, da die Ausbildung des Klerus i. J. 1873 den Universitäten genommen und den bischöflichen Seminarien übertragen wurde. Man unterscheidet vier Facultäten, nämlich die juristische, medicinische, mathematisch-naturwissenschaftliche und linguistisch-historische.

Das Studium der Medicin dauert 6 Jahre. Die Studierenden müssen sich bei der Immatriculation über ihre Vorbildung ausweisen. Wenn sie das Gymnasium und das Lyceum, welches etwa den drei oberen Klassen des deutschen Gymnasiums entspricht, nicht absolvirt und auch keine gleichwerthige Bildung erworben haben, so werden sie nur zum Besuch der Vorlesungen, aber nicht zu den Prüfungen und zur Promotion zugelassen. Den Studierenden wird ein Studienplan empfohlen, keineswegs jedoch vorgeschrieben. Sie werden nur in den wichtigsten Fächern der Heilkunde geprüft, und zwar geschieht dies unmittelbar, nachdem sie den Cursus darüber absolvirt haben. Das Examen wird von dem Professor, welcher den Gegenstand lehrt, und

zwei ihm beigeordneten Fachmännern abgenommen. Nachdem sie die
einzelnen Special-Prüfungen über die verschiedenen Unterrichtsfächer,
die sowohl theoretisch, als auch, wie z. B. in der descriptiven und der
pathologischen Anatomie, Chirurgie, internen Medicin und Geburtshilfe,
praktischer Natur sind, im Verlauf ihrer Studienzeit bestanden haben,
erhalten sie das Recht, die ärztliche Praxis auszuüben. Um das Doktorat
zu erlangen, muss der Arzt eine Dissertation verfassen und mehrere
Thesen vertheidigen.

Die Lehrkörper der medicinischen Facultäten bestehen aus ordentlichen und ausserordentlichen Professoren, welche sich nur durch die
Höhe der Besoldung, die sie beziehen, unterscheiden, aus Incaricati, die
einen Lehrauftrag für ein bestimmtes Specialgebiet haben, und Privat-
docenten. Die Besetzung der Professuren geschieht gewöhnlich durch
Concurs, der entweder in schriftlichen und mündlichen Prüfungen besteht oder sich nur auf die Vorlage der wissenschaftlichen Arbeiten
beschränkt. In Fällen, in denen ein Gelehrter von anerkanntem Ruf
in Frage kommt, sieht man von der Bewerbung gänzlich ab und besetzt die Lehrkanzel auf dem Wege der Berufung.[1]

Spanien und Portugal.

Auch in Spanien hat man aufgehört, die Berechtigung zur Ausübung der Praxis für einzelne Theile der Heilkunde zu ertheilen.
Gegenwärtig giebt es dort nur eine Klasse von Ärzten, die Licenciados
en medicina y chirurgia, neben welchen nur noch ein niederes chirurgisches Hilfspersonal existirt, zu welchem die Practicantes (Heildiener)
und die Dentistas gezählt werden.

Wer das Studium der Medicin beginnt, muss sich über eine allgemeine wissenschaftliche Vorbildung ausweisen und den akademischen
Grad eines Bachiller en artes besitzen. Die ärztlichen Studien werden
an den Universitäten absolvirt, sind aber nicht obligat. Medicinische
Facultäten bestehen an den Hochschulen zu Madrid, Barcelona, Granada, Salamanca, Santjago de Compostela, Sevilla, Cadix, Valencia,
Valladolid und Saragossa. Die Studierenden widmen das erste Jahr
der Studienzeit den Naturwissenschaften, der Physik und Chemie, und

---

[1] Tommasi-Crudeli in der Riv. clin. di Bologna 1876. Regio decreto
No. 2621, Roma 1884.

die folgenden 6 Jahre den medicinischen Fächern. Hierauf unterziehen sie sich einer aus drei Abschnitten bestehenden Prüfung, von denen der erste theoretisch ist und sich über alle Disciplinen der Heilkunde erstreckt, die beiden anderen praktischer Natur sind und theils am Krankenbett, theils an der Leiche stattfinden.

Der Candidat erwirbt damit die Licenz zur ärztlichen Praxis, nicht aber die Doktor-Würde. Wenn er die letztere anstrebt, so ist er verpflichtet, seine Studien um ein Jahr zu verlängern, welches zur Vervollständigung der ärztlichen Bildung und zum Besuch von Vorlesungen über Geschichte der Medicin, medicinische Geographie, Hygiene, Biologie u. a. m. verwendet wird, und dann eine Dissertation zu verfassen und Thesen zu vertheidigen. Der Doktor-Titel wird nur an Ärzte verliehen, welche ein reges wissenschaftliches Streben zeigen, gewährt jedoch keine Vorrechte für die Praxis und wird nur von Denjenigen verlangt, welche sich um die Professuren oder höheren Stellungen im öffentlichen Sanitätsdienst bewerben.

Portugal hat eine medicinische Facultät zu Coïmbra und zwei medicinisch-chirurgische Lehranstalten zu Lissabon und Porto. Sie unterscheiden sich darin von einander, dass die erstere mit Lehrmitteln und Lehrkanzeln reicher ausgestattet ist, als die letzteren, und allein das Recht besitzt, den Doktor-Titel zu verleihen. Die Schule zu Lissabon geniesst wegen des grossen Hospitals, welches ihr zu Lehrzwecken eingeräumt ist, den Ruf, dass sie eine vorzügliche Ausbildung in der praktischen Heilkunst, besonders in der Chirurgie, gewährt.

Es giebt gegenwärtig nur noch eine Klasse von Ärzten, nachdem die Kategorie der Licenciati minores, welche ein sehr beschränktes Recht zur Praxis besassen, aufgehoben worden ist.

Zum Studium der Heilkunde wird nur Derjenige zugelassen, welcher in einer Prüfung gezeigt hat, dass er eine gewisse Allgemeinbildung besitzt. Der Besuch der Collegien ist obligat. Der Lehrplan nimmt 5 Jahre in Anspruch. Am Schluss eines jeden Jahres finden Prüfungen statt, von deren Ausfall die Versetzung in die höhere Klasse abhängig ist. Die Prüfungen sind sowohl theoretisch als praktisch und zum Theil sehr genau; so wird z. B. verlangt, dass der Candidat 10 Kranke durch 20 Tage selbstständig behandelt. Nach der erfolgreichen Beendigung derselben wird die Licenz zur ärztlichen Praxis ertheilt.

Der Doktor-Titel ist der Ausdruck einer tieferen wissenschaftlichen Bildung; er wird z. B. von Denjenigen gefordert, welche an der medicinischen Facultät zu Coïmbra die Lehrthätigkeit ausüben wollen. Um denselben zu erlangen, muss der Bewerber noch ein Examen ablegen und eine Dissertation vorlegen. Als Examinatoren wirken die Professoren.

Die Lehrkanzeln werden durch Concurs besetzt. [1]

Holland und Belgien.

In Holland wurden früher verschiedene Arten von Ärzten ausgebildet, welche theils zur inneren, theils zur chirurgischen Praxis berechtigt waren und sich entweder nur auf dem Lande oder überall niederlassen durften. Sie erwarben ihre fachmännischen Kenntnisse sowohl an den Universitäten als an den ärztlichen Fachschulen, welche mit einigen Hospitälern verbunden waren.

Im Jahre 1865 wurde das Gesetz erlassen, dass die Ärzte fortan nicht mehr für einzelne Zweige der Heilkunst legitimirt werden, sondern alle Theile derselben betreiben und ein unbedingtes Niederlassungs-Recht besitzen. [2] Gleichzeitig wurden die Hospitalschulen aufgehoben und die Erziehung der Ärzte den medicinischen Facultäten übertragen.

Gegenwärtig besitzt Holland neben den drei Universitäten zu Leiden, Utrecht und Groningen, welche vom Staat erhalten werden, noch die städtische Hochschule zu Amsterdam, die aus dem Athenaeum, einer höheren Lehranstalt, deren Geschichte bis 1632 zurückreicht, entstanden und 1877 zu einer Universität erhoben worden ist. [3]

Wer sich dem Studium der Medicin widmet, muss die höhere Bürgerschule oder das Gymnasium absolvirt haben oder durch eine Prüfung den Nachweis liefern, dass er eine genügende Vorbildung besitzt. Die Studienzeit dauert gewöhnlich 6 Jahre.

Die Berechtigung zur ärztlichen Praxis wird nur durch die Staatsprüfung erworben, welche von Examinations-Commissionen abgenommen wird, zu deren Mitgliedern die Lehrer der verschiedenen medicinischen Facultäten ernannt werden. Dieser Prüfung gehen das erste und zweite naturwissenschaftliche Examen voraus, von denen sich jenes mit der Physik, Chemie und Botanik, dieses mit der Anatomie, Physiologie und Gewebelehre, Pharmakognosie und allgemeinen Pathologie beschäftigt.

[1] B. A. Serra de Mirabeau: Memoria historica e commemorativa da faculdade de medicina, Coïmbra 1872.

[2] Das Medicinalwesen im Königreich der Niederlande, Haag 1870.

[3] Revue internat. de l'enseignement, Paris 1881, I, 77 u. ff.

Die Staatsprüfung selbst zerfällt in einen theoretischen Theil, der über pathologische Anatomie, Pharmakodynamik, specielle Pathologie und Therapie, Hygiene, theoretische Chirurgie und Geburtshilfe handelt, und in ein praktisches Examen am Krankenbett, an der Leiche u. s. w. Vor demselben muss der Candidat den Nachweis liefern, dass er durch zwei Jahre klinischen Unterricht genossen und mindestens 12 Geburten, von denen 2 mit Hilfe der ärztlichen Kunst vollzogen worden sind, beigewohnt hat.[1]

Unabhängig davon wird das Doktorat der Heilkunde von den medicinischen Facultäten verliehen; von den Bewerbern wird verlangt, dass sie das humanistische Gymnasium absolvirt haben. Die Doktorats-Prüfungen berücksichtigen nicht blos die ärztliche Tüchtigkeit, sondern auch die medicinische Gelehrsamkeit; sie haben eine gründlichere Allgemeinbildung zur Voraussetzung und gehen sowohl auf die Naturwissenschaften als auf die eigentlichen medicinischen Disciplinen tiefer ein, als dies im Staatsexamen der Fall ist. Das Doktorat der Heilkunde gewährt daher ebenfalls das Recht zur Ausübung der ärztlichen Praxis.[2]

Wesentlich verschieden von dem medicinischen Unterrichtswesen Hollands ist dasjenige Belgiens, welches manche Ähnlichkeiten mit dem französischen zeigt. Doch giebt es in Belgien keine Officiers de santé, keine Ärzte niederen Grades, sondern nur eine Klasse von Ärzten, welche an den Universitäten ausgebildet werden.

Von den vier Hochschulen des Landes werden zwei, nämlich zu Gent und Lüttich,[3] vom Staat erhalten, die anderen beiden jedoch nicht. Die Universität zu Löwen trägt einen confessionellen Charakter und wird vom Klerus geleitet und unterstützt; die Hochschule zu Brüssel, welche i. J. 1834 von der liberalen Partei ins Leben gerufen wurde, verdankt der Stadt und einigen reichen Gönnern die Mittel zu ihrem Unterhalt.

Dem ärztlichen Studium geht in den meisten Fällen der Besuch des Gymnasiums voraus, welches binnen 7 Jahren vollständig absolvirt wird. Die medicinischen Studien beginnen mit den Naturwissenschaften, der Physik, Chemie und Philosophie. Der Studienplan wird im Allgemeinen durch die Prüfungen bestimmt, indem die zu einem Examen

---

[1] Geneeskundige Wetten, Zwolle 1882, Gesetz vom 28. Dez. 1878.

[2] Wet van d. 28. April 1876, tot regeling van het hooger onderwijs, Zwolle 1884.

[3] A. LE ROY: L'université de Liége, 1869.

gehörenden Prüfungsgegenstände zusammen belegt werden. Der Unterricht erhält dadurch die Form einer handwerksmässigen Vorbereitung für die Prüfung, ähnlich wie in den medicinischen Schulen Englands.

Das erste medicinische Examen handelt über descriptive und vergleichende Anatomie, Physiologie, Embryologie, Histologie und Pharmakologie, ist mit praktischen Demonstrationen verbunden und wird die Candidaten-Prüfung genannt. Für das die Berechtigung zur ärztlichen Praxis gewährende Doktorat der Heilkunde werden drei Prüfungen verlangt, von denen die erste die allgemeine Pathologie und Therapie, specielle Pathologie der inneren Krankheiten und pathologische Anatomie, die zweite die chirurgische Pathologie, Geburtshilfe, Hygiene und gerichtliche Medicin betrifft, und die dritte sich über die Klinik der internen und chirurgischen Leiden, der Augenkrankheiten, Geschlechtsorgane und Hautleiden, auf die praktische Geburtshilfe und chirurgische Operationskunst erstreckt und theils theoretisch, theils praktisch ist. Als Examinatoren wirken jetzt ausschliesslich die Professoren der betreffenden Facultät, während früher Prüfungs-Commissionen gebildet wurden, die sich zur Hälfte aus Professoren derselben und zur Hälfte aus denjenigen einer anderen Facultät zusammensetzten. Man befolgte dabei den Grundsatz, dass die Lehrer der Staats-Universitäten mit denen der freien Hochschulen zu Examinationsbehörden verbunden wurden, um auf diese Weise eine wünschenswerthe Gleichartigkeit der ärztlichen Bildung zu erzielen.

In Brüssel existirt ausserdem noch eine Central-Prüfungs-Commission, welcher sich diejenigen Examinanden vorstellen, denen die wissenschaftliche Vorbildung mangelt; denn der Zutritt zu den Fachstudien und zur Universität steht Jedem frei, der lesen und schreiben kann. Bei der Meldung zu den ärztlichen Prüfungen wird nur der Nachweis gefordert, dass der Candidat zwei Jahre hindurch die chirurgische und interne Klinik und ein Jahr die geburtshilfliche Klinik besucht hat.

Die Lehrer-Collegien bestehen aus ordentlichen und ausserordentlichen Professoren und Agrégés spéciaux, welche für drei Jahre ernannt werden, eine kleine Besoldung erhalten und an die Stelle der früheren Chargés de cours getreten sind.

Schweiz.

Früher hatte jeder Canton seine besonderen gesetzlichen Bestimmungen über die Zulassung zur ärztlichen Praxis. Einige Cantone forderten ein Staatsexamen, welches vor einer aus dortigen Ärzten gebildeten Prüfungs-Commission abgelegt wurde; in anderen genügte das Zeugniss, dass es bereits in einem anderen Cantone oder Lande bestanden worden war, oder ein medicinisches Doktor-Diplom; in einzelnen verzichtete man auch darauf und gestattete Jedem die Praxis, welcher die Befähigung dazu zu besitzen vorgab. Erst 1867 kam ein vom Bundesrath genehmigtes Übereinkommen der meisten Cantone zu Stande, nach welchem die an den Schweizer Universitäten bestandenen ärztlichen Prüfungen überall anerkannt werden und zur Praxis berechtigen.

In keinem Lande existiren im Verhältniss zu seiner Bevölkerung so viele Hochschulen und höhere Lehranstalten, als in der Schweiz. Neben den Universitäten zu Basel, Zürich und Bern,[1] an welchen in deutscher Sprache gelehrt wird, bestehen die Hochschule zu Genf und die Akademien zu Lausanne und Neufchatel, an denen die französische Unterrichtssprache herrscht.

Medicinische Facultäten haben die vier Universitäten und seit kurzer Zeit auch die Akademie zu Lausanne. Die Universitäten zu Zürich, Bern und Genf sind erst im Verlauf des 19. Jahrhunderts gestiftet worden, und ihre medicinischen Facultäten haben sich aus medicinisch-chirurgischen Lehranstalten entwickelt. In Bezug auf ihre Lehrkräfte und Lehrmittel stehen sie jetzt ihren deutschen Schwester-Anstalten ebenbürtig zur Seite.

Die ärztlichen Prüfungen sind nach deutschem Vorbild eingerichtet und werden in Basel, Bern, Zürich, Genf und Lausanne abgelegt. Die Prüfungs-Commissionen werden aus Lehrern der medicinischen Facultäten und geprüften Praktikern zusammengesetzt und vom Bundesrath für die Dauer von 4 Jahren ernannt. Die Prüfungen zerfallen in die naturwissenschaftliche, welche sich über Physik, Chemie, Botanik und Zoologie nebst vergleichender Anatomie erstreckt, die anatomisch-physiologische, die mindestens ebenso schwierig ist als in Deutschland, und in die eigentliche ärztliche Fachprüfung, die gleich der vorhergehenden theils praktisch, theils mündlich oder schriftlich ist und die pathologische Anatomie, innere Medicin, Chirurgie, Geburtshilfe und Gynäkologie, Augenheilkunde, gerichtliche Medicin und Hygiene, Arzneimittellehre und Psychiatrie umfasst.[2]

Bemerkenswerth ist, dass die Bedingungen für die Zulassung zu den ärztlichen Prüfungen strenger sind als in anderen Ländern, indem vom Bewerber der Nachweis verlangt wird, dass er Vorlesungen über

[1] Ed. Müller: Die Hochschule Bern von 1834--1884, Bern 1884.
[2] Verordnung der eidgenöss. Medicinalprüfungen vom 19. März 1888.

die wichtigsten Fächer der Heilkunde gehört, an den praktischen Arbeiten Theil genommen und nicht blos je 2 Semester in der medicinischen, chirurgischen und geburtshilflichen und 1 Semester in der ophthalmiatrischen, sondern auch 1 Semester in der psychiatrischen Klinik und in der Poliklinik als Praktikant gewirkt hat.

Die Doktor-Promotion ist von der ärztlichen Prüfung getrennt und wird von den medicinischen Facultäten auf Grund eines Examens und einer Dissertation vollzogen.

Dänemark, Norwegen und Schweden.

In Dänemark ist der medicinische Unterricht ähnlich wie in Deutschland und Österreich organisirt. Die Studierenden der Heilkunde müssen, wenn sie die Universität zu Kopenhagen beziehen, das Maturitäts-Zeugniss eines dänischen Gymnasiums vorlegen; sie beschäftigen sich dann zunächst mit dem Studium der Philosophie, den Naturwissenschaften, der Physik und Chemie und werden in diesen Gegenständen geprüft. Erst darnach beginnen die eigentlichen medicinischen Fachstudien.

Die Prüfungen, welche das Recht zur Ausübung der ärztlichen Praxis verleihen, finden vor der medicinischen Facultät im Beisein von Censoren statt, die von der Regierung ernannt werden und ihr Urtheil über die Befähigung des Candidaten abgeben. Sie bestehen aus einem schriftlichen Theil, nämlich drei Clausur-Arbeiten über Gegenstände der praktischen Heilkunde, einem praktischen Abschnitt, der sich aus einer anatomischen Arbeit, der Untersuchung und Behandlung mehrerer Kranken und der Ausführung einer chirurgischen Operation an der Leiche zusammensetzt, und einer mündlichen Prüfung über die wichtigsten Fächer der Heilkunde.

Den Doktor-Titel, welcher nach der Anfertigung einer Dissertation von wissenschaftlichem Werth verliehen wird, streben im Allgemeinen nur diejenigen Ärzte an, welche den akademischen Lehrberuf ergreifen oder in den öffentlichen Sanitätsdienst eintreten wollen. Jeder Doktor der Medicin darf an der Universität Vorträge halten. Die Professuren werden durch Concurs besetzt.

Nahezu vollständig gleich liegen die Verhältnisse in Norwegen. Auch hier ist es üblich, dass die Ärzte sich mit der Licenz zur Praxis begnügen und nur selten um die Doktor-Würde bewerben.

Das Land besitzt eine Universität in Christiania, welche 1811 gegründet und 1815 vervollständigt wurde. Die Immatriculation setzt die erfolgreiche Absolvirung des Gymnasiums voraus. Das Universitäts-Studium beginnt für sämmtliche Facultäten mit der Vervollständigung der allgemeinen wissenschaftlichen Vorbildung; es werden darauf 2 bis 3 Semester verwendet, während welcher der Studierende Zeit hat, sich für einen bestimmten Beruf zu entscheiden. Die medicinische Studienzeit dauert gewöhnlich 7 Jahre und wird durch die Prüfungen in drei Abschnitte eingetheilt. Der erste umfasst die Zoologie, Botanik, Physik, Chemie, Anatomie und Physiologie; die zweite Abtheilung betrifft die Pharmakologie und Toxikologie, allgemeine und specielle Pathologie und pathologische Anatomie, chirurgische Pathologie, Ophthalmologie und Dermatologie, und die dritte beschäftigt sich mit der klinischen Praxis, gerichtlichen Medicin und Hygiene; die Prüfungen sind sowohl mündlich und schriftlich, als praktischer Natur.

Wer dieselben mit Erfolg besteht, ist zur ärztlichen Praxis berechtigt. Die Doktor-Würde wird nur für aussergewöhnliche wissenschaftliche Leistungen verliehen und ist mit dem Recht, an der Universität zu lehren, verbunden. Im J. 1888 gab es in Norwegen nicht mehr als 14 Doktoren der Medicin.

———

In Schweden wird der medicinische Unterricht an den medicinischen Facultäten der Universitäten zu Upsala und Lund und am medicinisch-chirurgischen Carolinischen Institut zu Stockholm ertheilt, welches 1750 gestiftet wurde und jetzt hauptsächlich zur Ausbildung in den klinischen Fächern dient.

Von den Studierenden wird das Maturitäts-Zeugniss des humanistischen Gymnasiums verlangt. Der Studiengang der Mediciner ist ungefähr der gleiche wie an den deutschen Hochschulen; nur wird wegen der langen Dauer der Ferien mehr Zeit auf die verschiedenen Unterrichtsgegenstände verwendet. Gewöhnlich vergehen 9 bis 10 Jahre vom Austritt aus dem Gymnasium bis zum Beginn der ärztlichen Praxis.

Der Studierende beschäftigt sich zunächst durch 3 Semester mit der Physik, Chemie, Botanik und Zoologie und legt darüber eine Prüfung ab. Hierauf tritt er aus der philosophischen in die medicinische Facultät über und widmet ungefähr 4 Jahre dem Studium der Anatomie,

Physiologie, medicinischen Chemie, Histologie, Pharmakologie und allgemeinen Pathologie. Zur Theilnahme an den Secir-Übungen, an den praktischen Arbeiten in den physiologischen, chemischen, histologischen und pathologischen Laboratorien ist er verpflichtet, während der Besuch der theoretischen Vorlesungen, welche unentgeltlich stattfinden, seinem Belieben anheimgestellt wird. Die Prüfung, welche diesen Theil der Studienzeit zum Abschluss bringt, umfasst die genannten Fächer nebst der Geschichte der Medicin und ist theils mündlich, theils praktisch.

Die folgenden Semester verwendet der Candidat der Medicin, wie er fortan genannt wird, zum Besuch der klinischen Institute und überhaupt zur Ausbildung in der praktischen Heilkunst. Er muss dabei auch verschiedenen Specialfächern, wie der Psychiatrie, der Pädiatrik und Syphilidologie seine Aufmerksamkeit zuwenden und den pathologischen und forensischen Sektionen, sowie den hygienischen Übungen beiwohnen. Das Examen über diese Wissensgegenstände, welches gewöhnlich erst 3—4 Jahre nach der Candidaten-Prüfung abgelegt wird, giebt die Berechtigung zur ärztlichen Praxis.

Die medicinische Doktor-Würde ist nur für diejenigen Ärzte vorgeschrieben, welche als akademische Lehrer oder im höheren Sanitätsdienst thätig sein wollen; sie wird auf Grund einer wissenschaftlichen Abhandlung und nach Vertheidigung der darin aufgestellten Thesen verliehen, jedoch nur von den beiden Universitäten, nicht vom Carolinischen Institut. Dagegen ist das letztere befugt, die Candidaten- und Licentiaten-Prüfung abzunehmen und die ärztliche Approbation zu ertheilen.

Russland.

Noch im vorigen Jahrhundert bezog Russland seine Ärzte hauptsächlich aus dem Ausland.[1] Allerdings wurde schon unter Peter dem Grossen i. J. 1706 in Moskau eine Schule zur Ausbildung von Chirurgen errichtet, welche mit dem dortigen Hospital verbunden wurde und ein anatomisches Theater und einen botanischen Garten erhielt.

Die erste Universität mit einer medicinischen Facultät entstand 1755 ebenfalls in Moskau. Dagegen verdiente die mit der Akademie

---

[1] W. M. v. Richter: Geschichte der Medicin in Russland, Moskau 1817, III, 91 u. ff. — A. Brückner: Die Ärzte in Russland bis z. J. 1800, St. Petersburg 1887. — J. Tschistowitsch: Geschichte der ersten medicinischen Schulen in Russland, St. Petersburg 1883.

der Wissenschaften zu St. Petersburg verbundene Universität diesen Namen nicht, sondern war eigentlich nur ein Gymnasium mit einigen juristischen Cursen; sie wurde übrigens wenig besucht und zählte unter der Leitung der Fürstin Daschkow i. J. 1783 nur 2 Studenten.[1] Im 19. Jahrhundert wurden die medicinischen Facultäten der Universitäten zu Kiew, Charkow und Kasan errichtet, an welchen in russischer Sprache unterrichtet wird; die polnische Universität zu Warschau wurde ebenfalls russificirt. Die jüngste Hochschule wurde im September 1888 zu Tomsk in Sibirien und zwar zunächst nur als medicinische Facultät eröffnet. Ausserdem gehören zum russischen Reiche die Universitäten zu Helsingfors in Finnland, an welcher die schwedische, und diejenige zu Dorpat, an der die deutsche Unterrichtssprache herrscht.[2] Dazu kommt noch die medicinisch-chirurgische Akademie in Petersburg, an welcher die Militärärzte erzogen werden.

Jeder, der sich dem ärztlichen Beruf widmet, muss das Gymnasium absolvirt haben, bevor er zu den Fachstudien zugelassen wird. Die Studienzeit dauert 5 Jahre. Ausser den Controllprüfungen, welche über die Vorlesungen, welche besucht werden, handeln, wird ein dem deutschen Tentamen physicum entsprechendes Examen in der Mitte der Studienzeit abgelegt; am Schluss der Studien folgt das ärztliche Approbations-Examen, das sich über alle wichtigen Fächer der Heilkunde erstreckt und nicht blos mündlich, sondern auch praktischer Art ist. Höhere wissenschaftliche Anforderungen werden an diejenigen Ärzte gestellt, welche nach der Approbation den Doktor-Grad erwerben.[3]

Griechenland und die christlichen Länder der Balkan-Halbinsel.

Die Universität zu Athen wurde 1837 unter dem Könige Otto errichtet und nach deutschem Muster organisirt. Bei der Immatriculation wird das Maturitäts-Zeugniss eines griechischen Gymnasiums verlangt. Die medicinischen Studien nehmen gewöhnlich 5 Jahre in Anspruch, von denen das erste auf die Hilfswissenschaften verwendet wird. Am

---

[1] Graf D. A. Tolstoi in den Beiträgen zur Kenntniss des russ. Reiches, Petersburg 1886, S. 217.

[2] Die deutsche Universität Dorpat, Leipzig 1882.

[3] Allgem. Statut der K. russ. Universitäten vom 23. August 1884, Petersburg 1884.

Schluss desselben findet die Vorprüfung statt, welche sich über Physik, Chemie und Naturgeschichte erstreckt. Das Doktor-Examen handelt über normale Anatomie, Physiologie, allgemeine Pathologie, Materia medica, innere Medicin, Chirurgie, Geburtshilfe, gerichtliche Medicin und Hygiene, ist aber nicht mit praktischen Demonstrationen verbunden. Nach der Promotion folgt noch ein Jahr der praktischen Ausbildung und dann das praktische Examen, welches hauptsächlich in der Behandlung von Kranken, in der Ausführung von Operationen an der Leiche u. a. m. besteht und die Berechtigung zur Ausübung der ärztlichen Praxis verleiht.

In Rumänien bestand früher nur eine militärärztliche Lehranstalt, deren begabteste Schüler zur Vollendung ihrer Studien an ausländische Hochschulen geschickt wurden. Gegenwärtig besitzt das Land zwei Universitäten zu Bukarest und Jassy, von denen jede mit einer medicinischen Facultät ausgestattet ist.[1] Mit der ersteren ist eine pharmaceutische Lehranstalt verbunden; auch besteht in Bukarest eine Thierarzneischule. Von den Studierenden der Medicin wird vorausgesetzt, dass sie das Gymnasium absolvirt haben. Die Studienzeit an der Universität dauert 5 Jahre. Die Prüfungen erstrecken sich auf sämmtliche Fächer, sind sowohl theoretisch als praktisch und werden von den Professoren abgenommen. Sie finden ihren Abschluss mit der Verleihung des Doktorats, welches zur Ausübung aller Theile der ärztlichen Thätigkeit berechtigt.

Die serbische Hochschule zu Belgrad besitzt bis jetzt noch keine medicinische Facultät.

[1] Révue internat. de l'enseignement, Paris, IV, p. 251 u. ff.

Schlussbetrachtungen.

Es liegt nahe, auf Grund des reichen Materials von Thatsachen, welche das medicinische Unterrichtswesen in den verschiedenen Zeiten und Ländern beleuchten, die Frage aufzuwerfen, wo dasselbe am zweckmässigsten eingerichtet ist. Aber beantworten lässt sie sich ebenso wenig, als diejenige nach der besten Staatsverfassung oder Religion. Während für das eine Volk die republikanische Form am meisten geeignet erscheint und sich durch Jahrhunderte bewährt hat, bedürfen andere Nationen der Monarchie, vielleicht sogar der Despotie.

Ähnlich ist es mit den Einrichtungen des medicinischen Studienwesens. Die allgemeinen Culturzustände, die historischen Traditionen, die geographische Lage des Staates, die finanziellen Verhältnisse und der Charakter seiner Bevölkerung sind dabei von grosser Bedeutung.

Aber es wird gestattet sein, hier einige allgemeine Gesichtspunkte zu erörtern, welche, wenn auch nicht überall durchführbar, doch jedenfalls beachtenswerth und anzustreben sind.

Was zunächst die allgemeine wissenschaftliche Vorbildung des Jüngers der Heilkunst betrifft, so muss unter allen Umständen daran festgehalten werden, dass sie nicht hinter derjenigen der übrigen gelehrten Stände, der Theologen, Juristen, Philologen u. a. m. zurücksteht.

Der Arzt soll jenes Maass von allgemeinem Wissen besitzen, welches in dem Lande, in dem er lebt, den höchsten Anforderungen entspricht. Welcher Art aber dieselben sind und welche Wissenschaften sie umfassen, richtet sich nach dem Begriff der Allgemeinbildung, der nach Zeit und Ort verschieden ist.

Da er sich in den meisten heutigen Culturstaaten unter dem Einfluss des Humanismus entwickelt hat, so bilden das Studium des Alterthums und der dazu führenden lateinischen und griechischen Sprache seine wesentliche Grundlage. Allerdings erfuhr dieses Bildungssystem, welches im 16. Jahrhundert volle Berechtigung hatte, schon im 17. und 18. Jahrhundert wesentliche Einschränkungen. Der Aufschwung der Naturwissenschaften und die Entwickelung einer nationalen Literatur drängten andere Bildungs-Elemente in den Vordergrund. Wo dieselben nicht mit dem bisherigen System verschmolzen wurden, da begann ein Zwiespalt zwischen dem antiken und dem modernen Bildungs-Ideal, der im Verlauf der Zeit an Schroffheit zugenommen hat.

Die Anhänger des ersteren erklären, dass der pädagogische Werth der Literatur des Alterthums hauptsächlich in ihren sprachlichen Formen zu suchen sei, deren Erlernung den Verstand schärfe und die Denkkraft übe. Wenn diese Annahme richtig ist, so muss es doch Bedenken erregen, dass man darauf 8 oder 9 Jahre des Lebens verwendet. Der Zweck, der damit angestrebt wird, steht in keinem vernünftigen Verhältniss zu der Zeit, die man ihm widmet. Jedenfalls aber darf man fragen, ob der mühsame langwierige Weg durch die linguistischen Klippen der lateinischen und griechischen Literatur der einzige ist, der zu diesem Ziel führt. Es gab zu allen Zeiten und giebt noch heute eine Menge von Leuten, die sich durch Klugheit auszeichnen, obwohl sie niemals die lateinische oder griechische Sprache erlernt haben, und umgekehrt. Warum sollten nicht auch andere Wissenschaften, besonders die Mathematik, geeignet sein, den Verstand zu entwickeln und zu schärfen? —

Ein gutes Unterrichtssystem muss trachten, die Zucht des Geistes zu bewerkstelligen, ohne dass dabei die Bedürfnisse des Lebens vollständig vernachlässigt werden. Dass die humanistischen Gymnasien mit ihren Studienplänen diese Aufgabe nur zum Theil erfüllen, ist bekannt.[1] Daraus entspringen die meisten Vorwürfe, welche gegen sie erhoben werden.

Man verlangt vor Allem eine grössere Berücksichtigung der Realien beim Unterricht, weil dies nicht blos im Interesse der künftigen Ärzte und Naturforscher, sondern auch der Theologen, Juristen und überhaupt aller Personen liegt, deren Berufsthätigkeit dem praktischen Leben angehört. In den meisten Ländern hat man diesen Forderungen Rechnung getragen, indem man entweder die humanistischen Gymnasien durch die Aufnahme neuer Lehrgegenstände nach dieser Richtung umgestaltete oder durch die Hinzufügung von parallel laufenden Realklassen zu Unterrichtsanstalten mit gemischtem Charakter erweiterte. In Deutschland wurden zu diesem Zweck die Realschulen errichtet, von denen ein Theil durch die Erweiterung ihrer Lehrziele allmälig in Realgymnasien umgewandelt worden ist, die sich von ihren humanistischen Schwester-Anstalten vorzugsweise dadurch unterscheiden, dass in ihnen

---

[1] Bezold und Esmarch in d. Tägl. Rundschau 1885, No. 286, 1886, No. 68. — Th. Puschmann in der Tägl. Rundschau, Berlin 1886, No. 168. 169. — E. Haeckel: Realgymnasium und Formalgymnasium in d. Tägl. Rundschau 1887, No. 152. — W. Preyer: Naturforschung und Schule, Stuttgart 1887.

der Unterricht in der griechischen Sprache wegfällt und die dadurch
gewonnene Zeit den Naturwissenschaften u. a. m. gewidmet wird.

Es unterliegt keinem Zweifel, dass das deutsche Realgymnasium
in seiner jetzigen Gestalt eine bessere Vorbildung für das Studium der
Medicin gewährt, als das humanistische Gymnasium; gleichwohl blieb
den Schülern des ersteren die Zulassung zu demselben bisher versagt
und ausschliesslich den Abiturienten des humanistischen Gymnasiums
vorbehalten. An Versuchen, auch denjenigen des Real-Gymnasiums die
Zulassung zu den medicinischen Studien zu erwirken, hat es nicht gefehlt. Die preussische Staatsregierung zog in dieser Angelegenheit
sowohl die medicinischen Facultäten als die praktischen Ärzte zu Rath;
aber die Antworten, welche sie von ihnen erhielt, lauteten in ihrer
überwiegenden Mehrzahl für die Realschulen nicht günstig. Von den
9 medicinischen Facultäten Preussens, welche 1869 ihre Gutachten über
die Zulassung der Realschul-Abiturienten zum Studium der Medicin
abgaben, sprachen sich nur 4 (Göttingen, Greifswald, Kiel und Königsberg) dafür aus, während 4 (Berlin, Breslau, Halle und Marburg) dagegen auftraten und 1 (Bonn) gar keine Meinung äusserte. Von den
163 ärztlichen Vereinen Deutschlands, die 1879 um ihr Urtheil befragt
wurden, erklärten sich nicht mehr als 3 unbedingt und 3 mit gewissen
Beschränkungen dafür, 7 andere gleichfalls, aber nur unter der Bedingung, dass den Abiturienten der Realschulen auch der Zutritt zu
den übrigen Facultäten eröffnet wird, während die übrigen 150 dagegen
stimmten, 98 davon allerdings unter der Voraussetzung, dass die
humanistischen Gymnasien einer Reform unterzogen würden.

Die Gründe, welche dabei massgebend waren, lagen aber keineswegs darin, dass man der altclassischen Bildung den Vorzug gab, sondern
lediglich in den Rücksichten auf die gesellschaftliche Stellung des ärztlichen Standes. Man durfte mit Recht befürchten, dass dieselbe beeinträchtigt wird, wenn für die Ärzte eine wissenschaftliche Vorbildung
für ausreichend erklärt wurde, die nach einer sehr verbreiteten Ansicht
einen geringeren Werth besitzt als diejenige, welche für die übrigen
gelehrten Stände für nothwendig befunden wurde. Leider beging man
dabei an einzelnen Orten den Fehler, dass man sich nicht auf die
Anführung dieses einzigen Grundes beschränkte, sondern zu gleicher
Zeit die Realschulen beschuldigte, dass sie kein ideales Streben hätten
und Oberflächlichkeit und Einseitigkeit erzeugten: Anklagen, welche von
betheiligter Seite natürlich eine scharfe Zurückweisung erfuhren.[1]

---

[1] P. Wossidlo im Pädagogischen Archiv, Stettin 1880, H. 2. — E. Speck:
Die Berechtigung der Realschul-Abiturienten zum Studium der Medicin im Pädagogischen Archiv 1883, H. 9. 10.

Die Frage der Zulassung der Abiturienten der Realgymnasien zu den Universitätsstudien kann allerdings nur in der Art gelöst werden, dass man ihnen alle Facultäten eröffnet und damit ihre Allgemeinbildung als gleichwerthig mit derjenigen der humanistischen Gymnasien anerkennt. Dies fordert die Gerechtigkeit, da der Lehrplan des Realgymnasiums demjenigen des humanistischen ebenbürtig ist; es ist zugleich eine Pflicht gegenüber den Jünglingen, welche nicht zum Studium der alten Sprachen veranlagt sind. Oder ist es zu rechtfertigen, dass man Jemandem, der bei einer ausgezeichneten Begabung für die Naturwissenschaften vielleicht ein vortrefflicher Arzt werden würde, diesen Weg versperrt, weil er nicht so viele griechische oder lateinische Sprachkenntnisse besitzt, als die Philologen für seinen künftigen Beruf für erforderlich erachten? —

Die Uniformität der Allgemeinbildung ist allerdings für die schematisirende Schulgelehrsamkeit sehr bequem, indem sie ihr gleichsam als geistiger Gradmesser dient; aber nothwendig und naturgemäss ist sie gewiss nicht. Die Verschiedenheit der Neigungen und Anlagen weist darauf hin, dass es nicht blos eine einzige Art der Geistesbildung giebt.

In mehreren Ländern hat man das Bifurcal-System an den Gymnasien eingeführt und den Schülern beider Kategorien den Zutritt zur Universität gewährt. In Deutschland sträubt man sich noch dagegen. obwohl man sich in den einsichtigen und unparteiisch urtheilenden Kreisen der Erkenntniss nicht verschliesst, dass die Einheit der Vorschule auf die Dauer unhaltbar ist.

Schon seit langer Zeit hat das humanistische Gymnasium aufgehört, die einheitliche Vorschule für die gebildeten Kreise überhaupt zu sein; denn die polytechnischen Hochschulen und einzelne Klassen des höheren Beamtenthums wurden den Abiturienten der Realschulen zugänglich gemacht, und die für die Erziehung des Officierstandes bestimmten Kadetten-Anstalten verzichteten auf die humanistische Bildung und nahmen den Lehrplan der Realgymnasien an. Die Gleichstellung der Realgymnasien mit den humanistischen und die Gleichberechtigung ihrer Abiturienten wird daher nicht zu einer Trennung der Studierenden führen, wie von mancher Seite behauptet wird, sondern im Gegentheil die Annäherung aller Gebildeten auf der Grundlage einer wenn auch nicht gemeinsamen, so doch gleichwerthigen Vorbildung anbahnen.

Es ist klar, dass die günstigen pädagogischen Erfolge, welche die lateinische Schule und das humanistische Gymnasium ehemals erzielten, nicht auf dem Inhalt des Lehrstoffes, sondern auf der gründlichen Verarbeitung desselben beruhten. Jemehr ihr Studienplan durch die Aufnahme neuer Unterrichtsgegenstände von diesem Grundsatz abweichen musste, desto häufiger wurden auch die Klagen über die mangelhafte und verfehlte Ausbildung der Schüler. Heut erstrecken sie sich auf sämmtliche Unterrichtsgegenstände, und selbst die alten Sprachen sind davon nicht ausgenommen. Am deutlichsten tritt dies an den österreichischen Gymnasien hervor, welche, um die Einheit der Vorschule zu retten, die Lehrziele des humanistischen mit denjenigen des Realgymnasiums zu vereinigen suchen und dabei noch mit den aus der Vielsprachigkeit des Landes entspringenden Schwierigkeiten zu kämpfen haben.

Die eingehende Beschäftigung mit einem abgegrenzten Wissensgebiet erzeugt Gründlichkeit: eine Charakter-Eigenschaft, die der Jugend anerzogen werden muss. Ob man aber die alten oder die neuen Sprachen, die Mathematik oder eine andere Wissenschaft zu diesem Zweck benutzt, dürfte in Bezug auf den Erfolg, welcher angestrebt wird, vielleicht gleichgültig sein und sollte sich allein nach den Bedürfnissen der Zeit und nach den Neigungen und Talenten des Individuums richten.

An dieser Stelle mögen noch einige Bemerkungen erwähnt werden, welche sich ebenso sehr gegen die Real-Gymnasien als gegen die humanistischen Gymnasien richten. Zunächst ist die Überladung ihrer Lehrpläne mit Unterrichtsstunden vom sanitären Standpunkt durchaus nicht zu billigen. Wenn Knaben und Jünglinge genöthigt werden, wöchentlich 32 Stunden auf der Schulbank zu sitzen und ausserdem vielleicht noch mehrere Stunden täglich für die Anfertigung der häuslichen Schulaufgaben zu verwenden, so muss dies auf die Entwickelung ihres Körpers schädlich wirken. Die zunehmende Kurzsichtigkeit der Schüler, ihre bleichen Wangen und engbrüstigen Gestalten liefern dafür überzeugende Beweise. An keiner Klasse des Gymnasiums darf die Zahl der wöchentlichen Unterrichtsstunden höher als 24 bis 26 sein, wenn man den Körper gesund und den Geist frisch erhalten will. Dem Knaben muss die Zeit zu seiner Erholung gewährt und zugleich die Möglichkeit geboten werden, seine individuellen Anlagen zu entfalten.[1]

Daran schliesst sich der Wunsch an, dass dem Turnen und überhaupt den körperlichen Übungen an den Schulen mehr Zeit gewidmet werden möge, als dies bisher der Fall war. Es muss freilich anerkannt werden, dass gerade in dieser Hinsicht in den letzten Jahren viel geschehen ist; aber es bleibt noch Manches zu thun übrig, bevor die Forderungen der Hygiene erfüllt sind.

[1] Zeitung f. d. höhere Unterrichtswesen Deutschlands, Leipzig 1883, No. 48. — HASEMANN: Die Überbürdung der Schüler, Strassburg 1884. — Centralbl. f. allgem. Gesundheitspflege, her. v. FINKELNBURG, Jahrg. III, H. 7. 8. — Vergl. a. P. FRANK a. a. O. VI, Th. 3, S. 260.

Ein grosser Fehler der Gymnasien Deutschlands und vieler anderer Länder besteht in der Vernachlässigung des Anschauungs-Unterrichts. Sie füllen das Gedächtniss, üben den Verstand und entwickeln die Denkfähigkeit; aber sie unterlassen es, die Beobachtungsgabe zu wecken und die Sinnesthätigkeit zu schärfen. Sie verzichten damit auf ein wirksames Mittel der Geistesbildung, welches für manche Berufskreise, wie für denjenigen des Ingenieurs, des Arztes oder Naturforschers, eine hohe Bedeutung hat. Es erscheint daher wünschenswerth, dass der Unterricht in der Geographie, der Mathematik und den Naturwissenschaften mit praktischen Demonstrationen verbunden und die vorgetragenen Thatsachen sinnlich veranschaulicht werden. Auch der Zeichnen-Unterricht lässt sich dazu verwerthen. Die Lehrmittel-Sammlungen müssen durch Abbildungen, Modelle u. dgl. m. vermehrt und auf jede Weise dafür gesorgt werden, dass neben dem Verstande auch die Sinne beschäftigt werden.[1]

In vielen englischen Colleges, ebenso wie in manchen Schulen der Schweiz und Schwedens findet man Werkstätten für mechanische Handarbeiten, in denen die Schüler die Gelegenheit erhalten, sich im Gebrauch der Hände und Werkzeuge zu üben. Wenn diese Einrichtungen richtig geleitet werden, so bereiten sie den Zöglingen grosses Vergnügen und noch grösseren Nutzen, indem sie ihnen die für das praktische Leben unentbehrliche Geschicklichkeit verschaffen. Welchen jammervollen Anblick bietet mancher Gelehrte, Richter oder Geistliche, der kaum im Stande ist, einen Bleistift zu spitzen, ohne dass er sich in die Finger schneidet! Es ist bemerkenswerth, dass solche Figuren fast nur in Deutschland und jenen Ländern vorkommen, in denen dieser Theil der Jugenderziehung gänzlich übersehen wird.

Endlich regt die Organisation der Gymnasien zu der Frage an, ob es vom pädagogischen Standpunkt richtig und zweckmässig erscheint, Knaben von 10 Jahren mit Jünglingen von 19 Jahren in derselben Schule zu vereinigen und sie der gleichen Disciplin, den gleichen Gesetzen zu unterwerfen. In Süddeutschland und Österreich wurde der Gymnasial-Cursus früher in zwei Hälften getheilt und für jede derselben eine besondere Schul-Anstalt errichtet; in Italien ist dies noch jetzt der Fall.[2] Die Eintheilung in ein Ober- und Unter-Gymnasium hat zur Voraussetzung, dass in jeder dieser beiden Anstalten ein ab-

---

[1] V. Hueter im Päd. Arch. 1879, H. 9. — W. Flemming im Päd. Arch. 1883, No. 7. — J. Rosenthal: Die Vorbildung zum Universitätsstudium im Päd. Arch. 1885, H. 4. — Lunge in der Zeitschr. des Vereins deutscher Ingenieure, Bd. 29, S. 854 u. ff.

[2] Auch der ministerielle Gesetzentwurf, welcher den Verhandlungen über

geschlossenes Lehrziel verfolgt und erreicht wird. Sie bietet den Vortheil, dass sie für diejenigen Schüler, welche das Gymnasium verlassen,
bevor sie dasselbe absolvirt haben, einen natürlichen harmonischen
Abschluss schafft; sie werden auf diese Weise davor bewahrt, dass sie
mit einer abgehackten unbefriedigenden Bildung ins Leben treten. Zu
gleicher Zeit wird damit ein vernünftiger Anhaltspunkt für die Allgemeinbildung Derer gegeben, welche sich dem niederen Beamten-Dienst
widmen, eine Fachschule besuchen wollen u. a. m.

Wenn dem Unter-Gymnasium die Aufgabe ertheilt wird, in einem
fünfjährigen Cursus den Schüler im Gebrauch der Muttersprache zu
üben und auszubilden, wobei das Studium einer zweiten Sprache, z. B. der
lateinischen, unentbehrlich erscheint, mit den Elementen der Mathematik
und den wichtigsten Thatsachen und Lehren der Religion, Geschichte,
Geographie und der beschreibenden Naturwissenschaften bekannt zu
machen und durch den Zeichnen-Unterricht in der sinnlichen Beobachtung zu festigen, also mit einer formalen und sachlichen
Allgemeinbildung auszustatten, sollte in dem Ober-Gymnasium der
humanistische oder realistische Charakter der Geistesbildung einen deutlichen Ausdruck erhalten.

Dasselbe könnte derartig organisirt werden, dass diese beiden
Richtungen in Parallel-Klassen vertreten werden, deren Schüler in den
meisten Lehrgegenständen, z. B. in der Muttersprache, in der Religion,
Geschichte und Geographie, den modernen Sprachen und Zeichnen, vereinigt und nur getrennt werden, damit die eine Abtheilung in der
griechischen und lateinischen Sprache, die andere in der Mathematik
und den Naturwissenschaften unterrichtet wird.[1] Ähnliche Einrichtungen
bestehen, z. B. an den dänischen, schwedischen und norwegischen
Gymnasien. Doch müssen den Abiturienten dieser beiden Abtheilungen
des Ober-Gymnasiums selbstverständlich die gleichen Rechte gewährt
und der Zutritt zu sämmtlichen Facultäten gestattet werden.

Während in den meisten Culturstaaten durch gesetzliche Anordnungen dafür Sorge getragen wird, dass die Ärzte eine allgemeine
wissenschaftliche Vorbildung besitzen, denkt man nirgends daran, wie
wichtig es ist, dass nur gesunde Menschen sich diesem Beruf widmen.
Es erklärt sich dies aus der Vernachlässigung, welche die körperliche
Erziehung in unserem modernen Culturleben überhaupt erfährt.

In der bayerischen Medicinal-Ordnung v. J. 1808 wurde befohlen,

---

die Reorganisation der höheren Schulen zu Grunde gelegt wurde, welche vom
16. April bis 14. Mai 1849 in Berlin stattfanden, verlangte eine solche Einrichtung.

[1] TH. PUSCHMANN in der Deutschen medicinischen Wochenschrift, Berlin
1883, No. 49. — E. RINDFLEISCH in der Tägl. Rundschau 1887, No. 209.

„zu den medicinischen Studien nur solche Subjekte zuzulassen, welche ohne Gebrechen des Körpers und der Sinne" sind. Jünglinge, welche mit chronischen Lungenleiden, Herzfehlern und andern organischen Erkrankungen behaftet sind, oder über eine unvollkommene oder fehlerhafte Sinnesthätigkeit klagen, sollten vom Studium der Heilkunde abgehalten werden; denn sie werden bei der Untersuchung und Behandlung der Kranken und überhaupt in ihrer gesammten ärztlichen Thätigkeit gehemmt, unterliegen den verschiedenen schädlichen Einflüssen und sind nicht im Stande, den erhofften Segen zu stiften. Zum Studium der Medicin und der Thätigkeit des Arztes gehört ein gesunder und kräftiger Körper. Die Krankheit verbittert das Gemüth und raubt den Lebensmuth; wie nothwendig braucht diesen der Arzt für sich und für Andere! Seine Seelenstimmung spiegelt sich oft in dem Befinden seiner Kranken wieder.

Der Studiengang der Mediciner hat sich durch die Gewohnheit und die wissenschaftlichen Bedürfnisse in den einzelnen Ländern ziemlich gleichartig gestaltet. Er beginnt mit den Naturwissenschaften, den sogenannten Hilfsfächern und der Anatomie und Physiologie, richtet sich also zunächst auf den Bau und die Funktionen des Menschen und seine Stellung in der Natur. Der Studierende sollte aber von der Vorschule so viele naturwissenschaftliche Kenntnisse mitbringen, dass er nicht genöthigt wird, an der Universität mit den Elementen der Mineralogie, Botanik und Zoologie zu beginnen, sondern sich darauf beschränken darf, diese Wissenschaften in ihren Beziehungen zur Medicin zu betrachten.

Da die Physik und Chemie am Gymnasium nur oberflächlich berührt werden können, die Kenntnisse auf diesen Gebieten für das Verständniss der einzelnen Theile der Heilkunde unentbehrlich sind, und die reichen Lehrmittel der Hochschule die beste Gelegenheit zum Studium derselben bieten, so muss sich der Studierende der Medicin damit sehr eingehend beschäftigen.

Die Anatomie und Physiologie sind gleichsam die Grundsäulen der ärztlichen Bildung. Sie müssen mit erschöpfender Gründlichkeit behandelt und sowohl durch die mit Demonstrationen und Experimenten verbundenen Vorträge als durch die Betheiligung an praktischen Arbeiten zum dauernden geistigen Eigenthum des Schülers gemacht werden. Die Betrachtung der anatomischen Verhältnisse vom vergleichenden, topographischen und chirurgischen Standpunkt controllirt und befestigt das in den Vorlesungen über systematische Anatomie und durch die Secir-Übungen erworbene Wissen, und die Histologie vervollständigt es in Bezug auf den feineren, nur mit dem bewaffneten

Auge erkennbaren Bau der einzelnen Theile des Körpers. Wenn die Physiologie im Hinblick auf ihre hohe Bedeutung für die praktische Heilkunde gelehrt wird. so wird dadurch das Interesse des Studierenden für die Thatsachen dieser Wissenschaft wesentlich erhöht. Mit der Embryologie schliesst der erste Theil des medicinischen Studiums, der sich mit den normalen Verhältnissen und Zuständen des Körpers befasst.

Beim Studium der eigentlichen Heilkunde gilt es zunächst, eine Einsicht in das Wesen der Krankheiten und Krankheitszustände zu gewinnen. Die Vorlesungen über allgemeine und specielle Pathologie geben Aufschluss darüber. Die pathologische Anatomie zeigt die für die Krankheiten charakteristischen Veränderungen an der Leiche, und die experimentelle Pathologie lehrt ihre Entstehung und ihre gegenseitigen Beziehungen.

Leider ist es an manchen Hochschulen dahin gekommen, dass die theoretischen Vorlesungen über die inneren Krankheiten, die Chirurgie, Augenheilkunde, Geburtshilfe und andere Theile der praktischen Heilkunde für unnöthig gehalten werden. Allerdings mögen breit ausgesponnene, ins Einzelne gehende Vorträge darüber auf Anfänger einen verwirrenden und ermüdenden Eindruck machen; für sie ist eine kurze gedrängte Übersicht der wichtigsten Thatsachen ausreichend. Aber diese ist unerlässlich, bevor der klinische Unterricht beginnt, dem die weitere Ausführung des Lehrstoffs überlassen wird..

Auch müssen demselben die Collegien über Arzneimittellehre und Pharmakodynamik, allgemeine Therapie, Diätetik und Balneologie vorangehen. Sehr zweckmässig ist es, wenn die Studierenden die Herstellung der Recepte in einer Apotheke oder einem pharmaceutischen Laboratorium praktisch erlernen, wie dies in dem Reisingerianum in München der Fall ist.

Der diagnostische Cursus und die propädeutische Klinik machen den Studierenden mit den gebräuchlichen Untersuchungs-Methoden bekannt und lehren an einfachen, leicht zu durchschauenden Fällen, wie die Krankheit erkannt und behandelt wird. Die propädeutische Klinik füllt eine Lücke aus im medicinischen Studienplan. ist aber wohl nur an grossen ärztlichen Schulen ein unumgängliches Bedürfniss und lässt sich auch nur dort einrichten, wo man über ein grosses Krankenmaterial verfügt und die Menge der Schüler eine Trennung derselben in mehrere Abtheilungen wünschenswerth macht.

Die chirurgische Klinik setzt ausser Anderem die Kenntniss der chirurgischen Instrumente und die Fertigkeit in der Anlegung von Verbänden voraus und verlangt, dass der Studierende die Ausführung der Operationen an der Leiche lernt und selbst übt. Für die ophthalmiatrische Klinik ist die Bekanntschaft mit der Anwendung des Augenspiegels und die Betheiligung an einem Operations-Cursus nothwendig. Die geburtshilflichen Kenntnisse werden in der diesem Zweck gewidmeten Klinik und durch die Operations-Übungen, welche am Phantom veranstaltet werden, erworben. Der Besuch der Special-Kliniken für Psychiatrie und Nervenleiden, Hautkrankheiten und Geschlechtsleiden, Erkrankungen des Kehlkopfes und des Gehörorgans, für Kinderkrankheiten u. a. m. müssen den letzten Semestern der Studienzeit vorbehalten bleiben.

Die Studierenden der Kliniken scheiden sich in Auscultanten und Praktikanten, d. i. in Anfänger, welche am Unterricht nur einen receptiven Antheil nehmen, und in Vorgeschrittenere, die bei der Untersuchung und Behandlung der Kranken mitwirken. Die letzteren erhalten Gelegenheit zur fortdauernden Beobachtung der Krankheitsfälle und werden dadurch mit den kleinen Verrichtungen bekannt gemacht, welche zur Krankenpflege gehören.

An den klinischen Unterricht schliesst sich die poliklinische Thätigkeit an, welche den Übergang zur ärztlichen Praxis bildet. Wo den poliklinischen Instituten ein Theil der Armenpraxis übertragen ist, lernt der Praktikant dadurch die Ansprüche kennen, welche an den behandelnden Arzt gestellt werden, und gewinnt jene Sicherheit in der Beurtheilung der Sachlage, die für seine selbstständige Wirksamkeit nothwendig ist.

In das Ende der Studienzeit gehören ferner die Vorlesungen über gerichtliche Medicin, Hygiene, Sanitätspolizei und Medicinalgesetzgebung, Medicinalstatistik, Thierheilkunde und vergleichende Medicin, medicinische Geographie und Geschichte der Medicin.

Die beiden letzten Unterrichtsgegenstände werden nur noch an wenigen Hochschulen gelehrt. Während die Juristen, Theologen, Philologen, die Architekten, Künstler, Officiere, kurz alle höheren Berufsklassen sich eifrig mit der Geschichte ihrer Wissenschaft oder Kunst[1] beschäftigen, glauben die Ärzte in ihrer Mehrzahl, dass sie aus der Geschichte der Heilkunde nichts lernen können. Sie wissen nicht, wie viele Entdeckungen und Erfindungen nochmals gemacht werden mussten, weil sie im Verlauf der Zeit vergessen worden waren; die Geschichte der plastischen Operationen bietet ein drastisches Beispiel dafür.

Aber das Studium der Geschichte der Medicin ist nicht blos für die ärztliche Forschung nützlich und nothwendig; es hat auch einen

---

[1] Die Thierärzte in Deutschland müssen seit 1883 ihre Kenntnisse in der Geschichte ihrer Wissenschaft im Examen zeigen; aber von ihren höher stehenden Collegen, welche dem Menschen ihre ärztliche Fürsorge widmen, verlangt man keine derartige historische Bildung.

hohen ethischen Werth für die Erziehung des Studierenden, indem es
ihn Achtung und Bewunderung vor den Bestrebungen und Leistungen
unserer Vorfahren lehrt, und es vervollständigt endlich seine Allgemeinbildung, so dass er die Dinge gleichsam von einer höheren Warte zu
überschauen vermag. Es ist daher eine Pflicht der Unterrichtsbehörden,
diesem Fach eine wohlwollendere Aufmerksamkeit zu widmen, als dies
bisher geschehen ist.

Noch vor wenigen Decennien wurde Geschichte der Medicin an
den Universitäten zu Berlin, Breslau, Halle, Königsberg, Greifswald,
Marburg, Göttingen, Heidelberg, Würzburg, Erlangen, München, Strassburg, Bern, Prag und Wien gelehrt, und heut sind es höchstens zwei
oder drei derselben, an denen noch Vorlesungen darüber gehalten oder
vielleicht auch nur angekündigt werden. Obwohl Männer, wie BRÜCKE,
DU BOIS-REYMOND, CHARCOT, HELMHOLTZ, HYRTL, VIRCHOW, WUNDER-
LICH, ZIEMSSEN u. A. auf den Werth und die Bedeutung der Geschichte
der Medicin hinweisen, unterlässt man es doch, die Schüler darauf aufmerksam zu machen, und erachtet es für überflüssig, Lehrer dafür zu
erziehen und anzustellen. Selbst BILLROTH, der es einst „für eine
Ehrensache der grösseren medicinischen Facultäten erklärte, dass sie
dafür sorgen, dass Vorlesungen über Geschichte der Medicin in ihren
Katalogen nicht fehlen".[1] sieht jetzt darin nur eine überflüssige Deko-
ration und tritt dagegen auf, dass der Lehrer dieses Faches ein vollberechtigtes Mitglied des medicinischen Professoren-Collegiums ist, weil
er die Arbeitsleistung desselben nicht für ebenso gross als diejenige
der Vertreter anderer Fächer hält. Aber die Aufgabe des deutschen
Professors besteht nicht allein in der Lehrthätigkeit; er muss auch als
Forscher an der Erweiterung und Vertiefung seiner Wissenschaft arbeiten. Hier erwartet den Historiker der Medicin ein weites, noch
wenig bebautes Feld der Thätigkeit.

Auch die medicinische Geographie, welche als Unterrichtsgegenstand
mit der Geschichte der Medicin verbunden werden kann, stellt dem
Lehrer und Forscher eine Menge von Aufgaben, welche bei dem zunehmenden Verkehr mit fremden Welttheilen zur Lösung drängen.

Es ist schwer, zu bestimmen, in welcher Zeit die ärztliche Fachbildung erworben wird. Dies hängt von der Begabung und dem Fleiss
des Studierenden, den Lehrkräften und Lehrmitteln und manchen anderen Umständen ab.

Wenn dem Studierenden bei der Auswahl der Collegien kein Zwang

---

[1] TH. BILLROTH: Lehren und Lernen der medicinischen Wissenschaften,
Wien 1876, S. 80. — Wiener Klinische Wochenschrift, 1888, No. 36, 6. Dec.

auferlegt und die Freiheit gelassen wird, seine Kenntnisse zu erwerben, wie und wo er will, so wird dabei vorausgesetzt, dass derselbe als vernünftiger und besonnener Mann den Rathschlägen, die ihm in dieser Hinsicht von Sachverständigen ertheilt werden, Folge leistet. Wenn er dies aber aus Unverstand oder Leichtsinn unterlässt, so hindert ihn nichts daran. Die Folgen zeigen sich in den Lücken seiner Bildung, zu deren Ausfüllung ihm vielleicht in seiner späteren Studienzeit die Gelegenheit fehlt. Geschieht es erst in der ärztlichen Praxis, so müssen die Kranken, welche ihm in die Hände fallen, dafür büssen.

Nirgends wirkt die unumschränkte Lernfreiheit so schädlich, als in dem Studium der Medicin; denn hier werden dadurch Gesundheit und Leben der Menschen aufs Spiel gesetzt. In einzelnen Ländern und zwar gerade in solchen, welche sich freiheitlicher Institutionen rühmen, hat man deshalb auf die Lernfreiheit verzichtet und den Studierenden der Medicin einen Studienplan vorgeschrieben, welcher genau eingehalten wird. Auch in Deutschland und Österreich ist dieselbe wenigstens soweit eingeschränkt worden, dass von den Studierenden bei der Meldung zur Prüfung der Nachweis verlangt wird, dass er durch mehrere Semester die wichtigsten Kliniken besucht hat. Es wäre zweckmässig, derartige Bestimmungen auch für andere Theile des medicinischen Unterrichts, welche für die ärztliche Bildung unentbehrlich sind, zu erlassen. Oder ist es denkbar, dass Jemand die Anatomie und Physiologie auf andere Weise, als durch die persönliche Unterweisung eines Lehrers, erlernen kann?

Dringend geboten ist es, dass die Studierenden regelmässig und aufmerksam am Unterricht Theil nehmen und den Lehrstoff in sich aufnehmen.[1] An kleinen Hochschulen, wo Lehrer und Schüler sich persönlich näher treten, ergiebt sich dies von selbst; die Gefahr, dass die Studierenden dem Unterricht fern bleiben, ist vorzugsweise nur an grossen Universitäten vorhanden. Doch ist eine Controlle der Studenten hier mit solchen Schwierigkeiten verbunden, dass man davon abstehen muss.[2]

Die Erfolge des Unterrichts werden gesichert, wenn die Studierenden durch gelegentliche Fragen zur aktiven Theilnahme daran herangezogen werden, wie dies jetzt in den mit praktischen Demonstrationen verbundenen Fächern gebräuchlich ist. Noch mehr wird dazu beitragen, wenn im unmittelbaren Anschluss an die Vorlesungen am Schluss jeder

---

[1] Die Klagen über den unregelmässigen Besuch der Vorlesungen fehlten früher ebensowenig als heut. Schon Vicq. d'Azyr erklärte: „Die Studenten schreiben sich in die Collegien ein, aber sie kommen nicht hinein." S. Gruner's Almanach f. Ärzte, Jena 1791, S. 142.

[2] G. Schmoller im Jahrbuch f. Gesetzgebung, Leipzig 1886, H. 2, S. 286 u. ff.

Woche ein Disputatorium veranstaltet wird, bei dem die Studierenden in Gegenwart ihres Lehrers oder seines Assistenten den Lehrstoff, der ihnen vorgetragen wurde, besprechen und über Irrthümer und Dinge, die ihnen unverständlich geblieben sind, aufgeklärt werden. Diese mehr nach der Schule als nach der Akademie geartete Form des Unterrichts hat sich an den militärärztlichen Bildungsanstalten bewährt und ist auch an den Universitäten eingeführt worden, wo sie in den philologischen, historischen und juristischen Seminarien, in den wissenschaftlichen Kränzchen und Vereinigungen geübt wird.

Dem gleichen Zweck wird es auch dienen, wenn es dem Studierenden gestattet wird, nach der Beendigung des Lehr-Cursus über jeden Unterrichtsgegenstand, also unter dem frischen Eindruck desselben, vor dem Lehrer oder seinem Vertreter eine Prüfung abzulegen. Die Zeugnisse, die ihm darüber ausgestellt werden, würden ein werthvoller Rechenschaftsbericht über seine Studienzeit sein und den Examinatoren, welche über seine Befähigung zur ärztlichen Praxis entscheiden sollen, ein vorläufiges Urtheil über seine fachmännische Bildung gestatten.

Die ärztliche Approbations-Prüfung muss sich über alle Theile der Heilkunde erstrecken und jene Summe von Kenntnissen verlangen, welche für den Arzt unentbehrlich sind. Wenn nach dem Abschluss des ersten, die naturwissenschaftliche Vorbildung umfassenden Abschnitts der medicinischen Studienzeit ein Examen über Naturgeschichte, Physik, Chemie, Anatomie und Physiologie abgenommen wird, so sollte auch die Bestimmung getroffen werden, dass Niemand zu den Vorlesungen über die eigentliche Heilkunst zugelassen wird, bevor er jenes Examen bestanden hat. Versäumt er dies, so raubt ihm die Vorbereitung dazu später die Zeit, die er für seine ärztliche Bildung bedarf.

Bei den Prüfungen, welche der ärztlichen Approbation vorausgehen und nach der Beendigung der Studienzeit stattfinden, wird auf die praktischen Beweise der Tüchtigkeit mit Recht ein grosses Gewicht gelegt; denn die Erklärung anatomischer Präparate, die Vornahme von Leichen-Sektionen, die Untersuchung und Behandlung der Kranken, die Ausführung chirurgischer und geburtshilflicher Operationen u. a. m. bieten dem Candidaten Gelegenheit, zu zeigen, dass er von dem ärztlichen Wissen, das er sich erworben hat, den erforderlichen praktischen Gebrauch zu machen versteht.

Die Fragen, welche dabei gestellt werden, streifen vielleicht auch die übrigen Kenntnisse des Prüflings; aber sie sind zu sehr von zufälligen Umständen abhängig, als dass sie zu einem sicheren Urtheil über seine ärztliche Gesammtbildung genügen. Dazu ist ein mündliches Schluss-Examen nothwendig, welches die Ergebnisse der vorangegangenen praktischen Prüfungen ergänzt und berichtigt und alle Fächer in Betracht zieht.

Zu Examinatoren in den einzelnen Prüfungsgegenständen sind ohne Zweifel Personen, welche darin als Lehrer wirken, mehr geeignet, als solche, die dem betreffenden Wissensgebiet ferner stehen. Nur wer dasselbe vollständig beherrscht, weiss passende Fragen zu stellen und den Werth der Antworten richtig zu beurtheilen.[1] Es ist daher am besten, den Lehrer-Collegien der medicinischen Facultäten und Schulen das Prüfungsgeschäft zu überlassen. Doch verlangt es die Autorität des Staates, dass er als Mandatar der Gesellschaft auch diesen Zweig der Unterrichtsverwaltung überwacht und dafür Sorge trägt, dass Ärzte gebildet werden, welche den Aufgaben ihres Berufs gewachsen sind. Damit erledigt sich zugleich die Frage, ob die Ärzte in Bildungsanstalten, welche vom Staat geleitet werden, oder in solchen, die von ihm unabhängig sind, erzogen werden sollen. Dem Staat muss in jedem Falle der Einfluss auf das Studien- und Prüfungswesen zugestanden werden, den er im Interesse der Bevölkerung ausüben muss.

Wenn es sich bei der ärztlichen Approbations-Prüfung hauptsächlich darum handelt, festzustellen, ob der Prüfling die für die ärztliche Praxis nothwendige Befähigung besitzt, so sollte man bei der Verleihung des Doktorats höhere wissenschaftliche Anforderungen stellen und verlangen, dass der Bewerber um diese akademische Würde seine ärztlichen Collegen an Kenntnissen überragt. Die Prüfung, in welcher er diesen Nachweis führt, wird daher in die einzelnen Disciplinen der Heilkunde tiefer eingehen und auch manche Fächer berühren, welche, wie z. B. die Geschichte der Medicin und die medicinische Geographie, in der Approbations-Prüfung nicht berücksichtigt werden, weil sie für die ärztliche Bildung zwar wünschenswerth, aber nicht unentbehrlich sind.

Desgleichen muss darauf gesehen werden, dass als Doktor-Dissertationen nur Arbeiten angenommen werden, welche einen wissenschaftlichen Werth besitzen. Mit Recht hat man fast überall aufgehört, zu verlangen, dass sie in lateinischer Sprache geschrieben werden; denn „in dem ausgetretenen Geleise dieses in seiner modernen Gestalt verarmten Idioms verbirgt sich trefflich die eigene Unklarheit der Begriffe und die Dürftigkeit der Gedanken; Gemeinplätze, die im deutschen Gewande unerträglich wären, klingen doch etwas vornehmer in der lateinischen Umhüllung“, wie J. v. Döllinger schreibt.[2]

Wenn der medicinische Doktor-Titel eine Auszeichnung für wissenschaftliche Verdienste ist und die geistige Elite des ärztlichen Standes

---

[1] Prunelle: Discours des études de médecine, Paris 1816, p. 21.

[2] J. v. Döllinger: Die Universitäten sonst und jetzt, München 1867, S. 16.

bezeichnet, so darf man verlangen, dass die Erwerbung desselben eine unerlässliche Vorbedingung für Jeden ist, der eine hervorragende Stellung im öffentlichen Sanitätsdienst, im militärärztlichen Corps oder in der Leitung eines Krankenhauses anstrebt oder die Lehrthätigkeit an einer medicinischen Facultät oder Schule ausüben will.

Im Übrigen sollte die letztere Jedem freistehen, der auf irgend einem Wissensgebiet verdienstvolle Leistungen aufweisen kann und dadurch sowohl wie durch seinen Charakter die Gewähr bietet, dass er der Anstalt, an welcher er wirken will, zum Nutzen und zur Ehre gereichen wird. Wenn durch die Anstellung und Besoldung der Lehrkräfte, welche die Vollständigkeit der ärztlichen Bildung erheischt, für die nothwendigen Bedürfnisse einer medicinischen Schule gesorgt worden ist, kann es ihr nur wünschenswerth und vortheilhaft sein, dass der Unterricht durch Gelehrte, welche sich freiwillig und ohne Anspruch auf Entgelt der Lehrthätigkeit widmen, bereichert wird. Der Privat-Docent erhält nur das Recht, zu lehren, darf aber nicht dazu verpflichtet werden, so lange er nicht einen bestimmten Lehr-Auftrag hat und damit eine Lücke im Lehrplan ausfüllt. Seine Thätigkeit bildet die Vorbereitung für das Lehramt, zu welchem er, wenn er sich als Lehrer und Forscher auszeichnet, später berufen wird. Aber dieses Ziel wird nur von Einzelnen erreicht; denn dazu gehört Geist, Geduld und Geld. Wer über diese drei Dinge nicht verfügt, sollte darauf verzichten, einen Beruf zu ergreifen, der ihm nur trügerische Hoffnungen vorgaukelt, deren Erfüllung er vergeblich erwartet.

Mit Recht werden bei der Besetzung der erledigten Professuren vorzugsweise die Privat-Docenten berücksichtigt; denn dadurch sichert man sich vor der Gefahr, dass Derjenige, welchem das Lehramt übertragen wird, dazu nicht geeignet und befähigt ist. Es ist ein Wagniss, Jemanden damit zu betrauen, der in der Lehrthätigkeit noch keine Übung und Erfahrung besitzt.

Geringe Berechtigung hat die Scheidung der Professoren in ordentliche und ausserordentliche, wie sie an den Hochschulen Deutschlands und anderer Länder üblich ist. Die ausserordentlichen Professoren stehen den ordentlichen im Range und in der Besoldung nach und haben ausser dem Titel oft kaum irgend welche Vorrechte vor den Privat-Docenten. In diese Kategorie werden die Vertreter der sogenannten Nebenfächer, ferner einzelne Lehrkräfte, welchen die Ergänzung und Vervollständigung eines Hauptfaches obliegt, und jene Privat-Docenten eingereiht, die den Professor-Titel als Belohnung für ihre Verdienste erhalten haben.

Ohne Zweifel liegt eine Ungerechtigkeit darin, dass man einen

Lehrer dafür bestraft, dass er seine Kräfte einem Unterrichtsgegenstande widmet, welcher nicht zu dem täglichen Brot des Berufs gehört. Wenn es sich dabei um Männer handelt, die zu den Zierden der Wissenschaft zählen, so ist es nicht blos hart, sondern auch unvernünftig. Man sollte ihre selbstlosen Bestrebungen anerkennen und fördern, nicht aber durch ungerechte Kränkungen herabsetzen und lähmen.

Gegen die Gleichstellung der Vertreter der Nebenfächer mit denjenigen der Hauptfächer wird geltend gemacht, dass ihre Lehrthätigkeit nicht in demselben Grade in Anspruch genommen wird; aber dieselbe kann doch nicht gleich der Arbeitsleistung eines Tagelöhners nach der Zahl der darauf verwendeten Stunden abgeschätzt werden. —

Vor Allem ist es sehr schwer, zu bestimmen, welche Disciplinen der Heilkunde als Nebenfächer im medicinischen Unterrichtsplan zu betrachten sind. Früher wurde sogar die Geburtshilfe, die Augenheilkunde und die pathologische Anatomie dahin gerechnet. Die Meinungen sind getheilt, ob manche Zweige der Medicin, wie z. B. die Histologie. die gerichtliche Medicin, die Dermatologie, die Laryngologie u. a. m. als Haupt- oder Nebenfächer gelten müssen. Es wird dabei auch auf die Verhältnisse der Schule ankommen; denn es ist selbstverständlich. dass medicinische Facultäten, wie diejenigen zu Paris, Wien oder Berlin. nicht mit dem gleichen Maass gemessen werden dürfen, als kleine ärztliche Schulen. Hier muss auf manche Einrichtung, auf manche Lehrkanzel verzichtet werden, die dort nothwendig und unentbehrlich ist.

Schon der Frankfurter Congress und der Jenaer Reformverein verwarfen die Eintheilung der Professoren in Ordinarien und Extraordinarien und erklärten, dass es vernunftgemäss nur zwei Klassen der akademischen Lehrer geben soll, nämlich Professoren und Privat-Docenten. Die ersteren üben die Lehrthätigkeit im Auftrage der Schule aus und werden dafür besoldet; die letzteren betheiligen sich daran aus freiem Willen und erhalten für ihre Dienstleistungen keine Entschädigung. Damit ist keineswegs ausgeschlossen, dass einzelnen Privat-Docenten als Anerkennung ihrer Leistungen der Professor-Titel verliehen wird; doch dürfen sie dabei nur dem Namen nach, nicht aber im Range und in den Rechten zu Professoren vorrücken.

Die Professoren bilden das Lehrer-Collegium. welches die Angelegenheiten der Facultät oder Schule leitet und besorgt. Jedes Mitglied desselben hat bei den Berathungen und Abstimmungen die gleichen Rechte. mag es der Vertreter eines sogenannten Hauptfaches oder einer engbegrenzten Specialität sein: denn über allgemeine Unterrichts-Angelegenheiten kann sich Jeder von ihnen ein Urtheil bilden. und in Fragen, welche ein einzelnes Fach angehen, wird die Meinung des Sachverständigen den gebührenden Einfluss ausüben.

Durchaus unbegründet ist die Befürchtung, dass durch die grosse Zahl der Mitglieder des Lehrer-Collegiums „das Interesse an dem Gesammtwohl der Facultät abgestumpft wird“. Die Verhandlungen der Parlamente, in denen Hunderte von Volksvertretern aus allen Theilen des Landes zusammenwirken, zeigen, dass dies möglich ist, ohne dass dadurch „die Einheit des Handelns aufgelöst wird“. Viel näher liegt die Gefahr, dass bei einer kleinen Mitgliederzahl des Lehrer-Collegiums die Verhandlungen einen familiären Charakter annehmen, und persönliche Rücksichten mehr, als es dem Interesse der Gesammtheit entspricht, ins Gewicht fallen.

Die Überlegenheit des Geistes, die Eigenschaften des Charakters und die wissenschaftlichen Leistungen rufen zwischen den Mitgliedern eines Collegiums Unterschiede hervor, welche eine wohlthätige Wirkung äussern.

Ebenso natürlich und berechtigt sind die Verschiedenheiten in der Besoldung der Lehrer; die Verdienste um die Wissenschaft, die Erfolge und die Dauer der Lehrthätigkeit kommen dabei in Betracht. Dagegen sind die übermässigen Ungleichheiten im Einkommen der Professoren, welche durch die Collegien-Gelder geschaffen werden, nicht zu vertheidigen; denn die Zahl der Hörer hängt hauptsächlich davon ab, ob der Unterrichtsgegenstand für die Prüfung gebraucht wird, und ist nur selten das Verdienst des Lehrers. Trägt er eine Wissenschaft vor, welche geringe Verbreitung findet, so wird er, selbst wenn er eine glänzende Rednergabe, eine machtvolle Persönlichkeit und einen Weltruf besitzt, nur einen kleinen Kreis von Schülern um sich sammeln. Die Studenten sind genöthigt, in erster Linie diejenigen Studien zu treiben, von denen sie die Begründung ihrer Lebens-Existenz erwarten. Sie deshalb eines verflachenden Materialismus anzuklagen, ist thöricht; denn sie erfüllen damit eine Pflicht gegen sich selbst und gegen ihre Familie. Aber nicht weniger sinnlos ist es, wenn man die Lehrer, welche auf diese Verhältnisse keinen Einfluss besitzen, dafür belohnt oder bestraft, indem man ihnen grössere oder geringere Collegien-Honorare zuweist.

Diese Ungleichheiten lassen sich auch kaum durch eine etwaige Vermehrung der Arbeitsleistung rechtfertigen, wie C. Hasse gezeigt hat;[1] denn sie verändert sich nicht wesentlich, ob 2 oder 200 Zuhörer anwesend sind.

Die Einrichtung, die Collegien-Gelder den Lehrern zu überweisen,

---

[1] C. Hasse: Die Mängel deutscher Universitätseinrichtungen und ihre Besserung, Jena 1887, S. 28 u. ff.

ist auch vom ethischen Standpunkt verwerflich. Der ideale Beruf des Lehrers wird herabgesetzt, wenn die geschäftliche Seite desselben derartig in den Vordergrund tritt. „Man spiegelt sie uns zwar als diejenige Belohnung vor, auf die das glückliche Talent des thätigen Mannes überall in der Gesellschaft einen unbestrittenen Anspruch hat. Allein es ist dies keine würdige, sondern eine herabwürdigende Belohnung des Lehrers."[1]

Der Staat hat die Pflicht, diesen Zuständen ein Ende zu machen. Er darf verlangen, dass die Schulgelder, welche die Besucher der von ihm unterhaltenen Unterrichtsanstalten zahlen, zum Besten derselben verwendet werden. Wieviel könnte zur Vermehrung der Lehrmittel, zur Unterstützung wissenschaftlicher Arbeiten, zur Erhöhung der Besoldungen und überhaupt zur Heilung des grossen Fehlers geschehen, an welchem, wie WALTER PERRY im englischen Unterhause erklärte, die deutschen Universitäten leiden, nämlich des Mangels an Geld, wenn die Einnahmen aus den Collegien-Geldern zu solchen Zwecken verwendet würden? —

Eine weise Unterrichtspolitik wird die Lösung dieser Frage anbahnen, mit Schonung der erworbenen Rechte des Einzelnen durchführen und sich dadurch den Dank des deutschen Volkes verdienen, welches seine Universitäten liebt und jeden Schatten, der ihr reines Bild trübt, schmerzlich empfindet.

Keine menschliche Einrichtung ist frei von Mängeln. Im Ringen nach Verbesserung und Vervollkommnung des Bestehenden liegen die Aufgaben des Lebens. Auf welchem Gebiet ist dieses Streben aber mehr berechtigt und geboten, als dort, wo es sich um die Erziehung der Ärzte handelt, von deren Wissen und Können die Gesundheit und das Leben der Menschen abhängt?

„Das kostbarste Kapital der Staaten und der Gesellschaft ist der Mensch. Jedes einzelne Leben repräsentirt einen bestimmten Werth. Diesen zu erhalten und bis an die unabänderliche Grenze möglichst intact zu bewahren, dies ist nicht blos ein Gebot der Humanität; es ist auch in ihrem eigensten Interesse die Aufgabe aller Gemeinwesen." Mit diesen Worten verkündete der früh verstorbene, unglückliche Kronprinz Rudolf von Österreich eine Staatspolitik, die wie das Evangelium der Zukunft klingt.

---

[1] H. J. v. WESSENBERG: Die Reform der deutschen Universitäten, 2. Aufl., Würzburg 1866, S. 39. — Auch P. FRANK (a. a. O. VI, Th. 1, S. 290 u. ff.) sprach sich gegen die Collegien-Honorare aus. Die Gründe, welche der Minister Jos. UNGER in der Sitzung des österr. Abgeordn.-Hauses vom 28. Jänner 1876 dafür vorbrachte, konnten mich von der Zweckmässigkeit dieser Einrichtung nicht überzeugen.

Register.